ZHISHAN
MINGYI

肖诏玮

杨晓煜

丘　泓　主编

芝山名医

论医集萃

LUNYI JICUI

海峡出版发行集团

THE STRAITS PUBLISHING & DISTRIBUTING GROUP

福建科学技术出版社

图书在版编目（CIP）数据

芝山名医论医集萃 / 肖诏玮, 杨晓煜, 丘泓主编.
福州 : 福建科学技术出版社, 2024.12. -- ISBN 978-7-
5335-7369-0

Ⅰ. R249.1
中国国家版本馆CIP数据核字第20247ME628号

出 版 人　郭　武
责任编辑　林　栩
特邀编辑　俞鼎芬
装帧设计　刘　丽
责任校对　林锦春

芝山名医论医集萃

主　　编　肖诏玮　杨晓煜　丘　泓
出版发行　福建科学技术出版社
社　　址　福州市东水路76号（邮编350001）
网　　址　www.fjstp.com
经　　销　福建新华发行（集团）有限责任公司
印　　刷　福州德安彩色印刷有限公司
开　　本　787毫米×1092毫米　1 / 16
印　　张　37.25
字　　数　560千字
插　　页　4
版　　次　2024年12月第1版
印　　次　2024年12月第1次印刷
书　　号　ISBN 978-7-5335-7369-0
定　　价　238.00元

编委名单

顾　问

孙坦村　郑立升

主　编

肖诏玮　杨晓煜　丘　泓

副主编

陈琦辉　马榕花　赵建南　王　玲　林振文　陈娇凤　林尊友

编　委

谢春燕　李　燚　李君君　卢丽芬　高文锦　曹　蕾　吴珍琴

蔡唐彦　陈妍杰　陈小芳　黄彦平　陈丽云　原　丹　孙良因

李小楠　沈　聪　叶　薇　李　婵　施志强　林艳蓝　刘亚凤

肖颖哲　刘雪萍　林鼎新　吴志海　陈　周　谢飞燕　陈丽钦

游秀密　黄　丽　陈艺红　郑宁超　郭胜泽　王华熙　杨雯倩

曾　元　谢剑娟　张昕宇

　　福州，八闽首邑，雄屹三山，高标两塔。芝山南麓，萧梁古刹，千载名蓝，药师殿址，鼓东路畔，福州市中医院大楼巍然耸立。岁月沧桑，物序流转，上溯公元1946年，福建佛教会通过成立福建佛教医院议案，并先后在乌山路开设临时诊所、鼓东路开设临时医院。1947年成立董事会，公推萨镇冰为董事长，陈光桦为院长。后开元寺宝松上人悯四众贫民乏医药之苦，其悲悯之深且挚，舍捐开元寺药师殿旧址为永久院址，缘于院屋建筑及医疗设备费资甚巨，董事会向闽各地居士募缘，庄公辅北上沪江，宝松上人远渡南洋，呼号奔走，海内外尊宿，十方信善，舍不悭之财，植无量之福，群策群力，鸠工庀材，同襄盛举。佛教医院第一座三层医院于1948年落成，营造轮奂。医院设院长、副院长，以及秘书、医务、药务三课，计员工45人，开设门诊、病房（床位62架）。本慈善救济之旨，乃服务社会，不以营利为目的。1947年7月至1950年9月，门诊量约95051人次，施医赠药人次约占半数。1952年，医院经济拮据，申请政府接办，决议由福州市救济会派员接管，更名为福州大众医院，属全民所有制单位。

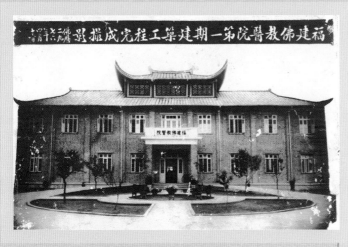

福建佛教医院（摄于1949年）

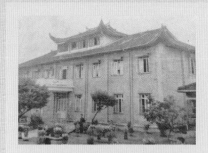

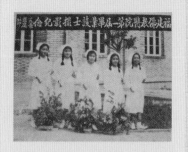

福建佛教医院主楼　　　　　福建佛教医院第一届毕业护士留影

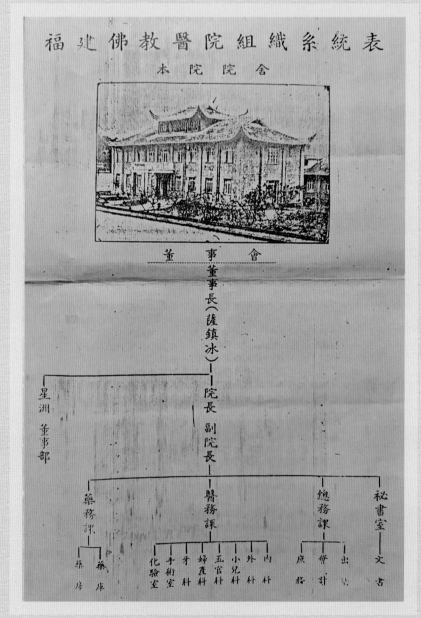

福建佛教医院组织系统表

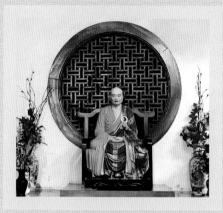

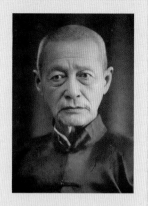

福建佛教医院筹资创办人福州市
开元寺住持宝松和尚雕塑

福建佛教医院董事长
萨镇冰

　　1956年，为贯彻中医政策，福州市卫生局改组福州大众医院，命名为福州市人民医院，延聘王德藩老中医为名誉院长。是时也，名医云屯，藏书山积，世医显赫，流派纷呈，绝学秘招，金针渡人，仁心仁术，扬名杏林。王德藩为闽医冠冕，出身中医世家，清光绪二十八年（1902年）任福州市第一届中医师公会（闽最早中医行业公会）理事，1929年创办福建中医讲习所（后称"福州中医学社"），并任社长，历尽艰辛，莘莘繁殖，该校十届毕业生计249人，救亡图存，绛帐春风，流风遗韵，历时久远。王氏精研伤寒，胸罗万卷，效若转丸，执榕医伤寒之牛耳，摇木铎而作金声，后榕垣名医半为门生。

　　何秀春主大方脉，擅用时方，活人无数，医声远扬，三山谁人不识君。孙浩铭，善化坊孙氏妇科第五代传人，世守家训"为医第一贵虚心，临证兢兢勿率尔"，临证卓识，调经圣手，善补气血，明辨标本，用药精当，着手回春。幼科陈桐雨，桂枝里陈氏

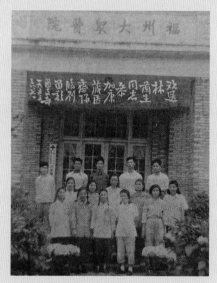

福州大众医院门诊部

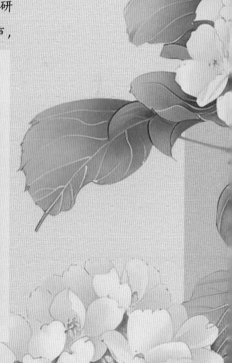

儿科第六代传人，陈氏奉"幼吾幼以及人之幼"为宗旨，学术崇尚脾胃，擅热病、麻疹证治，独具慧眼，疑难杂症，甚有心得。孙氏妇科、陈氏儿科均享盛名200多年，史乘所载，儒风独茂。孙、陈二氏，皆诗书世其家，岐黄游于艺，生为儒医模范者，殁作妇孺保护神。肛肠科邓少杰，精制枯痔钉，怀丹心以济世，1958年无私献方，继与西医专家合作，开展枯痔钉机制研究，丰硕成果，为医林侧目。针灸科黄廷翼，独擅浅针，执妙术以活人，时下浅针术花开八闽，市中医院乃术之祖庭也。内科郑孙谋，大医精诚，曾多次荣膺全国及福建省劳动模范，学术崇尚气化，用药精纯，遣方轻灵，四两拨千斤，医案叙事明朗，措辞简洁，如秋花开于寒泉之侧，清芳众赏。吴味雪，医诗书篆，堪称四绝，主政医务处，擘画中医医教蓝图，功莫大焉。李楚銮，闽省中西医结合泰斗，科研通才，且深耕闽地方物，建树甚丰，1958年任福州青草药研究小组秘书，采风访贤，陟山问草，编摩纂述，博采百家，稿凡数易，讹者绳之，阙者缉之，凡前人所未及者，自将经验补之，编纂成《福州市民间药草》，千年底蕴，一脉风华。林增祥，早年毕业于福州中医专校，系八闽温病泰斗林笔邻入室弟子，烂熟经典，校释《脉经》，擅遣时方，特色鲜明。再如陈兴珠、郭禧栖、郑镜如、林贤凯、陈师佗、林法煜、陈明藩、孙坦村等，皆名重三山，望孚八闽，杏林之翘楚也。

日月盈昃，春秋迭易，七十多年来，福州市中医院一代又一代人筚路蓝缕，栉风沐雨，沧桑砺洗，厚德精医，艰苦创业，开拓创新，岐黄展新颜，杏林花似锦。时下，福州市中医院（福州市人民医院）系福建中医药大学附属医院，集医疗、教学、科研于一体的综合性三级甲等公立中医医院。医院有鼓楼院区和五四北院区，有福建省名中医5位，全国、省优才4人。全国名老中医药专家传承工作室5个，国家级、省级中医重点专科15个，福建省中医学术流派传承工作室2个，福州市及鼓楼区非物质文化遗产代表性项目4个。

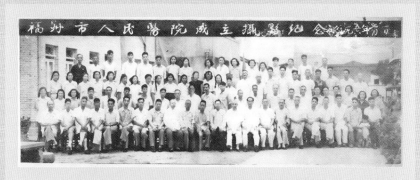

福州市人民医院成立员工留影（摄于 1956 年）

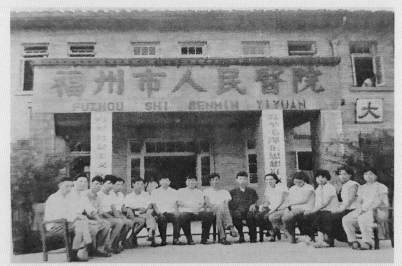

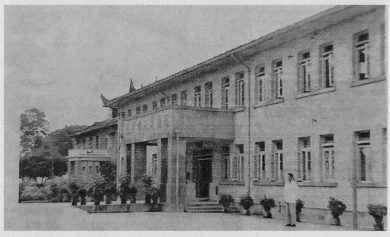

福州市人民医院旧貌

　　福州市中医院秉持"特色办院、人才立院、科技兴院、质量建院、管理强院"的办院方针，树立"病人第一、质量第一、服务第一"的服务理念，突出中医特色，融会中西医学，打造专科品牌，增强综合实力，以打造省会城市现代化综合性中医名院为奋斗目标，追求卓越的医疗品质，仁心仁术，造福桑梓！医院院长、博士生导师杨晓煜主持"福州市中医药传承创新平台"项目，弘扬国粹，挖掘底蕴，推陈出新。关于中医的发展与进步，传承精华、守正创新是其要诀，传承是中医的根基，中医能绳绳相继，代代相传，生生不息，传承是根，没有传承将失去根基；没有创新，中医将失去将来。守正创新，将让中医药获得无限生机。福州市中医院历史悠久，底蕴深厚，前辈徽猷懿行，绝学秘招，实为吾侪业医之南车。有鉴于此，笔者专注前辈医家经验之纂辑，此举获院部领导鼎力支持，编者细捡旧储，穷搜馆存，求助方家，散珍落贝，祈愿不留遗珠，久之案头资料盈尺，卓荦群芳，蔚为大观，拟分帙面世。这些珍贵资料，多为手抄油印本，文字书写往往不规范，不少页面字迹模糊，甚至有涂改，又因年深日久，蠹虫穿梭，有些页面残缺破旧，致使辨识整理困难重重。文字所载也多有错讹，似是而非，令人难辨。要想尽得其妙，还需经过反复稽考典故，改正讹误，方能去伪存真。

　　本书收载福州市中医院清末、民国时期名重三山之医者，个别为建院伊始入职之俊彦。我们对名医资料进行整理和研究，以盼一窥其深厚的中医底蕴，更好地指导临床实践，推动中医理论的创新与发展。为了体现前辈的学术思想和临床经验，本书内容涵盖了医论、医方集锦和学术研究。医论、医方集锦部分采取两种形式，一是编者对名医论文、随笔、讲稿、讨论稿、医案、医话、医方等加以筛选整理，校对选录；二是针对少量字迹清晰、内容完整、错讹较少的书册进行了直接扫描摘录，以保持其原貌。学术研究部分，对名医的师承渊源、学术特点、临床经验进行梳理和探赜，展现其独特见解和实践智慧。

　　本书力求在保证学术性的前提下，做到深入浅出，易于理解。全书临床辅助检查及药物用量等计量单位（引用的古籍原文除外）

均转换为现今规范单位。为尊重历史原貌和各医家特色，中药名不机械性地统一为药典规范名，但尽量对同一医家或同一节论述范围内同一中药的药名进行统一，冷僻药名括注规范名。本书充分尊重作者对疾病的定义和描述，医论不进行修改和润色，只根据体例梳理行文结构，对其中的错别字、漏字等明显错误进行校正。书中所引古籍原文以现今通行本为参考。本书忠于历史原貌，书中部分名词术语、现已淘汰的检验和方法（如尿青蛙试验），未予删改；犀角、羚羊角等目前已被禁止使用的保护动物药材，给予保留，实际临床应用中宜改用其替代品。为了充分保障患者的个人隐私，本书收录的医案、医话和处方，所有涉及患者姓名、地址等敏感信息，均已在后期统稿过程中删除。

几经推敲，按照内容的主题和性质，列为仲景传薪、脉理求真、榕方集锦、童子功夫、杏林撷英、名家探赜等六大门，以便读者寻绎门径、领略名医流派风采。

一、仲景传薪

喻嘉言云："张仲景《伤寒论》一书，天苞地符，为众法之宗，群方之祖。"吴味雪先生强调，不读《黄帝内经》《伤寒论》不可言医。王德藩先生，奉之为圭臬，为一代宗师，尤擅少阴病证治，寒谷回春，独步闽中。其遗著《少阴病辨证论治》，由其东床、学术继承人陈兴珠整理。王氏严于绳墨，富有心裁，条分缕析，研深覃精，其加减法乃王氏三代经验结晶。其临证以仲景为依归，变化灵通，不拘常法，如虚人太少两感，常用桂芍草姜枣加荆、防、附子，而不用麻黄、细辛。本章介绍李楚銮、郑孙谋、郑拱苍、吴味雪等运用经方治疗疑难杂症经验。岁月不败风华，经典历久弥新。吴味雪所撰《辨证论治加有效草药的应用体会》直抒胸臆，老医真言。

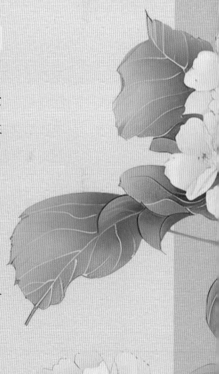

二、脉理求真

本章汇集林增祥、吴味雪、孙坦村等医家对脉诊的实践体会，并节选了《脉经校释》一书的部分章节。1978 年福州市中医院承担了国家课题"脉经校释"。参加该项校释人员有林增祥、陈兴珠、孙坦村、黄之光、郑维厚等，顾问郑孙谋、吴味雪。《脉经》乃西晋王叔和所著，是我国现存最早的一部脉学专著，本于《黄帝内经》，汇归众说，加以阐发，后世医家畏之高深，致隐而不显，在心易了，指下难明。林增祥等专家心无旁骛，专精从事，详加考核，整理爬梳，体例分为"提要""原文""校勘""注释""语释""按语"等六项。《脉经校释》于 1985 年 1 月由人民卫生出版社出版，1986 年荣获福建省"医药卫生科技成果一等奖"，1989 年荣获国家中医药管理局"中医药科学技术进步奖三等奖"。

三、榕方集锦

本章主要收载林增祥先生遗作——《通用时方》和《小方集锦》，以及吴味雪的方药应用心得。《通用时方》和《小方集锦》系林增祥生前为临床带教所作，身后由福州市中医院、福州市中医研究所整理，内部刊行。林氏认为医者临证选方用药，错综变化，取舍适用，在于一心，所谓治法在人，病万变，医亦万变，固不能以经方、时方相为病也。中医治病，讲究因人、因时、因地制宜，林氏临床主张将古方、今方融会创新，不见于方书而独具一格且通用有效者，录之以供选用，如治疗外感轻灵取胜的三花三叶，闽医因榕地多湿而创制的通解三焦方——茵陈连翘豆、浮萍连翘豆、葛花连翘豆等。林氏收录小方 1097 对，有前人已擅用者，亦有作者独创者，小方组合，有相互促进、依赖、制约、转化之意义。它有简单的配伍性，而不悉具方剂君、臣、佐、使的完整性，但其架通了中药和方剂的桥梁，颇具地方特色，弥足珍贵。

四、童子功夫

本章内容选录自福州市人民医院《论文汇编（第八集）》。建院伊始，吴味雪先生强调良医必须有"背功"和"咬功"，"背功"，指的是要背书，即要烂熟经典，此乃童子功夫，不读《黄帝内经》

《伤寒论》不可言医。吴味雪主政医务处，于 20 世纪 60 年代初期，组织院内专家开展"什么是中医基本功"研讨会，并将研讨内容汇编成册，众医高谈浅议，仁智异见，洞彻明了，启人心智。林浩观先生负责教务工作，治学严谨，诲人不倦，编写《中医常识百问》等，启蒙教育，夯实基础，功莫大焉。郑拱苍撰《药物简明歌括》，爰选常用药物 400 味，就其性味功能、归经证候，编缀歌诀，分门别类，言简意赅，音韵畅达，琅琅上口，有助记诵。名师授徒，绛帐春风，勖勉后昆，弟子寻绎门径，感悟门派旨趣，借以传承，生生不息。目前中医界重视读经典、拜名师、做临床，阅读文章，顿生异曲同工、异代同符之感。

五、杏林撷英

　　本章荟萃内、妇、幼、针灸、肛肠科诸多名家的学术论文、医案、医话等内容，记载了德高望重专家的理论探讨和临床经验，内容博赡。中医药学是长期历史发展中形成的医学体系，医院诸前辈，躬耕临床，重于实践，奋笔著述，佳章叠显，如郑孙谋"谈谈心肝脾三经与血液的关系"，及其关于鼓胀、瘴疟、癫疾、冠心病、肾病综合征的辨治经验，喜得诀于青囊，示后学以津梁。李楚鎏运用中草药治疗红斑狼疮、肾炎肾病、阿米巴肝脓肿、癫痫等顽疾，奇兵挥戈，有专翕大生之佳音。吴味雪治疗脑震荡、出血性胃炎、脚气等患，蕴涵丰硕，辨治切要。林增祥关于温胆汤的体会，乃久经识炼之谈，静心开卷，宜细玩相参。陈兴珠所撰"医话二则"一文，不落窠臼，别开生面，老医精到。孙浩铭，家学传薪，声溢八闽，其治经产胎带，名噪闽中。《杜园文稿》赞云："榕妇病笃者，戚郦临存问，必相咨曰'已诊孙先生否？'其见重于世若此。"陈桐雨家学法钱仲阳，累世积验，精治麻疹及疑难杂症，"陈桐雨儿科医案选介"实为当代理法俱备、方药精炼、经验宏富、切于实用之佳作，原系内刊，现选录之，以广流传。儿科高希焯系 1963 年福建省名老中医，学验俱丰。郭禧栖、郑镜如亦闽儿科名师，其文审慎详明，推导备细，立方切证，用药通灵。邓少杰，

20世纪50年代贡献枯痔钉秘方，并探讨其药理机制，荣膺福建省科学大会奖；配制黄连油、膏、栓等制剂，效堪人意。黄廷翼浅针术，独树一帜，岂止治疗慢性病，施之肿瘤，亦传佳音。以上略举荦荦大端，今锓版梓行，可期杏苑欢颜，生民额庆。司马迁有云"究天人之际，通古今之变"。今人学习前辈经验，关键在于"变"字，而变之前提是在继承前人经验基础上，再业精于勤，守正创新。

六、名家探赜

本章介绍王德藩（《伤寒论》专医）、何秀春（时方派名医）、孙浩铭（善化坊孙氏妇科传人）、陈桐雨（桂枝里陈氏儿科传人）、邓少杰（邓氏肛肠流派奠基人）、黄廷翼（浅针流派宗师）、郑孙谋（气化流派代表医家）七位名家的生平要略、学术见解与临床经验、疾病治要和医案等，彰显流派特色。何秀春、王德藩二位前辈分别于1958年、1960年老成凋谢，其余五位均在1963年春由福建省卫生厅审定为名老中医。其中孙氏妇科、陈氏儿科、邓氏肛肠于2019年经福建省卫健委遴选为省级中医学术流派传承工作室建设项目，并于2023年验收合格。其间通过摄制纪录片、视频访谈、采访报道等形式进行宣传。

中医学术流派是在长期的学术传承过程中逐渐形成的，是理论和实践相结合的结晶。师门授受，代有发挥，学术创新，旗帜鲜明，著作鸣世，秘术活人，宗师驰名，薪火相传。就闽地而言，榕医固受人文、经济、天时、地域等影响，方药每多富有地域特色，福州市中医院组织名师传人汇编资料，并潜心"溯洄源流，探赜学术"，开展学术流派研究，发扬特色，继承传统，守正创新。本章系阶段性成果，某些医派由于资料等因素，仅是初步成果，时不我待，机不可失，吾侪不用扬鞭，当自奋蹄，赓续研究，以飨读者。

由于年代较久，兼之历史原因，早期资料或已云散，且多为誊写油印本，鲁鱼亥豕，在所难免，辨识考证，难度甚大。中西医学，60多年来长足进步，某些疾病的诊断、临床检验不断更新，

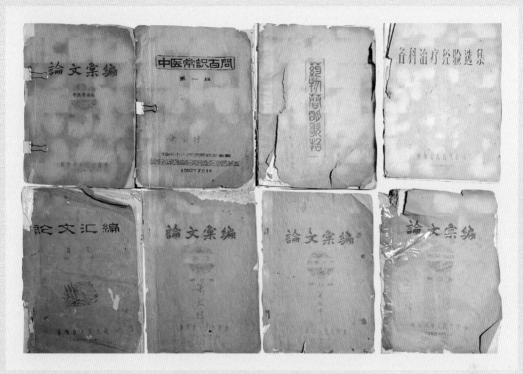

福州市人民医院编纂的部分书稿

个别医学见解与今有异，编纂甚费踌躇。幸有院部领导鼎力支持，协调有方；编写组同仁锐于治学，学殖深厚，细检校正，心细如发，展卷空斋，挑灯长夜，不惮劬劳。蒙孙坦村老院长、郑立升副院长审阅部分章节，赐教良多。俗云孤掌难鸣，众擎易举，今端赖诸君同心协力，摩挲成篇，厘为一册。本书承蒙友人提供珍贵资料，编者掬一瓣心香，谨致谢忱！前辈医家医论深邃，文化富赡，编者囿于学识，舛误之处，在所难免，希冀同道不吝指正，幸甚之至！

萧诏玮

甲辰夏至于芝山听雨斋

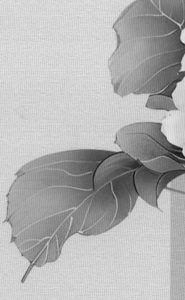

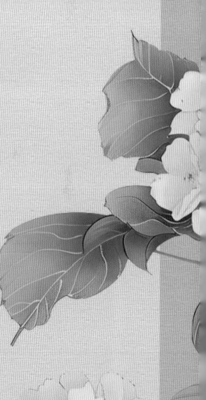

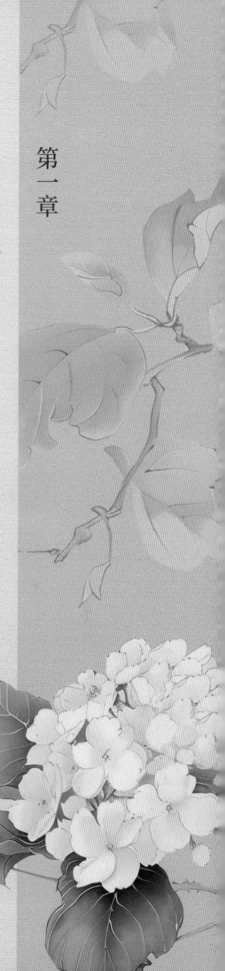

第一章

仲景传薪

第一节　少阴病辨证论治

王德藩　遗作

陈兴珠等　整理

一、概说

少阴一经，兼水火二气，而统括心肾二脏，主人身之真阳，为人身之根本。故少阴病，则心肾阳气俱衰，通身脏腑皆寒，而成为全身性的虚寒证。

然则，由于少阴在本为阴，在标为阳，所以少阴病的病理机转，一方面既可从阴化寒，另一方面又可从阳化热，而成为寒化证和热化证两种不同类型，但临床上以寒化者为多见。

此外，少阴位居厥、太二阴之间，为三阴之枢，乃从阳入阴、从阴出阳之所，因而它和其他各经都有一定的关系，尤其

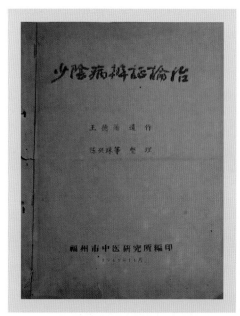

《少阴病辨证论治》书影

是与太阳的关系最为密切，其次是与太阴、厥阴的关系。因为少阴与太阳相为表里，古人谓"太阳之里，即是少阴"，又谓"实则太阳，虚则少阴"，就是指这个道理。而三阴同为里虚寒证，病邪到了阴经，往往各经互见故也。所以少阴病在个人临床治验上，又有兼太阳证、兼太阴证和兼厥阴证等各种不同类型。

少阴病成因总的说有二。

（1）素体正虚，初得病即见少阴证者，叫做"直中"。

（2）他经失治或误治传变而成者，叫做"传经"。

但根据个人治验，少阴寒证（包括寒化证、兼太阳证、兼太阴证和兼厥阴证等）往往得自房劳失精之后，形寒饮冷；或妇人经来冲水，经水中断；或太阳、太阴二经误治失治而成。盖房劳失精，少阴肾气先虚，妇人经来冲水，厥阴血气

受伤，均易为骤寒所乘，而太阳少阴相为表里，太阴少阴之气互为根本故也。

少阴病的证治，根据个人临床经验可分如下几种类型来分证论治。

（1）少阴病寒化证，临床上分为阳虚厥逆证、阴盛格阳证和虚寒滑脱证三种类型论治。阳虚厥逆证的主要症状为：但寒无热，踡卧足冷、脉微细沉等症，主以加减四逆真武汤，以回阳抑阴；阴盛格阳证的主要症状为：脉微细、吐利、厥逆、身热、面赤、烦扰、衄血等症，主以加减通脉四逆汤，以温经通阳；虚寒滑脱证的主要症状为：腹痛、下利不止、滑脱不禁、稀便赤白如脓血等症，主以加味桃花汤，以温中固脱。

（2）少阴病热化证，临床上分为阴虚阳亢证和阴虚水热相搏证两种类型论治。阴虚阳亢证的主要症状为：心烦不得卧、口燥咽干、舌质红绛而干、脉象细数等症，主以黄连阿胶汤，以滋阴降火；阴虚水热相搏证的主要症状为：下利溏薄、口燥咽干、小便短涩、心烦、不得眠等症，主以猪苓汤，以滋阴清热利水。

（3）少阴病兼太阳证，临床上分为少阴盛于太阳和太阳盛于少阴两种类型论治。少阴盛于太阳的主要症状为：发热恶寒、热反得衣、头痛、身疼、吐利、厥逆、脉微细沉等症，主以加减桂枝四逆真武汤，以回阳散寒；太阳盛于少阴的主要症状为：发热恶寒、热反得衣、头痛剧、身疼甚、壮热而又憎寒等症，主以加减桂枝附子汤，以扶阳散寒。

（4）少阴病兼太阴证，临床上主要症状为：恶寒、踡卧、手足寒冷、腹满痛、吐利不渴、苔白而腻、脉微细缓等症，主以加减四逆理中汤，以温阳祛寒。

（5）少阴病兼厥阴证，临床上分为少阴兼厥阴吐蛔证、少阴兼厥阴血虚证和少阴兼厥阴热利证三种类型论治。少阴兼厥阴吐蛔证的主要症状为：恶寒、厥逆、脉微细、但欲寐、烦躁不安、呕逆、吐蛔等症，主以加减四逆真武汤合乌梅丸，以温阳安蛔；少阴兼厥阴血虚证的主要症状为：脉微细、但欲寐、恶寒、厥逆、手足冷痹、肢节烦疼等症，主以当归四逆汤去桂枝加肉桂、干姜、附子，以温阳通脉；少阴兼厥阴热利证的主要症状为：腹痛下利、便脓血、里急后重、久久不已，转成滑脱不禁、不渴、不臭、脉象虚数等症，主以桃花汤合白头翁汤，以清热固脱。

总之，少阴病寒化者，以回阳为主；热化者，以救阴为主；兼太阳者，宜温经以散寒；兼太阴者，宜温阳以祛寒；兼厥阴吐蛔者，加以安蛔；血虚者，加以通脉；热利者，加以清热，此为其常则也。但人身之虚实不同，受邪之深浅各异，临床上有此类与彼类互见者，有寒化与兼证互见者，有同病不同方者，有同方不同量者，又宜随时、随地、随人而异，综合辨证，综合论治，对于治疗上都有重大关系。

▍二、分述

少阴病的证治，在个人临床治验上，可分为少阴病正证和少阴病兼证两种类型，而少阴病正证又可分为少阴寒化证和热化证两类。少阴病兼证又可分为少阴兼太阳证、少阴兼太阴证和少阴兼厥阴证等类。

但必须说明，这样的分类并不是完全根据《伤寒论》来分的，而是根据《伤寒论》的基本精神，结合个人临床上已有治验者来分的。因为仲师著《伤寒论》，乃立其法也，其实际应用，还要依据临床症状辨证论治，随证用方。由于疾病的产生不可能完全是单纯的，而临床症状的出现往往是错综复杂的，因而其临床的治法分类，也要随之而异。所以这里的分类，也可以说仅仅是个人临床的治法分类，但就是这样的分类，临床上也还有错综复杂，此类与彼类互见，寒化与兼证互见之处。那么这就要依靠我们临床辨证论治，随证选药，综合观察。兹将各类证治分述如下。

（一）少阴病正证治验

1. 少阴病寒化证

少阴病寒化证，在个人临床治验上可分为阳虚厥逆证、阴盛格阳证和虚寒滑脱证等三种类型论治。兹分述之。

阳虚厥逆证

【临床症状】

（1）主要脉证：见表 1-1-1。

（2）或然见症：见表 1-1-1。

表 1-1-1　少阴病寒化阳虚厥逆证临床症状简表

主要脉证		但寒无热、踡卧、足冷、脉微细沉等
或然见症	望诊	面唇淡白或苍白、黧黑
		神静懒言，或昏沉，烦躁，倦怠，喜面壁，畏寒喜温
		爪甲青白或黧黑
		舌质淡白，苔白或黑，均滑匀而嫩
		甚至舌卷，人中、阴囊、龟头冷缩等
	闻诊	气冷息微，少气，喘息
		声弱无力，喃喃谵语
		大小便、痰涎无臭气等
	问诊	手足厥逆，或寒冷，冷痹，两足冷，背恶寒，或通身寒冷战栗等
		冷汗或盗汗、微汗、多汗、大汗等
		身体沉重，身、腰、脊、背、胫、尻、骨节强痛或酸楚。少腹绵绵而痛，或绞痛，或腹中痛，发间掣痛，头晕，四肢拘急等
		小便清白或不利、大便溏泄，或下利清谷，或大便反秘（服温药后反微泄）等
		口和不渴，或渴喜热饮，或渴不思饮，唾饮如蟹沫，口淡，恶心，呕吐，或时吐清涎沫，或咽痛等
		胸脘内冰冷，或纳少脘闷，呃逆，心悸等
	切诊	脉微细沉，或沉迟、沉紧、微细欲绝等
		手足按之冰冷，或两足冰冷、冷过肘膝，甚至胸、腹、额、耳、鼻准均冰冷等

【临床主要辨证说明】

（1）按上列症状简表，是根据个人临床治验中综合列出的，并不是表中所有各症都集中表现在一个病者身上，临床上有只见主症的，有兼见某些或然见症的，都必须综合观察，不可拘泥。

（2）少阴病的患者，多为素体阳气偏虚，此固为其常例，但根据个人治验，少阴病寒证的成因往往得自房劳失精之后，外感寒邪而起（包括淋雨、洗水、饮冷等）。盖少阴主肾，房劳失精，少阴肾气先虚，易为骤寒所乘，而陷入少阴病变故也。所以临床上如果见到病者但寒无热、舌淡、脉微，而又是得自房劳失精之后者，虽然其临床症状甚为轻微，但都应该注意其有少阴寒变之证。

（3）少阴主人身之真阳，真阳衰微，则全身之阳气就会迅速随之衰微，故少阴病虚寒证往往有瞬息亡阳虚脱之变。吐利厥逆本为少阴病虚寒证的主要症状，但我们认为这已经是少阴里寒太盛、阳气大衰、真阳将亡的亡阳虚脱危症了。临床上只要见到但寒无热、踡卧、足冷、脉微细沉等少阴虚寒见证时，就应该投以温经回阳之剂，急救其阳，否则吐、利、厥逆等亡阳虚脱诸症，就接踵而至了。

（4）按我们临床上所常见的阳虚厥逆证的一般症状为：病者自觉遍身但寒无热，畏寒喜温；踡卧，或手足寒冷，或身、腰、脊、背、胫、尻酸楚强痛，或少腹绵绵而痛，不渴，小便清白，脉微细沉，舌质舌苔均淡白滑润无华等，或再兼见上表"或然见症"栏内某些症状，而别无其他实热证者便是。

【临床治法】

（1）主要治则：回阳抑阴。

（2）主要方药：加减四逆真武汤（干姜、炙甘草、附子、白术、白芍、茯苓）。

（3）加减方法：里寒盛者，去茯苓、白芍，加肉桂、吴茱萸、人参、鹿茸等，重用干姜、附子、炙甘草；气虚者，加人参、炙黄芪等；血虚者，加人参、炙黄芪、当归、熟地黄等；气血两虚者，加人参、炙黄芪、当归、熟地黄、坎炁（脐带）、紫河车等；呕吐者，加木香、砂仁、陈皮、半夏、生姜、大枣、吴茱萸、肉桂、伏龙肝等，重用干姜，附子、炙甘草；下利清谷者，加人参、肉桂、禹余粮、赤石脂等，重用干姜、附子、白术；腹痛者，加木香、砂仁、肉桂、小茴香、艾绒、炒盐等；喘息者，加人参、五味子、肉桂、沉香、蛤蚧、黑锡丹等；呃逆者，加木香、砂仁、丁香、柿蒂、沉香、肉桂、吴茱萸、半夏等；厥逆甚者，加人参、肉桂、当归、葱白等，重用干姜、附子、炙甘草；汗出者，加龙骨、牡蛎、人参、炙黄芪、五味子、大枣、麦冬等，重用白术、附子；咽痛者，加牡蛎、童便、桔梗汤、半夏散等；四肢拘急者，加吴茱萸、木瓜等；身重体痛者，加生姜、当归、人参等；烦躁者，加龙骨、牡蛎、蛤蚧等；口燥咽干者，用寒草，或大枣、煨姜、红糖，或大枣、红糖等煎汤代茶。

（4）辅助疗法：里寒甚者，加灸关元、气海、神阙、肾俞等穴；厥逆寒战者，用温火取暖，以温为度。

（5）养正方药：附子理中汤、香砂六君姜桂附、十全大补丸、人参养营汤、桂附八味汤等。

（6）主要禁忌：禁用汗、吐、下、清、火劫等法；忌食五辛、油腻、生冷（包括茶叶、开水）等。

（7）临床主要治法说明：①按上述加减方法，是根据个人治验综合列出的，其临床上应用，还需要区分症状的轻、重、缓、急、单纯、兼见、病位等不同来辨证论治，随证选药，随证定量，随证兼用。例如同一喘息患者，轻者可选用沉香、肉桂等，重者则宜加用蛤蚧、黑锡丹等味为上。又如同一腹痛患者，腹中痛者，可选用木香、砂仁、肉桂等，而小腹痛者，则又宜用小茴香、肉桂、炒盐等味为上。此外如汗出患者，都可选用人参、炙黄芪、龙骨、牡蛎等味，但兼气虚者，当重用人参、炙黄芪；兼烦躁者，则又当重用龙骨、牡蛎。其他如同一四肢拘急患者，如因里寒盛而成者，当兼用里寒盛加减药味。如因下利甚而成者，则当兼用下利甚加减药味。如因大汗而成者，则又当兼用大汗出加减药味等。诸如此类，全在临床上辨证选药、灵活运用而已。②根据个人治验，同一少阴病患者，其素体虚寒，或发病在严寒季节者，其用药多宜偏重（包括分量轻重或药味选择）。素体实热，或发病在炎夏季节，以及亡血家、妊娠等，其用药多宜偏轻。因为少阴寒证以温阳为主，阳回则生，阳不回则死。虚寒、严冬属阴，非重用温阳之药，则不足以回其阳。实热、炎夏属阳，亡血家、妊娠等营血已虚，温阳之药易于伤阳，而又易伤阴血，而使阳回太过复生他变故也。但有是病则用是药，临床上不宜过于拘泥。③根据个人治验，少阴寒证忌用西洋参，宜用人参、高丽参等甘温之品，因为西洋参性味甘寒不足以温少阴之阳故耳。此外尚有甘草均用炙甘草，取其能温中之义。生姜除呕吐和身重体痛外，均用煨姜，乃去其走散之性也。他如淡干姜、北干姜、炮干姜、干姜灰、淡附子、熟附子、炮附子、生附子、土炒白术、酒炒白芍、土炒白芍等，均须根据病情的轻、重、缓、急，随证选用，按证炮制。

【医案举隅】

·案例一

郑某，男，30岁，1955年7月30日初诊。

病已2天，起病即见但寒无热，手足厥冷，头眩，胫骨酸楚，腰强痛甚，口淡无味，舌白，脉微。少阴真阳已衰，急宜助阳抑阴。处方：肉桂0.6g，北干姜3g，淡附片4.5g，茯神9g，白芍4.5g，白术4.5g，陈皮3g，半夏4.5g，炙甘草3g。

一剂而寒罢症减，二剂而手足温，唯食欲不振，先天之阳已回，后天之气未复，继以六君子汤加厚朴一剂而愈。

·案例二

陈某，男，45岁，1957年8月24日初诊。

屠猪为业，3天前寒热、头痛、呕吐，经中西医师治疗无效，今早突然人事不省，由江医师邀余往诊。患者肢体厥逆，冷汗淋漓，面白爪青，牙关紧闭，筋脉动惕，神志昏迷，六脉欲绝，奄奄垂危，少阴真阳欲脱，当以救脱为急。处方：肉桂0.9g，炮干姜15g，炮附片60g，炒白芍15g，炒白术15g，茯神15g，炙甘草6g，党参15g，炙黄芪40g，吴茱萸4.5g，木瓜9g。

药后厥回、汗止、神清、识明，后由江医师仿前方加减，连服2剂而愈。

·案例三

苏某，男，49岁，1957年2月21日初诊。

肾气久虚，遗精成疾，近复房劳感寒，恶寒、肢厥、气喘不能平卧，全身冷汗淋漓，口唇黧黑，语声低微，脉微细而促，舌白滑无苔。互参脉证，显系少阴元海无根、真阳将脱，急宜纳气归肾。处方：人参9g，沉香2g，蛤蚧1对，熟附子15g，肉桂0.6g，半夏4.5g，白术9g，陈皮4.5g，茯神9g，白芍9g，姜炭2g，五味子3g，龙骨24g，牡蛎30g，炙甘草6g，黑锡丹9g。另以秋石丹9g冲开水代茶。

一剂后喘减、汗瘥，肢厥已回，恶寒未罢，舌脉如昨，头目反见昏眩，症虽减而脉不减，仍防暴脱。照前方减肉桂倍白术加坎炁（脐带）1具，服后喘平、汗止，背寒盗汗，脉搏微弱，咳饮，肢楚，以前方加炙黄芪合二至丸，连服2剂而愈。

· 案例四

林某，男，36岁，1951年6月3日初诊。

初患寒热、头痛，继又饮酒行房，腹痛泄泻、恶寒、肢厥。经服桂附理中汤不应，当晚恶寒更甚，下利清谷不止，厥逆未回，爪青目黑，气冷息微，脉象沉微欲绝，唇舌淡白无华，四肢稍见拘急。证由太阳、太阴陷入少阴，有亡阳虚脱之势，救阳固脱，刻不容缓，要防呕、汗暴脱。处方：肉桂2g，炮附片60g，炮姜48g，高丽参9g，炙甘草9g，炒白术30g，炒白芍15g，茯苓24g，木瓜9g，赤石脂30g，禹余粮24g。另以伏龙肝、高丽参炖汤徐服。

一剂利止厥回，唯恶寒未罢、脉气仍微，当以前方减禹余粮、赤石脂再服，另以参龙膏代茶。2剂寒罢病除，继以桂附理中汤用高丽参以善其后。

· 案例五

王某，女，31岁，1957年9月5日初诊。

夜半脐腹绞痛，经自服"人丹"不止，一夜恶寒战栗，翌晨小便后，曾一度汗出肢厥，须臾自回。诊其脉微无力、唇舌淡白，当以香砂四逆真武汤，加针灸关元、气海等穴后，诸症告已。但越2天，午后又因起床临风谈话片刻，脐腹绞痛又发，恶寒战栗复作，肢体、唇、鼻皆厥，冷汗淋漓，又一度人事不省。乃延某西医师会诊，诊断为内出血或宫外孕，建议住院急救，为家属所拒绝。细按患者烦渴不已，而饮又不多，虽沸汤入口而犹喊不温，六脉沉微欲绝，脐腹痛处可按。显系少阴阴盛阳微、寒凝作痛故也。当以急散凝寒、回阳救脱乃可。处方：①肉桂0.9g，炒盐2.5g，冲沸汤即服。②肉桂1.5g，炮姜36g，炮附片54g，炙甘草6g，炒白术15g，党参15g，小茴香6g，炒艾绒9g。

药才服数口，呕吐频起，余药入口即吐，点滴不能受纳，阳气衰微于下，阴寒格逆于上。仍以前药另加吴茱萸、黄连炭、伏龙肝合煎，并于服药前，先用炒盐淬沸汤少许含口，引药徐徐送入，乃可受纳。又以普济膏（苏木、丹参、当归、地黄、木香、威灵仙、干姜、乌药、续断、石斛、羌活、杜仲、苍术、麻黄、冰糖、葱白、松节、麻油）加龙虎丹（麝香、蟾酥）贴于脐中。

2剂汗止厥回，腹痛战栗均已，唯恶寒仍在，呃逆时频，阳气虽见渐回，阴寒尚未消散，仍宜温阳降逆。处方：丁香 4.5g，柿蒂 10g，吴茱萸 6g，黄连炭 2g，炮附片 36g，代赭石 24g，党参 15g，炮姜 24g，肉桂 1.5g，炒白芍 9g，炒白术 15g，茯神 15g，陈皮 4.5g，清半夏 9g，炙甘草 4.5g。另以煨姜、煨枣、伏龙肝、参龙膏代茶。3 剂诸症均已，肢倦力疲，以人参养营汤用高丽参加桂、附，连服 5 剂乃愈。

· 案例六

李某，男，25 岁，1957 年 8 月 3 日初诊。

遗精后，寒热、头痛，服西药复方阿司匹林片，大汗不止，某医投以三汤而愈。越两天后，因洗澡复大汗淋漓、人事迷糊，乃邀余往诊。按患者气促息微、脉浮无根、肢厥汗冷、面色苍白，乃寒邪直窜少阴、精气俱夺亡阳之证，当以救阳敛阴固脱为急。处方：党参 15g，白术 15g，炙黄芪 24g，熟附片 15g，酒白芍 18g，炮姜 6g，茯神 15g，龙齿 24g，牡蛎 30g，炙甘草 6g，五味子 6g，蓝枣 9 枚，浮小麦 36g。

服药后汗止神清、厥回、喘平，脉转微弱，舌见白滑。继以二加龙牡去桂枝加三附汤，连服两剂，再以六君子汤加黄芪、干姜、附子，3 剂而愈。

阴盛格阳证

【临床症状】

主要症状：少阴病阴盛格阳证与少阴病阳虚厥逆证，同为少阴寒化、阴寒内盛、阳气衰微的证候，不过阴盛格阳证的病势较之阳虚厥逆证更为严重。因而关于阴盛格阳证的阴寒方面症状，其临床上见症悉如阳虚厥逆证。详细症状参看上述阳虚厥逆证临床症状简表。

但由于阴盛格阳证的阴寒内盛、阳气衰微至极，所以它不仅具有下利清谷、呕吐厥逆等阳虚厥逆症状，而且又因为其里寒太甚，阳气被阴寒所格，所以同时还表现有"身热不恶寒、面红目赤"等假热症状。而这种假热症状，按个人的治验，临床上约有如下四类均从格阳论治：①少阴寒化、阳虚厥逆证，而见有身热反不恶寒者；②少阴寒化、阳虚厥逆证，而见有面赤或目赤者；③少阴寒化、阳虚厥逆证，而见有身热、面赤、目赤俱有者；④少阴寒化、阳虚厥逆证，而见有烦扰躁狂，或唇焦咽痛、口齿浮痛、口鼻失血、烦呕不止等症者。

上述四类症状，临床上并不是孤立不变的，而是错综复杂、综合出现的。

【临床主要辨证说明】

少阴格阳证往往与温邪阳郁证混淆，兹将个人临床几点主要辨证方法分述如下。

（1）辨起病原因：根据个人治验，少阴寒证成因，往往得自房劳失精之后外感寒邪而起，或素体偏寒、失精家等阳气偏衰之人。所以临床上如见有寒热错杂、阴阳混淆症状的患者，均应详细追问起病原因，以供参考。

（2）辨发病过程：根据个人治验，少阴格阳证初得病时，多见但寒无热、踡卧、足冷、脉微细沉，或吐、利、厥逆等一派阴寒症状，之后由于里寒太盛、虚阳外浮，继之则有身热、面赤、烦扰、失血等假热症状出现，因而临床上对于寒热错杂、似阴疑阳症状的患者，均应详细询明发病过程，这对于辨明寒热真假具有很大意义。

此外，格阳证也往往由于太少两感证过用汗法，或阳虚厥逆证失治误治而成者，临床上均应加以注意查问为是。

辨寒热真假：按少阴格阳、真寒假热证，与温热阳郁、真热假寒证，临床上自有其可辨之症，兹将其疑似症状分述于下（见表1-1-2），其他症状则从略不叙。

表1-1-2　辨寒热真假症状简表

四诊		真寒假热证	真热假寒证
望诊		面红，目赤，色浮如妆游移不绝	面红，目赤，色深而艳，盈目满面
		烦扰躁狂，状若阳证，但精神萎顿，神识尚清	烦扰躁狂，状若阴证，但形强有力，神识昏昧
		舌苔淡白，或黑而滑润，或舌边淡红，舌苔嫩白而润	舌苔白糙，或红绛刺裂，黄黑干糙等
闻诊		气冷息弱，喘息，少气，口味不臭	气热息壮，喘息吐气，气喷如火，口臭
		谵语，声疲，无力	谵语，声洪有力
		大小便、痰涎无臭气	大小便、痰涎秽恶难闻

四诊		真寒假热证	真热假寒证
问诊		口渴与否：口和不渴，或渴喜热饮，或渴喜冷饮而不得下咽	口渴与否：口渴喜饮，且能受饮，必得冷饮而后快
		寒热：身大热而反欲得衣，或肌表浮热、久按则不觉灼手，甚至烦热欲揭被、欲裸形、欲坐卧泥水中等，但遇冷风冷水则又有怕冷寒栗之象	寒热：身大寒而反不欲近衣，或肌表灼热，久按则愈觉蒸手，甚至肢厥肌冷，但遇冷风冷水则必无怕冷寒栗之象
		小便：必清白畅利（无臭气）	小便：必短赤热涩（臭秽难闻）
		大便：下利清谷，肛门无灼热感（无臭气）	大便：稀粪旁流，肛门有灼热感（臭秽难闻）
		腹痛：多在小腹或腹中，其痛绵绵，或绞痛喜按	腹痛：多在腹中或小腹，其痛胀满坚实、拒按
		呕吐物：多清涎沫，无臭气	呕吐物：多浓浊黏物，有秽恶臭气
切诊		脉：虽浮大或浮数，但均虚散无力，重按弱不搏指，或沉微细弱欲绝	脉：虽浮大滑数有力，重按仍能搏指，或沉细坚数有力不散
		按：肌表浮热，久按而不蒸手，若以热掌平贴脐腹，反觉温和可受	按：肌表壮热，久按愈觉灼手，四肢虽厥，但若以热手贴近胸腹，反觉闷热难受

【临床治法】

（1）主要治则：温经通阳。

（2）主要方药：加减通脉四逆汤（干姜、附子、炙甘草、葱白、牡蛎、童便、白芍）。

（3）加减方法：壮热面目赤者，加白薇、龙骨、猪胆汁等；烦呕者，加肉桂、吴茱萸、黄连、生姜、猪胆汁、伏龙肝、炒盐等；口鼻失血者，加猪胆汁、玄参、阿胶、生地炭、藕节炭等，干姜改用姜炭；烦躁谵语不眠者，加龙骨、朱砂茯神、朱砂麦冬、人参、蛤蚧、猪胆汁等；唇焦咽痛、口齿浮痛者，加猪胆汁、玄参、麦冬、生地黄等。其他加减方法，同阳虚厥逆证和太少两感证。详细参看上述阳虚厥逆证加减方法和下面太少两感证加减方法，结合运用。

（4）临床主要治法说明：①少阴格阳证，以温经通阳为主，此外后人有分为"寒水侮土"和"肾气凌心"两种治法。但根据个人治验，临床上则均以随证论治为原则，如格阳证而见有下利、冷汗者，当兼用补气固脱法，如人参、黄芪等；格阳证而见有喘息少气者，当兼用补肾纳气法，如沉香、蛤蚧等；躁扰不宁者，兼以敛阴安神法，如龙骨、牡蛎等；烦呕不止者，兼以和胃降逆法，如萸黄连、生姜等；口鼻失血者，兼以滋阴引阳法，如玄参、牡蛎等；诸如此类，全要结合上述阳虚厥逆证治，随证施治而已。②少阴格阳证，以温药为主，少佐以苦寒之味，以从阴引阳，此《黄帝内经》所谓"甚者从之"之义也。但反佐药究竟要用多少数量呢？这要视病情的轻重来决定，一般说格阳重者，温药重，反佐药亦宜稍重；格阳轻者，温药轻，反佐药亦宜轻用，此《黄帝内经》所谓"从少从多，观其事也"。③格阳证往往也与太少两感证互见，临床上则又要与两感证结合论治。其详细辨证治法，参看下面少阴兼太阳证治。④其他加减法说明：同阳虚厥逆证，详细参看上述阳虚厥逆证加减法说明。

【医案举隅】

· 案例一

黄某，男，40岁，1958年8月27日初诊。

房后1日，恶寒欲得衣被，发热而不自觉，头痛、身疼、无汗，先经西医院治疗4日，身疼更甚，恶寒反剧，汗出、肢冷，乃又转中医治疗4天，先后经连服大队羌活、独活、防风、细辛、藿香、紫苏叶、桂枝等辛散之药和附子之后，大汗出，肢厥更甚，冷过肘膝，就诊前晚曾鼻出血数十滴，翌晨又咳血三五口，烦躁不宁，疲怠如脱。乃由家属抬来含泪求诊，细察病者面色暗淡，神气衰微，目光无彩，时闭时开，头痛，身疼，恶寒，不渴，遍身汗出，厥逆7天未回，脉象细数无力，舌色淡白而滑。

病者初病之时，寒热无汗、头痛身疼，显系太阳表证，但以病从房劳之后而发，少阴精气先夺，只为恶寒近衣，发热反不自觉，当夹少阴之虚。经发汗后，大汗出，四肢厥逆，但寒无热，口和，神衰色淡，时时畏明，脉微细无力，舌淡白而滑，此少阴虚寒已甚。烦躁、口鼻出血者，少阴格阳之象也；头痛、身疼仍在者，太阳余邪未解也。设再苟延，不为大汗亡阳，则为下厥上竭，急宜通阳、敛阴，主以四逆辈治之。处方：桂枝3g，白芍9g，干姜4.5g，附子9g，炙黄芪15g，白术9g，茯神9g，龙骨18g，牡蛎24g，白薇9g，葱白15cm，炙甘草3g，猪胆汁1匙，童便2盏。

方用白通汤以通阳为主，加猪胆汁、童便反佐，从阴行阳，白薇、白芍、龙骨、牡蛎、茯神以敛阴和阳，炙黄芪以补气固表，白术、炙甘草以守中，小佐桂枝和解营卫之邪。

药后当晚汗止、厥回、烦除。但翌晨复恶寒、汗出、肢厥，继以前方去白薇加党参 15g，再服后大汗止、厥逆回，诸症悉已。但时时头微痛，晚间有盗汗，此乃阳气大虚故也，仍照前方去桂枝、童便、猪胆汁，连服两剂而已。过后一周，病者因过食厚味，腹痛泄泻三四次再来门诊，经以香砂六君子汤合理中汤加山楂、厚朴而愈。

· 案例二

王某，男，50 岁，1950 年 8 月 1 日初诊。

病由 3 日前，房后感寒，寒热而起，继则身热反不恶寒，面赤、心烦，口齿浮痛，下利、足冷，腰强胫痠，舌淡白，脉沉迟，乃心肾不交、阴盛格阳之候，以水火既济法。处方：肉桂 0.9g，鲜葱白 15cm（5 寸），干姜 9g，炮附片 18g，炙甘草 2g，白芍 9g，朱砂茯苓 9g，炒白术 6g，龙骨 18g，牡蛎 24g，童便 1 盏。

药后身热不解，面目皆赤，口燥咽痛，鼻衄耳鸣，烦躁谵语，卧寐不宁，脉大，肢冷，舌苔淡红。但细参身热而不蒸手，尚喜得衣，口燥而不喜饮，谵语声微，躁状虽甚，神志尤宁，且下利色白无臭，脉散大无力，显系水自水而火自火、阴盛格阳之证，非坎离交媾之法而何。处方：姜炭 15g，炮附片 36g，葱白 27cm（9 寸），炙甘草 6g，猪胆汁 2 匙，童便 2 盏，炒知母 9g，炒黄柏 9g，肉桂 0.9g，蛤蚧 1 对，朱砂茯神 15g，炒白芍 15g，玄参 15g，桔梗 6g。

一剂利止厥回、热除衄止、咽痛亦减，得微汗后，人静身和，再以加减四逆真武汤加玄参、牡蛎，连服 2 剂，又以桂附八味丸连服 3 天，痊愈。

虚寒滑脱证

【临床症状】

（1）主要症状：小腹隐痛，下利不止，滑脱不禁，稀便赤白如脓血、无臭气，小便不利，不渴，舌淡白，脉微弱等。

（2）或然见症：或畏寒喜温，或微有肠鸣，或渴不思饮等。

【临床主要辨证说明】

根据个人治验，本证便脓血，乃由于腹痛下利、久久不止之后引起，其利下赤白、稀便或水粪如脓血，其白为淡黄而白，其赤为淡红或暗红，间或微有黏物，便前常伴有小腹隐痛，或微见肠鸣，便后即渐渐消失等。

【临床治法】

（1）主要治则：温中固脱。

（2）主要方药：加味桃花汤（赤石脂、姜炭、粳米、禹余粮、阿胶、白芍、茯苓）。

（3）加减方法：气虚者，加人参、白术、黄芪、炙甘草等；寒盛者，加附子等。

【医案举隅】

· 案例一

王某，男，46岁，1957年8月30日初诊。

素体脾气虚弱，厚食则每多泄泻，月来又患是疾，腹痛、下利缠绵不已，往某医院投以香砂六君子汤、理中汤、五苓散等，时减时甚，乃至滑脱不禁，坐立皆泄，稀便如脓血，畏寒喜温，初秋必以重棉紧裹脐腹乃快，唇舌皆苍，脉象微弱，此乃中寒下脱之证，徒温中则温随脱去，徒固脱则固随寒解，宜双管齐下，处以加减桃花汤。处方：赤石脂18g，禹余粮18g，粳米24g，党参15g，炒白术9g，炒白芍9g，茯苓9g，炮附子9g，阿胶9g，炙甘草3g。

连服6剂渐已，又以香砂理中汤养正善后。

· 案例二

李某，男，36岁，1957年3月24日初诊。

下利久久不已，逾3个月，由溏而泄，渐至滑脱不禁，点滴自流，水粪赤白如脓血，小便不利，畏寒喜温，形态日瘦，脉气沉微，乃少阴虚寒下脱之证，以桃花汤法治之。处方：赤石脂15g，姜炭15g，粳米15g，炙甘草3g，党参9g，附子9g，炒白术9g，阿胶9g，茯苓9g，禹余粮15g。

初服肠鸣转气、下利有减、脉气稍回，仍以前法，连服至5剂，3个月下利病一旦而除，当以香砂理中汤善养其后。

2. 少阴病热化证

少阴病热化证，在个人治验上分为阴虚阳亢证和阴虚水热相搏证两类论治，兹分述之。

阴虚阳亢证

【临床症状】

（1）主要症状：心烦不得卧，口燥咽干，舌质红绛而干，脉象细数或虚数、细弦等。

（2）或然见症：潮热，或头痛、耳聋、消渴、咽痛，口齿浮痛，大便硬结，小便短涩，梦遗滑精，失血等。

【临床主要辨证说明】

根据个人治验，本证的成因，往往得自素体阴亏、劳心无度、心火内劫之人，如梦遗滑精、失眠成疾等，所以多见有心烦、不寐、头痛、耳聋等，与之肝阳亢盛、心悸、惊骇、头眩、耳鸣有所不同。

本证的阴虚阳亢，与温病后期的阴虚阳亢有所不同，温病的阴虚阳亢，多发自温邪久羁、热灼真阴之后而起，而本证则初得病即见心烦、不寐、口燥、脉数等证。但临床上可与一切所谓"阴虚火动"杂病患者结合论治。

【临床治法】

（1）主要治则：滋阴降火。

（2）主要方药：黄连阿胶汤（黄连、阿胶、黄芩、白芍、鸡子黄）。

（3）加减方法：梦遗滑精者，加三才封髓丹、知柏地黄丸等；其他均选用甘寒、苦寒、咸寒、育阴、泻火等一类药味，如西洋参、北沙参、天冬、麦冬、玄参、地黄、龟板、牡蛎、鳖甲、知母、黄柏、牡丹皮、白薇、黑豆、白芍、黄芩、栀子、石斛、山药、淡菜、童便、连心莲子、五心汤（莲子心、连翘心、竹叶心）等。

（4）临床主要治法说明：本证主要治法是一方面用苦寒如芩、连等以泻心火；另一方面用甘寒、咸寒如阿胶、鸡子黄等以滋肾阴，滋阴、泻火两者兼施，与温病后期阴虚阳亢重在育阴，以及杂病阴虚阳亢、肝阳内动重在镇肝有所不同。

【医案举隅】

· 案例一

林某，男，41 岁，1958 年 3 月 24 日初诊。

劳心失眠，梦遗成疾，头眩、耳聋，心烦不寐，掌心潮热，口燥咽干，腰膝酸楚，溲短赤，舌尖红无苔，脉细数无力。此乃少阴肾水不升、心火不降故也。宜滋阴降火法。处方：黄连 3g，阿胶 15g，白芍 9g，黄芩 4.5g，玄参 15g，鸡子黄 2 枚。另，麦冬 9g，沙参 9g，煎汤送知柏地黄丸 15g，临睡时服。

本方连服 5 剂后，他症稍减，唯烦热不除。继以前法加八百光 9g、连心莲子 15g、白薇 9g。再服 7 剂热除病已。嘱以参麦地黄丸养正。

· 案例二

赵某，男，28 岁，住淮安乡，1958 年 4 月 19 日初诊。

起病自连续烦劳熬夜之后，失眠梦泄成疾，酿成心烦不得眠、口燥咽干，自觉不时一身手足尽热，面赤、腰痛、耳聋、咽痛、头胀，大便硬结，小便赤涩，舌红绛而干，脉细数无力，少阴从阳化热之证，治当泻心滋肾为宜。处方：黄连 3g，黄芩 4.5g，阿胶 9g，白芍 9g，鸡子黄 2 枚，玄参 9g，地黄 15g，知母 9g，黄柏 9g，麦冬 9g，牡蛎 24g，白薇 9g，连心莲子 25g，炙甘草 3g。

连服 3 剂后，烦、躁、热、痛均减，仍照前方加山药、石斛，续服至 6 剂痊愈。

阴虚水热相搏证

【临床症状】

（1）主要症状：下利溏薄，口燥咽干，小便短涩，心烦不得眠，舌红，脉数等症。

（2）或然见症：潮热，头眩，耳鸣，咽痛，一身酸痛，小便点滴不爽等症。

【临床治法】

（1）主要治则：滋阴、清热、利水。

（2）主要方药：猪苓汤（猪苓、茯苓、泽泻、滑石、阿胶）。

（3）加减方法：下利不止者，加葛根黄芩黄连汤等；口渴不止者，加知母、天花粉、玄参、地黄等；小便不利者，加薏苡仁、连翘、赤小豆、通草等；心烦不眠者，加黄芩、黄连、栀子、白芍、连翘、地黄等。

【医案举隅】

邱某，男，31岁，1957年3月21日初诊。

素体偏阴，且为衄家，上月间得热病愈后，近复因鼻衄而起，心烦，不眠，咽痛，耳鸣，潮热，燥渴，下利清薄，小便短涩，脉浮数，舌红绛，少阴阴虚水热互结之证，主以加减猪苓汤。处方：葛根9g，黄芩4.5g，黄连3g，猪苓9g，茯苓9g，泽泻9g，滑石18g，阿胶9g，玄参9g，地黄15g，白芍9g，连心莲子25g，赤小豆15g，连翘9g，通草3g。

药后烦、热、痛、渴微减，小便稍长，仍照前方去通草、赤小豆，续服5剂痊愈。

（二）少阴病兼证治验

少阴病兼证，在个人临床治验上，可分为少阴兼太阳证、少阴兼太阴证和少阴兼厥阴证三类论治，兹分述如下。

1. 少阴病兼太阳证

少阴病兼太阳证，也就是少阴太阳同病，曰太少两感证，为少阴病中临床上最常见的一类疾病。因为太阳为六经之藩篱，而少阴又与太阳相表里，所谓"实则太阳，虚则少阴"故也。根据个人治验，本证临床上分为少阴盛于太阳（重症）和太阳盛于少阴（轻症）两种不同论治，兹分述之。

【临床症状】

（1）临床主症：见表1-1-3。

（2）或然见症：见表1-1-3。

（3）少阴盛于太阳与太阳盛于少阴的症状区别。

少阴盛于太阳证：为太少同病中少阴虚寒证盛于太阳表证者。其主要症状为太少两感主要脉证中，而兼见吐、利、厥逆等症者。

太阳盛于少阴证：为太少同病中太阳表证盛于少阴虚寒证者。其主要症状为太少两感主要脉证中，而兼见头痛剧、身疼甚、壮热而又憎寒等症者。

表 1-1-3　少阴兼太阳（包括少阴盛于太阳和太阳盛于少阴两类）临床症状简表

主要脉证		发热恶寒，热反得衣，头痛，身疼，舌白滑，脉或浮或沉，或腰、胫、尻酸痛等
或然见症	望诊	唇面淡白，或苍白、嫩红、微赤、唇焦等
		神静懒言，或微烦、躁扰、谵语、昏沉欲寐、踡卧、畏寒等
		舌苔薄白，或淡白、白厚，均滑润胖嫩
	闻诊	气冷息微，或气热息粗，鼻塞声重，语声乏力，咳声清高，呵欠等
	问诊	壮热，或微热、微恶寒，或但恶寒，寒多热少，或背恶寒，或四肢厥冷，或两足寒冷、手足冷痹等
		微汗，或多汗，或无汗
		身体沉重，或身、腰脊、背、胫、尻、骨节酸楚强痛
		腹中痛，或小腹绵绵而痛，或绞痛
		小便清白或短赤，大便溏泄，或下利清谷，或便秘
		胸脘内冰冷，或冷饮多，恶心，呕吐清涎沫等
		喘息，或呃逆，咳嗽，咽痛，齿浮痛，鼻衄等
		口和不渴，或渴喜热饮，或渴不思饮，或渴喜和饮，纳少口淡等
	切诊	脉象浮紧，或浮迟、浮大无力、沉细、沉微、沉迟等
		肌表微热，或壮热，足冷等

【临床主要辨证说明】

太少两感证与阳虚厥逆证辨：太少两感证与阳虚厥逆证，临床上同样都可能见到"恶寒、脉微、吐、利、厥逆"等症状，但太少两感证必见有头痛、发热，而阳虚厥逆证则无，此其临床着眼点也。此外太少两感证或伴有咳嗽、鼻塞等其他外感见症，而阳虚厥逆证则无，以此为辨。

太少两感证与阴盛格阳证辨：太少两感证与阴盛格阳证，临床上同样都可能见到"身热、面赤、烦躁、脉浮，或吐利、厥逆"等症状，但太少两感证必见有头痛，格阳证则无头痛，此其临床着眼点也。此外太少两感证面赤为阳气怫郁在表，其赤为深红暗艳，格阳证面赤为虚阳外浮于上，其赤为浮移如妆；太少两感证不一定喜热饮，格阳证则多喜热饮；太少两感证小便或白或赤，格阳证小便则必清白不赤等，以此为辨。

临床上常见的太少两感证一般症状为：

（1）少阴盛于太阳者，病者自觉微热恶寒、寒多热少，或但寒不热、蜷卧足冷，背寒、肢痹、头痛，身、腰脊、背、胫、尻酸痛，口淡、涎多、恶心、呕水、便溏、溺清、热饮，小腹痛，舌苔白滑，脉象多见沉微等。

（2）太阳盛于少阴者，病者自觉壮热憎寒，越是壮热越感身寒，不能揭开衣被，或蜷卧足冷，或背寒肢痹，头痛剧，身、腰脊、背、胫、尻痛甚，微有烦躁，口淡、恶心、呕吐、冷饮，小腹绵痛，舌苔薄白，脉象多见浮弱等。

【临床治法】

（1）主要治则：温经散寒。

（2）主要方药：少阴盛于太阳者，加减桂枝四逆汤（桂枝、白芍、炙甘草、干姜、白术、附子、陈皮、半夏、茯苓）；太阳盛于少阴者，加减桂枝附子汤（桂枝、白芍、炙甘草、生姜、大枣、附子、陈皮、半夏、茯苓）。

（3）加减方法：表邪盛者，用桂枝、生姜，加荆芥、防风、僵蚕等；里寒盛者，用肉桂、干姜，加吴茱萸、煨姜等；气虚者，加人参、黄芪等；血虚者，加黄芪、当归等；咳嗽者，加干姜、细辛、五味子、厚朴、杏仁、桔梗、炙甘草、前胡、款冬花、紫菀、川贝母等；呕吐者，加木香、砂仁、生姜、吴茱萸、肉桂、厚朴、豆蔻、黄连、大枣、伏龙肝等；肢厥甚者，加葱白、人参、肉桂等；肌热甚者，加白薇、白芍等；腰痛甚者，加杜仲、续断、核桃仁、补骨脂、青娥丸等；烦躁者，加龙骨、猪胆汁、童便等；汗多者，加龙骨、牡蛎、五味子、玉屏风散、参附汤等；咽痛者，加桔梗、半夏散、滋肾丸、玄参、川贝母、牡蛎、童便等；口渴者，加天花粉、牡蛎等，也可用寒草或煨姜、大枣、红糖煎汤代茶；喘息者，加厚朴、杏仁、紫苏子、沉香、肉桂、干姜、细辛、五味子等；小便短赤者，加滋肾丸、五苓散、济生肾气丸等；腹中痛者，加木香、砂仁、厚朴、豆蔻、吴茱萸等；小腹痛者，加肉桂、刀焙盐、小茴香、木香、砂仁、吴茱萸等；下利甚者，加肉桂、理中汤等；唇焦鼻衄者，加知母、黄柏、牡蛎、童便、猪胆汁、姜炭、藕节炭、生地炭、玄参等；四肢拘急者，加吴茱萸、木瓜、当归、白芍、小活络丹等。

其他加减方法和养正方药等同阳虚厥逆证和阴盛格阳证，详细参看上述阳虚厥逆证和阴盛格阳证加减法，结合应用。

（4）临床主要治法说明：①上述加减方法，也是根据个人治验综合列出的。其临床应用，还需要区分症状的轻、重、缓、急、单纯、兼见和病位等不同，来辨证论治、随证选药、随证定量、随证兼用等，详细法则同阳虚厥逆证（参看上述阳虚厥逆证治法说明）。②太少两感证，其解表方面药味，不宜用辛凉解表药如柴胡、葛根之类，以折伤其阳；而宜用辛温解表药如桂枝、麻黄之类，寓温阳于散寒之中，此固为其常法也。但根据本市地土方宜与我们临床治验，凡患太少两感证病者，即辛温解表药如麻黄、紫苏叶、羌活、独活之类亦不宜常用，更不宜并用，否则多有亡阳格阳等虚虚之变。因为少阴本不宜汗，即夹有太阳表证，亦只宜和解营卫之邪，特别是本地居民禀气偏薄，麻黄、紫苏叶、羌活、独活等为辛窜峻汗之剂，而易于伤阳故也。所以在我们的治验里，一般均多采用桂枝，如表邪盛者，再加荆芥、防风、僵蚕等，临床上甚为得手。至于仲师对太少两感证主以麻黄附子细辛汤、麻黄附子甘草汤两方，乃立表里双解之法也。临床上又须因时、因人、因地而用为宜。③太少两感证，由于太阳表证显明，临床上往往被误认为纯属太阳表证而专投以发汗解表之剂，引起少阴亡阳或格阳等病变。所以根据我们的治验，临床上对于伤寒太阳表证（当然不是温邪表证）已经显明，而疑虑有夹少阴虚寒之证者（如得病自房事后冲水、热反得衣等），临床上均先以荆芥、防风、僵蚕加二陈汤等味作为探证之剂。如药后寒热渐减、表证渐轻者，当可仍循辛温解表之法论治；设药后表证虽减而恶寒反盛，或表证不减而恶寒更盛、蹉卧、足冷、舌淡、脉弱等虚寒症状渐见显露者，则当考虑从太少两感论治。④六经传变，太阳可转属阳明，少阴亦有热化和转属阳明等证，故临床上治疗太少两感病者，如先前之寒多热少、热反得衣等夹阴症状，经服温经散寒药之后，恶寒已罢，转成但发热、不恶寒、头痛、心烦、苔糙、脉实者，则又当注意其为寒去温化，转属阳明、温病之势，古人所谓先服真武汤，后服白虎汤，全在临床上辨证论治、随证变方而已。⑤太少两感证，与上述阳虚厥逆和阴盛格阳证也往往错综互见，临床上则又当结合论治（详细参看上述阳虚厥逆和阴盛格阳证治法说明等）。

【医案举隅】

· 案例一

金某，男，27岁，1958年6月12日初诊。

素性嗜温，新婚初一周，昨午突发寒热，时在夏月，自觉寒多热少，发热欲盖厚被，稍露肢体即觉寒甚，头痛剧，腰疼甚，无汗、口和，喜热饮，清涕鼻塞，微咳、面赤，二便如常，体温39.6℃，脉象浮紧无力，舌苔淡白嫩滑。

太阳少阴相为表里，新婚一周，少阴肾气偏虚，更以素体阳衰，虽夏月高热39.6℃，却欲得衣被，口和不渴，虽饮喜热，脉象浮紧无力，此少阴虚寒已露，腰疼、头痛、无汗、高热，此太阳邪气正张。徒发表则必虚少阴之虚，徒温里乃又实太阳之实。乘此初病体强邪盛之时，急宜太少两解，主以桂枝附子汤加味治之，稍重分量，急散其邪。处方：桂枝9g，白芍9g，炮附片9g，煨姜2片，大枣2枚，法半夏4.5g，陈皮3g，茯苓9g，荆芥4.5g，炙甘草2.5g。服药后啜热粥一杯。

13日二诊，病者自觉寒热大减，头痛腰疼亦轻，微汗出，咳嗽微急，体温仍为38.5℃，表证已减，当照前方去荆芥、防风之辛解，加僵蚕4.5g以祛风，厚朴3g、苦杏仁4.5g以镇咳，白薇9g以撤热，仿古人二加龙牡取用白薇清热而不助阴之意也。药后诸症均已，但有时咳，以止咳散而收功。

按　仲师以麻黄附子细辛汤为太少两解立法，但依个人治验，城市居民禀气偏薄，且病由房劳之后而得，少阴精气先夺，故临床上多去麻黄、细辛之辛散太过，而取用桂枝之和解营卫，改生姜为煨姜以缓其走散之气，用附子以固少阴之虚，佐荆、防以助桂枝解表，合二陈以温脾守中，乃结合当地天人而用，非以篡改仲师之意也。

· 案例二

江某，男，36岁，1957年7月14日初诊。

素体阳气偏虚，又为寒邪所乘，寒热、头痛、身疼、小便短赤不畅、寒饮多而欲呕，脉象浮弱无力，太阳少阴两感，宜以表里同治。处方：桂枝9g，炒白芍9g，炒白术9g，茯苓9g，炮姜9g，炮附子18g，法半夏9g，陈皮4.5g，炙甘草3g，猪苓9g，泽泻9g。

药后头身疼痛虽减，但不时甚觉烦躁，要防格阳之变。处方：桂枝4.5g，白芍 9g，炒白术 6g，茯苓 9g，北姜 9g，炮附子 18g，法半夏 9g，陈皮 4.5g，龙骨 18g，牡蛎 24g，滋肾丸 9g。

药后小便已畅，表邪已解，唯大便反见微泄，乃寒气化解之象，继以六君子汤加炮姜、桂枝、附子，连服 2 剂而愈。

· 案例三

林某，女，32 岁，1956 年 10 月 25 日初诊。

妊娠 4 个月，房劳饮冷之后，寒热头痛，背寒足冷，呕吐频频，唾饮吐沫，脉沉紧，舌白滑。表里皆寒，不温难已，宗《黄帝内经》"有故无殒，亦无殒也"之法。处方：桂枝 6g，白芍 6g，炒白术 9g，茯苓 9g，法半夏 4.5g，陈皮 3g，北姜 6g，吴茱萸 2g，炮附片 4.5g，大枣 2 枚，炙甘草 3g。

一剂均已，继以香砂六君子汤温运脾阳痊愈。

· 案例四

王某，男，40 岁，1958 年 6 月 24 日门诊。

病由房后屠猪洗水而起，寒热头痛，服西药复方阿司匹林片，大汗遂漏不止，体温 39.2℃，恶寒，热饮，头、腰、尻、胫均酸楚强痛，舌苔淡而白，脉浮紧无力。肾阳已虚，卫阳又伤，此桂枝汤加附子之证也。处方：桂枝 6g，白芍 9g，炙甘草 3g，煨姜 2 片，大枣 3 枚，熟附子 9g，龙骨 18g，牡蛎 24g，木瓜 9g。

两剂后漏汗已止，表邪渐除，体温 37.3℃，时发咳饮，乃照前方减桂枝、龙骨、牡蛎、木瓜加二陈汤、干姜、细辛、五味子而愈，又以六君子汤加黄芪、附子养正。

· 案例五

陈某，女，20 岁，1958 年 9 月 6 日初诊。

房后感寒，寒热头痛，服以辛凉解表药，六七日仍不解，口唇焦破，面赤、鼻衄、口燥渴、喜热饮，热欲得衣，小腹有时绵痛，大便微溏，小便短赤不利，但欲寐，脉浮无力，苔虽白燥而不糙。有太少两感格阳之象，用表里同治引阳和阴之法。处方：桂枝 9g，白芍 9g，炮附子 9g，姜炭 3g，茯苓 9g，白术 9g，玄参 9g，知母 9g，黄柏 9g，小茴香 3g，炙甘草 3g，童便 2 盏。

1 剂寒热、烦渴渐减，小便渐利，面赤、鼻衄已除。2 剂寒热再减，而口唇焦皮亦渐脱落。3 剂照前方去知母、黄柏、童便再服。唯当日下午头煎服后 3h，小腹突然绞痛不已，其他症如前，乃少阴寒凝小腹不化所致，当以肉桂 0.9g、炒盐少许，匀冲先服，后以前方二煎再服。翌晨二诊，据述服肉桂炒盐后一时许腹痛即止，当晚得微汗后，诸症均愈，又以六君子汤加肉桂、附子养正。

2. 少阴病兼太阴证

【临床症状】

（1）主要脉证：恶寒、蜷卧，手足寒冷，腹满而吐，食不下，自利不渴，时腹自痛，舌苔淡白而腻，脉象微细或微缓等。

（2）或然见症：同少阴寒化、阳虚厥逆证（详细参看上述阳虚厥逆症状简表）。因为太阴少阴同为里虚寒证，不过太阴病主要局限于脾胃虚寒，而少阴病则为全身性虚寒，所以太少二阴同病，除了兼见太阴腹满、痛、吐利不渴之外，其他见症则悉如少阴寒证。

【临床主要辨证说明】

太阴病主要为脾阳不振，少阴病主要为肾阳衰微，肾阳衰微固然也会迅速影响到脾阳不振而成为脾肾阳气俱衰等全身虚寒证，但与少阴轻证兼太阴寒湿内阻为患证，临床上仍有其一定不同程度之处。所以下利为太阴、少阴所共有，但少阴下利腹不满、口渴、苔多淡白而滑，脉多微细欲绝。而少阴兼太阴下利则多见腹满、口不渴、苔多白滑而腻、脉多濡弱微缓等。此外少阴多但吐，或但利，且其吐多为冷饮，少阴病至上吐、下利同并作之际，则阳气衰微已极，所以这时必伴有严重的恶寒、厥逆、冷汗、脉微欲绝等亡阳虚脱之象。而少阴兼太阴寒湿为患证则多腹满、吐、利等症同时出现，且其吐多为秽物，而尚无亡阳虚脱等垂危现象。

【临床治法】

（1）主要治则：温中扶阳。

（2）主要方药：加减四逆理中汤（干姜、附子、炙甘草、人参、白术、茯苓）。

（3）加减方法：小便不利者，加五苓散等。其他加减法：同少阴寒化证（详细参看上述阳虚厥逆和阴盛格阳证加减方法）结合论治。

（4）临床主要治法说明：少阴兼太阴寒湿为患证，在个人治验上尚见一种而又夹有六淫之表湿发病者（即少阴病兼夏月阴暑为病证），临床上均处以藿砂真武汤加减（即藿香、砂仁合真武汤加干姜等）或六和真武汤加减等汤论治，均见良效。本证本属少阴兼太阳证类型，因为与太阴寒湿有关，今特附此以供参考。

【医案举隅】

· 案例一

原某，男，36 岁，1957 年 5 月 23 日初诊。

腹痛、吐、利交作，而腹满不减，口和不渴，太阴脾阳不振，中焦清浊混淆矣。手足反冷、脉象沉微、身疼体重、舌苔淡白而腻。少阴肾阳已虚，下焦阴寒亦盛矣，附子理中汤是为对证。处方：肉桂 0.9g，生姜 9g，炮附片 15g，吴茱萸 4.5g，党参 9g，炒白术 9g，茯苓 9g，炒白芍 9g，煨枣 3 枚，木香 3g，砂仁 4.5g，炙甘草 3g。

进 3 剂，诸证均愈，继以香砂理中丸养正收功。

· 案例二

冯某，男，29 岁，1957 年 7 月 24 日初诊。

伤寒四五日，肾劳复伤脾，恶寒肢冷，腹痛呕吐，下利清谷，脏寒中满，湿晕头眩，小溲不利，苔淡白而腻，脉微缓无力，中阳既衰，肾阳亦微，治以温阳祛寒为主。处方：肉桂 0.9g，生姜 9g，炮附片 15g，炒白术 9g，炒白芍 9g，茯苓 9g，党参 9g，法半夏 6g，木香 2g，砂仁 3g，猪苓 9g，泽泻 9g，炙甘草 3g。

药后吐止利减，小溲仍短，仍照前方连服 2 剂，继以香砂理中汤养正痊愈。

3. 少阴病兼厥阴证

少阴病兼厥阴证根据个人临床上常有治验可分为：少阴兼厥阴吐蛔证、少阴兼厥阴血虚证和少阴兼厥阴热痢证三类论治。兹分述之。

少阴兼厥阴吐蛔证

【临床症状】

（1）主要症状：恶寒、厥逆，脉微细，但欲寐，烦躁不安，呕逆、吐蛔等症。

（2）或然见症：或消渴，气上撞心，心中疼热，饥不欲食，脉微而弦等。其他见症同少阴阳虚厥逆和阴盛格阳证（详细参看上述寒化厥逆、格阳两证）。

【临床主要辨证说明】

少阴寒厥证与厥阴蛔厥证容易混淆，厥阴吐蛔主要是中阳衰微，而少厥吐蛔则为脾肾阳气俱衰，真阳、中阳俱微，所以厥阴吐蛔其虚寒方面见症远不如少厥吐蛔严重。根据个人治验，临床上以手足怯寒、脉微而弦、时呕时烦而吐蛔者，则纯从厥阴乌梅丸论治；而恶寒、厥冷、脉微细沉、烦躁不安、呕逆吐蛔者，则从少厥两阴同治。

【临床治法】

（1）主要治则：温阳安蛔。

（2）主要方药：加减四逆真武汤合乌梅丸（肉桂、干姜、附子、白术、白芍、茯苓、乌梅丸）。

（3）加减方法：同少阴阳虚厥逆和阴盛格阳证（详细参看厥逆、格阳两证加减，结合论治）。

（4）临床主要治法说明：乌梅丸中用干姜、肉桂、附子，乃重在温中焦脾胃之阳，为厥阴吐蛔之主方。本方中又合四逆、真武者，乃重在温下焦肾中之真阳，为少厥二阴吐蛔同治。盖少厥吐蛔，不特中阳不振，益且肾阳亦微，肾阳不振，则中阳不回，故取釜底加薪之法，以为少厥同治也。

【医案举隅】

· 案例一

陈某，男，1957 年 8 月 19 日初诊。

起病即恶寒战栗，足冷，身疼，继而又气上撞心，干呕吐蛔，烦躁不宁，纳少、脘痛、饮多，苔滑，脉微而沉，少阴寒邪犯及厥阴吐蛔之证。当以温阳安蛔法。处方：肉桂 0.6g，干姜 4.5g，乌梅 25g，花椒 3g，黄柏 9g，黄连 3g，白芍 9g，党参 9g，茯神 9g。

药后恶寒厥逆稍回，烦躁呕逆不减，仍以前方加吴茱萸、生姜、牡蛎连服 2 剂而愈，再以乌梅丸而巩固。

· 案例二

方某，男，27岁，1957年2月13日初诊。

房劳失精，恶寒肢厥，手足冷痹，下利，脉微，少阴精气俱夺，烦躁不安，呕逆吐蛔，主以加减四逆真武汤合乌梅丸。处方：党参15g，肉桂0.9g，乌梅25g，生姜9g，炮附片15g，白术15g，黄柏9g，黄连3g，炒白芍9g，花椒3g，当归9g，吴茱萸4.5g，细辛0.9g，茯苓9g，葱白27cm（9寸）。

1剂脉证不减，而小腹又痛，阴寒内盛，虚阳将亡；2剂去生姜、倍干姜、肉桂、附子，加人参、炙甘草再服。药后微汗，得安睡数小时而诸症顿失，九死之症，幸能起生，诚快事哉。当以附子理中汤送乌梅丸调理数剂痊愈。

少阴兼厥阴血虚证

【临床症状】

（1）主要症状：脉微细，但欲寐，恶寒，厥逆，手足冷痹，肢节烦疼等症。

（2）或然见症：身腰强痛，或四肢拘急，少腹绞痛，经水中断，干呕，吐涎沫等症。其他见症同少阴寒化证和少阴兼太阳证，详细参看上述少阴寒化证和少阴兼太阳证，结合论治。

【临床主要辨证说明】

厥阴血虚，外感寒邪，气血被遏，手足厥冷之当归四逆汤合四逆汤证，历来注家有的认为是厥阴表证，故用桂枝汤以攻表；有的认为是厥阴寒证，方中尚有姜、附之味。按此两种说法，个人临床上均常有治验，且主要运用于患者平素血虚，外感寒邪；或妇人经来冲水，经水中断，症见表邪偏盛，寒热头痛，寒多热少，身疼腰楚，手足冷痹，肢节烦疼，脉象浮弱者，属厥阴表证，以当归四逆汤论治。设患者素体血虚，外感寒邪，或妇人经来冲水，经水中断，症见里寒偏盛，恶寒，厥逆，畏寒喜温，身疼腰楚，手足冷痹，肢节烦疼，脉象微细属少厥两经，以当归四逆汤去桂枝加肉桂、干姜、附子等论治，临床上均屡验奇效。

【临床治法】

（1）主要治则：温阳通脉。

（2）主要方药：当归四逆汤去桂枝，加肉桂、干姜、附子。

（3）加减方法：同少阴寒化证，详细参看上述少阴寒化证，结合论治。

（4）经水中断者，加调气行血药，如桃仁、泽兰、益母草、香附、丹参等。

【医案举隅】

· 案例一

程某，女，41岁，1955年5月13日初诊。

行经冲水，经水中断，头眩，少腹拘痛，肢节烦疼，腰硬如柴，不能转侧，恶寒，喜温，脉微弱，舌滑润，厥阴血虚，少阴寒盛，宜温阳、通脉、补血、调经。处方：肉桂0.6g，当归9g，白芍9g，细辛1.5g，木通4.5g，炙甘草3g，干姜4.5g，炮附片9g，泽兰9g，益母草9g。

1剂经水来潮，腹痛肢痛均已，微见烦躁，以前方减泽兰、益母草加龙牡再服。2剂诸病悉除，又以六君子汤加当归、白芍养正。

· 案例二

李某，女，24岁，1954年7月12日初诊。

厥阴血气素虚，复因经来冲水，恶寒战栗，少腹绞痛，手足冷痹，肢节烦疼，下利清谷，口淡饮多，欲吐不吐，小便清白，苔白，脉微。厥阴寒邪虽盛，少阴阳气益衰，急当回阳通经。处方：肉桂0.9g，当归15g，细辛1.5g，木通4.5g，酒白芍9g，生姜9g，炮附片15g，白术9g，吴茱萸4.5g，炙甘草4.5g，党参9g。

二诊：吐、利、厥逆虽在，唯以经水来潮，腹痛、身疼有减，不时自见心烦，此乃阳气来复之兆，急宜乘胜直追，勿失良机，当以前方倍生姜、肉桂、附子、炙甘继之。2剂阴霾顿散，阳光复明，险死之症，2剂起，非姜、附之功而何？

少阴兼厥阴热利证

【临床症状】

主要症状：腹痛，下利便脓血，里急后重，久久不已，转成滑脱不禁，不渴，不臭，脉象虚数等。

【临床治法】

（1）主要治则：清热固脱。

（2）主要方药：桃花汤合白头翁汤（赤石脂、干姜、粳米、白头翁、黄连、黄柏、秦皮）。

【医案举隅】

黄某，女，44岁，1957年4月20日初诊。

初病下利后重，腹痛，便脓血，时减时甚，日三五次，久久不已，逾时2个月，不以为意，后渐转成滑脱不禁，动作作泄，但泄又不多，不过点滴，稀便赤白，不渴，不臭，舌淡苔白，脉气虚数无力，里热久泄成脱，仿久利可用苦辛合化之法。处方：赤石脂12g，姜炭2.5g，粳米15g，白头翁9g，黄连2.5g，黄柏9g，秦皮9g，阿胶9g。

药后症无恶变，但觉腹鸣，痛减，乃连服至6剂痊愈。

本文摘自《少阴病辨证论治》，《少阴病辨证论治》于1961年由福州市中医研究所编印。

第二节 辨证论治加有效草药的应用体会

吴味雪

"单方一味，气死名医"。这句话，充分说明某一病或某一症，有特别有效的药物可以治疗。可是掌握这种特效药物的草药医，大多数文化水平较低，不可能要求他在复杂的病症中审证求因，运用"八纲"和"理、法、方、药"结合起来，所以同一病症，在临床实践上表现出或有效，或无效。但尽管这种疗法应用上还有许多缺点，而它对某一病或某一症有特殊疗效是肯定的。要弥补这一缺陷，发挥它的作用，我认为和辨证论治相结合是最好的办法。

在辨证论治的基础上加具有特效药物的疗法，可说是"古已有之"，在《伤寒论》和《金匮要略》中就表现得很突出，不过我们一向忽略，没有把这一疗法发掘出来，扩展到有特效的草药罢了。如在《伤寒论》和《金匮要略》中半夏一药的应用就可以看出。在各种不同证因的呕吐中，几乎全都选用半夏来治疗，有的作主药，有的作加味药，或原用半夏，呕止即除去。《伤寒论》第三十三条"太阳与阳明合病，不下利但呕者，葛根加半夏汤主之"，第九十六条小柴胡汤加减法"若胸中烦而不呕者，去半夏、人参加栝楼实一枚"，第一百七十二条"太阳与少阳合病，自下利者，与黄芩汤；若呕者，黄芩加半夏生姜汤主之"。《金匮要略·呕吐哕下利病脉证并治篇》，凡有呕症亦以半夏为君或作加味药，如"诸呕吐，谷不得下者，小半夏汤主之""胃反呕吐者，大半夏汤主之""干呕而利者，黄芩加半夏生姜汤主之"。在《痰饮咳嗽病脉证并治篇》"支饮者，法当冒，冒者必呕，呕者复内半夏……"又如茵陈蒿之治黄疸，在《伤寒论》《金匮要略》中只用于阳黄，《神农本草经》"茵陈气味苦平，微寒无毒，主风湿寒热邪气，热结黄疸"，似只宜用于阳黄，对于后世所谓之阴黄，仲景只说于"寒湿中求之"。由于这一启发，到了宋代韩祗和于《伤寒微旨论》中，特著《阴黄证篇》，有论、有案、有方，治疗均以茵陈为君，结合辨证。如茵陈茯苓汤"治病人五六日，脉沉细微，身温四肢冷，小便不利，烦躁而渴者。茯苓桂枝各一两，猪苓三分，滑石一两半，茵陈蒿二两"；茵陈橘皮汤"治病人脉沉细数，身热，手足寒，喘呕烦躁不渴者。橘皮、生姜各一两，半夏、茯苓各半两，白术一分，茵陈蒿一两"；小茵陈汤"治病人脉沉细迟，四肢及遍身冷。附子一个，破作八片，甘草一两，茵陈蒿二两"；茵陈四逆汤"治病人脉沉细迟，肢体逆冷，腰以上自汗出。甘草、茵陈蒿各二两，干姜一两半，附子一个破八片"；茵陈附子汤"治病人服茵陈四逆汤身冷、汗出不止者。附子两个破八片，干姜一两半，茵陈一两半"。以上诸方，都是在辨证论治基础上加入茵陈，此后罗天益《卫生宝鉴》专以茵陈四逆汤治阴黄，似即渊源于韩氏。楼英《医学纲目》，更具体地指出阴黄应用六方，也都以茵陈为主。他根据韩氏阴黄篇更具体地说："伤寒病遇太阳、太阴司天，若下之太过，往往变成阴黄，一则寒水太过，水来犯土；一则土气不及，水来侵之，多变此疾。一则茵陈茯苓汤加当归、桂枝，二则茵陈橘皮汤加姜术半夏，三则茵陈附子汤，四则茵陈四逆汤，五则茵陈姜附汤，六则茵陈吴茱萸汤。"再证之李梴《医学入门》、李中梓《医宗必读》、程国彭《医学心悟》，无不以茵陈加入温热剂中来治阴黄。这都说明茵陈一味，不但用于阳黄有效，用于阴黄也有效。

特效药物与辨证论治结合起来，可以改变和控制它的性味和副作用，发挥它的独特疗能，就半夏之于呕吐、茵陈之于黄疸来说，大半夏汤所治的是阳明胃燥，半夏性燥，以燥治燥似不相宜，可是在辨证论治基础上用人参、白蜜生津润燥，半夏的燥烈之气就控制住了，只单独发挥它的降逆作用。茵陈性微寒，在治阴黄病时，根据辨证论治的原则"寒者温之"正的治法，茵陈就未必合用，可是和四逆、理中等汤配伍起来，就只发挥了它的利湿退黄作用，而微寒药性可能诱致的副作用也克服了。

特效药物结合辨证论治，可以改变其性味和副作用，扩展其治疗领域和提高疗效，即如上述。同时辨证论治加有效草药也可以在原有疗效上迅速提高。如我在中华人民共和国成立前治疗瘾疹（荨麻疹）常用防风通圣散加减，有一定效果，以后听说用芋环干（芋的叶柄，甘、辛、平，祛风止痒、利湿、解毒消肿）炖瘦猪肉能治愈顽固性风疹，我就把它加在防风通圣散里，效果比前就提高了许多。记得中华人民共和国成立初期，有一位女干部发荨麻疹一个月未愈，已服过各种中西药（包括西药苯海拉明、中药防风通圣散等），请我往诊。我见她仍有恶风和大便难通等症状，用防风通圣散原方加芋环干45g，第一剂服后即见减轻，再服一剂即告痊愈。以后还把芋环干应用到过敏性紫癜中去，也获得显著疗效。由于这一启发，使我觉得提高辨证论治的水平，是提高疗效的主要因素，可是要达到什么程度才算到家，这很难说，在草药中找出有特殊疗效的品种加入辨证论治中去，倒是迅速提高疗效的好办法。参加医院工作以后，和同院的名老中医交流，也都觉得这是提高疗效的有力措施，在党的支持下，院内各科普遍采用这一办法。已总结出的，如小儿科用麻杏石甘汤加鱼腥草治疗 69 例支气管炎，妇科用蛇莓（又名蛇绒草，蔷薇科，甘酸平，有小毒，清热解毒、散瘀止血）和老鼠乌（又名铁包金、乌金藤，鼠李科，苦平，解毒祛湿、祛瘀生新）治崩漏，加入热型和虚型的合剂中治疗 38 例崩漏，内科用芋环干、老鼠乌加入防风通圣散中治风疹块，用芋环干、龙泥根（又名长叶冻绿，鼠李科，清热解毒、消肿止痛）加入升麻鳖甲化斑汤中治疗过敏性紫癜等，都证明比过去单靠辨证论治疗效有显著提高。

　　辨证论治加草药会不会妨碍辨证论治规律和冲淡草药的本身作用，这也是应该值得考虑的问题。就我个人的看法，前一问题在上面已经说明了，特效草药是在辨证论治基础上加入的，主要是控制某一病或某一证，辨证明确就会生效，如像半夏之止呕，茵陈之利湿退黄，在治疗上都起了主要作用。再举个例来说，谁都知道，人参是补药，适用于正气虚弱的病人，阳虚、阴虚都可用，因为它同阴药配伍则补阴，同阳药配伍则补阳，人参的作用只是扶持正气，该用不该用是属于辨证问题，如阳虚而用滋阴药加人参，阴虚而用补阳药加人参，自然不但没有效，而且症状一定会加剧。这不是人参使用的不当，而是辨证不明出了毛病。相反地，辨证明确，论治时于滋阴或补阳方药中都加入人参，疗效一定会提高的。所以关键问题在于辨证，加有效草药是不会妨碍论治的。后一问题，可以从药物本身发展规律来看，现在本草中所收的药物有性味、归经、主治、功能等详细的记载，推究其来源，总是劳动人民在和疾病作斗争中，先发现其独特的疗效，通过无数次的实践、总结才完成的，也可以说是在辨证论治的基础上才可能总结出来的。我们不反对草药的单独使用，而是在辨证论治的基础上加入有效草药，通过临床实践，同样也可以观察出它的疗效，双管齐下，更容易把有效草药的性味、归经、主治、功能等肯定下来。通过广泛的使用，疗效的证明，更有利于草药的研究和发展，绝不会冲淡草药本身的作用，而且可以克服它的局限性。

总的来说，有效药物与辨证论治相结合，古代文献可以证明是行之有效的。在目前各医学杂志报道省内外治疗成果中应用特效草药的也还不少，但多侧重于单味草药，或草药与草药的配合，正式提出这种"辨证论治加草药"的疗法，尚罕闻见。特将不成熟的意见写出，提供同道们参考。

本篇原名《我对辨证论治加有效草药的体会》，原载于《中医辨证论治论文选编》（1961 年由福州市医学科学研究所编印）。

第三节　四逆散加味治咳嗽

吴味雪　邓泽前

"四逆散"一方原出《伤寒论》治少阴病热化的四逆证。"四逆散"主治传经热邪，阳气内郁，不能外达，四肢厥逆，属于"热厥"范畴。其病理变化与"四逆汤"证阴盛阳虚，四肢逆冷，甚者过于肘膝，脉微细，阳气不足的"寒厥"完全不同。"四逆散"的作用为透解郁热，疏肝和胃，转运机枢，调和表里。后世医家推广运用为治疗肝（胆）脾（胃）气滞不调的基础方，如逍遥散、柴胡疏肝散等均从本方化裁而成，为临床上常用方剂之一。唯用以治疗外感咳嗽尚属罕见。吴老中医认为，伤风咳嗽，始在肺卫，调治失宜或迁延日久，肺之宣降功能失调，肝胆之气抑郁不伸，化火灼金，以致咳嗽迁延不愈。其主要矛盾转属肝胆，与少阴病热化证的"四逆散"证虽主证有异，但病位、病性基本相同。故凡遇属证见阵咳少痰，并牵引胸胁少腹，脉弦或兼数兼滑，与《黄帝内经》一书所述"肝咳"之状基本符合者，经用治外感咳嗽的止咳化痰理肺之方药无效，均可酌用"四逆散"加味为主方，佐以肃肺止咳之品治疗。其中兼肝阴虚者合"黛蛤散"，脾气虚者加健运脾胃药，每收显效。笔者临床随诊，收集最近所治3例，整理报道，备供参考。

· 案例一

王某，女，25岁，工人，1978年8月20日初诊。

患者咳嗽一个月未愈，呈阵咳无痰，伴心烦少寐，时有欲呕、吐酸水，纳食正常，小溲赤，舌质红，苔薄黄，脉左弦。

病机：肝失疏达，郁而化火，上逆于肺（木火刑金），肺失清肃，胃失和降。

治法：疏肝解郁，佐以清肺止咳。

处方：毛柴胡5g，白芍9g，绿枳壳5g，郁金9g，枯黄芩9g，胆南星5g，粉甘草5g。

疗效：上方服1剂诸症锐减，续服2剂痊愈。

· 案例二

施某，男，71岁，于1978年9月2日初诊。

患者外感半个月，经中、西药治疗后寒热已除。但辰下咳嗽增剧，痰少而黏，不易咳出，咳嗽时牵引少腹部作痛，食欲不振，卧寐欠安，大便干，口干而苦，舌尖边红，苔薄，脉弦滑。

病机：年迈肝阴本虚，外感表邪未净，入内化火，肝失疏达，上逆于肺，木火刑金，肺失宣降。

治法：清肝肃肺。

处方：毛柴胡5g，白芍9g，枳壳5g，青黛末5g（分冲），海蛤壳20g，胆南星5g，枯黄芩9g，竹茹15g，茯苓9g，粉甘草5g。

9月4日二诊：上方服2剂，咳嗽明显减轻，痰仍少但易咳出，咳时无牵引少腹痛，睡眠转安，小溲转清，口不干不苦。但食欲仍差，大便干而不通畅，舌红，苔薄，脉弦。药中病机，效不更方，按原方酌加健运之品，另用薄荷5g、神曲15g，2味药用开水泡汁，冲上方水煎液和服。续服2剂，诸症悉除。

· 案例三

陈某，男，28岁，工人，1978年10月5日初诊。

患者阵咳无痰已廿余日，虽经中、西药治疗，仍不见效，阵咳逐渐加剧，咳嗽时牵引胸部及两胁作痛，伴脐下痛甚，不喜揉按，头部双太阳穴部阵发作痛，心烦，少寐多梦，口干而苦，喜饮，食纳正常，二便正常。舌红，苔薄黄，脉弦关部更显。

病机：肝失疏泄，郁而化火，侮所不胜，灼伤肺金，气机塞滞，经脉受阻，肺气不降。

治法：清肝泻火，佐以理气止痛。

处方：软柴胡5g，白芍9g，枳壳5g，夏枯草15g，枯黄芩9g，青皮4.5g，陈皮4.5g，新竹茹15g，川楝子9g，台乌药6g，粉甘草5g。

10月7日二诊：上方服2剂，诸症明显减轻，舌质正常，苔薄黄，脉仍弦，仍有轻咳，此症肝气已疏，气机稍畅，唯余焰未息，仍须防其复燃。依前方去川棟子、台乌药、青皮，加枇杷叶 9g、前胡 6g、苦杏仁 6g，以宣肺肃肺止咳，续服 2 剂后痊愈。

> 按 　本文 3 例咳嗽都属肝火犯肺，治法均以疏肝为主，运用"四逆散"并随其兼证不同加味调治，疗效尚见满意。案例一以阵咳为主，兼见心烦少寐，欲呕吐酸，脉左弦。投四逆散加郁金，解除肝郁，疏达肝气。加枯黄芩、竹茹、胆南星清肺化痰止咳，连服 2 剂痊愈。案例二以咳嗽、少腹作痛，伴口干而苦，脉弦滑。因其年逾古稀，舌边尖红，为肝阴素亏。故以四逆散合黛蛤散疏肝清肺、泻火滋阴，加枯黄芩、竹茹、胆南星清肺化痰止咳，佐茯苓并用薄荷、神曲以健脾和胃，共服 4 剂而愈。案例三以干咳阵作，咳时肝胆经脉所分布处（胸胁、少腹部及太阳穴处）作痛，兼少寐多梦，舌红，脉两关弦。故以四逆散为主，加青陈皮、川楝子、乌药、夏枯草、枯黄芩、竹茹疏肝清肺、理气化痰、通止络痛。加枇杷叶、前胡、杏仁肃肺止咳。连服 4 剂而获痊愈。

《黄帝内经·素问·咳论篇》说："五脏六腑皆令人咳，非独肺也……肝咳之状，咳则两胁下痛，甚则不可以转，转则两胠下满。"我们在《黄帝内经》所列"肝咳"主证基础上，根据临床辨证并结合自己经验补充归纳如下。

（1）阵咳、咳剧或兼呕吐黄苦痰涎。

（2）咳嗽少痰或干咳无痰，咳嗽时牵引胸胁及少腹部疼痛。

（3）咳嗽日久，经治未愈，有明显肝胆经症状，如口干而苦、呕吐苦或酸水，烦躁易怒，少寐多梦，或兼胸胁及双太阳穴处疼痛，舌红，苔黄。

（4）脉弦数有力，两关弦象明显，以左关更为突出。

以上 4 点为临床辨证"肝咳"的主要依据，提供参考。

《四逆散加味治疗咳嗽》原载于《福建医药杂志》（1979 年 1 期）。

第四节　表邪未解寒伤血脉用当归四逆汤治验

吴味雪

某妇年 30 余，两年前病腰酸浮肿，经某医院检查系慢性肾炎，用济生肾气丸为治，渐见轻减。一年来，偶有不适，常服附桂等药，肾炎基本痊愈。近来天气暴冷，连日下午恶寒肢清，且有痹感，项微强，巅顶如蒙，微热自汗，某医用桂枝汤数剂，诸证不减，遂来就诊。脉象沉缓细弱，因思项强自汗，桂枝原为对证之方，但亦应无肢清痹感，脉当阳浮阴弱，今证见恶寒发热，表固未解，而脉象微缓沉弱，里之阳气亦不伸，且肢清痹感，绝非桂枝汤证所宜有，即非桂枝汤所能治。当属表邪未解、寒入血脉之候，治宜当归四逆汤，既可解散肌表之邪，又能温通血脉之滞，素体沉寒痼冷，再加吴茱萸、生姜为佐，辛温气壮以行阳气。夫巅顶如蒙，乃厥阴之气因寒而凝、不能上达所致，亦非此不足以升发郁阳而畅气机。甫投一剂，证即大减，继服一剂全瘳。

忆 20 年前治水部某男性 20 余岁，病 40 余日，寒热有时，寒时肢清，当时疟疾流行，遂作疟治，数日病如故。尔时学验俱浅，颇为所苦，继思少阳正疟，寒热往来，其里为厥阴，故寒时常见肢厥，唯火为其本，且紧邻阳明，舌苔多浊，今乃独净，且热时脉不见弦数，厥多热少，其应病在厥阴，试以当归四逆汤与之，不意一剂即知。次日二诊，效不更方，续服 1 剂，寒热厥逆全除，再以温胆汤加减调理而安。

《表邪未解寒伤血脉用当归四逆汤治验》原载于《论文汇编（第七集）》（1963年由福州市人民医院内部刊行）。

第五节　黄土汤加丹皮治疗上消化道出血

郑孙谋　韦瑞焕　吴鸿志

一、方剂组成

考《金匮要略·惊悸吐血下血胸满瘀血病脉证治第十六》原文："下血，先便后血。此远血也，黄土汤主之。"

按此精神制方如下：

红砖（代灶心黄土）120g，干地黄 15g，附子 9g，黄芩 9g，白术 9g，阿胶或猪皮胶 9g（烊冲），炙甘草 6g，牡丹皮 6g。红砖 120g 先捣碎没水，取其澄清液煎药。阿胶货源不足，不是每个患者都用，或用猪皮胶代。

二、疗效观察

福州市人民医院内科病房自 1976 年 10 月至 1977 年 11 月、1981 年 3 月至 1981 年 8 月，采用黄土汤加牡丹皮治疗上消化道出血共 25 例，总有效率达96%。除体弱、纳呆给适当补液外，在出血期间，并无应用其他止血剂。

三、典型病例

江某，女，47 岁，药剂人员，1977 年 11 月 17 日入院。

患者近一个月来精神与体力负担较重，加上饮食不慎，排柏油样便 4 天，每次量约一大碗。在门诊服中药，肌内注射安络血、维生素 K 等无效，故住院治疗。现感心悸、头晕、畏冷、口不干。患十二指肠球部溃疡已 26 年，间断排柏油样黑便已 6 次。体格检查：BP 138/72mmHg，面色较苍白，舌质淡，舌有齿印，苔薄。脉细数。心前区可闻 2/6 级收缩期杂音，心律齐。肝脾无肿大。血红蛋白 60g/L，红细胞 2.25×10^{12}/L，大便隐血（+++）。证属脾气虚寒、无权统摄、血不循经而下溢，治宜健脾止血。采用上方治疗，服 3 剂后大便隐血转阴，再服 2 剂巩固疗效，后改用健脾和胃补血法。一个月后复查。血红蛋白 90g/L，红细胞 3.30×10^{12}/L。精神、体力好。胃钡餐透视结果：十二指肠球部溃疡。至今未再复发。

四、体会

（1）黄土汤的配伍和功用，赵以德《金匮方论衍义》论之较详，兹不复述，徐忠可称之为神方。作者临床观察疗效较为满意，可按验方推行。

（2）牡丹皮防其离经之血留舍肠胃，用以祛瘀生新。

（3）红砖是由黄土高温处理而成，其性属温，与灶心土相似。

（4）舌质淡、苔薄、怕冷、面色不荣，脉细无力，属于脾胃虚寒型，血止时间短。若舌苔黄，烦躁，夹有里热者，血止时间长。还有 1 例疑有恶变，效果不佳。

（5）大便隐血转阴后，再服 2~3 剂巩固之，随后用辨证论治，恢复元气。

本篇原名《黄土汤加丹皮治疗上消化道出血二十五例简介》，原载于《福建中医药》（1983 年 1 期）。

第六节　便血屡不止　"黄土"建奇功

郑孙谋

有人认为中医只能治慢性病，不能治急性病；只能治轻病，不能治重病。我以为不然。中西医各有所长短，中医药辨证精当运用得好，也能出奇制胜，起沉疴痼疾。

1975年，我曾应邀会诊一位因痔疮术后便血不止的患者，手术5天后反复便血，量少时呈黑色或柏油样，量多时呈鲜红色，最多时达1000ml左右。多次检查肛门，均未见明显出血点，后经乙状结肠镜检查，在7cm处见有一个黄豆大蒂短的息肉，表面光滑，未见糜烂出血，整个肠管中均有暗黑色的血块附着，肛管内不时排出柏油样稀便。为进一步确诊，行剖腹探查，术中发现距曲氏韧带约20cm的空肠以下肠腔内可见血凝块，自胃至降结肠均未见明显出血点。患者每隔两天即大出血1次，每次输血800ml，先后共输血8次计6400ml；用过止血散、止血定、鱼精蛋白、对羧基苄胺、云南白药以及脑垂体后叶素等多种止血药，均无效果，故邀我会诊。患者正在输血，形容憔悴，面色苍白，神疲懒言，语声低微，耳鸣额汗，四肢不温，脉沉弦滑数，舌质淡，苔白根浊。脉证互参，正如《黄帝内经·灵枢·百病始生》所说："阴络伤则血内溢，血内溢则后血。"患者面色苍白，乃亡血之征。脾阳虚则四肢不温，中气馁则神疲懒言、语言低微，内风动则耳鸣，阳气虚则额汗，舌淡为虚，苔白为寒，根浊为湿，脉弦滑数为热，寒热交炽在一起，热则迫血而妄行，寒则凝泣而失道，虚则统摄无权，湿则化源受扰。治遵热者寒之，寒者温之，虚者补之，湿者燥之，欲选一方而四法具备，唯《金匮要略》治疗远血的黄土汤较为合拍。今仿之，药用：西洋参5g（炖冲），阿胶15g，白术10g，姜炭5g，牡丹皮10g，枯黄芩9g，黄土（因无灶心土，以黄土代）30g（布包），杭白芍6g，炙甘草5g，黑地榆15g。水煎，当晚服1剂。次晨肠鸣，矢气频传，患者自觉舒适，又服1剂。

二诊：精神较好，排便一次，初仍为柏油样黑便，继之如中药汁颜色，量仅前天的一半。便检潜血（+++），又给患者输血400ml，舌质淡，脉细缓，然缓而和，知不再出血，药已中病，毋庸更张，照原方加熟地黄 20g，嘱服 2 次。

三诊：神怡，脉静，舌淡，知饥，大便色如中药汁。便检：潜血阴性。再步前方，以善其后，继以调饮食、养生息 3 周，康复出院。随访 9 年，未见复发。

第七节　狐惑病之辨证论治的临床体会

李楚鎏

狐惑病，首见于《金匮要略》的百合狐惑阴阳毒证治篇，最近王氏报告治疗达 60 余例，又据翁氏报道全国发表者 17 例，而名为白塞综合征，有的学者又称为非性病性女阴溃疡，各地报告亦不少，并称共有合并口腔黏膜溃疡者为阿弗他口炎。福州市人民医院自 1963 年 12 月至 1964 年 6 月半年中，收治 3 例，其治疗方案亦遵循《金匮要略》之狐惑病为主加以辨证论治，其临床尚有一定疗效，但因时间尚短，有些病例之观察及随访时间关系，其预后尚不能肯定，先向同道汇报情况。

一、案例举要

· 案例一

朱某，女，35 岁，四川成都人，1963 年 12 月 2 日初诊。

主诉：口腔及阴部反复发生溃疡已 18 个月，经常于四肢出现结节状红斑，以下肢为甚，踝、肘、膝等关节亦经常作痛。早于 1957 年发现上述症状，经中国中医研究院诊疗服中药而告愈。同年因体倦、肝区痛，在北京协和医院作肝穿刺确诊为肝内灶性炎症及细胞浸润，采用中西综合疗法而治愈。1960 年调来福建工作，于 1961 年 7 月又发生同上症状，在某医院住院治疗，给予西药可的松等治疗 2 个月，症状减轻，但阴部仍感痒甚，出院后继服小檗碱、核黄素、呋喃西林片等而愈。1962 年 4 月，于月经期前又发生口腔、阴道溃疡，踝、髋、腰椎等关节疼痛，及结节状红斑，又予中西综合治疗，内服可的松、小檗碱、安乃近、保太松，注射黄体酮，阴部照射红外线，但每次注射后，针孔部位出现丘疹或下脓疱，中药给予清金平木，佐育阴法为治，症状稍见缓解，但每届月经前症状又加重，反复不愈，时历 18 个月而来求诊。

查体：身体发育尚好，营养中等，神志清楚，颜面瘦黄，瞳孔等大，巩膜无黄染，视力正常，舌质红，舌面有龟裂痕，舌左边缘有溃疡 0.6cm × 0.3cm，溃疡

第一章　仲景传薪

面覆以黄色伪膜。颈柔软，心肺（-），肝可摸及有压痛及敲痛，左大腿及小腿有直径 2~3cm 的结节状红斑，色已转暗紫，摸之碍手，有痛感，从不化脓，足趾呈角化性结节性硬斑，妇科检查示在小阴唇内侧有两个 0.5cm × 1cm 凹陷型溃疡。

辅助检查：红细胞 $3.4 × 10^{12}$/L，血红蛋白 65g/L，白细胞 $6 × 10^9$/L，中性粒细胞 66%，淋巴细胞 30%，嗜酸性粒细胞 3%，单核细胞 1%。小便检查：白细胞少许。血清康氏反应（-），血清抗"O"凝集：1：125 单位，血沉 32mm/h，血小板 $55 × 10^9$/L，肝功：白蛋白 36g/L，球蛋白 20g/L，总蛋白 56g/L，脑絮（+），麝絮（-），麝浊 5 单位，锌浊 7 单位，谷丙转氨酶 50U/L。X 线透视示右肺第一二前肋间见点状浓影，边缘明确，系陈旧性肺结核。

中医四诊特点：患者时感口干而不喜饮，五心烦热，咽干而痛，肢倦无力，上半身热，腰以下觉冷，溺溲痛甚，每届月经前小腿及踝关节现灼热肿痛之皮下红斑，四肢关节痛，舌烂龈腐，阴部溃疡。脉象左寸关弦滑而尺弱，右三部较弱，舌质红，舌面色如粉霜。

辨证论治经过：综四诊所见，本病乃湿热内蕴、气血瘀浊，化而为虫，上蚀其咽，下蚀肛阴，蚀上为惑，蚀下为狐，是为狐惑病。盖湿热久停，蒸腐气血，而成瘀浊，于是风淫所腐，化而虫生。又有热毒内蕴侵袭，足厥阴肝经环绕阴器，上循咽喉，其支脉经颊里、环唇颊口而致口唇咽喉及阴部溃烂；热邪客于脉络，气血逐形阻滞，致关节疼痛，或红斑历节走注。治宜清热凉血、杀虫解毒，佐以疏风利湿法，方内服仍宗《金匮要略》；用甘草泻心汤合四妙勇安汤加减，药用生熟草（生甘草和炙甘草），生熟地（生地黄和熟地黄），川黄连、枯黄芩、当归、银花、玄参、枳实、薏苡仁、锐子藤等，外用苦参、蛇床子煎汤洗，连服 13 剂而告愈。下一次月经前期红斑性结节无出现，口腔黏膜及阴道又有小溃疡，病情较轻，仅服上药 1 周即告愈。以往溃疡须迁延十余日乃至下次月经时仍未告愈。有服药治疗则溃疡不及 1 周乃愈，因此以为治疗尚是有效。连续观察半年皆是如此情况，仍继续观察中。

· 案例二

余某，男，37 岁，福州人，1964 年 3 月初诊。

主诉：两年来经常反复出现口腔黏膜、舌、齿龈及阴囊破溃，一年来胃脘胀闷，少腹疼痛，回盲部手术割除硬结，病理切片证实系慢性非特异性溃疡，术后已3个月，腹痛未除，低热，神烦肢倦，便溏，日二三次，全身有时见散在性小脓疱，一年前因肛门脓肿在本院痔瘘科治疗。

查体：身体发育中等，营养较差，神志清楚，面色萎黄，有慢性病容，瞳孔等圆，巩膜无黄染，二眦有分泌物，视力正常。口腔左口角黏膜糜烂纹1.5cm×1.0cm，舌头糜烂如绿豆大，左舌边缘有缺损瘢痕，耳鼻无异常，气管居中，心肺（-），肝脾未摸及，右下腹有轻压痛，有手术瘢痕，阴囊有溃疡面4个，大者1个1cm×1cm，小者3个0.5cm×0.5cm，并有渗出液。

辅助检查：白细胞 $8.05×10^9$/L，中性粒细胞67%，淋巴细胞30%，嗜酸性粒细胞3%，大便黏液少许，白细胞少许，无寄生虫卵，X线透视：心肺（-），胃及十二指肠亦无器质性病变。

中医四诊特点：患者倦怠，心烦，午后低热，掌心热，胸腹痞满，纳呆，便溏，或溺时有泄粪少许，舌烂唇破，肛门阴囊溃烂，反复发作，脉象沉弦右关强寸弱，舌苔薄白。

辨证论治：其病所在心脾肝三经，盖脾为中土，贯穿四行，健运失司，精微不化。心乏生血之源，肝失藏血之职，土壅木郁，湿蕴热蒸，气血滞凝，胸腹痞满，风乘其罅，化腐成虫。蚀之于上则唇舌腐烂，是为之惑；蚀之于下，则肛门阴囊溃烂，是为之狐；此所谓《金匮要略》"狐惑之为病……"也。

治以清热祛湿，通瘀化滞，解毒杀虫，内治外洗诸法。方以甘草泻心汤加减，并配外用苦参汤加味。内服药用甘草、川黄连、枯黄芩、水牛角（代犀角）、黑栀子、桃仁、当归尾、连翘、铣子藤、生地黄。外用苦参、蛇床子煎汤洗。延服月余，口角黏膜溃疡明显见瘥，舌烂与阴囊破溃已基本治愈，面色红润，精神见好，腹痛已愈，目前正在继续观察中。

· 案例三

李某，女，31岁，福州人，1964年2月16日初诊。

主诉：两年来在经前一周，口腔黏膜或舌头及边缘溃烂，口干鼻衄，喉头破溃，眼球胀痛，或见四肢关节疼痛，腹痛继发皮疹。神疲肢倦，恶心呕吐，胃脘胀满，纳食渐减，心悸，嗜眠，小溲正常，大便硬。月经史：14岁初潮，4~5天/23天，量中，有痛经，大产两次，幼子五龄，1962 年人工流产 1 次，末次月经 1964 年 2 月 3 日。年前每届月经前一周肛门必生小水疱，疼痛难堪，须经肛肠科刺破黄水敷药治疗而愈，历时一年多，后以割裂肛门口手术，此疾始绝。

查体：发育正常，营养中等，神志清楚，面色灰暗，五官无异常（体检在月经后），心肺（-），腹壁柔软，肝：左叶在剑突下 4.5cm，右叶在肋下 2.5 cm，无敲痛及明显压痛。脾未扪及，血压 118/65mmHg。

辅助检查：血红蛋白 70g/L。白细胞 6.1×10^9/L，中性粒细胞 76%，淋巴细胞 22%，嗜酸性粒细胞 2%，血小板 90×10^9/L，出血时间 2min，凝血时间 2.5min。小便常规示白细胞少许，上皮细胞（+）。大便常规示无虫卵发现。肝功：总蛋白 66.1g/L，白蛋白 48g/L，脑絮弱阳性，麝絮 1 单位，麝浊 6 单位，锌浊 7 单位，谷丙转氨酶 35U/L，谷草转氨酶 10U/L，总胆固醇 200mg/dl，胸部 X 线透视示心肺正常。

中医四诊特点：患者每届月经前期，头眩胀痛，眼球刺痛，恶心呕吐，胃脘不适，口干咽痛，口角溃破，舌头糜烂，鼻衄，筋络酸痛，心烦，纳呆，小便正常，大便燥结，脉虚弦滑，舌苔薄白，咽微红。

辨证论治：综四诊所见，此乃肝经蕴热，胆火上炎。治宜清热凉血、泻火疏肝为主，方用龙胆饮加减，药用龙胆草、黑栀子、杭白菊、石决明、枯黄芩、侧柏炭、金铃子、台乌、毛柴胡等。服 6 剂后诸症消退，第 2 次月经时，头胀眼球痛较前减轻，口腔溃烂、口干咽痛亦减轻，又服上药 2 剂而愈。如是连续每届经前均服上药 2 剂，则症状均有缓解，现继续观察中。

二、讨论

狐惑病为一综合证候群，口腔溃疡，前阴或肛门溃疡，目赤肿痛，关节疼痛，皮肤呈结节性红斑状，或呈风疹状，或有寒热往来，午后潮热，五心烦热等热象，临床所遇病例均有口腔溃疡，为必具之主要症状，其余二三项亦可兼有。如例一，除口腔、阴唇溃疡外，有皮肤结节性红斑，关节疼痛及午后潮热等，而没有目赤肿痛。例二除口腔阴囊溃破及下午潮热外，胃肠道有明显症状，回盲部肿物摘除，病理证实是非特异性溃疡，符合上述诊断。例三则头胀、目赤刺痛尤为明显，肛门口生小水疱均为较突出症状。以上3例均曾经西医治疗效果不佳，改为中医治疗后临床症状都有显著改善，但尚未根治，故特提出与同道共同研究。如在《中华内科杂志》报告杨氏治疗1例，采用中西医综合治疗，迄今2年余尚未痊愈（曾函询原作者答复），可见对此症治疗尚不满意，值得我们共同探讨。

由于上述临床症状是符合西医所谓白塞综合征，当时Behcet只提出三特征为：反复发作性虹膜睫状体炎、前房积脓和鹅口疮、泌尿生殖器的溃疡，以后在更多的病例中见到也有视网膜出血、脉络膜炎、角膜炎、增生性视网膜炎、继发性青光眼等表现。但在《金匮要略》狐惑病文中也引述过……"狐惑病……初得之三四日，目赤如鸠眼……"。口腔部症状为反复发作性口疮性口炎，口腔黏膜、舌、齿龈有疼痛之潜在性溃疡。皮肤症状除发现结节性红斑外，尚可见多形性红斑及痤疮样皮疹，因此认为，《金匮要略》把百合狐惑阴阳毒病症合并为一章节，是有其临床经验的价值，更体会到在狐惑病患者的皮肤有结节性红斑、多形性红斑、痤疮样皮疹，这些变化均与阴毒有相似之点，《金匮要略》经文说："阴毒之为病，面目青，身痛如被杖，咽喉痛……"结节性红斑，其消退快，退后多呈青紫色，按之作痛，故如被杖击者，有些被误诊为风湿病，如例三就在月经前有痤疮样皮疹，同时也有咽喉肿痛等症状是相符合的。1956年，美国Pallis等报告白塞综合征对神经系统可有三型，其中有器质性精神错乱证候群，我们把狐惑病的经文与之对照："狐惑之为病，状如伤寒，默默欲眠，目不得闭，卧起不安，蚀于喉为惑，蚀于阴为狐，不欲饮食，恶闻食臭，其面目乍赤、乍黑、乍白。蚀于上部则声嗄……"也是很符合的。至于治疗方面，如只用甘草泻心汤为主，其疗效尚不够理想，至于外用苦参汤，再加蛇床子等治阴部溃疡，效果尚好，例一及例二均有用之。

有关该病之发病原因目前尚不明了，有人认为是自身抗体的关系，例一曾经在某医院检查，取其子宫内膜做浸出液供皮内试验不呈阳性，但内分泌检查则有异常，究竟与月经之关系如何？例一及例三均有明显的随月经周期而症状反复发作，这是值得我们探讨的；而例二是男性，其发病就不与此关系，又如何引起，也值得我们研究。

本病以往报道不多，因此容易误诊，如前述 3 例均经其他医院诊察，而不称为"狐惑病"或仅以口腔症状为特点，而不能联系全身其他症状相结合的诊断，同样在治疗上也是要以整体的观念，所以要更好地运用中医的辨证论治是非常必要的。

本文承内科郑拱苍老医师指导特此致谢。

《狐惑病之辨证论治的临床体会》原载于《论文汇编（第九集）》（1964 年 7 月由福州市人民医院内部刊行）。

第八节　防己茯苓汤治疗水肿在临床上之运用

郑拱苍

水肿一证，《金匮要略》有五水之名，五脏水之别。风水者脉浮肤肿，骨节疼痛而恶风；皮水者肤肿没指，腹胀或渴不恶风；正水脉沉迟，腹胀自喘；石水者脉沉，腹满不喘；黄汗其脉沉迟，胸满肢肿，上焦有寒，小便通利。心水者，其身重而少气，阴肿卧烦；肝水者，腹大不能转侧，胁下腹疼；肺水者，周身尽肿，尿涩便溏；脾水者，四肢苦重，腹大尿难；肾水者，腹大脐肿，腰痛不尿，阴下湿，足逆冷。《诸病源候论》亦有十水之名以脏腑病根而异，类分多种，治各不同。总之，风水皮水属表属阳，虽病因自殊，其邪近表，治则因势宣发，从汗可祛；正水石水属里属阴，而水聚于内，邪俱在里，治宜温以散寒、下而逐水。夫治循规矩，法责圆通，不可故步自封，必也匠心独运，病情洞彻，气化默恭，是以一方一药，必须识用精微，准证候之重轻，定药物之增减，庶不为病所欺，泥古不化。《论语》所谓"举一隅，不以三隅反，则不复也"。《金匮要略·水气病脉证并治篇》云："皮水为病，四肢肿，水气在皮肤中，四肢聂聂动者，防己茯苓汤主之。"

防己黄芪汤（防己、白术、黄芪、甘草、生姜、大枣）和防己茯苓汤，分治风水皮水。风水者，脉浮身重，汗出恶风，脉浮为风，身重为水，汗出恶风，是表虚不固、营卫不和。方中防己行水疏风，黄芪益卫敛汗，白术健脾燥湿，甘草益气和中，姜枣调和营卫，能使卫阳固密，祛湿下达，则水气随之而愈。防己茯苓汤，治水之功于上方相埒，风水因湿郁其上、内水外风，故用白术健中、姜枣宣畅。皮水乃肺气闭塞、水不下行、郁泄之水、渍于皮肤，法宜通阳行水、渗湿通经，用药亦同于防己黄芪汤。但去白术而加桂枝、茯苓，而祛周身之水湿，不以术渗其中；营卫无邪，无须姜枣，一则和中，一则解表。四肢聂聂，更有需夫桂枝也。

皮水为病，是水走皮肤，脉浮不渴，无汗不恶风，外证肤肿，按之没指，腹胀如鼓；或渴而不恶寒，身重肢冷，小便不利，舌苔薄白或滑；良由肺气素虚，太阳膀郁，周身失于散布，治节滞其循行，中上输送无权，精微未由上注，决渎愆其常度，水道不能通调，水不下行，气从中阻，灌浸肤表，沉溢四肢，肿胀形成，良有以也。肺行营卫，而合皮毛，脾主中枢，以周四末，肺气不宣则壅遏，脾阳不振则胀膜；金水不生，膀胱干涸，肾无所主，水更逆行，水走伎间，邪为外盛，迥非受盛，故不恶风；阻滞胸中之阳，未能达于肌表，郁遏太阴之气，而乃聚于腹中。脉浮是主皮肤，身重乃为有水，不渴无汗，水气浸于三焦，肤肿尿难，肾阳不能温煦，肿之病因，由于水盛，胀之证候，是为气凝，水湿搏聚皮肤，遂成皮水之病。法宜温阳行水、渗湿和中，故以防己茯苓汤主之，不宁唯是。举凡阳水风水不属于虚寒之里水者，皆可用之，要再辨证加减。

考本草著作，防己分有两种，汉防己长于治水，木防己善于治风，性味辛平，入足太阳，行水疏风，通腠理以利九窍，清热渗湿、消肿胀而泻膀胱，功专下行，长于除湿。茯苓甘平，行水渗湿、润燥宁心、开胃补脾、调中益气，二药均善疏导，故以为君。桂枝辛甘而温，温经通脉、发汗解肌，利肺气以祛表邪，行四肢而和营卫，用之为佐，则不发表，而反行水，且合黄芪甘温固卫，甘草甘平和中，宣四肢肤表之阳，助防己茯苓之力，水利湿祛，肿胀自愈。

至于本方用药，临床加减，主要是辨证论治，不适于病情者删之，适应于证候者益之。凡皮水之病，吻合于上列症状，治之如鼓应桴。而四肢微有瞤动者，是营卫之气触及经络，故桂枝尤不可少。若其人阳气素盛，口燥咽干，虽有水湿浸于皮肤，反为热邪所壅遏，上焦有热，则当去桂枝加绵茵陈、香连丸、赤小豆，用以清热渗湿利水，不然则如火益热矣。若脾气素虚，湿邪蕴裹，则于本方之中增入白术，而合苓桂术甘汤，或再加蚕沙以燥湿。

其有腹部膨脝，面目浮肿，四肢肿满，上气促急，脉象缓涩，舌苔薄滑，是湿邪客于脾经，气机为之阻滞，输运失职，尿短便溏，则合五皮饮为治，方中茯苓皮、桑白皮、大腹皮、陈皮、生姜皮，但不必泥于原方而五加皮、化州皮（化州陈皮）、海桐皮、白龙皮（天麻）、黄柏皮，亦可相互更选，要以病情而定。

至若肺经膹郁，咳嗽痰多，色白或黄，气息喘促，脉象浮滑或缓，舌苔薄白或黄，是水气上泛，痰涎抟聚于胸中，转运失司，宿食滞留于胃脘，则合三子养亲汤为治，以白芥子辛温，利气豁痰；紫苏子辛温，宽膈下气；莱菔子辛甘，降气消食。然病变不常，证形莫定，而葶苈子辛寒，行水泻肺；牛蒡子辛平，清热解毒；地肤子甘寒，利水育阴；冬葵子甘寒，清肠利水；千金子辛温，行水破血；蔓荆子辛平，利窍疏风，亦可各随其症而增减。

若腹部胀满，舌燥口干，水留肠间，二便不利，法宜前后分消、清热逐水，则合己椒苈黄丸，以防己行水，葶苈子泻肺，椒木苦辛，大黄苦寒，泻热破积，使水气下行，肿消胀愈。

如有腹部胀膜，小便不利，睡眠烦躁，汗出脉浮，舌燥口干，渴欲饮水，水入则吐，是肺气不行，三焦失职，中枢不运，水蓄膀胱，法宜益肺行水、调气健脾，则合五苓散为治。方中白术甘而补脾，温以燥湿；茯苓能入肺，平可和中；桂枝温以通经，辛能化气；加以猪苓甘淡，消肿通淋；泽泻咸寒，入肾利水。膀胱气化，则水道通调。

综上所述，用防己茯苓汤及加减法，治疗属于阳水范畴、症状不同之肿胀，系笔者在临床上，累积有年经验，运用卓著疗能，爰将一得之愚，略作系统之介，以是证之病源病因，脉证并治，随文祈义，粗具雏形，况复菲材，诸多阙简，滥竽充数，知贻大雅之机，载道济人，恐落小乘之喻，欲完太璞，借助他山，须从抛引，管中之见，聊贡刍荛，用须高明，诸希郢政。

《防己茯苓汤治疗水肿在临床上之运用》原载于《论文汇编（第五集）》（1963年由福州市人民医院内部刊行）。

第九节 关于《伤寒论》药同量异证治之我见

陈兴珠

《伤寒论》乃东汉张仲景继承《黄帝内经》《难经》医学理论，结合个人丰富的临床实践经验，把外感疾病错综复杂的证候及其演变加以系统总结，以"六经"作为辨证纲领，概括了脏腑、经络、气血的生理功能和病理变化，根据人体抗病能力之强弱、病因之属性、病势之进退缓急，加以综合分析归纳，以病变部位、证候特点、寒热趋向、邪正消长，进行辨证论治。在治疗中，其法随证定、方随法立。全书立法三百九十七，设方一百一十三（一方阙如），用药仅八十二味。其遣药组方可谓法严药简，仲师之方有其独特的风格，临床用之确能收效快、除邪尽、防传变，故世称其为医方之祖。

自唐宋以来，中外学者从事《伤寒论》研究者凡四百余家，对《伤寒论》之条文、方药服法研究颇详，见仁见智，多所发挥，足以启迪后学。

《伤寒论》中，六经各有主方，而在他经有通用之妙。实乃法中有法、方中有方，加减进退、灵活多变。类方之中，虽所用药味相同，而药量不同者，则其主治迥异，此种制方之妙，实当为我辈所效法。考《伤寒论》一百一十三方中，药味相同、药量不同、方名各异者有：四逆汤与通脉四逆汤、半夏泻心汤与甘草泻心汤（林亿等认为方中漏脱人参）；小承气汤与厚朴三物汤（方在《金匮要略》中）等十三方。其中桂枝方有：桂枝汤、桂枝加桂汤、桂枝加芍药汤、桂枝麻黄各半汤、桂枝二麻黄一汤、桂枝去芍药加附子汤、桂枝附子汤等七方。在《伤寒论》中应用桂枝比例较大，占三十八方，仅次于甘草（七十方）的应用。

一、桂枝汤类方中药同量异的证治选论

笔者学习《伤寒论》有年，稍有心得，不揣浅陋，仅就《伤寒论·辨太阳病脉证并治》中关于桂枝汤类方中药同量异的证治试论如下。

（一）桂枝汤证

原文 12 条："太阳中风，阳浮而阴弱，阳浮者热自发，阴弱者汗自出，啬啬

恶寒，淅淅恶风，翕翕发热，鼻鸣干呕者，桂枝汤主之。"

原文 16 条："太阳病三日，已发汗，若吐若下若温针，仍不解者，此为坏病，桂枝不中与之也。观其脉证，知犯何逆，随证治之。桂枝本为解肌，若其人脉浮紧，发热汗不出者，不可与之也，常须识此，勿令误也。"

原文 24 条："太阳病，初服桂枝汤，反烦不解者，先刺风池、风府，却与桂枝汤则愈。"

桂枝汤方

桂枝三两　芍药三两　炙甘草二两　生姜三两　大枣十二枚

以上五味，以水七升，微火煮取三升，去滓，适寒温，服一升，服已须臾，啜热稀粥一升余，以助药力，温覆令一时许，遍身漐漐，微似有汗者益佳，不可令如水流漓，病必不除。若一服汗出病瘥，停后服，不必尽剂。若不汗，更服依前法。又不汗，后服小促其间，半日许，令三服尽。若病重者，一日一夜服，周时观之。服一剂尽，病证犹在者，更作服；若汗不出，乃服至二三剂。

综观以上条文和服药方法，可以看是在确诊表虚有汗的太阳中风证情况下而用桂枝汤治疗的。由于病情轻重，在同样啜粥温覆取微汗的同时，就有"一服汗出病瘥，停后服，不必尽剂；不汗，更服依前法；又不汗，后服小促其间；若病重者，一日一夜服；服一剂尽，病证犹在，更作服；若汗不出，乃服至二三剂"。和服后反烦不解，可先刺风池、风府后再服。如果出现坏病、变证、兼证，就有"可与"和"不可与"的规定。这时应该"观其脉证，知犯何逆，随证治之"。例如桂枝证出现项强连及背部，强直拘急，为汗出津伤，加葛根以解肌生津。若汗漏不止、恶风、小便难、四肢微急、难以屈伸，这不但液脱而且阳虚，当加附子以温经固脱；若宿有气逆作喘、感新邪而触发者，应加厚朴杏仁宣肺降气以治喘。这是桂枝汤加味诸方作为治疗太阳中风病的兼证。

桂枝加桂汤证

原文 117 条："烧针令其汗，针处被寒，核起而赤者，必发奔豚，气从少腹上冲心者，炙其核上各一壮，与桂枝加桂汤，更加桂二两也。"

桂枝加芍药汤证

原文 279 条："本太阳病，医反下之，因尔腹满时痛者，属太阴也，桂枝加芍药汤主之。"

　　桂枝加桂汤方

　　桂枝五两　芍药三两　生姜三两　炙甘草二两　大枣十二枚

　　桂枝加芍药汤方

　　桂枝三两　芍药六两　生姜三两　炙甘草二两　大枣十二枚

　　以上两方药味与桂枝汤相同，一方比桂枝汤加桂枝二两；一方比桂枝汤加芍药三两。加桂者用治因烧针发汗，针处受寒所致之奔豚证。此因汗后心阳损伤，复受外寒引动水寒之气，乘虚上冲，势如奔豚。其候乃阳虚阴乘使然，故治当内外同治，外用艾灸以温散因寒而凝之气血，内用桂枝加桂汤以平冲气。倍芍药者用治太阳误下邪陷太阴，出现腹满时痛。因下后脾气受伤，且太阳之表邪未解，故用桂枝汤以解表，倍加芍药以和脾止痛，妙在用太阳之方亦可治太阴之病也。

　　按桂枝汤、桂枝加桂汤、桂枝加芍药汤三方，药物完全相同，主治各异，全在药量上的差异。

（二）桂枝麻黄各半汤证

　　原文23条："太阳病，得之八九日，如疟状，发热恶寒，热多寒少，其人不呕，清便欲自可，一日二三度发。脉微缓者，为欲愈也。脉微而恶寒者，此阴阳俱虚，不可更发汗、更下、更吐也；面色反有热色者，为欲解也，以其不能得小汗出，身必痒，宜桂枝麻黄各半汤。"

　　桂枝二麻黄一汤证

　　原文25条："服桂枝汤，大汗出，脉洪大者，与桂枝汤如前法。若形似疟，一日再发者，汗出必解，宜桂枝二麻黄一汤。"

　　桂枝麻黄各半汤方

　　桂枝一两十六铢　芍药一两　生姜一两　炙甘草一两　麻黄一两　大枣四枚　杏仁二十四枚

　　桂枝二麻黄一汤方

　　桂枝一两十七铢　芍药一两六铢　生姜一两六铢　炙甘草一两二铢　麻黄十六铢　大枣五枚　杏仁十六枚

两方药物相同，所异者乃用量不同，特别是麻黄、杏仁、桂枝、芍药的用量。桂枝麻黄各半汤，乃用于太阳病延日久，未能及时汗解，以致邪郁于表，治当解表。但病既久，邪势已减，不宜单用麻黄汤峻发其汗；然而肌腠闭塞，又非桂枝汤所能胜任，因此两方合用，故麻黄、杏仁之量多，桂枝、芍药之量少，小发其汗即可。桂枝二麻黄一汤，用于太阳病，汗不如法，虽发汗后，邪气仍留连于皮毛肌肉之间，与正气相争，故寒热如疟状，治当解表。然因大汗之后，麻黄汤已不适用，桂枝汤又不胜任，两方虽当合用，毕竟大汗出后，故麻黄、杏仁之量当少，桂枝、芍药之量宜多，这样既可调和营卫，又可疏散表邪，较之桂枝麻黄各半汤更为合拍。

（三）桂枝去芍药加附子汤证

原文 22 条："太阳病下之后，脉促胸满……若微寒者，桂枝去芍药加附子汤主之。"

桂枝附子汤证

原文 174 条："伤寒八九日，风湿相搏，身体疼烦，不能自转侧，不呕不渴，脉浮虚而涩者，桂枝附子汤主之。"

桂枝去芍药加附子汤方

桂枝三两　炙甘草二两　生姜三两　大枣十二枚　附子（炮）一枚

桂枝附子汤方

桂枝四两　炙甘草二两　生姜三两　大枣十二枚　附子（炮）三枚

两方药物完全相同，仅桂枝、附子的用量略有差异。桂枝去芍药加附子汤的桂枝用三两，附子一枚；桂枝附子汤的桂枝用四两，附子三枚，其他药物用量一样，但两方主治却不一样。一治太阳误下出现脉促胸满微寒，乃阳气被遏，而病邪仍有外出之势。证因下后阳虚出现恶寒，所以在桂枝汤中去敛束之芍药，加辛温之附子，一加一减，成为温剂，为下后表未解而卫阳虚而设。一治身体疼烦，不能自转侧，脉浮虚而涩的风湿相搏证。乃由风湿之邪留于肌表，阻滞于经络，使阳气不能运行，故出现身体疼烦，不能自转侧（与桂枝汤证、麻黄汤证之身体疼痛，大青龙汤证之身重乍有轻时，也有不同）。故用桂枝附子汤温经助阳、散风驱湿。两方之异全在于桂枝、附子的用量，特别是附子的用量。因为大量附子不但能温经助阳，且力能镇痛。所以桂枝附子汤用至3枚，而桂枝去芍药加附子汤只用1枚，目的是使其温通阳气、散风镇痛之力加强。可见方剂其主治之所异，关键在于药量之差异，此所谓量变质变，不可不察。

二、几点体会

综上所述，说明中医治病，其立法、处方、用药都应处处留神。特别是药量之轻重，需按症情而定，否则方不对证，药不对方，不但效果不显，往往适得其反。所以《伤寒论》中每因主证、兼证、变证之不同，选方用药均得随证而异。且同一法、同一方、同一药，又有煎法、服法、药后护理等不同，均应详察，因事关疗效，故临床均应加以重视。

另中药之质量，每因产地和加工炮制等各种因素的影响均有出入。临床用药剂量偏大，或超出古方用量者，其特殊疗效之经验在医药刊物上时有介绍。其药味之多，药量之大，效果之显，足供临床参考。根据报道，吸收先进经验，帮助提高疗效，是必要的。然而不能纯据"经验报道""用药行情"而不加辨证，独以用药量大为奇者是没有道理的。因地有南北、时有夏冬、体有强弱、病有轻重之不同，且有男女、年龄、职业之差异；方有"君臣佐使"之制；药有"相畏相须"之意等，都应加以考虑。故药量之轻重，是随证而定，随方而定，不可随心所欲。如照抄硬搬，不但浪费药物，而且贻误病情，此乃医者所不齿。况《伤寒论》选方、用药、剂量等都以证为依据，每因某一药量之不同，则主治之证就大有差异。以太阳中风证来说，用桂枝汤调和营卫、解肌发汗，虽选用了桂枝汤，用了桂枝、芍药、炙甘草、生姜、大枣，而药量改变，其治疗之主证也就不同。按桂枝汤中桂枝、芍药用量相等，若桂枝之用量多于芍药，则为"桂枝加桂汤"用治心下悸欲作奔豚；若芍药之用量多于桂枝，则为"桂枝加芍药汤"，用治太阴腹痛，这都不是太阳中风的主方了，当然也不能专起调和营卫、解肌发汗的作用。因此临床时应持审慎的态度，对每一药物的用量，当随证而异，随方而异，不能任意加减。

目前药物用量，存在意见分歧，有的认为要根据各地报道，吸收各地经验，一切从病情需要出发，即使大量用药，亦在所不惜，不能单为节省药物，置病情而不顾；有的认为值此药物紧缺，各地经验报道可作参考，而实际用量尚要结合当地具体情况，不应盲从。滥用、过用常致病轻药重，药过病所，浪费药物，贻害病家。更不能自认"艺高胆大"，故弄玄虚，而致偾事迭出，自欺欺人。

笔者认为，临床药量之大小当以辨证为主，不能固执己见，该用而不用或少用，不该用而用，甚至乱用，均是不可取的。至于用量界限，古今度量衡虽有差异，应该在辨证基础上，按古方药量的比例，加以应用，这样才符合古方古法，遵古而不泥古。如果确有创新，也要结合辨证，在取得经验基础上加以应用。故特举《伤寒论》太阳病篇中药同量异的例子，谈些粗浅体会，供同道临床用药讨论参考。限于水平，主观偏见在所难免，希批评指正。

《关于〈伤寒论〉药同量异证治之我见》原载于《中医临床资料》（1983年由福州市中医院内部刊行）。

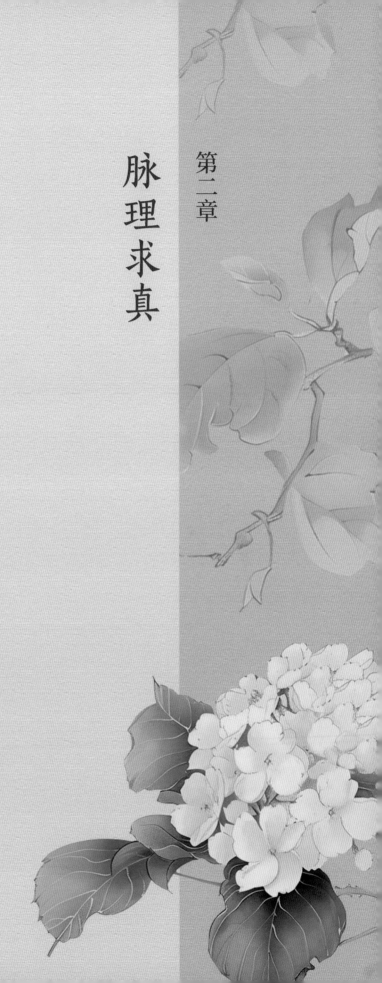

第二章

脉理求真

第一节　浅谈王氏《脉经》

林增祥

福州市人民医院《脉经校释》组

《脉经》作者王熙，字叔和，东平（今山东省东平县）人。公元3世纪初，晋代医学家，博通经方，潜心著述。史称其"性度沉静"，有所由来。盖诊脉必沉静，始能穷研方脉，精意诊切。

就《脉经》一书而论，其学原本《灵枢》《素问》而辅之以扁鹊、仓公、华佗、张仲景的论著，旁及古代文献有关医学方面的论述（包括现已失传者），搜采无遗，汇集众说，专论脉学，在著述中是独具一格的，所以能历数千百年而传习不废。

脉诊是中医学中四诊的一个重要环节。古代脉学多散见于《黄帝内经》《难经》《伤寒论》诸书。自《脉经》出，综合了上述的论脉观点与诊脉的方法，又结合自己和当代的临床经验，系统整理了古代上述论点，并肯定切寸口部位脉是切脉的正法，总结了3世纪以前的脉学知识，并充实了新的内容，有效地应用于临床，得到进一步的阐发，是承先启后的代表作和总结性的遗著，在医学史上占有重要的地位。隋、唐经籍志，皆有著录，《千金要方》选采其有关切脉部分的论述为持脉法。由于历时既久，战乱频仍，难免有所散佚，失去本来面目，我们认为基本上本书的脉法与病例尚符合原则，而后世论者对《脉经》的评价瑕瑜参半。传用以来，时隐时显。其原因：一者自晋室东渡，南北分隔，国家多故，文人学者，逃避现实，侈习清谈，或从事道家养生之术，弃用世之书而弗顾。二者自五代高阳生作《脉诀》，《脉诀》出而《脉经》隐，医者不读，流传益稀。三者由宋世高医，明知膺编既显，真本转微，畏《脉经》之高深，喜《脉诀》之简易，而利其直指高骨为关，分前却为寸尺，以定阴阳之位，并谓其法，本于《难经》信而不疑，而《脉经》之传遂隐（元刻序已指出高骨为关，正出《脉经》）。四者自闽中陈孔硕于嘉定初借建本与阁本参订，刻于广西漕司，距熙宁年代，已140年，又遭兵燹，版复不存。老医宿儒至不能举其名，有志之士，无从学习。

自晋至唐，历300余年，甘伯宗作《名医传》，极称叔和，是此经在唐未尝废，自宋历元，授刻3次，世终鲜用，书亦不传。迨明万历三年（1575年）仲春，福建布政使司徐中行，付校《脉经》手札（后世称为徐札），是年暮春晋安袁作书《脉经》后，历叙全卷各篇，概括详尽，雠勘校精，然又有以意删改处。是书明世始显，又淹没了200余年。至清道光侯官朱锡谷复校刊而行之。同时嘉定黄铉乃以所存旧抄本与元泰定本（明童文举重刻）袁表校本，及赵府居敬堂刻本，四者互相校雠刊行之，金山钱熙祚亦得是书，刊入守山阁丛书中。光绪辛卯，池阳周学海又合校钱、王二本，刻入所刊医学丛书，是最后较为完整的刊本，坠绪复续，逸简得传，据张柯云："是篇断而续，续而断，凡七刻矣。"

王氏编《脉经》十卷，凡九十七篇，条例详明，汇归指下，后世医家，论脉证者均宗之。后魏高湛《养生论》常引王氏之言："食不欲什，什则或有所犯，……当时不必即病……不达者皆以病至之日，便是受病之始……云云。"《千金要方》第二十六卷亦有引及，指出王氏能防患未然，早有远见。清孙星衍续古文苑，曾收入此条，足见王氏言论为后世所倚重者如此。会稽沈氏心斋又提出："读《水经》知禹贡水道之端委，读《脉经》知《黄帝内经》脉法之精微，也肯定了是必读之书。"历代诸家，对《脉经》均有好评。喻嘉言则谓于汇脉之中，间一汇证，不该不贯。钱氏《脉经》跋早已辩之于前。清末孙鼎宜氏附和喻氏之说，又引徐大椿氏对脉法之诽议，而加以不同看法。虽属折中之说，究非平心之论。《脉经》中注所出而不知何书者，如医律、脉法赞、新撰、四时经，实非书名，因题上事，遂有此目。孙氏又肯定了《脉经》一书，并非自撰，并引王氏自序"今撰集岐伯以来，逮于华佗，经论要诀，合为十卷"以为据。又引林亿之言"其书一本《黄帝内经》，又补以扁鹊、华佗、仲景之法"，以证实之。

《脉经》著作时代去古未远，古经善本，未尽湮没，王氏自有所本，加以整理发挥，并非虚构。所以本书颇多有其自己学术特点与思想及新的突出看法，可正《黄帝内经》《难经》《伤寒论》《金匮要略》之不同，及补其所不足者，诚为钱氏所历叙的二、六、七、八卷中所指出的语文错简，使我们受益不鲜，其中比较突出的是第五卷中引扁鹊脉法，并不见于《难经》，而书中引《难经》之文，又不称扁鹊曰，据此可见《难经》无著者名字，《新唐书》引为秦越人，或未深考，此节值得进一步启发而加以研究。

隋唐书经籍志，均载王氏《脉经》十卷，未尝涉及《脉诀》。《脉诀》之伪托，不待雷辩。著《脉经》者亦不一，王氏所撰集者亦只一书，并无副本。

本书内容涉及范围比较广泛，注所出及未知所出者，除《内经》《难经》《伤寒论》《金匮要略》之外，举脉之形状与部位，凭脉而知证，列三部疾病候虚实死生，四时脏腑百病死生脉法，并奇经病热五积病脉之候，末附妇人小儿。

本书首列脉形状指下秘诀，详述二十四种脉之形状及相类脉，若领在纲，有条不紊（中革脉一条，检巢氏引书，可证革、牢即坚脉，隋臣避讳以二字相代，后人仍之而未改）。

书中又分述：

一、凭脉知证

（1）以男女形性及妇孺分顺逆，突出形态与性情，描述生理的自然反应。

（2）辨脉阴阳大法，强调按阴阳以察病。要分八段来理解，则明白晓畅。

（3）"脉数则在府"至"病在肾"止，以迟数来分脏腑，又指出病在五脏应见之脉。

"脉滑者……至脉小实而紧者，病在内冷"止，以凭脉定气血之差多差少，及病因之为寒为热。

"脉小弱"至"谓之新病"止，凭脉定病之新久。

"脉浮滑……"至"胸满短气"止，列举十七脉而定其病证。

"短而急者，病在上"至"沉为在里"止。以脉来定上下表里之为病。

（4）杂取古书七十四条，来凭脉知证，病情比较复杂。

（5）代脉死期：内中述及动、止及投数不同。却有死生、得病之别。有的比较主观，死字应作"危候"解（下同）。

二、脉的部位

（1）分别三关境界：直指高骨为关，定出部位，立后世之大法。

（2）详举六部所主脏腑经络：孙氏按疑通出脉法赞，又疑脉法中之一条，待考。

三、三部疾病候

"两手脉……"至"三里者""诸浮诸沉……"至"肾以下病""寸口脉滑……"至"左右同法"止。是统而言之病脉与脉象。

下则分述寸、关、尺三部。

四、三部疾病候治法

统论上中下三部寸关尺共五十一条，各以脉象为次序，唯寸部无牢脉，尺部无细洪二脉，寸脉中实条附见虚脉，旁及寒热。关尺无洪脉。洪大一体，后世分为二。

五、三部杂论

（1）自"寸口中脉躁竟，关尺中……"至"初持寸口中，脉如躁状……"止，共六条，按法定证及针灸穴位。

（2）自"寸口脉浮大而疾者……"至"夫风伤阳，寒伤阴……"止，共七条，指阴阳相干之为病，末条言治法。

六、三部同等病候

（1）沉数微软三部并见者，各述其主证。

（2）以沉浮弦紧涩、微滑数实虚、芤浮迟懦弱，三部之所独见者，各述其主证。

七、三部虚实

（1）左右手三部脉所主一浮一沉，以别其虚实，以明脏腑病症，当证以病源。"左手寸口脉沉则为阴""尺脉浮则为阳"句，由此可以推测其阴阳相关联处。

（2）以浮为阳候腑，沉为阴候脏，指出脏腑各有虚实寒热，又增出俱虚俱实，共三十六条，列举不同症状为据。

八、三部决死生法

上段为正脉，以久暂得病，分其预后之良恶，下段描述怪脉，意亦同上。

九、四时脉

（1）列举四季长夏，配合五脏，指出平脉、贼邪、实邪、虚邪、微邪的五种不同。

（2）汇述五脏相反脉证。

（3）无五脏脉定五时得病，强调四时为主。

（4）以五方五畜五时十干而定五脏起病之原因，有形而上学的色彩，待考证。

（5）强调脉之变化，由居止不同而异，意义与上同。

（6）以脉之阴阳，定露卧与夏月得病之所起，及饮食中毒之脉，尚合实际情况。

十、五脏脉

（1）新撰：以肝、心、脾、肺、肾各为一部，并出《黄帝内经·素问》诸经，系自出机杼，撰集而成，并自注之，故曰新撰，并非书名。篇中强调气象之重要，并配定俞穴。

（2）四时经：意义同上，亦非书名，所不同者，每篇中有议论有发挥，堪称王氏撰集之杰作。

十一、五脏脉证

（1）以五脏脉一浮一沉，辨其主病及其所缘起。

（2）述四脏脉象之常规及其部件常脉为病。

（3）举出五脏平脉与病脉之不同。

（4）形容五脏之脉，殊嫌重复。

十二、五脏病症治法

统述肝、心、脾、肺、肾之脉证及用汤剂治法，又点出俞穴补泻之法。

十三、五脏脉证相反

脉证相反，的是险候，"大逆十死不治"一句，未免过于主观，值得商讨（《十七难》可参考），见《难经校释》。

十四、脏腑气绝证候

脏腑绝证，只有三主（筋、肉、骨），未言其脉，最后一句，诸浮脉无根者皆死，是否以见诸脉无根者皆属危候为解释。

十五、五脏杂论

（1）列举五脏受伤证候。

（2）五脏相乘证候（脾肾失引）。

（3）诊鼻部法，以明胃病及可治与不可治，又云"脐出，脾先落"等。

（4）以能食不能食分胃中宿食之冷热，是有实践意义的。

十六、奇经病候

（1）述奇经八脉见于寸口之形状与其主病。

（2）指出两卧当于足踝辨其缓急，及男女不同之情况。

十七、病热脉候

（1）述热病阴阳交之证候。

（2）述热病并阴阳之机转。

（3）述热病之危候并解法。

（4）述阴阳相附。

（5）述热病生死日期。

（6）述热病十逆险证。

（7）述热病五脏气绝危候。

（8）述热病损至脉之险候。

十八、五积脉候

综述肺、心、脾、肝、肾五积之见证与脉象，自有其参考价值。

十九、百病死生脉法

（1）共五十九条，指出伤寒、温热病及肠澼、咳嗽、吐血、气喘、消渴、水病、卒中等，在临床上是以病为纲，以脉附之，中多纂集《黄帝内经》及仲景之说，又有不知所出者，为验谈。

（2）共十二条，是以脉为纲，缕述颇详，在临床上强调脉为主体，可细心体会。

二十、医律

强调热病最忌误汗，提出看法，名曰"医杀"。

二十一、妇人

（1）妊娠脉法。

（2）分男女法。

（3）将产脉法。

（4）妇人杂病脉法。

上皆杂纂诸家之说，强调凭脉为主，可供参考。

二十二、小儿

综述小儿杂病脉法，未免失之于简。间中指出小儿呼吸八至为平，又云脉来如雀之斗，特别是提出变蒸之候为生理之自然反应。既是经验之谈，又有创新，符合实际，至今仍有一定的参考价值。

总之，王氏《脉经》在古医经方书中，可称为脉学中的一部杰作，是带有总结性理论联系实际的脉学专书。王氏汇述了古代的学说，为后世保存了宝贵的第一手资料，承先启后，为医疗、科研发挥更大的作用。当然，在研究整理过程中，必须以历史唯物主义和辩证唯物主义的观点去芜存菁，加以扬弃。

《浅谈王氏〈脉经〉》原载于《中医临床资料》（1979 年由福州市人民医院内部刊行）。

第二节　试论弦脉的体状与本质

吴味雪

元朱丹溪云："最难调治者弦脉也。"清张石顽云："弦为六贼之首，最为诸经作病。"所以无论伤寒、温病、内伤、杂病都可以见弦脉。《伤寒论》以弦脉为阴，高阳生《脉诀》以弦脉为阳，李时珍《濒湖脉学》又以为阳中之阴，凡此种种都说明历来医家对弦脉的看法各有不同，以致临床辨证漫无准则，阴阳一差，虚实倒置，内伤外感混淆不清。兹不揣简陋，参考文献结合临床实践，对弦脉的体状与本质提出讨论，以就正于同道。

一、体状

（一）气势

端直以长——《黄帝内经·素问·玉机真脏论篇》

（二）形态

状如弓弦——《伤寒论·辨脉法》

按之如弓弦——《脉经》

绰绰如按琴瑟弦——《诸病源候论》

状如筝弦——《脉诀》

应手端直如丝弦——《诊家枢要》

（三）举按

按之不移——《伤寒论·辨脉法》《诸病源候论》

举之无有——《脉经》

指下寻之不足，举之有余——《脉诀》

按之不移，举之应手——《诊家枢要》

从中直过，挺然指下——《脉诀刊误》

弦脉的体状，从其气势形态来体会是端直以长和如按琴弦、弓弦，上面所举各家的描述基本是一致的。究竟弦脉是否就如弓弦、琴弦一样，却不能呆板地看，正如文学上要刻画或者塑造一个典型的人物及其动态和静态，常用夸张的手法，使它突出。从指下的脉象，变成语言文字要表现得正确，这也是艺术，和文学一样需要找典型的事物、形态、动作来比象，如缓脉用"阿阿软似春杨柳"，浮脉用"如水漂木"，涩脉用"如轻刀刮竹"来形容，同样是文学上的夸张手法，弦脉的描述当然也不例外。

弦脉在举按时所呈露的现象，究竟是举之有余或举之不足乃至无有，《脉经》和《脉诀》却有相反的意见，我认为这不是绝对的矛盾而是各就一方面来说明，因为举按主要是辨别脉的浮沉，脉象本来是兼见的多，很少是独见的，尤其是弦脉，假使单弦无胃，是死绝脉，也就是真脏脉，属于不治的范畴。所以病在外在表，弦多兼浮，病在内在里弦多兼沉。《脉经》所说的是从内伤角度来看，《脉诀》所说的是从外感角度来看，《伤寒论》《诸病源候论》《诊家枢要》所说"按之不移，举之应手"也偏重于兼沉的一面，《脉诀》刊误"从中直过，挺然指下"则采取折中说。

把上面所举的弦脉体状概括起来，应该是"直长挺指，有类按弦（舷）"，必须察兼见脉象方能做出诊断。

二、本质

（一）属阴

张仲景《伤寒论·辨脉法》云："脉有阴阳，何谓也？答曰：凡脉大、浮、数、动、滑，此名阳也；脉沉、潘、弱、弦、微此名阴也。"又云："弦则为减。"（并见《金匮要略》）弦脉在五行为木，主肝胆，属厥阴、少阳两经，认为属阴者，指足厥阴及肝脏而言。厥阴一经，木气所化，本气为足厥阴乙木肝，胜气为足少阳甲木胆，化气为手厥阴心包、手少阳三焦相火，母气为足少阴肾水（火），母气不足，本气不旺，胜气不发，化气不及，虽见弦脉，未离于阴，或原为阳脉继而转见弦象，为阳去入阴，有阳消阴长之机，而为阴盛阳虚之病矣。盖肝体阴用阳，风火之化不足，则肝用不彰，而为虚为寒，故认为弦脉属阴。

（二）属阳

高阳生《脉诀》云："弦者阳也，指下寻之不足，举之有余，状若筝弦，时时带数曰弦。"以弦为阳，是从其胜气和化气太过而言，盖相火寄于甲乙之间，丽木则明，肝气实，则胆气挟相火而从阳化，故《脉诀》指明带数，是专指兼数之脉为阳，其弦而不数者，便不在阳脉范围之内了。

（三）属阳中阴

《濒湖脉学》以弦为阳中之阴。基本上亦认弦为阳脉。故所列主病，亦偏于热证、实证及外邪向里之候，是兼参仲景、高阳生之说而作折中之论。

总之，弦脉究竟属阳属阴，我认为要从内伤、外感来辨，外感弦脉属足少阴胆经，常兼手厥阴心包、手少阳三焦经，风火相煽，故呈现阳热证候，兼脉常为滑数，部位多在寸关，如阳热证渐退，或兼见虚证、寒证，脉转虚弦、沉弦，为阳去入阴或里本虚寒，阳热稍退，真情呈露，以其未离少阳，故仍存弦象。高阳生谓为属阳，指外感阳邪未入于阴之候；李濒湖谓为阳中之阴，指邪兼有虚寒之候。至于张仲景以弦为阴则为内伤立法，于伤寒十脉中，列弦脉为阴，亦以里有虚寒而言。盖里有虚寒，即等先有内伤不足，从浮、大、动、数、滑转见弦象，阳消阴长为入内入里之渐，因尚在半表半里阴阳交关之际，急用小柴胡汤和解，用人参姜枣即顾其在里之虚，至《金匮要略》专论杂病，以弦则为"减"、为"寒"、为"劳"、为"水饮"，更可窥见内伤杂病之弦脉为阴脉无疑。再弦脉属少阳在外感属半表里，从表热化为阳，从里寒化为阴，在内伤为从阴出阳，是阳气与阴邪搏击之象，阳为阴遏，屈而不伸，以弦为阴脉，固其宜矣。叶子雨谓弦脉可阴可阳，要言不烦，却能道出弦脉的真际。

《试论弦脉的体状与本质》原载于《中医临床资料》（1975 年由福州市人民医院内部刊行）。

第三节 王叔和《脉经》中的妇科学术简介

孙坦村

西晋医学家王叔和所著《脉经》一书，在我国医学史上曾起过重要的影响，如今仍是中医学习者的必读书目。笔者曾参与《脉经校释》编写工作，通过学习整理，尤感王氏对妇女疾病，在理论上有所创见，在实践中经验丰富。兹简介如下。

一、妊娠与将产脉象

王氏阐明妇人尺中是肾的脉位，如果尺中的脉按之滑利不绝，则为妊娠脉象。又左右寸关尺三部脉象，浮取或沉取均相等，而且非常流利，毫无涩滞现象，也表明妊娠。又"妊娠初时，寸微小，呼吸五至"，说明妊娠初期，寸脉虽微小，也有滑疾之象。又重按不散、只疾不滑的，为妊娠5个月。

王氏还谈到妊娠诊得离经一息六至的浮脉，若腹痛连及腰脊部，是将要分娩的征象，此种离经脉，不说明身体有病。又妊娠足月，在半夜诊得离经的脉，至翌日上午便分娩。这些是王氏的实践经验，对临床有一定的参考价值。

二、辨别男女及双胎方法和脉象

王氏观察到妇人太阴脉沉的为男，太阳脉浮的为女。左寸口脉沉实的为男，右寸口脉浮大的为女。又当妇人妊娠时，"其夫左乳房有核是男，右乳房有核是女"。又左右寸口脉"俱沉实，猥生二男""俱浮大，猥生二女"。这些内容有无实用价值，尚有待临床证实。

三、逐月养胎法

王氏认为妇人十月怀胎的胎养顺序，是从肝、胆、心主、小肠、脾、胃、肺、大肠、肾、膀胱之经逐月而行，从而将经脉与五行相生之理联系起来推断治疗。如："妇人怀胎，一月之时足厥阴脉养，二月足少阳脉养，三月手心主脉养，四月手少阳脉养，五月足太阴脉养。六月足阳明脉养，七月手太阴脉养，八月手阳明脉养，九月足少阴脉养，十月足太阳脉养。"考逐月养胎之说，始自王叔和，晋代之后，如徐之才、巢元方、孙思邈等则更加发挥。而清《医宗金鉴·妇科心法》则认为不足凭信。不过此说在十二经中，除手少阴、手太阳二经本主经血，能壅血养胎外，又将其余十经配属十个月份，逐月养胎，并于四、五、六、七、八等五个月中，感受五行的精气，形成胎儿的血、脉、筋、骨、肤；在第九个月加上石精之气，形成胎儿的毛发。此种说法，与胚胎学上的关系如何，值得进一步研究。据天津市中心妇产科医院编著的《中西医结合治疗常见妇科疾病》，对逐月养胎之说，有较深入的研究，并加以科学的验证，获得较好疗效，可供我们临床参考。

四、产后诸病证治法

王氏阐述新产妇人三病（痉、郁冒、大便难），其病势虽有轻重之分。但病理均为亡血伤津。对于产后感受外邪，或由于外邪而引起的胃家实，其中虽有所虚，仍是可汗则汗、可下则下，进行辨证论治。强调既不能拘泥于产后，又不能不照顾到产后，应全面掌握，相互兼顾，才能收到满意的效果。

五、崩漏经带诸病

王氏认为"经不血虚，百脉皆张"，易受邪扰，误治多变。如误汗而变成郁冒，卫虚血竭，误灸而使病情严重，误下、误针而变成血厥证。又阐述疑似脉象、五崩鉴别等，足供临床参考。他还指出，经水不利，必须是瘀血实证，才能用抵当汤治疗，否则抵当汤应该慎用。腹中诸疾痛，必须是气郁血凝，方可用当归芍药散，不可笼统选用。总之妇女之病，错综复杂，病千变，方药亦宜千变。

六、妇人病的生死脉证

王氏经验："诊妇人漏血下赤白，日下血数升，脉急疾者死。迟者生……诊妇人生产之后，寸口脉焱疾不调者死，沉微附骨不绝者生。"提示妇人病脉证与其他脉证一样，仍然根据阴阳表里虚实，顺见是顺脉顺证，相反是逆脉逆证。但是笔者体会妇人病判断生死，应当结合临床具体症状，不可光凭脉象做出预后诊断。不过如遇见此等脉象，虽当时未发现紧急症状，亦应严密观察，注意及时治疗，一旦脉象好转，方可无虞。

以上介绍不当之处，希同道指正。

《王叔和〈脉经〉中的妇科学术简介》原载于《中医临床资料》（1987 年由福州市人民医院内部刊行）。

第四节 《脉经校释》节选

　　《脉经校释》是我国现存最早脉学专书《脉经》的校释著作，由福州市人民医院校释，人民卫生出版社 1984 年 12 月第 1 版，48.8 万字。《脉经》一书为西晋王叔和所撰，原书 10 卷，成书于 256~316 年，后世医家论脉者均宗王氏。由于历代战乱频仍，版本难免有所散佚。20 世纪卫生部将校释该书的项目列入"国家医学科学研究十年规划"课题"七本中医古书校释工作执行计划"之一。校释者选周学海本为蓝本，清光绪杨守敬复宋本影印本、元广勤堂刊本为主校本，明天启缪希雍本等为旁校本进行校勘，参考书目达 102 部。林增祥、陈兴珠、孙坦村等人历时 3 年完成此书。是书分提要、原文、校勘、注释、语译、按语等六项，就校勘而言，按对校、本校、他校、理校四种方法进行，对蓝本中有脱漏、倒置、衍文、脱字等加以纠正训诂与注解。其校释力求保持原貌，使秘文远旨较易传播运用。1986 年获福建省医药卫生科技成果一等奖，1989 年获国家中医药管理局中医药科学技术进步奖。以下为原书节选。

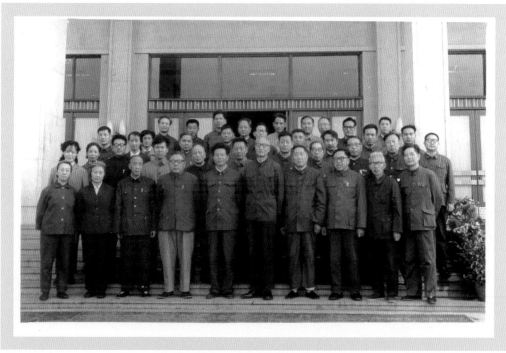

《脉经校释》定稿会全体人员合影

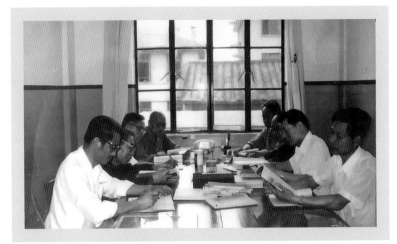

《脉经校释》初稿研讨会

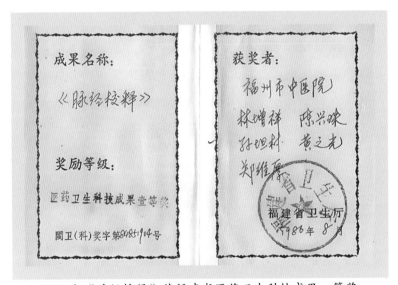

1986年《脉经校释》获福建省医药卫生科技成果一等奖

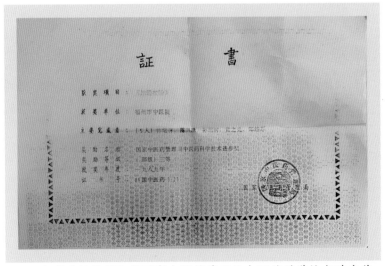

1989年《脉经校释》获国家中医药管理局中医药科学技术进步奖

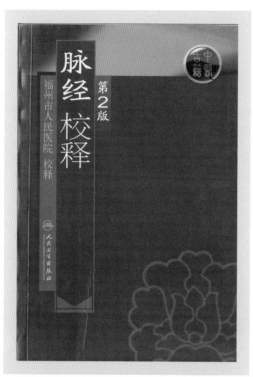

《脉经校释（第2版）》封面

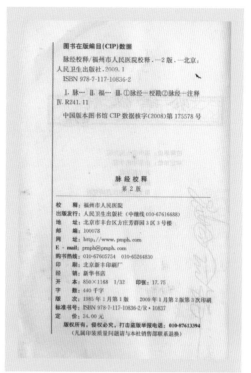

《脉经校释（第2版）》版权页

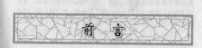

《脉经校释（第2版）》书摘

校释说明

《脉经》一书乃西晋王叔和本于《灵》、《素》，辅以扁鹊、张仲景等论述，旁及古代有关说脉之篇，并结合自己实践，编著而成。原书共十卷，约成书于公元三世纪初（265～316年）。唐代甄权曾撰有《脉经》一卷，其书亦未见到，后世论脉专书当以王氏为首创。

由晋至唐历三百余年流传不绝，自高阳生《脉诀》出，而王氏《脉经》隐，迨至宋高保衡、孙奇、林亿等将王氏《脉经》合《素问》、《灵枢》、《太素》、《难经》、《甲乙经》、《伤寒杂病论》、《千金要方》、《千金翼方》诸说脉之篇而校之，除去重复，补其脱漏，篇第颇有改易，以类相从，约成十卷，总九十七篇刊行于世。嘉定初闽中陈孔硕借建阳本与闽本参订，刊于广西漕司，后遭兵燹，本复不存。自宋历元授刻三次，世绝鲜用，书亦不传。明万历三年仲春福建布政使司徐中行付校《脉经》手札，是年暮春晋安袁表作《脉经》书后，历叙全卷各篇，概括详尽，雠勘较精。至清道光侯官朱锡谷以家藏本复校刊而行之。金山钱熙祚，亦汇集诸书，重为校正，刊入守山阁丛书中。嘉定黄铣又以所存旧抄本与元泰定本（明童文举重刻）、袁表校本、赵府居敬堂刻本，四者互相校雠刊行之。光绪辛丑池阳周学海又合校钱黄二本刻入所刊医学丛书中，是最后较为完整的刊本。

我们《脉经校释》是选周学海本为蓝本，清光绪杨守敬复宋本影印本（上海科学技术出版社影印）、元广勤堂刊本（人

1

民卫生出版社影印）为主校本，明天启缪希雍本、清道光朱锡谷《脉经真本》、钱熙祚本（商务印书馆印）、黄铣本、廖积性本、朱锡谷原刊清咸丰张柯重刊《脉经真本》等为参校本进行校勘。由于本书内容多撷用《内经》、《难经》、《伤寒论》、《金匮》等，所以这些著作作为它校。另外，对成书较早与校释有关的书籍均作为校释参考，书目附于书后。

本书的体例，是根据"七本中医古书校释执行计划"规定的项目拟定的。分为"提要"、"原文"、"校勘"、"注释"、"语译"、"按语"等六项。

一、提要：将每节大意，言简意赅地列于篇首。

二、原文：基本悉依蓝本全录，必要的略分段落。

三、校勘：按对校、本校、它校、理校四种方法进行，对蓝本中有脱漏、倒置、衍文、讹字等加以纠正，有如下几种处理情况：

1. 属蓝本中明显错字、别字者予以改动，并加"脚注"序码标出。

2. 蓝本与其它版本不同之处，而显系蓝本错讹或脱漏者，在原文中予以直接改正，用"脚注"序码标出，并注明"从改"、"从补"等所据书目、版本、卷次、篇节。

3. 蓝本与其它版本虽不一致，但难于肯定何者为是，有一定参考价值者，则不予改动，亦用"脚注"序码标出，并注明互异之处，以供参考。

四、注释：包括训诂与注释两个方面。训诂是对那些义理难明的词字，进行注音（用汉语拼音加同音汉字兼注）和解释。注释是对某些专用术语，或部分内容进行解释，大体采用两种形式，一是直接用通俗语言解释；一是选择议论精当的前人注释加以节录。

五、语译：一般以直译为主，力求译文简练扼要，凡义义需要阐发者，尽量在注释中解决，以免译文冗长拖沓。译文段

2

落一般与原文一致。有些用直译不易表达其文义者，则采用意译的方法。

六、按语：凡属应加阐发，或需归纳概括，或需存疑待考等内容，均加按语说明，按语本着有则按之，无则不按的原则处理。

七、其它：对王叔和《脉经》原序，只予校勘、注释，不作语译。

参加本书校释工作的有：林增祥、陈兴珠、孙坦村、黄之光、郑维厚、任尔济、郑良琴。

顾问：郑孙谋、吴味雪。

本书初稿完成后，于1980年11月份由福州市人民医院、黑龙江祖国医药研究所等单位主持召开"审稿定稿会议"，广泛听取与会者的意见，并进行了最后的修订。

参加审稿定稿会议的有：（按单位笔划顺序排列）

山东中医学院：张灿玾、徐国仟、张善忱、刘承才。

河北医学院：马新云、宗全和、高玉春。

南京中医学院：周景顺、孟景春、邱茂良、丁光迪、杨兆民、孙桐。

黑龙江祖国医药研究所：张琪、张缙、张一民、张英超、刘万成。

福州市人民医院：刘何峰、刘玉、郑孙谋、吴味雪、吴珠玮、林增祥、陈兴珠、孙坦村、吴咏仁、黄之光、郑维厚、任尔济、郑良琴。

此外还邀请参加会议的有：（按单位笔划顺序）

上海中医学院：凌耀星、李鼎。

上海市针灸经络研究所：黄羡明。

安徽中医学院经络研究所：孟昭威。

湖北中医学院：李今庸、袁思芳。

福建中医学院：俞慎初。

3

福建省中医研究所：俞长荣。

本书在编写过程中，还蒙南京中医学院吴考槃、湖南省中医研究所李聪甫、浙江省中医研究所潘澄濂、山东中医学院田代华、黑龙江中医学院吴惟康等同志对本书提供许多宝贵意见，特表谢忱。

福州市人民医院
1981年12月

4

《脉经校释（第2版）》书摘（续）

扁鹊，指秦越人。至妙，乃极高明的医技。

　〔4〕"呕哕发下焦之问" 呕哕一般属中、上焦的病变，但也有因下焦气逆所致，诊治时要询问下焦情况。

　〔5〕"遗文远旨" 前人留下的文献含义深远。

　〔6〕"代寡能用" 历代很少能运用。

　〔7〕"奥而不售" 深奥难懂，不易传播。

　〔8〕"末学" 后学。

　〔9〕"脉" 不明白。

　〔10〕"滋" 发生。

　〔11〕"疴" 即病。

　〔12〕"滞固绝振起之望" 顽疾失去治愈的希望。

　〔13〕"良有以也" 确有原因的。

　〔14〕"逮" 到。

　〔15〕"经论" 经典理论。

　〔16〕"类例相从" 依类排列。

　〔17〕"声色证候" 指听声、望色、问证、切脉。

　〔18〕"靡(mǐ米)不赅(gāi该)备" 莫不具备。

　〔19〕"王、阮、付、戴" 王指王遂，西汉人，习经方，长于医术。阮指阮炳，晋代人，号文叔，又称阮河南，善医。付、戴所指不详。

　〔20〕"吴、葛、吕、张" 吴指吴普，华佗的学生。葛指葛玄，葛洪的从祖，三国时人，长于炼术术。吕指吕广，三国时人，著有《玉匮针经》，并注八十一难。张指张苗，晋代人，好医术，善诊脉。

　〔21〕"微赜(zé则)" 精微深奥。

　〔22〕"比踪" 赶上。

　〔23〕"夭横" 夭，未成年即死亡；横，不正常的死亡。

目 录

《脉经校释（第2版）》书摘（续）

《脉经校释（第2版）》书摘（续）

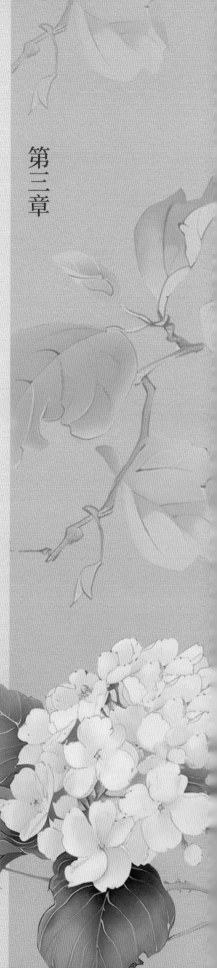

第三章

榕方集锦

第一节　通用时方

林增祥

医者在临床上，选方用药，错综变化，取舍运用，在于一心，所谓活法在人。"病万变，药亦万变"，固不能以"经方""时方"相为病也。远自《伤寒论》《金匮要略》，以至近代，方书之多，丰富多彩，兹选用各医家在临床上将古方、今方熔化创新、独具一格的，不见于方书而通用有效者，录之以供选用。

一、三花三叶合甘露消毒丹

适用于夏令时行温邪在气分，寒热无汗者。

（1）寒轻热重：宜清化湿热。

银花、葛花、豆蔻花、竹叶、青蒿叶、佩兰叶、甘露消毒丹。

（2）热轻寒重：宜化湿解肌。

朴花、豆蔻花、葛花、藿香叶、佩兰叶、紫苏叶、甘露消毒丹。

（3）挟暑下利或下血者：宜清暑热，化湿浊（选用下列三花三叶各条，或临证加减）。

头痛、喉痛，目如蒙者：清上焦，散风邪。暑湿重而恶心者：宜温通胃气。身痛属湿者：宜通络行湿。身痛属寒者：行气散寒。身痛属热者：清热利水。

三花

银花、葛花、豆蔻花（或朴花）：清化湿热。

扁豆花、白茶花、玫瑰花，或槐花、荷花、银花：清暑止利。

朴花、豆蔻花、葛花（或银花）：化湿解肌。

密蒙花、甘菊花、野鸦椿（或代代花）：上清头目。

玫瑰花、白菊花、代代花（或绿萼梅花）：平肝明目。

三叶

藿香叶、佩兰叶、紫苏叶：化湿解肌。

淡竹叶、青蒿叶、佩兰叶：渗湿透热。

新荷叶、香薷叶、鲜枇叶：清暑化湿。

冬桑叶、鲜枇叶、紫苏叶：疏风散寒。

大青叶、青蒿叶、鲜枇叶：清解烦热。

以上花叶可以随证灵活加减选用，或加用其他药品。本题重点，在于邪在气分、寒热无汗，其他可以加减化裁，唯甘露消毒丹不变，亦可化汤而用。

甘露消毒丹

滑石、绵茵陈、黄芩、石菖蒲、川贝母、木通、藿香、连翘、薄荷、射干、豆蔻。

歌诀

甘露能消气分邪，茵陈芩贝菖蒲滑，蔻藿薄荷除胀闷，射干连翘木通加。

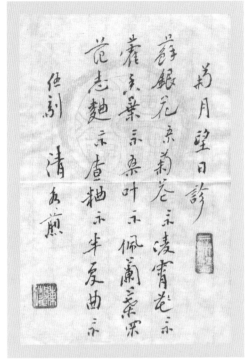

陈鳌石处方笺（三花三叶三曲）

二、荆防桑菊玄参蜂房骨碎补

适用于风火或风寒迫为牙痛者。荆防辛温，桑菊辛凉，玄参散火，合蜂房、骨碎补解毒固齿而止痛，此通用验方盛行于民间。

三、甘桔射干（即甘草、桔梗、射干）

治一般咽痛轻症之肿痛，亦可漱口，退肿止痛。此方由甘桔汤衍化而来。

四、竹枳蒌贝（枳壳、竹茹、瓜蒌、川贝母）

此方由蒌贝温胆汤变化而来，用于清热化痰，有降逆、化气、破积、祛痰、润肠之功。

五、枳桔蒡贝（枳壳、桔梗、牛蒡子、川贝母）

能宣络祛痰，男妇幼皆可用。凡痰阻胸闷用之尤宜。

六、竹茹藕片丝瓜络

为通用止咯血方，盛行于民间。此方能通络、活血、止血，止血之后无血凝血瘀之弊。

七、麻黄连翘豆

此方由麻黄连翘赤小豆汤去梓白皮、杏仁、生姜、甘草、大枣而成。后人以通治寒热水肿、风邪挟湿者，有退热、消肿、利水之功效。

八、浮萍连翘豆

由前方去麻黄之温散，用浮萍开鬼门而洁净府。后医喜用此方，因浮萍利水之功优于麻黄，其轻浮辛寒之性亦可用以透风疹及麻痘者。

九、茵陈连翘豆

由原方去麻黄而用茵陈。功能利湿清热，兼能达表分清，为治湿热之通用方，兼有解毒利水之功效。

十、葛花连翘豆

亦从原方去麻黄之温，改用葛花之甘凉，有解表退热利水之能。后医用此方为通行解表退热，间亦用于麻痘初起以之解肌透达。

十一、葛花连翘芩

从上方变化，重点在于退热。适用于感冒。

十二、葛根连翘芩

从上方变化，如用葛花其热不退，当改用葛根以解阳明肌表之热方能奏效。本方且有治痘疹不起之用。亦用于协热下利之病（或只用葛根芩）。

十三、通解三焦（厚朴、豆蔻、通草、郁金、苦杏仁、滑石）

此方治湿气弥漫三焦、清阳之道闭塞。汗之不能，下之不可，润之非法，唯有通解三焦一法。开其气，气化湿亦化；取苦辛温复苦辛淡法，化秽浊而开郁；如是则三焦可解、通畅而无阻。方之来源系根据三仁汤及杏仁滑石汤二方化裁而成。

三仁汤

杏仁、薏苡仁、豆蔻仁、厚朴、通草、滑石、半夏、竹叶。

杏仁滑石汤

郁金、滑石、通草、厚朴、半夏、杏仁、黄芩、黄连、橘红。

通解三焦系照上两方去陈、夏、芩、连与竹叶、薏苡仁化裁而成。三仁汤及杏滑汤两方都有杏滑，通解三焦亦用杏滑通草之淡渗与郁金蔻朴之苦辛温。苦寒之芩连与温燥之陈夏俱非所宜，轻浮淡利之竹叶、薏苡仁又非其法，可谓取长补短，通解之能足以尽之。

《通用时方》原载于《福州中医小方集锦》（1984 年由福州市中医院内部刊行）。

第二节　小方集锦

林增祥

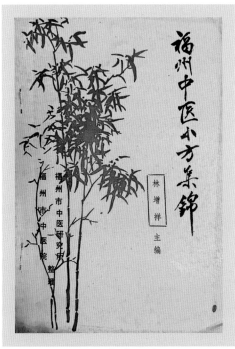

《小方集锦》封面

整 理 说 明

现将我院已故名老中医林增祥生前为临床带教所编写的《福州中医小方集锦》及通用时方加以整理印行，以供医务人员临床工作时参考。

限于水平，在整理工作中难免存在错漏之处，尚视同道指正，以便再次整理时加以提高。

福州市中医院
福州市中医研究所
1 9 8 4 年元月

《小方集锦》整理说明

一、解表药类

麻黄

肺经专药，兼走寒水之经，性偏于温，统治风寒痰饮，宣肺透窍，平喘消肿。

麻杏草：宣肺平喘。

麻银杏草：治哮喘痰饮久而不愈者。

麻附子：治水病沉寒之证。

麻熟地：补中有发。

麻翘赤小豆：消肿利水，治水湿实证。

麻杏：发汗宣肺平喘。

麻草：去里水，腰上之黄肿。

麻膏：泄外邪清内热。

麻葛：为太阳转阳明之药。

麻芍：一散一敛，上发下涌。

麻夏：治水停心下为悸。

麻辛：温化痰饮。

麻桂：祛风痹冷痛，协调营卫，祛邪匡正。

桂枝

温经解肌，通阳化气，辛甘入血，由卫入营。

桂芍：散寒止痛。

桂附：温经散寒。

桂术：和营健脾化水。

桂朴：治寒气上逆。

姜桂：升阳散邪。

桂苓：宣阳化气利水，为血药之前驱。

桂归：通阳行瘀。

桂薤：宣阳散结。

桂柴：治风寒束表。

桂炙草：安心阳，治心虚惊悸。

桂防己：治风湿相搏，肢体顽疼。

桂桂（桂枝和肉桂）：温通内外。

紫苏

宣肺醒脾而行经络，解郁散结以除气滞。

苏黄连：治寒热呕吐。

苏香附：解郁祛寒止痛。

苏子杏：消痰利肺。

苏子贝：降气润肺化痰。

苏叶朴：散寒达表行气。

苏麻葛：发汗解肌。

苏枳桔：利膈宽中。

苏芎归：和营散血。

苏杏菔：消痰定喘。

苏参：扶正祛邪。

苏陈：化气醒脾。

苏葛：治风热头项强直。

苏夏：解毒止呕。

苏芷：治风寒头痛。

苏砂仁：治气郁胸闷。

苏防：祛体表之寒。

苏术：顺气安胎。

荆芥

轻扬主散，散血中之风，行血中头痛。

荆地：祛血热止吐衄。

荆薄：解表邪散风热。

荆槐：治一般便血。

荆防：祛恶寒头痛。

荆皂角（外洗）：治脱肛、子宫下垂。

荆炭：疗崩漏衄血。

黑荆：主产后血晕。

酒荆：治产后中风。

荆末童便（冲）：止吐衄。

防风

散经络中之留湿，疗风通用（风能胜湿，润可柔枯）。

玉竹防：益气滋阴。

芎防：发表止痛。

归防：活血去痹。

参防：益气固阳。

芪防：益气固表。

羌防：治风湿肢节疼痛。

芷防：散湿止痛。

芩防：祛风散热。

蝉防：祛风透邪止痉。

藁防：治风寒湿痹。

赤芍防：活血达表。

生姜

通神明，去秽恶，温中止呕，通络化痰，走而不守，发表除寒。

姜附子：治痰辟卒中。

姜夏：治胃寒呕吐。

姜枣：调胃理脾。

姜朴：运中散寒。

姜桂：温中散水气。

姜味：温肺止咳。

姜茶：去胃中恶气。

辛夷

禀生长之气，具香窜之能，开肺通窍，助胃升清。

辛夷薄：治风热感冒。

辛夷芩：治肺热鼻塞。

辛夷葛：解肌通窍。

羌活

为足太阳风药，除湿止痛，散肌表之风邪，除周身百节之痛。

羌归芍：活血止痛。

羌蚕沙：治风寒湿痹。

羌芍：治血虚因风寒痹痛。

羌独：两治太阳少阳气血之游风伏风。

羌芪：益气蠲痹。

羌芎：散头风活血止痛。

白芷

辛温散寒，芳香通窍，为肺胃肠三经之表药，能散肿而排脓。

海螵蛸芷：治带止脱。

芩芷（酒炒）：治风热头痛。

蒌贝芷：消肿排脓。

苍耳芷：头痛鼻渊。

细辛芷：通窍止痛。

升膏芷：治牙龈肿痛属表热。

荆翘芷：治风热龈肿头痛

苍术芷：胜湿通窍。

辛夷芷：治鼻渊脓涕。

羌活芷：治寒邪头身痛。

归芷：活血止痛。

藁芷：治巅顶痛连齿龈。

荆芷：祛风寒止痛。

夏芷：治痰湿眉棱骨痛。

芎芷：疗寒湿头痛。

蒌芷：治乳痈。

蒲芷：消肿缓痛。

薄芷：治风邪头痛。

黄柏苍术芷：消肿止痛。

荆芥蔓荆芷：上达温通。

细辛

辛温散寒，祛风止痛，发少阴之汗，宣肺祛邪，散心下停水，解肾经热邪。

辛黄连：治口舌生疮。

辛附：治寒邪入肾。

辛草：治少阴咽痛。

辛味：开敛相济。

辛膏：治阳明牙痛。

辛丁香柿蒂：治虚寒呕哕。

薄荷

入肺宣风热，具辛凉轻清之性；疏肝理郁气，禀芳香温散之散。体温用凉，解表良药。

荆芥薄：祛风清热。

良姜薄：解郁疏肝。

翘薄：通泄热毒。

蝉薄：疏表透疹。

藿薄：气芳辟秽。

桑薄：疏风清热。

淡豆豉

两行肺胃，理时行之风邪，发汗解肌，透表里之伏气。

荷梗豉：清暑热。

豉拌地：交通心肾，治虚烦。

葱豉：透表通阳。

郁豉：宣肺部之痹郁。

枇豉：宣痹降逆。

桑叶

入肝搜风，又能泄少阳气分之火，达肺散热，亦可佐解表清热。

桑菊：上清头目之风火。

桑翘：疏风散热，清卫分之外邪。

桑芩：清肝明目。

菊花

清金壮水，疏风散热，疗一切目疾，入肝之用为长。

钩藤菊：熄风清火。

木贼菊：退翳功专。

白芍菊：平肝熄风之轻剂。

茯苓菊：有悦颜之妙。

白蒺藜菊：治风目作痒。

杞菊：补肾养肝明目。

芩菊：治热毒之在上。

防风菊：治风热眼痛。

柴胡

主少阳半表半里之寒热，有斡旋枢机之功，畅厥阴因木郁之不达，具疏土散结之能。

柴芩夏：治寒热往来。

柴桂姜：治但寒不热。

柴芍：平肝。

柴芩：疏肝郁，清肝热。

柴归：调经。

升柴：升气。

参柴：补气。

升麻

升阳举陷而解毒，阴虚火动又当禁。

升麻膏黄连：解毒清胃。

升麻鳖甲：治阳毒发斑。

升麻参芪：补中益气。

蝉蜕

气禀轻虚，解皮肤之风热；性属咸寒，化上焦之痰滞。

蝉蚕沙：祛风湿，止风痒。

蝉僵蚕：主升发，清头目。

蝉膏：凉散风热。

蝉菊：退翳祛风。

蝉蝎：定惊平肝。

蝉薄（冲）：散热开音。

牛蒡子

宣散润降利咽消痰而通肠，化热疏邪透疹松肌而解蕴。

蒡紫草地：宣血热之壅滞。

蒡桔梗草：治风热之上攻。

蒡萍杏：透疹。

蒡羌豉：治历节肿痛。

蒡浙贝：散结消痰。

蒡豉：宣托风疹。

蒡膏：治头痛连睛。

葛根

解阳明肌表之邪，升散能发火郁；主两阳合邪之下利，升胃能资液生。

升麻葛：走阳明而升举。

柴胡葛：解肌止热泻。

麻黄葛：擅发散之长。

黄芩葛：退肠热。

黄连葛：止热痢。

二、止咳化痰平喘药类

半夏

有开结降逆之功，治呕吐胸满之病。

半夏薏米：和阴阳而不寐可安。

半夏生姜：治心下支饮呕吐不渴。

竹茹夏：降逆气止热呕。

陈皮夏：燥脾湿而蠲饮。

藿香夏：治胃寒停饮。

川连夏：治热证呕吐。

厚朴夏：祛痰涩壅结。

南星夏：治风痰阻滞。

茯苓夏：运化湿痰。

苏子夏：降气化痰。

黄芩夏：治热痰。

干姜夏：治寒痰。

胆南星

逐风痰，散坚结。

南星陈夏：治胸膈湿痰。

南星芩夏：治肺热有痰。

南星白附：治风痰壅滞、痰厥头痛。

白芥子

入肺豁痰，温散结气。

芥子苏葶：治老人痰嗽。

芥子米醋：消肿毒脓起。

旋覆花

蠲饮化痰，通畅导水，宣行肺胃，升而能降。

覆花杏仁：降气消痰。

覆花厚朴：宽中消痰。

代赭覆花：行气定喘。

白前

为咳嗽多痰肺气壅实之要药。

白前百部：治肺实痰滞。

白前紫菀：治久咳上气。

白前煮夏：治痰多如涌。

白前沙参：清金除热。

白前苏子：降气行痰。

海蛤壳

清热化痰，软坚散结。

川贝蛤：祛痰热。

牡蛎蛤：化老痰。

海石蛤：化痰。

蝉蛤：镇喘。

海浮石

化痰热，散结气。

黄芩海石：清肺热，降痰火。

胆星海石：祛顽痰，散痰结。

天竺黄

凉心平肝，清热豁痰。

竺黄海石：祛心经之痰，消肺中之热。

竺黄竹沥：双行肝肺，兼理心胃。

胖大海

清肺开气通便。

海蝉散（蝉蜕、胖大海）：治肺热声哑。

荸荠

下丹石消铜铁，为攻坚要药。清热生津，治热病烦渴；明目退翳，治郁火肝热。

荸荠海蜇皮：治噎膈。

瓜蒌

开胸散结，消肿润燥。皮，清上焦除痰热，仁，润大肠通燥结。

公英瓜蒌：能消乳结。

贝母瓜蒌：润肺化痰。

薤杏瓜蒌：开胸痹，消胸痞。

夏朴瓜蒌：治胸痛之积滞。

枇杷叶

苦平入肺胃，止咳降痰气。

紫菀枇叶：治热痰口渴呃逆。

桑白枇叶：治身如火炙面赤。

竹茹枇叶：开胃土之郁，有下气之功。

茅根枇叶：肃肺而化痰，具清热之能。

竹茹

开胃土之郁，行皮面达络，除热证呕哕，消烦闷不宁。

竹茹橘皮：止呕降逆。

竹茹黄连：能止热呕。

竹茹瓜络：止血通络。

竹茹夏：降逆止呕。

竹茹朴：开胃宽胸。

竹茹芍：善平肝木。

竹茹芩：清肝胃火。

姜竹茹：善止呕吐。

盐竹茹：能止痰热。

秋石茹：止血除烦。

竹茹藕：活血止血。

竹叶茹：双清肺胃。

桔梗

能升能降，能散能泄，辗转于咽喉、胸腹、肠胃之间。

桔梗蜜荷草：治喉痛失音。

桔梗蒡贝：宣络祛痰。

桔梗草贝：润肺化痰。

桔梗甘草：有排脓之能。

辛夷桔梗：利窍通鼻塞。

前胡

治风热郁肺咳嗽，祛肺气不降痰喘。

前胡桔梗：治心胸不利。

前胡厚朴：宽中焦而利气。

杏仁

能开能降，祛肺部风邪，降大肠燥结，降气搜痰。

前胡杏：宣肺止咳。

紫菀杏：镇咳宣肺。

枇叶杏：宣肺止咳。

覆花杏：降气止喘。

郁金杏：开郁止咳。

贝母杏：润肺祛痰。

薤白杏：开肺通肠。

莱菔杏：祛痰降气。

浮萍杏：治湿热在表。

桑叶杏：治风邪咳嗽。

苏子杏：降肺气，止咳喘。

桔梗杏：化痰宣肺止咳。

香薷杏：宣肺祛暑解表。

苏叶杏：开肺气，祛风寒。

葶苈杏：涤热痰，降逆止咳。

牛蒡杏：降肺气，利咽通肠。

桑枇杏：降肺气，宁咳嗽。

防风杏：治一般头痛恶风。

川朴杏：宽胸理气，止咳平喘。

紫苏子

消痰止咳，下气定喘。

苏子朴：降逆宽中。

苏子贝：润肺化痰。

马兜铃

清肺降气，止咳平喘。

兜铃牛蒡：泄痰降气，清理二便。

桑白皮

泻肺热，平喘息，利水道，消水肿。

桑白地骨：泻火清热而消肿。

桑白参麦：清金保肺补脉络。

百部

润肺止咳，灭虱杀虫。

百部麻杏：治小儿寒咳。

百部竹膏：治咳嗽烦热。

紫菀

辛散苦泄，有下气化痰之功。

紫菀蜜款冬：治久喘不愈。

紫菀百部贝：治阴虚痰血。

款冬花

润肺下气，止咳化痰。

冬花百部：治咳痰带血。

冬花贝母：治咳嗽咯痰不爽。

川贝母

性润，善治火痰燥痰，兼解郁宽胸。

牛蒡贝：利咽化痰。

前胡贝：化痰定喘。

桔梗贝：止咳化痰。

牡蛎贝：化痰软坚。

郁金贝：开郁化痰。

菔子贝：化痰消积。

桑白贝：宣肺化痰。

麦冬贝：治燥痰。

甘草贝：治子嗽。

连翘贝：治项下结瘿。

半夏贝：化痰止咳逆。

川浙贝：化痰解郁润肺。

胆星贝：逐风痰止惊痫。

紫菀贝：润肺化痰镇咳。

竹茹贝：止血化痰润肺。

知母贝：清肺胃之痰热。

花粉贝：润肺化痰生津。

枇叶贝：宣肺止咳化痰。

枳桔牛蒡贝：宽胸利痰。

前胡桔梗贝：宣肺祛痰。

兜铃贝：治肺气虚弱剧咳痰多。

三、清热药类

黄连

通治上中下三焦，泻火祛湿热。

吴萸连：平肝和胃止痛，制酸止呕。

桂枝连：平调寒热，止痛止泻。

木香连：解毒，治痢疾后重。

香附连：治火郁胸胁满痛。

肉桂连：治心肾不交。

川朴连：止湿热吐泻。

生姜连：止呕吐下利。

乌梅连：治虫痛、便血。

干姜连：治胃寒肠泻。

朱砂连：治心烦不眠。

银花连：解毒清热。

灯芯连：清心火。

胆草连：泻肝火。

萸炒连：治热呕。

连炒萸：止寒呕。

人参连：治噤口痢。

薄荷连：治口疮。

黄芩

味苦性寒，清热燥湿，痰火疮疡均可治。

芩连大黄：清心火胎毒。

芩冬淡竹：清肝利湿。

人参芩：治阴虚内热。

竹叶芩：清上焦火。

桑白芩：泻肺中之火。

大青芩：抑肺内火热。

连翘芩：泻火解毒散结。

芩术：疗胎热之扰。

芩栀：退膈上如焚。

芩芍：止痢平肝。

芩连：治里热下痢。

胆星芩：治痰热上壅。

黄柏

苦寒主下焦，泻火解毒而燥湿。

细辛柏：泻下焦之火。

苍术柏：疗湿热下注。

熟地柏：滋肾壮骨。

龟柏：退虚热制相火。

连柏：治五脏肠胃结热。

栀柏：退三焦表里发黄。

知柏：退虚热制相火。

龙胆草

专入肝经而清湿热，性苦寒而泻肝火。

胆草芩栀：泻肝胆之火上攻。

胆草芩地：消阴束之肿痛。

秦皮

味苦气寒而兼涩，清肝明目而祛风。治胆经协热之痢，祛肝经湿火之邪。

秦皮竹叶连：消赤眼暴肿。

秦皮白头翁：除下痢后重。

胡黄连

性效似黄连，称胡自西域。入肝胆二经，多治小儿疳热。

胡连鸦胆汁：外敷疗痔疮肿痛。

胡连银柴：治骨蒸劳热。

胡连干姜：除小儿果积。

山栀子

气轻味苦，上清心肺，形屈而曲，能泻三焦之火热，解气分之躁烦，为疗湿热之要药。

栀柏：清表里热。

栀豉：退热除烦。

栀楝：清利肝胆湿热。

石膏

辛寒质重，止渴除烦，气味甘凉，解肌发汗，发里热之郁火，阳毒发斑重症可倚。

知母膏：治肺胃大热。

玄参膏：治阳毒发斑。

苍术膏：治热重，舌苔白浊。

竹叶膏：清气分实热。

桂枝膏：热证畏风，汗出时用。

人参膏：热汗气虚，汗出时用。

秦艽膏：治痛风发热。

大青膏：退时行高热。

黄连膏（煅）：疗疮疡，收湿注。

寒水石

清热泻火，止渴除烦，性本沉寒，专主凉血。

寒水石石膏：清肺胃肠之火。

寒水石海蛤：祛痰热，兼利水。

青竹叶

轻清微寒，除烦清络，清心肺上逆之火，解膀胱下注湿热。

竹叶竹茹：开胃土热郁。

竹叶麦冬：清滋肺阴。

竹叶薏仁：清上导下。

竹叶茅根：清肺火止衄。

知母

疗有汗骨蒸，阳明但热之症，抑瘴疟。

知母天冬花粉：治消渴。

知母芩连：清里热。

知母贝母：治肺热咳逆。

芦根

甘寒入肺胃止呕除烦，性凉而多液肺痈堪用。

芦竹茹：清热降逆。

芦苡米：除烦止呕利湿。

芦茅根：清肺胃，宁燥咳。

夏枯草

独走厥阴，攻专散结，生于一阳，枯于一阴，有补养厥阴血脉之功，具春木发陈条达之意。

枯草贝母：清热散结。

枯草谷精珠：清肝明目。

枯草龙葵：降上逆之血气。

枯草生地：养血通脉。

紫花地丁

疗疮消痈。

紫地丁银翘：治无名肿毒。

紫地丁公英：清热消肿。

紫地丁银花：清热解毒治肠痈。

紫地丁生地：凉血解毒。

金银花

疮家要药，外科通用。

银花生地：解毒凉血。

银花连翘：清热消痈。

银花芩：清下结之肠火。

银花冬：降上侵之肺火。

大青叶

味苦性属大寒，归经入肝心胃，解温邪热毒发斑，散口疮喉痹肿痛；治时行之阳毒，散血分之邪热；泻肝胆之实火，祛心胃之热毒。

大青竹叶薏：退热凉肺胃。

大青丹豉地：祛里热而凉血。

大青栀连：清热凉血消斑。

大青升麻：治热毒上攻。

大青芩连：治阳毒烦乱。

大青玄参：退热凉血。

连翘

入心肺两经，能解诸疮之毒，味苦性微寒，善治上焦之热。为疮家之圣药，解十二经之血凝气聚。

葛花连豆：退热宣表利湿。

葛根连芩：清热达表透疹。

连翘竹叶：轻清宣表热。

连翘淡竹：退湿热。

菔子翘：清热祛痰解毒。

栀子翘：泻三焦之火，清心肺之热。

山豆根

苦寒入心，解肺家结热；苦降之性，折火毒上炎。

山根玄参板蓝：凉血解毒。

山根射干桔梗：利咽散结。

射干

泻肺利咽，清热祛痰而平喘。

射干桔梗草：为喉痛通用时方。

薏射：泻肺利膈。

蒡射：开喉痹之结。

马勃

泻热邪火毒，敷金创出血。

玄参板蓝马勃：凉血利咽。

牛蒡马勃：利咽喉而消肿。

板蓝马勃：散血热而解毒。

白鲜皮

苦寒清脾胃湿热，治癣癞风毒。

鲜皮荆防：宣邪透表。

鲜皮银翘：疗湿毒溃烂。

鲜皮芋环：治皮肤瘙痒。

鲜皮蝉蜕白蒺藜：治风疹浸淫。

土茯苓

除湿利关节，疗骨节疼痛、筋脉拘挛。

土苓银花草：解湿热蕴毒。

土苓蒺藜薏：治百络湿注。

土苓鲜皮：治湿癣瘙痒。

土苓灵仙：治湿侵筋骨。

马齿苋

酸寒可作菜，炒食防疮疡。

马齿苋野麻草龙芽草：治肠热挟积下利。

马齿苋金银花野菊花：有散血消肿之功。

青黛

性味咸寒，有治膈化虫之力，具止血拔毒之功。

青黛黄柏（粉）：外治耳疳、胎毒。

青黛玄参：治喉热毒肿。

青黛黄芩：清气解毒。

青黛蒲黄：治热盛出血。

败酱草

散结泄热，排脓消肿。

败酱银翘：治肠痈发热作痛。

败酱丹皮：入血分散瘀结而清热毒。

白头翁

专于治痢，湿热下重。

白头翁黄连：清肠解毒。

白头翁黄柏：凉血坚阴。

漏芦

下乳消痈，可治恶疮。

漏芦连翘：治热盛痈疮脓成。

漏芦大黄：消疮疡焮肿疼痛。

漏芦公英：散邪热壅滞。

漏芦蒌贝：消乳痈欲成。

山慈姑

清热，散结，消痈。

慈姑浙贝：消瘰疬痈肿。

白蔹

泻火散结，生肌止痛。

白蔹赤豆末鸡子白：涂治一切痈肿。

白蔹白及粉：治金疮失血。

白蔹地肤子：治淋浊与失精。

白蔹粉甘草：解狼毒之毒。

生地黄

凉血生血，补肾水填真阴；清热生津，滋心液通心脉。甘寒以滋润见长，微苦于清热稍逊，止诸血逐血痹，生者尤良。

黄连地：治消渴口疮。

人参地：治燥咳骨痨。

当归地：养血滋阴。

玄参地：凉血止血。

丹皮地：凉血泻火。

银花地：凉血解毒。

白芍地：平肝凉血。

麦冬地：清热滋阴。

地寄生：救肾亏而风湿可除。

冬葵地：取其淡滑性降而下胎。

龟板地：治舌红少苔之骨蒸劳热。

麻仁地：疗津少液亏之大肠燥结。

枸杞地：用于水亏而目不明之证。

穿骨地：救肾亏，疗筋骨不健。

犀角

精灵所聚，镇诸邪，理心家之火，通明一贯，解百毒，主胃腑实热。

犀角生地：解毒凉血。

犀角石膏：化斑退热。

犀角丹皮：能泻血中之伏火。

犀角菖蒲：祛热邪心经自明。

熊胆

苦寒入肝胆，又擅清心，清热解毒，功专明目。

竹沥熊胆：治惊风痰痫。

冰片熊胆：疗痔漏及火热牙疼、中风失语。

黄连熊胆（浸）：点内热障翳。

青蒿

苦寒芳香透达，热邪能出能清。

青蒿鳖甲：热自阴来，入而能出擅长。

青蒿丹皮：夜热早凉，少阳之疟能除。

桑白蒿：治肺痈泻肺火。

淡竹蒿：消热邪利湿热。

青蒿芩：退湿热久羁。

秦艽蒿：治热留骨节。

白薇蒿：治蒸热不退。

地骨蒿：退自汗蒸热。

荷叶

色清气香，清热解暑，有生发元气之功，兼止崩中，下胎衣。

荷蒂天水散：清暑。

荷叶绿豆：解暑除烦。

荷叶丝瓜：清暑通络。

荷叶扁豆：清暑气解余邪。

荷叶薏米：升脾气而利湿。

四、理气药类

厚朴

辛能达表，苦可宣中，温燥破气。功能蠲阴凝之温聚，疏胸腹之滞气，泻中宫之实满。

苍术朴：燥湿化气。

丹参朴：破气行血。

桔梗朴：开郁除满。

黄芩朴：清热化气。

紫草朴：活血化气。

银花朴：解毒化气。

茜草朴：破血化气。

当归朴：化气止痛。

枇叶朴：降逆定喘。

丁香朴：暖胃降逆。

茯苓朴：行气化痰。

川椒朴：温燥祛寒。

麦芽朴：化食行气。

淡竹朴：清热利湿。

山楂朴：破积行气。

麻仁朴：化滞导肠。

砂仁朴：运脾化气。

枳壳朴：行气化食。

茵陈朴：行气利湿热。

白鲜朴：宣肌表湿热。

草蔻朴：燥湿除寒止呕。

郁金朴：解郁化气利胆。

泽兰朴：通经络，消胀满。

佩兰朴：行滞散，结化湿。

瓜蒌朴：降痰火，除实满。

木香朴：化滞气，解寒凝。

白芷朴：祛寒燥，化湿气。

藿香朴：解暑，燥湿，止呕。

南星朴：逐风痰，散结气。

大黄朴：泻实热，除实满。

秦皮朴：化滞气，止热痢。

陈皮朴：化气止呕化痰。

扁豆朴：清暑湿，化浊气。

菔子朴：宽中，定喘祛痰。

吴萸朴：散寒凝，化滞气。

香薷朴：解暑湿之邪。

滑石朴：清热化气利水。

川楝朴：行滞气，疏肝止痛。

醋青皮朴：入肝胃，开郁止痛。

草果朴：刚燥化气，温脾截疟。

泽泻朴：化膀胱湿热之气。

香附朴：开郁化气，调经止痛。

沉香朴：温肾纳气，暖脾化滞。

蚕沙朴：化气燥湿，降浊升清。

薤白朴：宣胸中结气，导肠解郁。

胡连朴：治湿热黄疸、小儿疳积。

槟榔朴：破至高之气，攻极下之邪。

丹皮朴：散营分瘀热，泻中宫实满。

肉蔻朴：除寒止呕，下气行痰，厚肠止泻。

栀子朴：清泄郁热、肠火。

荔枝核

行气散寒。

荔核香附：治血气痛。

荔核小茴：治癫疝痛。

青、陈皮

消痰理气滞，快膈逐寒凝。

陈皮姜：止呕散寒。

陈皮芍：理脾疏肝。

青皮芍：平肝止痛。

青皮川楝：疏肝止痛。

青皮川朴：破气除满。

陈皮杏仁：治大肠气闭。

陈皮桃仁：治大肠血闭。

青皮香附：治肝郁胁痛。

青皮草果：疗胃逆痞闷。

陈皮白术：理脾气，消胀满。

枳实

为治痞之峻剂，破气之神丹。

枳实陈姜：治胸痹。

枳实黄连：导滞止痢。

枳实白术：消痞，除痰，健脾。

香附

通十二经气分，利三焦解六郁。

香附参术：补气行气。

香附莪棱：消痞除积。

香附归芍：补血调经。

香附木香：化滞和中。

香附檀香：理气醒脾。

香附沉香：升降诸气。

香附苍术芎：解诸郁。

香附茴香：引气归元。

香附夏朴：通壅消胀。

香附薤白：解散郁气。

香附艾叶：暖胞宫而活血。

香附茯苓：通心肾。

香附栀连：降火热于胃腑。

香附归艾：暖胞宫而活血调经。

木香

为行气止痛要药。

木香青皮芍药：治肝气失达之疼痛。

木香陈皮乌药：泄胸腹滞气而止痛。

木香生姜：祛中寒之气滞。

木香山楂：健胃消食。

木香槟榔：破气降逆。

大腹皮

乃行气利水要药。能散无形之积滞，宣胸腹之邪气，治皮水之肤肿。

腹皮朴：降气消胀。

腹皮杏：开气宽中。

乌药

辛开温通，顺气止痛。

乌药川朴：除中满，散结气。

乌药沉香：治反胃、寒霍乱。

乌药香附：治胸腹胀痛。

乌药茴香：治寒疝之痛。

沉香

降气调中，温肾纳气，多降而少升。

沉丁香：治阴证厥冷上逆。

沉香附：治阴证厥冷虚惫。

沉苏子：去胃冷久呃。

沉豆蔻：温中降逆。

檀香

理气散寒，止痛开胃。

檀香砂仁：理气止痛。

檀香白蔻：开胃止痛。

薤白

辛滑通阳，散阳邪之结；上开胸痹，下消痰浊之滞。

薤白黄柏：治赤痢不止。

薤白瓜蒌：通阳开痹。

薤白半夏：宣痹祛痰。

川楝子

苦寒泻火，入肝止痛。

丹皮楝：入肝泻热。

丹参楝：活血止痛。

元胡楝：治胸痛、腹痛。

茴香楝：疗寒热错综之痛。

柿蒂

呃逆要药，涩平入胃。

丁香柿蒂：祛寒降逆。

生姜柿蒂：温胃降逆。

香橼

理气止痛，健脾消痰。

香橼蔻朴：治土壅木郁。

香橼苓夏：治痰气咳嗽。

香橼甘松：解郁醒脾，治心腹之痛。

槟榔

驱虫并有通便、消积、下气、行水、截疟、宽胸之功。

槟榔香连：治湿热痢疾。

槟榔常山：治理痰疟。

槟榔南瓜子：杀虫。

五、消导药类

麦芽

舒肝气止乳汁，醒脾消食和中。

麦芽神曲：快膈进食。

谷芽

启脾进食。

谷芽白术：消食不耗脾胃之气。

莱菔子

降气祛痰，行滞消食。

菔子陈皮夏：降逆和胃。

菔子神曲楂：宽中化食。

山楂

消破肉积，治疝行瘀。

山楂神曲：化水谷消食。

楂炭麦谷芽（炒）：消食化积，且能化瘀血而不伤新血、开郁气而不伤正气。

鸡内金

为消化水谷之物。

内金白术：治脾虚少食。

内金葛花：治因酒成积。

内金生姜：治完谷不化泄泻。

六、温热药类

附子

大辛大热而有毒，善能通行十二经；散寒燥湿而止痛，回阳补火而温中。

麻辛附子：温少阴而发汗。

姜桂附子：散上焦之阴邪。

枳术附子：健脾化湿开结。

苓夏附子：化痰开胃调中。

附子龙牡：引火归元。

参牡附：温肾纳气。

苓连附：治心痞。

薏半败酱附：治肠痈。

炙草附：治阳气暴微之吐利。

肉桂附：具补阳益火之效能。

薏米附：治胸痹缓急之证。

半夏附：治胸腹寒痹。

白术附：散寒燥湿止痛。

黄芪附：治阳衰汗出肢厥。

干姜熟附草：回阳救逆。

附子二灵（灵仙、灵脂）：治腰肢寒痹。

高良姜

温中散寒，调经止痛。

良姜薄荷：散寒解郁。

良姜灵脂：治心脾气痛。

良姜香附：散寒凝气郁。

小茴香

理气调中，辛温治疝。

小茴楂核橘核：治睾丸偏坠。

小茴干姜：治胃寒腹痛。

小茴乳香：治小肠坠气。

干姜

温脾回阳，温经止血，温肺化痰。性温而守，善除里寒，为脏寒之要药。

干姜良姜：治心脾冷痛。

姜细味：治肺寒咳嗽。

肉桂

大热补阳，辛散行血，散寒止痛。引火归元，补命门之不足。

肉桂牛膝炙草：治格阳、戴阳等证。

肉桂熟地柏子：补心阳、脾阳之虚。

肉桂当归灵脂：散寒止痛，温通血脉。

丹参桂：消血中之寒。

小茴桂：治少腹寒疝。

吴萸桂：暖子脏之寒。

巴戟桂：壮元阳之气。

归桂：活血而消寒。

桂朴：温中散寒而消胀。

桂附：补肾纳气，治下元虚冷。

荜茇

大辛大热，破滞开郁，治一切风寒内积。

茇姜制朴：治胃寒吐涎吐酸。

茇桂参：治脏腑虚冷虚泄。

丁香

温脾胃，治呕吐呃逆之证；暖肝肾，治下元不足之寒。

丁香雄蛾：起阴寒之痿。

丁香砂仁：治吐泻之寒。

丁香草蔻：调脾冷之气滞。

丁附：治下元虚寒。

丁桂：暖下焦之子脏。

吴茱萸

驱肝风之挟寒者，温散为主，下降最速。

木瓜萸：治脚气腹痛。

炮姜萸：温中止呕。

生姜萸：治厥阴头痛。

萸川楝（酒炒）：治寒疝之气痛。

七、芳香化湿药类

藿香

性味似紫苏，有理气之功，芳香而不燥烈，止呕而不滞邪。

藿香陈皮朴：消痰食之积。

藿香木香葛根：治暑湿作渴。

藿腹苓皮：消肿胀去壅热。

藿茵连翘：化湿浊而清热。

藿茵薏米：利湿行水。

藿砂薏米：疏通水道。

藿竹叶：清湿热浊气。

藿木香：理气滞专药。

藿苍术：行气消胀。

藿白术：中虚可用。

藿苏梗：理脾气，顺胎气。

藿枇叶：降逆止呕。

藿丁香：降逆化气。

藿菖蒲：化胃浊，辟秽浊。

藿朴：降胃气上逆。

藿芷：燥湿快气。

藿佩：化湿浊苔腻。

藿砂：治胎气不安。

佩兰

芳化湿浊，疏散表邪。疗时行疫疠，解暑湿合邪。

佩荷叶：醒脾祛暑。

佩苍术：去陈腐之气。

草豆蔻

性味猛于白豆蔻，功能温胃止呕，辛香燥烈，疗心腹之寒痛。

豆蔻良姜姜汁：治中脘冷痛呕逆。

豆蔻焦楂曲：温中行气消食。

豆蔻藿木香：强脾和胃除陈腐。

石菖蒲

芳香开窍，独善入心，有阳毕达，有阴悉布。

菖蒲远志：通心窍而凉心液。

菖蒲蝉蜕：开心孔而发音声。

菖蒲生姜：通神明去胃恶。

菖蒲枇叶：开清阳之蒙闭。

豆蔻

具芳香温煦之性，理上中焦一切寒凝气滞之证。

豆蔻连翘芩：治热盛湿滞。

豆蔻竹叶薏：治湿少热多。

蔻藿香：治暑湿脘闷。

蔻滑石：治湿盛溺闭。

竹茹蔻：治胃逆因湿。

蔻木通：去湿热而利水。

芩蔻：疗胸闷因热。

丁蔻：治虚寒反胃。

蔻姜：温胃止呕。

蔻朴：治小儿胃寒吐乳。

蔻夏：治胸闷欲呕。

蔻芩：治湿甚于热。

缩砂仁

芳香健胃，温散醒脾，理气安胎，通滞止痛。

砂仁石脂：入大肠而止虚痢。

砂仁黄柏：治精因火动而离其位。

砂仁白术：安胎。

砂仁川断：治崩漏。

陈皮砂：温中行气。

寄生砂：治风湿寒痛。

附子砂：暖脾肾之脏，温中气回阳。

香砂：治胸膈寒凝。

竹砂：开胃气快气。

姜砂：摄火土之气，治清阳下陷。

苍术

燥湿健脾祛风湿，苦温辛烈劫其湿。

苍术膝柏：治湿热下注痿痹。

苍术大枣：治胁下饮癖。

苍术香附：能散郁平气。

苍术膝：治湿热筋骨疼痛。

苍芝麻：为内外瘴之药。

曲苍：化食。

八、淡渗利水药类

茯苓

分调阴阳，补中宁神，利水渗湿。

猪茯苓：擅淡渗利水。

赤苓芍：通治五淋。

苓白术：补脾化湿。

朱苓：宁心安神。

椒苓：消水湿之外泛。

苓泽：利膀胱之湿。

苓生姜：降逆止呕用抚不用剿，又治眩惊咳。

苓桂附：消肾中阴气，强肾中阳气。

猪苓

利水渗湿。起阴气，和阳化水，开腠理而通三焦。

猪泽苓：治各种湿热癃淋。

猪滑白术：疗淋肿、白浊、带下。

猪苓滑：淡渗利窍，利水道泻膀胱。

猪苓朴：化湿宽中，治胎肿与子淋。

泽泻

逐膀胱三焦之停水，入肾经治消渴淋沥。

泽泻熟地：补肾而不腻。

泽泻牡蛎：潜阳而利水。

泽泻白术：治心下支饮。

泽泻猪苓：降阳邪相火。

茵陈

陈陈相因，除湿退黄，发汗利水，专主分消。

茵陈连翘豆：退热利湿。

茵陈淡竹薏：利水渗湿。

茵陈栀子：清湿热。

茵陈栀柏：治阳黄热结。

茵陈滑石：利水除湿。

茵陈姜附：疗阴黄寒凝。

茵陈蔻仁：化湿宣窍。

茵陈栀大黄：分消二便，邪去黄亦不留。

滑石

甘淡性寒，利九窍清除湿热；质滑除燥，解三焦暑烦可平。

甘草滑：治中暑热烦。

竹叶滑：退热利小便。

枇叶滑：降逆而利窍。

杏仁滑：利三焦湿热。

茯苓滑：治湿热烦渴。

薏米滑：淡渗除湿痹。

薏苡仁

性专下淋，为治痿舒筋之要药。

薏米败酱：排脓解毒。

薏米郁李：除水肿喘急。

砂仁薏米：醒脾渗湿。

丹桃薏米：能治肠痈。

苇茎薏米：治肺痈。

木瓜薏米：治肺痿。

茯苓薏米：除筋痹。

冬瓜仁薏米：除湿痹。

木通

苦入心，寒泻热，为泄热利水之品。

木通犀连：引心经蕴热下行。

木通栀楝：泄热止痛。

赤小豆

消肿排脓亦能解毒。

桑白豆：去湿气痹肿。

当归豆：能解毒排脓。

连翘豆卷：清湿热利水。

浮萍豆卷：宣上而利下。

通草

气寒味淡能降能升，利尿通乳可治五淋。

通草猪蹄芎：有通乳之妙。

通草决明菊：有明目之功。

通草川朴蔻：解三焦湿蒙。

通草滑石：通利九窍。

海金沙

甘淡而寒，利水通淋。

金淮：治水肿。

金砂：化水湿。

萆薢

祛风湿舒筋通络。

茯苓薢：治溺浊如膏。

地肤薢：善清利湿热。

车前子

利水通淋，清热明目。

车前子紫苏子：祛痰镇咳。

车前子怀牛膝：下行通淋。

车前子决明子：入肝肾固精明目。

九、祛风湿药类

独活

除新旧风湿，治遍身顽痹。

寄生独：治风湿冷痹腰膝疼痛。

细辛独：治厥阴头痛、少阴两足湿痹。

防风独：通经活络。

秦艽独：治诸痹痛。

杜仲独：健腰蠲痹。

当归独：治血寒冷痹。

乌豆独：治阴虚发热。

五加皮

治风湿痿痹，壮筋骨。

五加木瓜牛膝：治小儿行迟。

五加木瓜松节：疗筋挛拘急。

五加牛膝芍药：强筋脉缓疢。

威灵仙

善通经络，为痛风之要药。

灵仙归桂：治风湿腰痛之属寒。

灵仙防己：宣经络痰痹之因湿。

灵仙白术：祛腰膝湿痹之疾患。

秦艽

除风湿，退虚热，可疗痛风。

秦艽鳖甲：治虚劳潮热。

秦艽威灵仙：治湿胜与风淫。

秦艽甘草：退小儿骨蒸，治筋痹骨痿，赖其宣利。

桑枝

苦平入肝，祛风清热。

桑枝乌豆：祛风凉血。

桑枝藕片：活血通络。

桑枝薏米：清热利湿。

桑枝生地：治血热风燥。

蚕沙

燥湿祛风兼能治渴。

蚕沙大豆黄卷：为温病身痛名方。

蚕沙朴：燥湿调中，化胃肠湿浊。

蚕沙薏：治湿温身痛，通络中余热。

海桐皮

沉降下行，治下焦痹疾。

海桐皮防己苍术：通经络祛湿着。

海桐皮归芍：祛风湿气血凝滞。

豨莶草

治肝肾风气以利筋骨。

豨莶夏枯草：消结祛湿。

豨莶臭梧桐：化湿降压。

防己

泄膀胱火邪，去下焦湿肿。

黄芪防：治水湿停留虚证。

栀子防：治湿热身痛。

蚕沙防：通络热止痛。

十、平肝熄风药类

牛黄

甘苦微凉，芳香无毒。入心定惊而开窍，清肝熄风而豁痰，宜治发狂谵语。脾胃虚寒当忌。

牛黄麝香：治惊痫与风痰。

牛黄芩连：疗壮热之烦躁。

羚羊角

咸寒独归肝经，熄风镇痉，清肝胆之热狂，治厥阴之风痉。

羚芍：治肝风瘈疭。

羚犀：解热毒，镇心神。

白蒺藜

为祛风明目要药，治肢体湿热瘙痒。

蒺藜薏米：祛湿止痒。

蒺藜生地：散肝邪，清血毒。

石决明

清肝潜阳，治肝火眩晕。

石决菊花：明目效显。

石决白芍：镇肝力宏。

代赭石

苦寒镇逆平肝，兼治吐衄。

李根代赭：镇逆平肝。

龙牡代赭：固摄纳气。

萸连代赭：治胆火上冲。

人参代赭：降逆气，平虚喘。

钩藤

清热平肝熄风，凉血止眩疗惊。

钩藤白芍：平肝祛风。

钩藤石决：镇潜肝阳。

钩藤天麻：熄风止痉。

钩藤桑菊：清热明目。

钩藤防风：达肺通肝。

钩藤芍草：培土定惊。

天麻

入肝味甘微温，缓急熄风定头痛。

天麻牛膝：治头晕肢麻。

天麻归芍：治血虚眩晕。

天麻牡芍：治肝阳上亢。

天麻龙齿：治心神不安。

天麻半夏：治风痰作晕。

天麻苓术：健脾化痰浊。

地龙

活络利尿，治伤寒伏热；通经止痉，疗温病大热。

地龙蚕沙：治湿着痹痛。

地龙蜈蚣：通络道热结。

全蝎

定搐疗惊，通络蠲痹；熄风镇痉，消肿解毒。

蜈蚣蝎：镇痉通络。

白附蝎：疗口眼㖞斜。

防风蝎：为破伤风主药。

天麻蝎：治诸风之掉眩。

僵蚕

咸平带辛入肝肺，化痰散结而祛风。

僵蚕天麻芍：平肝熄风。

僵蚕薄荷蝉：清散风热。

僵蚕防风荆：治外邪牙痛。

僵蚕桔梗草：治风热喉痛。

僵蚕地龙：入经隧而追风。

僵蚕蚱蜢蝉：治小儿惊痫夜啼。

僵蚕朱（砂）连：治痰热发痉。

僵蚕牛黄胆星：治急惊痰喘。

僵蚕蝎梢：治因风发痉。

蚕桑：疏风。

蚕菊：清肝。

蜈蚣

辛温有毒，止痉解毒。

蜈蚣茶叶末：敷瘰疬溃烂。

蜈蚣雄黄粉：敷疔毒恶疮。

十一、安神药类

酸枣仁

敛液固虚，治不寐虚烦。

枣仁茯苓：宁心养肝。

枣仁远志：宁心祛痰。

枣仁柏子：养心安神，润肠通便。

枣仁白芍：平肝安神。

枣仁参苓：治盗汗。

枣仁龙牡：敛神魂。

朱砂

镇坠有功，癫狂无患可治，安神护心，解毒效著。

朱归地：治心血内虚而有热。

朱犀地：治小儿惊热之夜啼。

朱砂冬：凉心定神。

朱砂苓：镇心安神。

磁朱：治癫痫而通耳明目。

磁石

镇惊安神，潜阳纳气。

磁石铁落：有镇怯之能。

磁石龙骨：镇龙火飞奔。

珍珠

性味甘咸寒，入心定惊，清肝除翳。

珍珠胆星牛黄：镇心祛痰。

珍珠冰片熊胆：点眼去翳。

珍珠牛黄：治牙疳腐蚀。

珍珠炉甘石：收敛生肌。

琥珀

入心肝活血而祛瘀，归膀胱利水而通淋。

琥珀白菊夜明砂：治角膜翳障。

琥珀三棱鳖甲：治癥瘕疼痛。

琥珀旱莲冬葵：治血淋及热淋。

琥珀枣仁白芍：治失眠。

琥珀麦冬：治惊悸。

琥珀苓通：利水通淋。

琥珀当归：活血祛瘀。

琥珀鳖甲：通经破癥。

琥珀大黄：攻癥瘕之郁结。

琥珀元胡：治血滞气阻之痛。

龙骨

有收敛止脱、镇惊安魄之妙，敛正气而不敛邪气。

龙骨山药桑螵蛸：止遗，止带，止痢。

龙骨牡蛎：平肝潜阳祛痰。

龙骨山萸：止阴虚之盗汗。

龙牡参麦：为生脉之变剂。

牡蛎

潜阳固涩，化痰软坚，益阴补水，敛汗除蒸。

牡蛎玄参贝：软坚散结。

牡蛎青皮：治胁下坚满。

牡柴：疏肝散结，治胁下硬结。

牡地：益精固脱，具滋阴之能。

远志

开心窍而祛痰阻，通肾气定志疗忘。

远志红花浙贝：治外伤祛瘀解郁。

远志菖蒲朱苓：通九窍定惊安神。

远志苓：宁心安神。

十二、理血药类

川芎

为妇科之要药。活血祛风，善通奇经八脉，且疗头痛，属寒。

芎归细辛：治胞衣不下。

芎芷细辛：治风寒头痛。

芎苓菊：治风热头痛。

郁金

辛苦而寒，辛能开郁，善行气而破血，祛痰解郁，通心肺而达肝。

郁金茵陈栀：治黄疸。

郁金丹皮栀：清热行气。

郁金黄芩栀：凉血清热。

郁金半夏朴：破气行瘀。

郁金柴芍：疏肝解郁。

郁金归香附：行气破瘀。

郁金枳实桔梗：开胸痞，化浊邪。

郁金菖蒲：芳香开窍醒神。

郁金远志：通心祛痰泄热。

丹参

活血祛瘀，调经止痛；除烦安神，用于热病伤营。

丹参丹皮：清血中伏火。

丹参赤芍：祛血瘀而止痛。

丹参黄芩：清热凉血。

丹参栀子：清热而解郁。

泽兰

舒肝脾之郁且活血破瘀，行水逐湿又祛风。

泽兰芍草：治经闭潮热。

泽兰生地：祛血分之瘀热。

泽兰防己：治产后血败化脓。

红花

土红辛温，藏红甘寒。活血润燥，止痛散肿，祛瘀通络。

红花归芍：活血止痛。

红花厚朴：治气滞血凝。

延胡索

辛散温通，通则不痛，为止痛良药，法当醋制。

延胡小茴：用治疝痛。

延胡归芍：治血虚经闭腹痛。

延胡莪棱：治血瘀经行腹痛。

延胡归桂：治气滞血凝之遍体作痛。

牛膝

怀产者破血消癥，川产者补益肝肾当用。生则通利关节，引血下行；熟则补益肝肾，强腰壮膝。

牛膝冬葵子：治胞衣不下。

牛膝芩归：治茎中疼痛。

牛膝生地：治淋闭不通，通而能补，性善下行。

凌霄花

清血热，逐血瘀。

凌霄归红：破瘀血。

凌霄川连：疗湿疹。

凌霄赤芍：通经止痛。

凌霄苏木：活血清热。

蒲黄

甘平入肝、心包。生用行血，炒用止血。

蒲黄海螵蛸：舌血者，渗之则止；损伤者，外敷可散瘀消肿。

蒲黄五灵脂：活血行瘀，散结止痛。

蒲黄生地黄：治老幼出血诸症。

蒲黄归茸：止血又兼补血。

白及

消肿生肌可泄血热，恶疮败疽内消可用。

白及石膏末：创伤可治。

白及阿胶珠：治吐血咳血。

白及藕节：治吐血咯血。

白及浙贝：消肿解毒。

地榆

凉血止血，有收敛之功。

地榆侧柏叶：清热止血。

地榆银花槐实：治痔漏。

侧柏叶

寒能清热凉血，涩可收敛止血，苦祛湿痹、生肌。

侧柏黄连：治尿血。

侧柏芍药：治血崩。

槐实

清大肠之热，凉血止血；疗痔血肠风，阴疮湿痒。

槐实地榆：治痔疮出血。

槐实芩枳：治肠风下血。

槐实黄连：治肝热目昏。

槐实生地：治血热下溢。

伏龙肝

温中和胃，止血止呕。

伏龙肝附子草：固脱止血。

伏龙肝芩术：止胎漏而安胎。

伏龙肝阿胶：治妇人血崩。

伏龙肝地黄：治胃之虚热出血。

白茅根

甘寒凉血，上清肺热，消瘅止渴，下利膀胱。

鲜茅鲜藕鲜小蓟：治虚劳痰中带血。

茅根竹茹枇杷叶：治胃热呕哕。

茅根赤小豆：治虚热之水肿。

茅根百合：治肺热喘急。

茅根竹茹：降肺火之衄。

茅根葛花：解酒毒犯胃。

藕片

清烦热，消瘀血，养胃阴，和血脉。

藕片竹茹瓜络：治上部出血。

藕片血余炭：治血淋胀痛。

血余炭

止血散瘀。

血余棕炭莲蓬炭：治诸窍出血。

血余冠花侧柏叶：治便血带下。

十三、补益药类

人参

气香微苦、温而味甘。入脾益气，入肺生津。大补元气，建救脱之功；鼓舞脾阳，起衰败之势。

参附：治气脱亡阳之证。

人参蛤蚧：治肺肾不足之虚喘。

参麦味：益气生脉，生津敛汗。治气阴两伤，倦怠气短，多汗口渴。

参夏：和阴阳而补气降逆。

参苓：补中气而消胀。

参术：治中虚作痞。

人参胡桃：治肾气不纳。

参归淮小麦：疗怔忡自汗。

参枣芍：治惊悸失眠。

参芪：大补元气，升阳举陷。

黄精

治病后虚赢，补阴血，养脾胃。

黄精参芪：治诸虚不足。

黄精枸杞：益肺肾精气。

黄芪

主入肺脾，补气升阳，固表止汗，排脓托毒。

黄芪参附：温固元阳，助阳力胜。

黄芪白术：补气健脾。

黄芪当归：益气生血。

黄芪桂苓：治皮水。

黄芪冬地：治消渴。

山药

补土生金，为消渴要药，治风气虚痨。

茯苓山药：健脾渗湿。

内金山药：健脾助运。

参术山药：健脾益气。

薏米山药：治脾虚泄泻。

紫菀山药：治虚劳咳嗽。

白扁豆

解暑化湿，固泄止带；禀气芬芳，甘平和中。

扁豆朴花：燥湿清暑。

扁豆山药：补脾止泻。

扁豆荷叶薏：治女子带下。

大枣

补血以化气，助十二经，通九窍，和百药，中满者当忌。

甘麦大枣：治脏躁，能强神助脉。

生姜大枣：有辛甘发散为阳之义，具调和营卫之能，实为中焦之良药。

甘草

入十二经调和诸药。

芍药甘草：滋阴液，缓肝急，止腹痛，舒筋挛。

银花甘草：解毒清热。

白芍

平肝敛营，安脾御木，为血中之气药，痛为血中之气结者可疗。

川楝芍：疏肝止痛。

李根芍：止胸腹疼痛，降逆气。

防风芍：疗肠鸣痛泻之因于木郁。

桑枝芍：治肝热之肢节疼痛。

木瓜芍：舒筋止痛。

忍冬芍：祛一身风湿痛。

丹皮芍：平肝凉血。

白薇芍：清虚热，止盗汗。

牡蛎芍：治阴虚发热盗汗。

玫瑰芍：为疏肝化气之平剂。

枳壳芍：解热止痛。

赤白芍：活血止痛。

秦艽芍：通络以止肢节疼痛。

寄生芍：疏经络治腰痛。

地骨芍：治有汗之骨蒸潮热。

当归芍：平肝养血理血。

乌梅芍：治腹痛便血。

栀子丹皮芍：凉血退虚热。

丹参乌豆芍：凉血养血，治血热月经过多。

天麻钩陈芍：平肝熄风，除眩晕。

秦艽木瓜芍：通络舒筋止痛。

忍冬乌豆芍：祛风湿，通血脉。

寄生乌豆芍：平肝凉血，安胎止痛。

李根乌豆芍：降逆凉血，止胸腹痛。

桑枝乌豆芍：祛风凉血，通络止痛。

木瓜乌豆芍：舒筋凉血止痛。

丹皮乌豆芍：凉血平肝。

秦艽乌豆芍：通经络，祛风湿，凉血止痛。

当归乌豆芍：养血平肝。

青蒿丹皮芍：除骨蒸潮热。

芩连枳芍：治湿热蕴结之脘腹作痛。

银柴芍：滋肝清肺退虚热。

升麻芍：升托风毒。

龙眼肉

大补气血。

龙眼膏：治年老体弱气血不足。

人参龙眼膏：治妇人暴崩卒脱。

桑椹

滋阴补血。

桑椹茯苓：治脾虚便溏、肾虚有热。

熟地黄

为补血滋阴要药。填骨髓，生精血，通血脉，黑须发。

芍地黄：养血滋阴。

归地黄：温经滋肾。

首乌地：治阴虚血枯之须发早白。

胶地黄：填髓固冲以止崩漏。

何首乌

养精血补肝肾。

首乌当归：治风劳虚瘦。

当归

补血和血，养血活血，为血家要药。

当归生姜羊肉：治寒疝，产后血虚腹痛。

当归苁蓉：治血虚肠燥。

芎归：治血虚、血瘀经闭。

丹参当归：治血瘀、血虚腹痛。

阿胶

补血止血而润燥，治女子下血漏胎。

阿胶京墨：治阴伤下血。

西洋参

补肺养胃，生津扶正。

洋参蛤蚧：纳气归元。

洋参海蛤：降逆祛痰。

洋参麦冬：润燥补肺阴之不足。

洋参半夏：益气培脾，调和阴阳。

麦冬

治肺中伏火，入心经除烦，大养胃阴，为胃家之正药。

沙参麦冬：治火逆上气。

玄参麦地：增液润燥，治津伤便秘。

朱麦冬：惊烦可定。

石斛

养胃阴而清热。

石斛冬地：疗热病后津伤未复之证。

石斛玉竹：疗气阴两伤、舌红少苔。

玉竹

味甘性寒，疗肺胃燥热伤津之证。

玉竹葱豉：治阴虚挟感外邪。

玉竹沙参麦冬：疗心肺阴虚。

胡麻仁

性甘平凉血解毒，滋肝益肾能润燥。

桑叶麻仁：驻颜乌发。

麻仁柏子仁郁李仁：治津枯血燥证。

女贞子

滋阴凉血，且能养血。

女贞旱莲：滋养肝肾，乌须明目。

女贞黄柏：为甘凉复苦寒之法，滋阴而又坚阴。

桑寄生

养血通络，能祛风湿，入肝与肾，治腰膝痛。

寄生术续：能防早产。

寄生忍冬：除风湿、强筋骨。

寄生乌豆：养血脉、利关节。

枸杞子

滋补肝肾，益精明目。

枸杞熟地：精不足补以味。滋养肝肾，补血生精。

沙参

生津止咳，补阴制阳。

沙参川贝：清润肺金，肺燥久咳者宜之。

天冬

养阴生津，清热化痰。

天麦冬：治肺燥干咳气逆。

人参生地天冬：治阴虚津乏口渴。

鳖甲

退蒸除热，软坚散结。

鳖甲青蒿丹皮：治晡热之如疟。

鳖甲丹皮芍：祛骨节间痨热。

鳖甲牡蛎：清热软坚散结。

淫羊藿

味甘性温，补火助阳；气辛芳香，驱风除寒。

羊藿灵仙：除湿蠲痹。

羊藿仙茅：补肾壮阳。

益智仁

温补脾肾，敛津固涩。

益智台乌：治小便频数。

益智川朴：行气健胃。

杜仲

为肾虚腰痛之主药。

杜仲续断：治妊娠漏血，腰膝虚痛。

杜仲熟地：充精髓，强筋骨。

蛤蚧

性味咸平，有小毒，入肺肾纳气定喘。

蛤蚧附子：疗肺肾阳衰虚喘。

鹿茸

甘咸温，入肝肾。壮元阳，强筋骨；补督脉，养冲脉。

鹿茸乌贼阿胶：补固任督，养血强身。

鹿茸蒲黄当归：壮阳养血，活血止血。

紫河车

血肉之精，大补气血。

人参河车：峻补元阴元阳。

芩淮河车：治脾虚气血不足。

续断

苦微温，入肝肾，续筋骨，止崩漏。

续断阿胶艾叶：治崩漏。

续断薏膝：疗肢疼。

续断榆地：止血安胎。

续断羌活：祛风湿。

骨碎补

治虚火牙痛。

碎补玄参蜂房：治肾虚阳浮牙痛。

十四、收敛药类

银杏

专入肺经定痰喘，味甘苦平，有小毒。

银杏苏子夏：平喘消痰。

银杏桑白苓：清热降气。

银杏莲肉：疗白带。

麻黄根

功专止汗。

麻黄根芪归：治产后气血两虚之自汗。

麻黄根参蛎：止病后诸虚之自汗。

五倍子

治盗汗与消渴。

五倍子茯苓：主精遗精滑。

五倍子五味：敛肺治久咳。

五倍子诃子五味：疗久泻便血。

五倍子雪梨：治久咳肺燥。

桑螵蛸

补肾固涩。

桑螵蛸龙骨青盐：治遗精溺浊。

芡实

扶脾气以止泻利，益肾精以固下元。

芡实金樱：固精止带。

车前黄柏芡实：治湿热黄带。

山药芡实：治脾虚泄泻。

莲子

交心肾而固敛精气，补中气而甘平益力。

莲山药：入心脾与肺肾。

莲芡实：固肠胃止滑泄。

莲薏米：健脾渗湿。

五味子

敛肺滋肾而生津，固精止泻而收汗。

五味萸肉：敛肺肾，止虚汗。

五味苏沉：治肺不纳气。

五味麦冬：敛肺生津。

五味龙牡：纳气潜阳。

乌贼骨

入肝肾固精活血，咸微温收敛止带。血崩漏下均可用，遗精早泄有奇功，治肝经之湿浊，疗目翳之昏蒙。

乌贼骨连柏：清热解毒。

乌贼骨茜草：固精益肾、活血通经。

鸡子黄乌贼骨：疗小儿重舌（涂舌即可）。

麝香乌贼骨：研末吹耳治聤耳。

蒲黄乌贼骨：研末敷舌，疗舌肿、出血如泉。

槐花乌贼骨：研末吹鼻中，治鼻衄。

乌贼骨浙贝：治胃痛吞酸。

山萸肉

酸涩微温入肝肾，敛精止汗而固脱。

山萸当归熟地：治漏下不止。

山萸骨脂当归：治阳痿遗精。

乌梅

有敛肺止咳之功，具涩肠止泻之能。去虚热能生津止渴，治蛔厥可和胃安蛔。

乌梅沙参麦冬：清热滋阴。

赤石脂

甘温酸涩，止血固泄。

赤石脂禹余粮：质重收涩，镇怯止泻。

赤石脂龙牡：入下焦血分而固脱。

赤石脂归芍：养心气和营而敛血。

《小方集锦》原载于《福州中医小方集锦》（1984 年由福州市中医院内部刊行）。

第三节　谈谈七方十二剂

林增祥

七方十剂是古代相传的用药治病的典范，也就是一种方法。

七方相传出于岐伯，说气有多少，形有盛衰，病有远近，证有内外，治有缓急，方有大小、上下、内外之不同，故立七方以制之。

十剂是出于北周徐之才，药之大体，中缺寒热二端，后人又加上寒、热，共成十二剂。

古人指出，医者但熟七方十剂方法，可以通治百病，说是这样说，不过是举例示范而已。

一、七方

七方是大小缓急奇偶复。

（一）大方二（方剂之大者）

《黄帝内经·素问·方盛衰论篇》："是以诊有大方。"

特点：①药力雄猛；②品味众多；③分两重，治下焦，疗重病。

1. 主一次三佐九之大方

因为病有兼证，邪不一端，不能以 2~3 味治者宜之。

2. 有以两大方顿服者（下焦肝肾之病宜之）

"下焦如权，非重不沉，如专翕大生膏……"等。

（二）小方二（方剂之小者）

特点：①病势轻浅不必猛剂者；②病在上焦气味轻清者；③病无兼证药味宜少者（治上焦疗轻病）。

1. 主一次二之小方

病无兼证，邪气专一，可一二味治疗（如三拗汤）。

2. 有以二小方顿服者（上焦心肺之病宜之）

"上焦如羽，非轻不举"，如荆防桑菊等。

（三）缓方五

1. 甘以缓之的缓方

甘草蜜糖之类，病在胸膈，取其留恋也。

2. 丸以缓之的缓方

比之汤散作用比较缓慢（诸丸剂）。

3. 品件众多的缓方

取其药众，互相帮助，各逞其能（鳖甲煎丸）。

4. 无毒治病的缓方

取其无毒则性纯功缓（如二至丸平补肝肾）。

5. 气味俱薄的缓方

气味薄，则上能治上，比至其下药力已衰，如蝉蚕、蝉薄、桑菊银翘之类。

（四）急方四

1. 宜于急治之急方

中风关格之病（小续命、侯氏黑散）。

2. 汤液荡涤之急方

下咽易散而行速（清心凉膈散）。

3. 毒味烈性之急方

毒性上涌下泄以夺病势（巴矾丸）。

4. 气味俱厚之急方

气味俱厚直趋于下而力不衰（大小承气汤）。

5. 急则治标之急方

依《黄帝内经》缓则治本、急则治标之原则（方法从略）。

（五）奇方二

1. 独用一物之奇方

治病在上而近者，取吐，一物瓜蒂散；咯血，独参汤是也。

2. 药合阳数之奇方（一、三、五、七、九味）

（六）偶方三

1. 两味相配之偶方

2. 古之二方相合之偶方

3. 药合阴数之偶方（二、四、六、八、十味）

（七）复方三

1. 二方三方及数方相合之复方

如五积散等。

2. 本方之外又加一方

如补气（原名四君子汤）加四物谓之八珍。

3. 分两均齐之复方

如胃风汤各等分。

二、十二剂

十二剂是宣、通、补、泄、轻、重、滑、涩、燥、湿、寒、热。

（一）宣剂（宣可去壅）

壅者郁塞之义，宣者取其布散之谓，因郁塞之病乃不升不降，壅滞于中而传化失常，遂生此病。郁久生病，病久至郁，必借药力以宣布之，寓承流宣化之，不唯涌越为宣。

《沈氏尊生书》：五郁之中，木郁达之，火郁发之，土郁夺之，金郁泄之，水郁折之，皆为宣剂。

方剂：栀豉汤、越鞠丸、逍遥散、大小柴胡汤等属之。

· 举例一

《伤寒论》小柴胡汤

【组成】人参、柴胡、黄芩、半夏、生姜、甘草、大枣。

【主证】寒热往来，胸胁苦满。

【方解】转少阳之枢，达太阳之气，从内达外之剂，凡在表之邪而入里，在里之气而出表者，皆借其枢转，转其枢，则上焦得通、津液得下、胃气得和。

· 举例二

《太平惠民和剂局方》逍遥散（疏逆和中诸证自己，所以有逍遥之名）

【组成】柴胡、茯苓、白术、炙甘草、白芍、生姜、薄荷。

【主证】肝血虚，经不调，骨蒸劳，寒热潮。

【方解】为肝胆之药。当归、芍药养血敛阴，治肝虚之血病；甘草、白术和而补土，治木盛而土衰；柴胡升阳散热，合芍药以平肝，则木得条达；茯苓清热利湿助甘草、白术以益土，则心气安宁；生姜暖胃祛痰、调中解郁；薄荷搜肝泻肺，理血消风；加牡丹皮、黑栀子谓之丹栀逍遥散，能解郁散火。

（二）通剂（通可去滞）

经曰：味薄者通、滞者留滞之意，通者取流通之意，留而不行必通而行之。譬如湿热之邪留于气分为痛为痹，或癃闭者，以淡渗之剂，上助肺金之气，泄气中之滞；湿热之邪留于血分为痹或肿者，以苦泄之剂，下引前后二阴，泄血中之滞。

方剂：五苓散、葛根黄芩汤、黄芩汤、温胆汤之类属之。

· 举例

《集验》温胆汤

【组成】盐陈皮、煮半夏、茯苓、粉甘草、枳实、竹茹、老生姜。

【主证】胆虚痰热不眠、虚烦惊悸、口苦呕涎。

【方解】为胆胃之药。

（1）胆为清净之府、气血皆少之经。

（2）胆汁化物是木疏土。

（3）胆虚则胆汁不及，肝实则胆汁太过，不及不能化物，不化则滞，滞则痰生。胃为生痰之源，痰滞则不和，胃不和则卧不安，太过则相火上炎（胆汁为肝所化，是木生火），炎上作苦则口苦呕涎，上蒸不和则不宁，致生虚烦惊悸（胆为清净之府，喜静恶烦，喜和怕滞）。

温胆之义：温者温和之意，温之者实凉之也（温胆的温，实际应释为"凉"意）。

竹茹：清胃脘之阳，开胃土之郁，清肺金之燥，清肺所以平甲木，如是则不寒不燥而胆常温。

枳实：破滞，合诸药起清涤三焦痰壅之作用。

生姜：调胃以安其正。

半夏：和胃通阴阳。

橘皮：化痰止呕。

甘草：和中清热，补中有泻。

茯苓：渗湿宣中焦之清气。

总而言之，有驱邪养正之功。（温胆汤有变法唯竹茹不动）

（三）补剂（补养之剂）

补可扶弱，补者补其不足，养者保养维护之意，得遂其生达，使不受其患。

平人之体阴平阳秘，亦有偏于阳而阴不足者，亦有偏于阴而阳不足者，谓之阴阳不衡（阴盛阳微、阴虚阳亢），在阴阳互为消长之中必借药物以补偏救弊，使气血归于平和，能形神俱茂而疾病不生，亦即古人治未病之旨。

方剂：补气汤（原四君）、四物、六味地黄丸、补心丹、归脾汤之类。

· 举例

《局方》补气汤

【组成】人参、白术、茯苓、甘草。

【主证】脾阳虚，肺气弱，食少体倦，脉细软者。

【方解】补气汤气分总方，《张氏医通》称：气虚者，补之以甘，参、苓、术、草甘温益胃，有健运之功，具冲和之意。

人参甘温，大补元气为主；白术苦温，健脾燥湿为次；茯苓甘淡，扶中为佐；甘草甘平，和中益土为使。虽属正治，又不能无为而治，欲补品不至泥而不行，故必行气之品以辅之。加陈皮以理气散逆（利肺金之气），名异功散，调理脾胃；再加半夏以燥湿除痰（舒脾土之湿而痰饮可除），名养胃汤（原名六君子汤），治气虚痰聚、脾虚作胀。

再加木香行三焦之滞气、砂仁通脾肾之元气，则诸气可开，名香砂养胃汤，治脾胃虚寒饮食不运或腹痛泄泻之属虚寒者。

（四）泄剂（泄可去闭）

气贵流通，不能闭塞，周流不息，正气自旺，其中不能容纤芥之邪，稍有所阻，则经络脏腑之机壅滞而不通，由是阴阳闭塞而为病（气血交阻），遂生寒热痰食之病。

《黄帝内经》云"邪气盛则实"，实者闭也，闭则不通，必泄而通之。治法上泄剂比宣剂、通剂重，所谓重则攻而泄之者，亦即邪气去正气安之意。

攻泄之剂，须适可而止，不能偏，不可废，如邪重剂轻则邪留，邪轻剂重则正伤。

方剂：大小承气汤、脾约麻仁丸、桃仁承气汤之类。

· 举例一

《伤寒论》大承气汤

【组成】大黄、芒硝、枳实、厚朴。

【主证】阳明腑实证，三焦大热，阳邪入里，发热谵语，自汗出不恶寒，胃家实不大便，满燥实坚俱备而脉沉实者。

【方解】在经之邪辛凉汗解可也，入里之邪胃家已实则当下之，得利则止。热淫于内治以咸寒，芒硝润燥软坚，大黄苦寒泻热去瘀，枳实开幽门之不通，厚朴泻中宫之实满，所谓土郁夺之。

· 举例二

《伤寒论》小承气汤

【组成】枳实、厚朴、大黄。

【主证】阳明证，谵语便艰，潮热而喘，上焦痞满不通。

【方解】枳朴去上焦之痞满，大黄去胃中之实热，此五者未备，除硝减朴不令大泄。

附承气之义：诸病皆因于气，秽恶邪气之留，皆由气机之不畅，故攻泄之剂必用气分之药。

· 举例三

《伤寒论》麻子仁丸

【组成】麻仁、杭白芍、枳实，生大黄、厚朴、苦杏仁。

【主证】治胃气强，脾津泄，小便数，大便难。

【方解】麻仁，味甘性润，润可去结，为主；杏仁，甘温而润，利肺气，气运则脾通，为次；枳实苦寒，厚朴苦温，苦能破结，而抑胃强，为佐；芍药，酸平苦泄，滋阴润下，为使；大黄，苦寒推陈致新，不单是荡涤作用。

脾约有二意（约者"约束"及"约结"之意）：

（1）胃热津枯，脾无所行而穷于约（脾为胃行其津液）。

（2）胃强脾弱，约束津液不得四布但输膀胱。

（五）轻剂（轻可去实）

轻者轻扬之意，实者——指表实，又有上实下实之分，详其证则其义自备。

1. 表寒

风寒之邪客于肤表，腠理闭则阳气不能外出（阳者卫外而为固也）而拂郁（因），恶寒发热、头痛项强诸病均起（证），脉浮弦（脉），发其汗而表自解——治宜辛温轻扬（治）。

2. 表热

风火内郁津液不行，皮肤翕翕而干燥（因），肌热或烦，头痛，目涩及疮疡诸病（证），脉浮滑（脉），解其肌而火自散——治宜辛凉轻扬（治）。

3. 上实

（1）外寒内热，肺气不宣。

咽喉肿痛，轻扬之剂以开其闭，法从辛凉。

（2）饮食寒冷，抑遏阳气不能上腾（脾气散精，上输于肺），胸膈痞塞，扬清抑浊，则痞自泰。

4. 下实

（1）阳气下陷，里急后重，宜升其阳而大便自顺。

（2）燥热伤肺金，气膹郁肺窍不宣而膀胱气化不行、小便不利诸病。轻扬开窍，上窍宣则下窍利。

方剂：麻黄汤、桂枝汤、葛根汤、参苏饮、香薷饮等。

· 举例一

《伤寒论》桂枝汤

【组成】桂枝、芍药、炙甘草、生姜、大枣。

【主证】邪伤皮毛，风干肌腠，恶风畏寒，热而汗出，鼻鸣干呕。

【方解】柯韵伯曰：此为仲景群方之冠，乃滋阴和阳、解肌发汗、调和营卫之第一方也，凡中风伤寒诸证，脉浮弱（缓）、汗自出而表不解者，皆得而主之。邪伤皮毛则肺气不利（鼻鸣），邪干肌腠则胃气不和（干呕）。桂枝辛甘发散为阳，芍药酸苦而平为阴，生姜辛温能散，大枣甘温能和，甘草甘平安内攘外，能调和气血，佐使诸药，阴阳表里并行不悖，是刚柔相济。

（1）脉浮缓而弱、自汗出（不因表药覆盖之谓）。脉浮紧、发热、汗不出禁用。

（2）中风不可大汗，汗过甚反动营血，虽有表邪只可解肌，桂枝汤主要解肌作用。

（3）表证得之为解肌和营卫，内证得之为化气调阴阳。

（4）酒家易汗不可用，一因酒家多湿；二为脉缓汗出，是湿热为病，不在肌腠之间。

（5）治自汗盗汗。

· 举例二

《医垒元戎》参苏饮

【组成】紫苏、干葛根、前胡、党参、茯苓、甘草、陈皮、半夏、枳壳、苦梗、木香加姜枣同煎。

【主证】发热，恶寒，头痛，咳逆泄泻，胸膈满闷。

【方解】

（1）外感风寒宜解表，用苏葛前胡，欲解表必调营卫，故加姜枣。

（2）内伤宜补中，故用参苓甘草佐陈夏除痰止呕，欲清内必顾及中宫，故甘草亦必用之品。

（3）内外不和则三焦气滞，枳桔利膈宽胸，佐以木香行气破滞。

（4）正气虚邪气必盛，行气所以健正气，破滞所以祛邪气，木香虽少而功厥大，借此以开三焦之气，使内外俱和则邪散。

（六）重剂（重可去怯）

重者镇坠之意，怯者虚怯之谓，气弱而浮，心自惊悸，如丧神守，宜重以镇之。

时珍曰："重剂凡四：有惊则气乱，而魂气飞扬、如丧神守者；有怒则气逆，而肝火激烈、病狂善怒者……有神不守舍，而多惊健忘、迷惑不宁者……有恐则气下，精志失守而畏，如人将捕者。"

方剂：四磨饮、旋覆代赭汤、礞石滚痰丸、磁朱丸、朱砂安神丸等。

· 举例

《伤寒论》旋覆代赭汤

【组成】赭石、旋覆花、人参、半夏、生姜、甘草、大枣。

【主证】汗吐下后，中气伤而虚气上逆，心下痞硬，呃气不除。

【方解】罗东逸谓：治正气不归元，为承领上下之方，中气伤者即胃气之亏损，胃气亏则三焦因之而失职，阳无所归而不升，阴无所纳而不降，所以浊邪留滞、伏饮为逆、痞硬嗳气之病作，体虽虚而症实。

旋覆花主治结气，有斡旋胸中之力、蠲饮化痰之效。代赭之重可镇逆气，得旋覆花以下达。参草养正补虚，得姜枣以安定中焦，半夏和阴阳，生姜祛痰散逆。

（七）滑剂（滑可去着）

滑者滑泽之意，着者留而不去也。

有形之邪留着于经络脏腑之间，上为痰涎，下为便溺，男为浊，女为带，外为痈肿，为血结，宜滑泽之剂以涤之，去其留着之物。

方剂：导赤散、六一散、白头翁汤、五淋散、更衣丸、指迷茯苓丸。

· 举例

《太平惠民和剂局方》五淋散

【组成】茯苓、赤芍、山栀子、当归、甘草梢。

【主证】膀胱有热，水道不通，溲出淋浊或如豆汗（膏汁），或结砂石。

【方解】热蕴膀胱，气化不行，则清浊不分，小便淋涩，诸证均作。

（1）肾与膀胱为表里，肾为水脏，膀胱为水腑，肾主癸水，受五脏六腑之精而存之，膀胱主壬水，受五脏六腑之津而存之。

（2）气为阳之根源，火为阳之征兆（气有余便是火），火胜则水亏，上行三焦伤太阳之气，下入膀胱涸州都之津，是为邪热壮火，壮火食气（少火生气）则化源功能无藉，而水道为之不利，而上述诸征作，非八正等剂所能告效。

（3）栀芩治心肺以通上焦之气而五志火清，归芍滋肾肝以安下焦之气而五脏阴复，甘草调中焦之气而阴阳分清，则太阳之气自化而膀胱洁。此治本之计，法之善者。

（八）涩剂（涩可固脱）

涩者酸涩收涩之义，脱者散而不收之意，敛其耗散则发者可返、脱者可收。

气脱：汗出不止，下利不止，大便虚泄，小便自遗。

血脱：崩漏、吐血、衄血、便血。

精脱：精滑不禁、小便如膏。

冲脱：阳脱者见异物、阴脱者目盲。

气脱兼以气药，血脱兼以血药，亦兼气药，气为血之帅。

方剂：桃花汤、当归六黄汤、玉屏风散、封髓丹、酸枣仁汤、桂枝甘草汤之类。

· 举例

《伤寒论》桂枝甘草汤

【组成】桂枝、炙甘草。

【主证】发汗过多，心下悸欲得按者。

【方解】汗为心液，发汗过多伤其心气，心液亦虚（所谓气液两伤）；心液虚则气馁生悸，心虚而肾气乘之，叉手自冒欲外有所卫也，喜按者欲内有所依也。

桂枝色赤入心以保心气，甘草味甘助中土以防水逆，甘温相得补营气，血气和而悸自平，柯氏谓此方乃补心之峻剂。

（九）湿剂（湿可去燥）

湿者滋润之意，燥者干燥之谓。

《经》曰：诸涩枯涸皆属于燥，其因不一。

（1）汗下亡津，液伤而涸。

（2）房劳虚竭，损及真阴。

（3）服饵金石，劫灼津液。

（4）浓酒厚味，助火灼阴。

燥在外则皮肤揭，在内则津少烦渴，在上则咽干鼻焦，在下则肠枯便秘，在手足则痿弱无力，在脉则涩细而微。治宜甘寒滋润之剂，甘能生血，寒能胜热，润可去燥，使金旺水生则火平燥退。

方剂：生脉散、麦门冬汤、炙甘草汤、清燥救肺汤、四生丸之类。

· 举例一

《医学启源》生脉散

【组成】人参、麦冬、五味子。

【主证】热伤元气，倦怠，口干汗多，肺虚而咳，气短，懒言眼黑，津液告伤者。

【方解】

（1）此为伤暑后存其津液之方，必多汗始可用，否则收住邪气。

（2）此为心肺之药，心主脉，肺朝百脉，补肺清心则气充而脉复，故曰生脉。

（3）肺主一身之气，热伤则清肃无权，致气短体倦而懒言，虚而生咳。金虚不能生水，致津伤口干眼黑，诸证均起，肺合皮毛，为热所迫则出汗不能自收。

（4）人参甘温大补元气，又可培后天营卫之本；麦冬甘寒滋水清心，润治节之司；五味酸温敛肺生津，收耗散之气，固先天癸水之源。三气通则水上升而火下降，合既济之妙。

· 举例二

《伤寒论》炙甘草汤

【组成】炙甘草、生地黄、麦冬、人参、桂枝、生姜、大枣、阿胶、麻仁、清酒。

【主证】伤寒脉结代心动悸，《外台》又治肺痿咳唾多，心中嗢嗢液液者。

【方解】

（1）《伤寒论》治邪少虚多、脉结代、心动悸之方，《千金翼方》用之治虚劳，《外台秘要》用之治肺痿（益肺气之虚，润肺金之燥）。

（2）脉者原于肾、资于胃而主于心，心血竭则脉道涩，所以出现结代而心动悸也（结者一止即来，代者良久才来）。

（3）参、草、枣益中气而复脉，桂、地助营血而宁心，生姜温通经脉之结气，麻仁滑润缓脾胃，麦冬甘寒通经络，阿胶助少阴水火之气，亦有降逆之能。

（4）至于肺痿，多由汗下伤正、津枯液燥而致，成津亡气竭之候。《金匮要略》指出，汗吐下消利均能导致肺叶干痿，则清肃之令不行，水精四布失度，内不能洒陈于六腑，外不能输精于皮毛，不但不能自滋其干而已，由是虽有脾气之散津，其津液反留耗于胸中。热煎为涎沫，侵肺作咳唾不已。故干者自干，唾者自唾，愈唾愈干而痿病成矣。

桂枝辛热似不相宜，要知桂枝能通营卫而致津液，营卫通精液致则肺气得其转输，浊沫反能自下；且桂枝辛甘，宣水中之阳气。冬、地、麻、胶一派凉润，非得辛甘发散为阳之品，安能通达而显其能，桂枝非闲药乃要药。

（十）燥剂（燥可祛湿）

湿者土之气，土者火之子，《黄帝内经·素问·五运行大论篇》所谓："湿气在中，火游行其间。"《医方集解》："故湿每能生热，热亦能生湿，如夏热则万物润溽。"

自外得者外感之湿，如坐卧卑湿身受雨水地气，水湿袭于外，其发病也多在皮肉筋骨经络之间。《黄帝内经》曰："地之湿气，感则害皮肉筋脉。"自内得者曰内伤之湿，因纵酒恣食，内生水饮，及脾虚不能防制，其发病也以脾胃中焦为巢。《黄帝内经》曰："诸湿肿满，皆属于脾。"

伤热湿者，苦寒之剂清之；伤寒湿者，辛热之剂燥之。

风药可以胜湿，燥药可以除湿，淡药可以渗湿。利溲可以引湿，利便可以逐湿，吐痰可以祛湿。

方剂：平胃散、二陈汤、苓桂术甘汤、越婢汤、茵陈蒿汤。

· 举例

《简要济众方》平胃散

【组成】苍术、陈皮、姜炒厚朴、炙甘草。

【主证】湿淫于内，脾胃不能克制积饮，痞膈中满不思饮食。

【方解】

（1）此为痰食留滞中焦，生痞满阻膈之病；总为太阳失健运之权，阳明有湿注之患。

（2）苍术辛烈燥湿而健脾，厚朴苦温除湿而散满，陈皮辛温利气而行痰，炙甘草纯甘补中而平泄。

（3）湿之为患，皆因于气之不行，故除湿必行气，气行则愈，平胃者实调脾行气之剂（甘草虽曰缓中，亦平泄不腻之剂）。

（十一）寒剂（寒能胜热）

寒热为诸证之大纲，亦证治之急务，寒有甘寒苦寒之别，大抵肺胃之热宜甘寒，心腹之热宜苦寒，亦非一概而论。热有伤阴之象理宜甘寒，里热炽盛，法当苦寒。如石膏知母汤本甘寒（石膏知母汤原名白虎汤），前贤认为其为辛凉重剂，其间进退出入、运用之妙，活法在人。

方剂：石膏知母汤、麻杏石甘汤、泻白散、犀角地黄汤、当归龙荟丸、左金丸、清胃散、泻青丸。

· 举例

《症因脉治》石膏知母汤

【组成】石膏、知母、甘草、粳米。

【主证】阳明证不恶寒反恶热，汗出，渴欲饮水，脉洪大浮滑者。

石膏知母汤禁例：石膏知母汤本为达热出表，若其人：

（1）脉浮弦而细者，不可用。

（2）脉沉者不可用。

（3）不渴者不可用。

（4）汗不出者不可用。

《伤寒论》阳明指胃，温病类著作有载太阴指肺，中暑烦热而渴亦可用之，取石膏知母得西方秋金剽悍之气以退暑热，所谓秋金得令而炎暑自解。

【方解】

（1）阳明之上燥气主之，故不恶寒反恶热；燥热之气蒸蒸而发，故身热汗自出；热邪内灼，则津液告伤，故渴欲饮水以自救。脉洪大指邪盛而实，浮滑指半犹在经，故取达热出表。

（2）石膏辛寒，辛能解肌热，寒能胜胃火，寒性沉降，辛能走外，擅内外之能，故能达表，色白通肺，具金能生水之用；知母苦寒泻阳明独胜之热，润能清燥以救肺；甘草、粳米调和中宫，寒剂得之缓其寒，苦药得之化其苦，补土资金以解烦渴。

（十二）热剂（热可祛寒）

人之一身以阳气为主，最怕阴寒之中伤，寒者阴气也，积阴生寒能伤阳气。伤于表则宜汗，中于里则宜温，阴盛阳衰，由于阴惨肃杀之气所造成。《黄帝内经》曰："阳气者，若天与日，失其所，则寿而不彰。"须防阳竭阴绝之证。患在三阳用辛温散寒，患在三阴用辛热制寒，盖积阳生热，资阳气之生长。

方剂：吴茱萸汤、当归四逆汤、麻黄附子细辛汤、附子汤、干姜附子汤、茯苓四逆汤。

· 举例

《伤寒论》当归四逆汤

【组成】当归、桂枝、白芍、细辛、大枣、炙甘草、木通。

【主证】手足厥冷、脉细欲绝者（内有久寒加吴茱萸、生姜）。

【方解】

（1）四逆有二义：①心肝脾肾四脏之阴并逆而起。②四肢厥逆。

（2）厥冷脉细由于经脉之内虚，虚则不能畅达而营贯四肢，所以手足为之厥寒、脉细欲绝。

（3）为厥阴初伤于寒发散表寒之剂。厥阴为三阴之尽，阴尽阳生一受寒邪则阴阳之气不接，故见上症。然厥阴之脏相火寄其中，所谓受寒是厥阴经受寒而脏不即受，故虽先厥，后必发热，所以初起不得即用姜附。经可温而脏不可热，此厥阴厥逆与太、少阴不同。

（4）当归气味俱厚，辛甘而温，合桂芍一能生血（肝为血室），二能发散（辛甘为阳）；细辛达三阴，温经温脏取其辛透；木通开关节，通窍通营取其性通；枣甘同用，益气于里；原桂枝汤去生姜者不欲其横散也。

（5）若其人内有久寒，则非发散所能兼治，加吴茱萸、生姜之辛，迅散内外之寒，是又救厥阴内外两伤于寒之法。

《七方十二剂》原载于《中医临床资料》（1975年由福州市人民医院内部刊行）。

第四节　荷曲散促进食欲的初步探讨

吴味雪

在急性病的恢复期、慢性病的进行期，病人每每表现食欲不振的现象，苟不予以及时改善，对病体的恢复、病情的好转，都成为问题。虽然胃不纳食或脾不运化，不能单责脾胃，与其他的内外因素也有着密切的关系。如少阳胆经有热，表现为口苦、咽干、目眩、胸胁苦满、默默不欲饮食，只要和解少阳而饮食自进，不一定要消运。再如命火式微，或脾阳不振，表现为胃不纳食，只要温补命火脾阳，胃纳食增，也无须消运。可是在临床上常常碰到外邪已解而食欲不复，或正虚邪恋及脾胃虚衰而致胃纳锐减，非亟健脾胃，必致正气日虚而邪益猖獗。盖五脏禀气于胃，有胃气则生，无胃气则死，扶正祛邪，一以胃气为本。常见病后虚羸病人及各类慢性病人，纳食一馨，病随好转。数年来用荷曲散加入当用剂中，确能收到促进食欲之效，从而得到全治者不在少数，特将本散方义、用法、疗效介绍于下。

一、方义

荷曲散系薄荷、神曲两味组成，薄荷味辛性温无毒，主贼风、伤寒、发汗、恶气、心腹胀满、霍乱、宿食不消、下气。薄荷功用在解表，不但历来医家多行论述，其作用机制国内亦有研究报道，认为："本品对于皮肤黏膜能使血管收缩，并使该处发生清凉感觉，因之减少痛苦。内服少量，开始脉搏虽有增加，但渐次血压降低，脉息迟缓，因中枢神经受刺激，间接传达于末梢神经，遂使毛细血管散大，以促进汗腺分泌，而助退热的功效。"（《国药的药理学》）而对于消食、下气、治心腹胀满方面则尚未被人重视。笔者因学习《赵氏医贯》，赵氏于介绍逍遥散一方中，特别提出薄荷在本方中的作用，得此启发，对于肝气横逆而致胀满不食之症，初用薄荷，继增神曲，疏肝开胃，确有殊功。盖肝为刚脏，最易横逆，胃土受克，势必壅遏，而见胀满不食，治法自应疏运，故主用薄荷以疏肝利气，佐用神曲以健脾运中，木气疏则土气松，两者相资为用，共奏开胃之动。

二、用法

薄荷 4.5~6g，神曲 15g 杵末（老幼及体弱者酌减），开水浸汁，冲入煎成汤药内，或调丸药温服。

薄荷、神曲久煎则辛香之气全部走泄，仅能温胃消食，无疏肝醒脾之效，故用散剂浸冲，取其气而不取其味，发挥其疏运之长，扬弃其破削之弊。

三、疗效

病种	例数	疗效	
		有效	显效
肝炎	7	3	4
消化性溃疡	8	7	1
肾炎、肾盂肾炎	3	2	1
肺结核	2	0	2
胆石	2	2	0
肾石	1	0	1
风湿性关节炎	2	1	1
肺气肿	1	1	0
感冒	2	0	2
遗精	2	0	2
高血压	2	2	0
胸膜炎	1	1	0
慢性结肠炎	2	1	1
血小板减少性紫癜病	1	0	1
合计	36	20	16

备注：①有效是指服药后食欲逐渐恢复病前状况或与之接近；
　　　②显效是指服药后食欲逐渐恢复或者超过。

荷曲散的使用，非先有计划。再通过临床观察做出总结，系临床多次使用，发现有效，始行汇集部分病例加以小结，挂一漏万，在所不免，希同道们教正是幸。

《荷曲散促进食欲的初步探讨》原载于《论文汇编（第九集）》（1964 年 7 月由福州市人民医院内部刊行）。

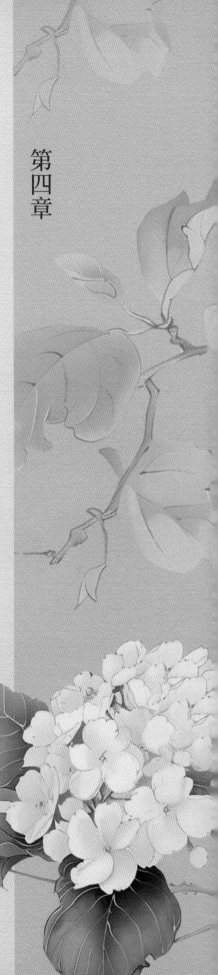

第四章

童子功夫

第一节　什么是中医基本功

吴味雪

各行各业都有它的基本功，也就是本行业最起码的知识和技能。什么是中医基本功呢？当然也是包括中医最起码的知识和技能，和其他行业一样，能够从事本行业的工作且能较好地胜任。究竟要学什么才能达到这一标准呢？有的列举应读中医书从《黄帝内经》到《温病条辨》，几乎是代表每一时代、每一科目的书都列进去，有的只介绍了几本启蒙书，如《医学三字经》《濒湖脉学》《药性赋》《汤头歌诀》等，再加以临床实习，认为这是中医基本功。我认为规定中医基本功，不能笼统地开书单，应

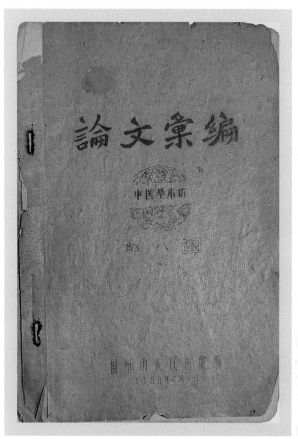

《论文汇编（第八集）》书影

该把具体内容和目的要求指出，这样就不会脱离实际，为学习而学习了。文献只是达到目的要求的工具。目的要求不要太高，因为只要能独立操作，在从事中医业务时不违背原则，处理一般疾病有一定疗效，不出事故就行了，再求深造成专家，那是另一回事，不在基本功范围之内。不过打好基本功，是再求深造和培养成为专家的基础，不容忽视。

规定中医基本功应该包括两个方面，一是基础理论，一是临床实践，学习时间只能相对地规定，有的人进度快，有的人进度缓。究竟中医基本功的基本内容是什么，现分述如下。

一、基本理论

（一）阴阳五行

在阴阳方面要求懂得阴阳的属性和对立、统一、消长等关系，及其在生理、病理、诊断、治疗等方面的运用。五行方面要求懂得五行的特性和生克乘侮的规律及五行的归类。学习材料：《黄帝内经》中有关阴阳学说的论述（此种论述在《类经》《内经知要》《素灵类纂》及南京中医学院编写的《内经辑要》中都可找到）。

（二）脏象

要懂得内脏的生理功能和内脏内外组织器官之间的相互关系。例如营卫气血、精气津液的生成和功能及其循行道路，以及人的生长衰老死亡过程中的发展变化等。学习材料：《黄帝内经》中有关讨论脏腑方面的论述（此种论述在《类经》《内经知要》《素灵类纂》及南京中医学院编写的《内经辑要》中都可找到）。

（三）经络

除学习针灸推拿两科要精通经络学说者外，一般要求熟记十二经脉与奇经八脉循行的道路及其主病。学习材料：十四经脉循行歌诀、《黄帝内经·灵枢·经脉》十二经脉的是动和所生病。

（四）病因和病机

要求认识四时发病规律和易见症状，六淫致病的一般症状，七情和饮食劳倦发病的病理、症状等。学习材料：南京中医学院编写的《内经辑要》。

（五）诊法

诊法包括八纲和四诊，要求熟记望、闻、问、切的中医四诊具体操作及观察方法，搜集种种病情，掌握致病原因，运用八纲进行分析、归纳，能辨明病症的属性，正邪的盛衰，病位的深浅，使复杂的症状具有条理化。掌握主要环节，从事治疗。学习材料：张景岳《传忠录》阴阳、表里、虚实、寒热、真假、十问各篇，程钟龄《医学心悟》寒热表里虚实阴阳辨，《濒湖脉学》，吴坤安《察舌辨证歌》及高级、中级《诊断学讲义》。

（六）外感时病

1. 伤寒

要求能掌握六经辨证及解表、温里、清里、和解、攻下（包括利水、逐瘀等法的运用）。学习材料：柯韵伯《伤寒论翼》《伤寒附翼》及南京中医学院编写的《伤寒译释》总论部分。

2. 温病

要求能掌握卫气营血、三焦的辨证，常见的 9 种温病（风温、春温、暑温、湿温、温疟、湿热痢、秋燥、伏暑、冬温）的辨证论治，新感温病和伏气温病的治疗原则。学习材料：叶天士《温热论》、吴鞠通《温病条辨》、戴北山《瘟疫明辨》及高级、中级《温病学讲义》。

（七）内伤杂病

要求能运用脏腑辨证，八纲归纳，熟悉 30 种以上常见疾病的病因、病所、病理及治疗方法与方剂药物的运用。学习材料：李用粹《证治汇补》、林羲桐《类证治裁》及高级、中级《内科学讲义》。

（八）方剂

要求熟记常用方剂 200 首（伤寒、温病方不在内）并理解各方的主治和方义。学习材料：汪昂《汤头歌诀》、陈修园《时方妙用》、张秉成《成方便读》《医宗金鉴》《医论方》及高级、中级《方剂学讲义》。

（九）药物

要求通晓药物的四气、五味、升降沉浮和归经的作用。熟记常用药物 400 味的性能、用量和主治，常用有效草药若干味。学习材料：黄宫绣《本草求真》（特别注意下篇脏腑病症主药及六淫病症主药）、龚廷贤《药性四百味歌括》、福建中医研究所编写的《福州市民间药草》。

（十）辅助诊断

有条件的要求认识现代科学诊断如大小便、血液、痰等各种实验室检查及影像学检查等对诊断的意义，特别是对急性传染病及急腹症能做出初步诊断。

二、临床实习

（一）侍诊阶段

要求对老师常用的方药记得牢固，要达到老师口头一出方即能写出，这一阶段主要是练习四诊操作、八纲辨证与方药运用，对老师所诊的重点病例要做笔记，发挥独立思考能力，加以按语（体会），如有怀疑，可请教老师。

（二）试诊阶段

要求写好病历，每一份病历都有四诊材料、八纲归纳、理法方药的根据。每日试诊人数不要太多，每诊一病都要联系到书本知识和侍诊时所得到的老师经验。如联系不上，就是理论与上阶段学习不够，应即自行补课，以达到能够联系为标准。

（三）襄诊阶段

要求在上一阶段基础上，在老师的指导下，更广泛地诊治病人，对一般疾病的疗效应与老师相当。

（四）独立诊病阶段

要求书本知识和老师经验在诊病时都能联系上，能写完整的病历，能做病案的总结，不断吸收先进经验，提高医疗质量并注意改善服务态度。

以上讲述，只是主观看法，提出具体项目及要求，敬请同道批评、指正和补充。

《什么是中医基本功》原载于《论文汇编（第八集）》（1963 年由福州市人民医院内部刊行）。

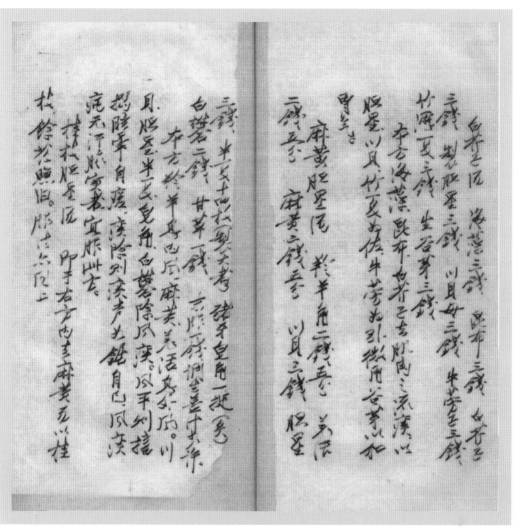

吴味雪抄录的医家墨宝

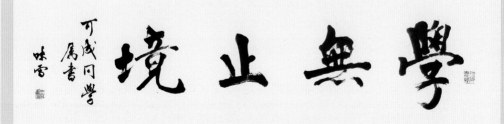

吴味雪赠黄可成横额

第二节 《黄帝内经》与中医基本功

郑镜如

中医基本功究竟是什么？目前在中医看法和见解各有不同，有的认为是四大经典，有的认为是四诊八纲，或说是脏象，或说是各科之中特点等，议论纷纷，各有道理。据笔者管见，中医基本功的典籍，有《黄帝内经》、巢元方《诸病源候论》、李时珍《本草纲目》等，但其中最基本的是《黄帝内经》，因为历代医学家无论在理论上或临床实践上的论著，莫不源于《黄帝内经》。《黄帝内经》的内容非常丰富，其中有《素问》二十四卷凡八十一篇，《灵枢》十二卷亦八十一篇，计一百六十二篇，叙述内容约有十五方面，有阴阳五行、五运六气、人与自然、脏象、经络、预防、病因、疾病、诊法、辨证、论治、针灸、药食、方剂、护理，其中以阴阳五行、人与自然、脏象、经络、病因、辨证、论治、针灸、药食等九个方面为最关紧要，因其包括中医基础医学和临床医学。

一、阴阳五行

阴阳五行一方面贯彻了朴素的唯物观点，也体现了辩证法，明确指出世界上的一切事物根源是原始物质的，事物并不是一成不变的，而是在阴阳二气对抗的矛盾斗争中发生变化的，所以《黄帝内经·素问·阴阳应象大论篇》说："阴阳者，天地之道也，万物之纲纪，变化之父母，生杀之本始，神明之府也。"因而《黄帝内经》十五个方面的内容，也都贯穿了这阴阳五行学说，

二、人与自然

人生活在自然界中，必然受着自然界运动变化的影响，因而它无论生理、病理、治疗、摄生等问题，都不能离开人与自然。这一种整体的观念，特别在摄生防病方面起着主导的作用。

三、脏象、经络

脏象经络是对生活中的人体进行观察研究内脏活动规律的特殊学说，它与现

代解剖、生理有近似之处，但不能完全用现代的解剖、生理知识来说明，因为它主要是用整体的观念，抽象地阐述五脏六腑经脉气血等不同功能相互间的生克制化关系，成为临床辨证施治不可缺少的理论依据。

四、病因

主要分六淫、七情、饮食劳伤三个部分，是了解病变本质以及发病规律的主要知识。

五、辨证

辨证以阴阳表里寒热虚实为纲，如《黄帝内经·素问·阴阳应象大论篇》说："阳胜则热，阴胜则寒。"《黄帝内经·素问·调经论篇》说："阳虚则外寒，阴虚则内热，阳盛则外热，阴盛则内寒。"虽寥寥数语，已深刻地表达出八纲辨证的奥义。汉代张仲景著《伤寒论》也是根据这个理论发挥其大义，一直到现在都是中医临床辨证的唯一依据。

六、论治

论治之道，突出地揭示于《黄帝内经·素问》的"阴阳应象大论篇""至真要大论篇""五常政大论篇""六元正纪大论篇"中，凡有施治的药物气味性能、辨证立法、配伍方药、制约适宜、饮食禁忌各方面，无不阐述尽致，而为临床运用的准绳。

七、针灸

《黄帝内经·灵枢》有"针经"之称，单以刺法言，便有刺营、刺卫、近刺、分刺、推引、解结等三十九种之多，讨论诸病刺法竟达六十二种，其论刺热性病五十九穴，水气病五十七穴。理论和经验均称卓绝。

八、药物

《黄帝内经》药物虽记载不多，对于辨识药物性味的四气、喜恶、宜忌诸问题，则概括无遗。故诸家论本草无不以此为渊薮。由此可以看出，《黄帝内经》的内容包括中医基础医学和临床医学，所以《黄帝内经》所载是祖国医学中基础的基础。虽然《黄帝内经》的许多内容与现代医学有不少近似之处，就祖国医学来说，《黄帝内经》一书，可说是中医学中既是基础医学，又是临床医学的基本医书。但中医临床医学有个特点，这一特点就是辨证施治和临床经验，所以学习《黄帝内经》如果不结合临床辨证论治和经验，只能算学习基本医学的一面。如能把基本医学结合到临床辨证论治和经验中去，便成了既有医学基础，又有临床辨证论治，又有实践经验的基本功夫的中医。这就是笔者对中医基本功的认识。如果以中医基本功来说，那么《药性赋》《方剂学》《伤寒论》《金匮要略》《黄帝内经》及温病类著作等，都是学习中医最基础的内容。由于水平有限，所说是否恰当，希同道们指正。

本篇原名《什么叫中医基本功》，原载于《论文汇编（第八集）》（1963 年由福州市人民医院内部刊行）。

第三节　论中医基本功

李子光

夫百工皆从基本功为始，至于装饰精粗，则随之拙巧分高低，孟子曰："离娄之明，公输子之巧，不以六律，不能正五音，不以规矩，不能成方圆。"鉴吾医亦工也，其基本功亦何异哉。不读中医经典，焉能博览群书。今言中医基本功，或曰阴阳五行为准，或曰经络脏象为先，或说四诊八纲为本，或说脉因证治可循，各匄所见不同而论之。

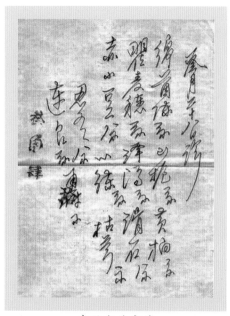

李子光处方笺

余忆当年授徒之时，语及学医之道，应以基本功为始，如无基本功在心，虽博览诸大家之书，若痴如醉莫解其所以也。

至临证，治愈者亦不知其所以然，治坏者更不知其所以弊，类盲人瞎马终坠重渊！而中医基本，首遵经典，如《黄帝内经》《难经》《本草纲目》《伤寒论》《金匮要略》，诵读开端，继览诸家学说，方能融会其旨。且诸大家巨著，无非遵循经典，参其己意而发挥，经典既熟，则浏览其书如履旧途，重温故典，始彻其句何从，达其词意方易，虽各匄所见不同而经典熟，则阴阳五行、经络脏象、四诊八纲、脉因证治，功在其中矣；则临证循案、取法、议方、合药，成竹在胸。倘偏见一隅，舍繁就简，何异弃主求宾？

考古诸名医，钱仲阳之儿术，陈自明之妇科，孙思邈之刀圭，虽各有专长，而何尝未旁通各科？盖以熟知基本功故也。尤以秦医扁鹊，精各科，擅针灸，为医之上工，诚今之所谓多面手也，此岂非基本功之功欤？

观后之学医，各择一科，亦先基本功成而后专，为妇科则增胎产经带，幼之痘疹惊疳，外之痈疽疔疮，而树一门，未有崇末而弃本也。

论医之道，在乎识证、立法、用方，此为三大关键，一有草率，不堪为医，常有证既识矣，立不出好法者，或法既立矣，用不当好方者，此责基之不立，学而无序，为医之憾也。然三者之中，识证尤为紧要，若法与方，只在平日看书多记，如学者记诵之功；至于识证，须多参古圣先贤之精义，由博返约，临证方能有卓然定见。故经典著作，而理法方药居焉，为医之圭臬，工之规矩，行之巧拙，须看智愚。

再论方中，用药之道，譬如用兵，呼吸之顷，生死攸关，是以军有纪律，方有法度，将有进退；药有加减，须悉草木之情，察性味归经，其机至神，安可小视之，若药性精熟，则方中加减自有法度，遂不致盲目而失方义也。并理法既明，而方外亦有方，如古人立方，不外辨证论治而设，在昔时亦是杜撰，至今日道他为古，倘今人能合于理法配药成方，应效必然，亦无不可，岂徒让古人哉？

按研读基本功既熟，贵在通权达变，神而明之，存乎其人，因此吾所论之中医基本功，不能偏见，重此经轻彼典，对于经典岂可缺一而论功，再广而充之，学无止境，何况学医耶！叹余不敏，才学浅陋，仅参 50 年学医临证所得，爰进刍言，不当之处，尚希指正。

《论中医基本功》原载于《论文汇编（第八集）》（1963 年由福州市人民医院内部刊行）。

第四节 关于祖国医学基本功练习的探讨

谢维勤

前人云："百尺高楼平地起。"凡百事皆如此，我们学习祖国医学也不例外，基本功能够练得好，就是打下坚固的基础，然后各方面涉猎触类旁通，在学术上方有高深的造诣。

现在中医队伍不断扩大，学习后辈日有增多，因此关于基本功练习问题，是目前的关键，有探讨的必要。

学习中医的基本功夫，要由浅入深，因为中医有许多书籍须熟读强记，而且初学者开始感到无味、单调，所以要有坚韧不移的意志，埋头苦干，按部就班，切忌好高骛远，俾免偾事；另一方面教者要诲人不倦，谆谆善诱，引人入胜。

一、由浅入深地学习

如读药物首先念《雷公药性赋》，必须背诵，赋有韵词，易于熟读。可是赋中仅有寒、凉、温、热四性 200 余味，不能满足临床需要，尚须参阅《本草纲目拾遗》等书。

汪讱庵《汤头歌诀》亦要背诵，同时必要参考《医方集解》，使方义了解更深，不过有人主张背诵《汤头歌诀》，从简，如小柴胡汤只念柴、芩、参、夏、姜、草、枣，而把此方的作用抹煞，以免太简化，对初学者实不宜，此集歌只200 首，多属常用，苟熟读之，可应无穷之变。

二、切脉辨舌的掌握

至于切脉辨舌是中医特点，切脉除了结合望、闻、问各种诊断方法来确定是什么病以外，最主要的是随着疾病发展来推测病人体质的强弱，气血盛衰，邪气在表在里，病在何脏何腑，病情是寒是热，病势是进是退等，作为决定治法和选方用药的依据，同时通过切脉还可以推测疾病预后，因此在临床上占有极重要的地位。一般先读《濒湖脉学》，特别对脉象必须熟记，以后再参阅王叔和《脉经》等，到临床时才能得心应手。不过脉和证有时矛盾，则可以借以说明证有真假，脉也有真假，大实有羸状，至虚有盛候，热极未必数，寒极未必迟，所以必须脉证参合，有证虚脉实，又有证实脉虚，有阴证见阳脉，有阳证见阴脉。如证实脉虚，必系假实证，宜舍证从脉；脉实证虚，必系假实脉，宜舍脉从症，在此提供学者注意。舌诊是中医四诊中望诊的一部分，临床上对于各种疾病，都常结合辨舌来决定诊断和治疗，它标志着中国诊病的传统经验与特色，在中医临床上占有重要地位。先读吴坤安《伤寒指掌》中的"察舌辨证歌"，然后再参考北京中医学院编写的舌诊专书等。如前贤陆平一曾总结经验说："虚实验诸舌形大小舌苔有无；寒热验诸舌质之色浅深；津液验诸舌液润燥；食滞验诸舌涎腻滑；有水验诸芒刺红焦；病在何脏何腑验诸舌色。"说得非常扼要，尤其是一般急性疾病，变化很大，仅凭症状，有时难以鉴别诊断。所以切脉辨舌现在已经蓬勃地开展，不但继承了宝贵的经验，加以系统的整理，并且通过临床观察，进行了科学的分析和阐发，学者必须聚精会神地继承钻研。

三、《医学心悟》的研读

清程国彭所著《医学心悟》一书，对初学者帮助很大，我认为必须熟读，书中的八纲、八法、六经辨证汇编非常完备，特别八法编写为其他书所未见。八法乃医者疗法之大法，如能好好领会、好好运用到治疗上则不至贻误病机。

以上几本书做好基础后，就可以进一步来学《伤寒论》《金匮要略》《温热经纬》和《黄帝内经》等书，如果想得心应手、应用自如，这几部书原文还要熟读背诵，全部掌握亦属于基本功范畴。

四、《伤寒论》《金匮要略》的钻研

《伤寒论》这本书不但是为了治疗伤寒而作，而是为方书之祖。该书是一部理、法、方、药具备的指导临床实践的医学经典，也是祖国医学辨证论治的法则，为继承和发扬学习祖国医学必读书籍之一。《伤寒论》的注家很多，要有所选择，近人多选柯韵伯所注的《伤寒来苏集》，大家也都认为柯注较为实际，他的特点是因方辨证，分析綦详，易于学习。近代出版的《伤寒论译释》，是用现代语汇将原文的精神实质有重点地加以综合性论述，每篇有概说、主要脉证、合病并病等，既做了全面性的分析介绍，又揭示出便于重点掌握的规律，是一部很好的参考书，适合现在的需要。

《金匮要略》是祖国医学的一部理论与实践相结合的经典著作，对中医内部临床医学具有指导作用。尤在泾注解的《金匮心典》简明扼要，为善本。近代出版的《金匮要略译释》把逐节条文译成现代语，根据中医理论体系解释其意义，又选录《金匮要略》注家中较有代表性的注解以供参考，对药方也都解释其作用，说明其应用范围，还选录古今医家运用这种药方的实践经验，篇后又作小结，使读者易于了解各篇精神实质，是一部很好的参考资料。读过《金匮要略》以后，同时可以选读《医宗必读》和《医门法律》等有关论著，帮助理解，这两本书是羽翼《金匮要略》较好的理论文献。《医宗必读》多从临床实践经验出发，吸收前人之所长，深入浅出，言简意赅，无偏颇之弊。《医门法律》阐发《金匮要略》理论之首，尤为精辟，故选读参证很有启发。近来院校多增修《内科学》一书，详述各种疾病成因、证候以及治疗原则等。由于内科学在祖国医学的伟大宝库中居首要地位，我们先祖不断地加以总结，过去皆散见于各种医学书籍中，各版本《内科学》所参考的文献有《黄帝内经》以及各家方书选择精要，以《金匮要略》为重点，结合临床经验，作系统叙述，使理论结合实践，为杂病之大成，学者读完基本功的经典后，实有阅读之必要。

五、温病学专著的探讨

温病学专著有明末吴又可著的《瘟疫论》，对时疫的传染，认为从口鼻入匿于募原之间，同时根据临床所见疫病的变化情况，有了新的认识。清代温病学说的发展又有了一个划时代的进步，形成一门较完整的学派。《温热经纬》应以叶香岩"外感温病篇"和薛生白"温热病篇"为选读重点，如能融会贯通，便可运用裕如。

六、《黄帝内经》的读法

《黄帝内经》是我国古代医学经验积累的一部总结，内容是极其广泛的，它不仅详明地论述了人体的解剖结构、生理功能、病因病理、诊断方法、药物性味等，而且记载了辨证论治的原则及防患于未然的预防措施，内、外、妇产、小儿、五官各科等内容，莫不包容在内。所以说将《黄帝内经》看作祖国医学经典和渊源，由此发展，中医各科莫不以之为中医理论的基础。《内经知要》一书，有人认为选材不够完备，从初学者来讲不妨先读，并要背诵书中八章；然后再选读张马合注的《黄帝内经素问灵枢合编》，注释详明，发人深省；再根据自己所学选择具有临床指导意义的论编，反复记诵，并读注解，这样才能心领神会，使书为我所用。

七、兼习勤练

基本功书籍掌握后应逐步与临床结合，通过临床教师指导，把四诊、八纲、八法等运用到治疗中去。可是在临床，遇到证候并不尽如书中所读的简单，有许多微妙难办之处，也必须留心勤练。

学好写病历和医案医话非常重要，在临床总结经验中，才有明确论载，把所学习与所用结合起来，如此，通过日积月累锻炼，基本上要药符合方，方符合法，法符合理。

在练祖国医学基本功时，首先要苦读，朝如斯夕如斯。俗语云"拳不离手，曲不离口"，然后才能得心应手，而且熟能生巧，就是这个道理。同时要做好笔记，既能帮助记忆，又可练习写作。遇问题要勤问与精思，不可含糊将就，一误再误。中医学术著作文字含义深远，偏于取类比象，很多地方只可意会不可言传。古人云"疑则思问""不耻下问"，才符合治学精神。苦读中要发挥精思作用，如果徒徒苦读，不加思考，则变成死读书。凡百事皆有窍，运用自己的智慧，结合课本知识找出窍眼，因此悟性也是为医的一个重要因素，胶柱鼓瑟，势难有高深造诣。

最后谈学习中医必须具备文化水平，纵使练好基本功后，如果没有涉猎其他名著，则无异固步自封。想要涉猎各家名著，一定要具备文学基础，这是为医的先决条件。由于中医著作文字古奥、言简意赅，如《黄帝内经》《伤寒论》等都是秦汉以前的著作，比较难懂，而且含义深远，所以学习古文十分关键，在练习基本功中兼修古文，必能收到事半功倍的效果。

兹忝列教席，本一得之愚，不揣谫陋，提出如斯管见，愿与同道商讨，庶能有助于后学之辈。

《关于祖国医学基本功练习的探讨》原载于《论文汇编（第八集）》（1963年由福州市人民医院内部刊行）。

第五节　妇科基本功

孙浩铭

祖国医学历史悠久，据文献记载，公元前 5 世纪秦越人扁鹊就在赵国首都邯郸做"带下医"（妇科）。《黄帝内经》《伤寒论》《金匮要略》里，对妇女常见病如月经、妊娠都有论述，历代医家更有发展，大部分为调经、种子、崩漏、带下、妊娠、小产、临产、产后、杂病等，一般概括为经、带、胎、产、杂病五门类，兹按其最基本者，叙述如次，以供参考。

一、月经

经病有不调者，有不通者，而不通不调中，有兼疼痛，有兼发热，可分而为四。细详之，不调中，有超前，有退后，超前为热，退后为寒为虚；不通中，有血枯，有血滞，血滞宜破，血枯宜补；疼痛中，有时常作痛，有经前经后作痛，常痛与经前痛多为血积，经后痛多为血虚；发热中，有时常发热，有经行发热，时常发热多为血虚或有血积，经行发热多为血虚而挟热。人之气血周流，遇有忧思忿怒，则郁结不行，此不通作痛、经行发热所由作也。又有因经不调而生诸病，如先因病而后经不调，当先治病，病去而经自调；若因经不调而后生病，要先调经，经调而病自愈，此治经之大略也。

二、带下

古人以带下分五色，简而言之，色泽清浊，有无臭气，斯为重点。若带下量多，色白如涕，精神萎靡，胃纳欠佳，多属脾虚湿泛。如带下色黄，呈菜黄色，或嫩绿色，稠黏味臭，外阴疼痛，多属湿热。若带下色赤，似血非血，淋漓不断，微有臭气，虽属肝经郁热，而胞宫阴器不无病变之虞。若带下色近晦暗，质稀薄而量多，有如鸡子清者，少腹或有冷感，腰重无力，喜热畏冷，小便清长，多属肾虚。凡带下色白而清稀，多属虚证寒证；色黄或赤，黏稠臭秽，多为实证热证。治法，寒者温之，热者清之，虚者补之，实者泻之，湿者燥之，大致新患之带宜清，久病之带宜摄，至于所谓黑色带下在临床中极为少见。

三、胎前

妇人既孕而能注意摄生，则阴阳平衡，气血调和，病无由生。反之，则气旺而热，热则耗血，而胎不安；或气虚血衰，濡养不足，胎元不固；或营卫不和，腠理开疏，外邪乘之而为病。若母病以致胎动者，但疗母病则胎自安；若胎气触动以致母病者，宜安胎则母病自愈。不论恶阻、腹痛、子烦、子淋、转胞、子肿、子痫、胎漏等，皆须审察孕妇素体偏阴偏阳，丰厚羸瘦，致病之因寒因热，病形之偏寒偏热，病情之喜寒喜热，病性之属虚属实，又参之于脉舌而施治，斯得之矣。

四、产后

新产妇人易患三病，一曰病痉，二曰病郁冒，三曰大便难。盖新产之妇畏其无汗，若无汗，则营卫不相和，而为发热，似乎伤寒之表病，但舌无白苔，亦无头痛项强之太阳证。但虽欲有汗，又恐其血虚气热，热则腠理开而汗出多，汗出则腠理愈开，而善中风血不养筋，而风又动火，故令病痉。新产之妇，又畏血不能畅行，若不畅行则血瘀于内，而为发热腹痛，似乎伤寒之里证，但舌无黄苔，亦无大烦躁、口大渴之可辨。然虽欲血下，又恐过多而亡血。血亡，其气无耦而外泄，又复汗出，血气两耗，则寒自内生而寒多。血为阴，阴亡失守，气为阳，阳虚上厥，故令头眩目瞀，或不省人事而郁冒。新产之妇虽欲其汗出血行，又恐汗与血过多，以致亡津液，胃干肠燥，故大便难。三病不同，其为亡血伤津则一，因亡血伤津易罹疾，亦必然之理也。古人提此三病为纲，以示产后病之基本知识，非谓产后只此三病而已。虚证实证、寒证热证在所多见，要之医者治法，应本勿拘于产后、亦无忘于产后之法则。虚者以补，实者以攻，寒者以温，热者以清。而用药必须照顾气血，开郁勿专耗散，消食必兼扶脾，热多不宜过用寒凉，以免寒凝瘀积，寒多不宜过用辛燥，恐致引起血崩。三审之训，不可不遵（先审小腹痛与不痛，以辨有无恶露停滞；次审大便通与不通，以验津液的减与衰；三审乳汁的行与不行，以察胃气的强弱）。

五、杂病

妇科杂病，多不胜举。因其生理不尽同于男子，其病常有内、妇两科参杂之症，故诊断治疗亦有特殊之处。譬如妇人中风七八日，热已退，身凉和，寒热复作，发有定时，经水已来而复断，盖以经水断于内，而寒热发于外，虽与经适来者不同，而此病亦名为"热入血室"，其血为邪所阻而凝结，结于冲任厥阴经络，内未入脏，外不在表，而在表里之间，乃属少阳，故使寒热往来如疟状，以小柴胡汤达经脉之结，借少阳之枢以转之，俾气行而血亦不结矣。夫邪既流连于血室，而亦侵淫于经络，若但攻其血，血虽去而邪不尽，且恐血去，邪反乘虚而深入，故以小柴胡汤解其热邪，而乍结之血自行矣。热入血室，不独中风有之，而伤寒亦然。妇人伤寒，寒郁而发热，当时经水适来，过多不止，血室空虚，热邪乘虚而入，昼为阳主气，暮为阴主血，主气之阳无病，昼日明了，主血之阴受邪，暮则谵语。医者可于其经之适来，而定其症，此为热入血室，非阳明胃实所致也。既非阳明胃实，则治之者，无以下药犯其胃气，以及上下二焦，一曰胃脘之阳不可以吐伤之，一曰胃中之液不可以汗伤之。唯俟其经水尽，则血室之血，复生于胃腑水谷之精，不服药必自愈。盖中风伤寒属内科疾病，妇人患之，波及月经，造成内妇夹杂之症，故必溯本穷源，审定治法，此古人以小柴胡汤治中风热入血室，经水阻断，有一举而收两得之效者是也。其次伤寒热入血室，经水适来不中止而反多，亦不出方，以热虽入血室而血未结，其邪必将自解，汗之不可，下之不可，无方之治，深于治也。今有陈妇似经非经，似漏非漏，似孕非孕，似胎坏而未可卜，似小产而不可必，模棱两可之病例，仅可嘱其观察，不予方药处理。特附于此，执简驭繁，静以观变，方不至鲁莽偾事。

· 案例

陈某，女性，年龄 28 岁，初诊时间 1963 年 6 月 5 日。

经停 2 个月，曾经某医院检查认为早妊，于 5 月 25 日起阴道流血，量极少，旋来旋止者已一二天未了。一向月经皆如期而至。前天又经某医院检查，认为无孕。今晨血量较多，有如棕色，无凝块，无腹痛腰痛，唯精神稍为疲倦，四肢略感无力，饮食如常，二便自可，望诊体瘦面晦赤，舌红苔薄，闻诊语声清亮，切诊脉濡细，按诊少腹不痛。

月经史：初潮 19 岁，每次月经持续 3~4 天，30 天来一次，量少，色红，无痛经。

末次月经期：1963 年 3 月 25 日，历程 4 天。

婚姻史：23 岁结婚，丈夫现年 31 岁，身体一般。

生产史：足月产两胎，1962 年流产两次（40~50 天胎）。

按 经者常也，月必一至而有恒，谓之月经。陈妇经停两月忽而来潮，量少色淡，旋来旋止者一二日未了，似经非经。腹无痛感，不类血瘀之象。而点滴淡红，乍有乍无，反疑胎漏。腰腹不痛，又乏小产先兆，漏红日久，不无胎坏之虞。但脉来濡细，尚不足以断妊娠。治之以通经补血，又恐暴崩；安胎固摄，有欠孕象。况今日血量由少而略多，何须通调，可作观察，暂不服药为宜。嘱其倘有块物排出，亦必须送院检查。患者复诉，昨在外医院门诊，亦是同样处理，并作尿青蛙试验为阴性。

妇女疾病，错综复杂，不揣其本而施治，则如治丝而棼之也。故必擎其要领，慎从而治之，四诊所得，纳之八纲，既掌握妇科知识，又参合内科学理。取法有舍脉从症，舍症从脉；有舍实从虚，有舍虚从实；有舍本从标，舍标从本；有标本并顾，有气血双疗；有偏重于气，有偏重于血；有舍经治带，舍带治经；有舍胎治病，有舍病治胎；有迅速处理，有停药观察；勿拘于产后，亦勿忘于产后。夫如是必博稽内妇典籍，涵泳于中，而后触类旁通，以臻运用之妙。

《妇科基本功》原载于《论文汇编（第八集）》（1963 年由福州市人民医院内部刊行）。

第六节 略谈儿科的一些基本功

陈桐雨

中医学的基本功究竟是什么？大家各有主张：有的说是《黄帝内经》《伤寒论》《金匮要略》《难经》《脉经》《神农本草经》及温病类著作；有的说是阴阳五行、脏象经络、四诊、八纲等。总的来说这些自然都是中医的基本功，特别是《黄帝内经》为首的阴阳五行脏象经络四诊八纲等乃是经典的内容，因此每一个中医都应该有这些基本理论的知识，每一个科别都应该根据这些理论来指导临床实践，更应该根据它的科别特点及其专门疾病基本的知识进一步加以认识。因此本人认为儿科虽与其他各科有共同方面，但又有其不同的方面，如小儿生理特点、病理特点及其特有症如"麻痘惊疳"及"百日咳"等疾病的内容知识，这些应该都是学习儿科的同学必须了解的基本功。痘症在中华人民共和国成立后由于党和人民政府的重视，人民卫生保健事业大力贯彻预防为主的方针，已经消灭了这贻害千年的疾病，客观上已不存在。今特将小儿生理、病理的特点和麻痘惊疳及百日咳等诊断要点、治则治法，根据儿科文献并参合本人浅见略述如下。

一、小儿生理特点

小儿由初生而至两岁以内，无论智慧和体格都在不断增长发育，而且迅速和显著，年龄越小生长越快，对于液体和营养的需要，儿童比成人高，婴幼儿比儿童更高。由于血气未充，脏腑未实，消化力弱，这时期的饮食必须特别注意，否则极易得腹泻呕吐及消化不良，甚至疳症亦屡见于婴幼儿时期。

另一方面，初生儿期婴幼儿期的睡眠时间颇长，除吃乳以外几乎完全处于睡眠状态，脉搏和呼吸也是很快的。这些都为婴幼儿出生后生长发育过程中的特点。

二、小儿病理特点

由于小儿血气未充，脏腑未实，机体比较柔弱，所以易得呼吸道及消化道的疾病。由于病理的特点寒热虚实变化迅速，其病情每比成人较重，例如成人患了痢疾杆菌一般较轻，而婴儿的起病往往是暴发性的，甚至一二日内就可能死亡。

又如感冒咳嗽易变成肺炎并且易发生中毒症状。又如小叶性肺炎多见于婴儿时期，而大叶性肺炎则多见于较大的儿童，而惊风疳积、夜啼、五软、五迟等亦多见于婴儿时期，因此病理变化往往与年龄有关。

三、麻疹的诊断要点

麻疹的整个病程可分为前驱期、发疹期和恢复期三期。

（一）前驱期

前驱期症状极似感冒，但是有其特点作为诊断，如起病突然、高热、剧烈咳嗽且是干咳或者如犬吠的声音（呛声）、目睛红赤，更有特殊的是口内黏膜的变化，口腔黏膜一般是充血的，处处有潮红的斑（名曰虎斑），并在臼齿相对的颊黏膜部有如针帽大小的斑（名曰麻疹黏膜斑），这斑是麻疹初期特有的，视诊时宜在日光处行之，否则难以看出此斑，有时可以蔓延到唇黏膜，至发疹期即行消失，但也有暂时残留此斑，或纵然消失，或有时不明显、不典型，但局部黏膜仍粗糙亦可作为诊断要点。有人说此斑不典型与注射过丙种蛋白血清的预防有关系，因此不能未见此斑即认为不是出麻疹，应参考其他要点帮助诊断。此外，应检查两耳后、颈项之间以及发际背脊之处有三五红点，发现者即为麻疹报标之征兆也。诊察之时应以蜡烛点火照明之为最好，其他的灯光则不如也。若天气寒冷时，应注意胸背部一般先现皮疹，因有衣服保暖每多先出疹，不若头面耳后因暴露而迟现皮疹也。

（二）发疹期

经过前驱期三四日才出现麻疹的皮疹，有时前驱期较长，皮疹出现较迟，一般来说皮疹出现前发热一度下降，及至出现皮疹时又发高热，大多数的热型是双峰性的，但也有例外，要从多方面观察如体温情况及皮疹部位、形色、精神、呼吸、脉象、舌苔、便溺等。

1. 体温方面

麻疹本系火候，非热不出，但宜在39℃左右，皮肤发汗润泽乃为正常，若体温过高则须考虑高热而迫疹或系并发其他急性炎症，到皮疹已经出透则发热渐退，疹亦渐回，一般症状亦随之轻减者为顺候，所以发热与出疹情况必须成正比例。若疹正出而热突降、已回而热仍在，或壮热而疹突收，都是逆候，则麻疹难透达而有内闭之虞。

2. 皮疹部位方面

疹为阳邪，故疹点的出现由身体阳部开始而后及于阴部，所谓先起于阳后归于阴。同时阳部皮疹较密，阴部较疏，尤以面部出的畅旺为最好，臀部亦须出现皮疹，最先在面额、耳后出现淡红色疹点，渐延及胸背、躯干、上下肢顺序出现，此为麻疹出透之象，否则须防病变。

3. 形色方面

疹子初现是细密淡红色而润、稍稍浮于皮肤之上，摸之似碍手，不久变为深红色，然后变成大的斑状皮疹相互融合，疹与疹之间有正常的皮肤分界，若疹点隐约皮肤之内，或不速现，或现而难透，或疹色淡而不红，或大红成紫，不红活鲜润，甚至黑而干枯者，均属险候。

4. 精神呼吸方面

神清气爽、呼吸调匀为佳兆；若闭眼不开或嗜寐昏迷或烦扰不安，则须顾虑病毒有侵犯心宫或脑与神经之可能；若呼吸短促、甚至鼻煽，则应考虑病毒归肺之虞。

5. 脉象舌苔方面

麻疹为阳邪热病，脉象以浮数为正常。若现洪大则为毒或病重，若现沉迟则恐邪盛或正虚。舌苔初为淡白，至发疹时转为黄燥；舌质初为淡红，至发疹时转为红色；若舌质紫绛、苔面无液，则恐为毒入血分与伤津的现象。

6. 便溺方面

麻疹为阳邪为实性热病，故二便要通调，则毒可以排泄而病情减轻；大便不宜干结，小便不宜短涩，若大便频如水泻或滞下红白，均为险症。

（三）恢复期

本期以发热渐退、皮疹收没、顺序依时、食欲渐增为正常，否则应顾虑其他原因或并发症的发生。

（四）治疗原则

初期乃麻疹内伏未透之时，不宜偏凉或偏温，过凉则水毒内伏，过温则助毒鸱张。这时病机在表应因势利导，以助身体透托邪毒，使麻疹能畅顺地透达于外。因麻疹为阳邪，故以辛凉宣毒为原则。

发疹期是麻疹已见形，病机自里出表，毒邪已有趋外途径，治疗原则以清热解毒为主。不必专用发汗之药，稍佐轻微辛凉之品以利透达，使病毒无残留之机。

恢复期，为麻疹透齐，渐次收没，发病过程因发热多日而伤津，不免血液耗损，元气亦虚，故着重滋养清热，以促使早日恢复健康。至于麻疹过程中出现异常情况，应随症论治，不作赘述。

四、惊的诊断要点

惊是以抽风为主要证候，宋代钱乙以心主惊、风属肝立论，别立惊风病名，并分为急惊、慢惊两种类型，认为急惊由于热盛风生，慢惊由于脾虚肝木乘之。

（一）急惊风

临床上以发病急骤，壮热，神糊，痉挛剧烈，握拳，口噤，目窜直视，瞳仁散大或缩小，角弓反张，手足抽搐，脉浮数、弦紧为主征。在未发生抽搐昏迷之前，每出现一些先兆，如烦扰不宁、睡中惊跳、摇头咬牙、眼珠微见斜视直视等。

（二）慢惊风

病来缓慢，多继发于各种重病久病或者久泻之后，或急惊误下，症见发热不规则、微热或无热，面白唇淡，或吐或泻，睡时露睛，痉挛断续发作，脉弱无力。但临床上本人经常见脉搏停滞以及频作噫气、呵欠和以手摸额。

（三）治法原则

急惊风是心火肝风邪气有余的实证，故治疗总以清热熄风、清窍化痰为原则，应须按其主因主症（热、痰、惊风），随证加药而施治。

慢惊风是脾虚肝气乘之的虚证，应以扶脾培土，佐以抑肝熄风为原则。若系急惊风误下则有挟热，当清补兼施。

五、疳病的诊断要点

《医宗金鉴》云，"凡疳病初起，尿如米泔，午后潮热，日久失治，致令青筋暴露，肚大坚硬，面色青黄，肌肉消瘦，皮毛憔悴，眼睛发眶"等，乃泛指小儿脾胃虚弱、津液干涸所致之营养不良的疾病。古人有以心、肝、脾、肺、肾五疳命名，后世学者进而推广十余种名目，如疳热、疳泻、疳渴、疳肿胀……诸论丛杂以致后学无所以窥其门径。总的说来，小儿疳疾应以现代眼光与古人论述相互参考，当系由小儿乳食过饱、肥甘无节，或食不洁之物停滞中焦、传化失常，停积既久，脾胃虚弱，容易引起虫患，更加过伤脾胃之阴，积热生焉而耗气血。故临床上不外乎脾胃受伤、气血虚惫、肠胃虫积三个方面的相互关系参考来作诊断较为简明。

（一）脾胃受伤的症状

善饥或食欲不振，口干或渴，午后潮热，溏泻或便结，腹大青筋，尿如米泔，舌淡或厚腻。

（二）气血虚惫的症状

面色苍白不荣，肌肉消瘦，毛发干焦稀少，唇淡舌淡，时发潮热，脉弱涩或细数。

（三）肠胃虫积

时见腹痛或有下虫，腹大痞结，咬牙挖鼻，嗜食异物，夜睡不安，惊惕善啼等，临床上本人经验多见在吃饭时或饭后腹痛通便。

（四）治疗原则

疳病乃因积致虚、虚中有积之症，治疗应以调理脾胃、消积杀虫、清热除蒸、调补气血为原则，结合临床具体病情及儿童体质的强弱，运用先攻后补、先补后攻或寓消于补、寓补于消，灵活掌握，使其脾胃健运，津液渐复，以期达到有效目的。

六、百日咳诊断要点

百日咳古称顿咳、痰咳、鹭鸶咳、天哮等。本病以咳嗽为主症，因其病程缠绵，故称百日咳。整个病程可分初、中、末三期。

（一）初期

初期诊断颇难，因其症状与一般伤风不易区别，偶有喷嚏，亦可有轻微发热。但亦有引起怀疑之点，如咳嗽不若一般感冒那样渐轻，而是一天比一天重，而且咳嗽总是夜间比白天重，再了解病儿有无接触史并周围环境中有无本病流行，这样即可找到诊断线索。

（二）中期

中期诊断较易，有连续阵发痉咳的出现，日夜十余次而至数十次，咳时夜重日轻，面红耳赤，最后有吸气回音或呕吐痰及食物后而咳止。这样的症状，历代文献描述得极为逼肖。如《本草纲目拾遗·禽部》鸬涎条下云："从小腹下逆上而咳，连咳数十声，少住又作，甚则咳发必呕，牵掣两胁，涕泪皆出，连月不愈者。"如《千金要方》云："小儿嗽，昼瘥夜甚，初不得息，不能复啼。"又如《幼科金针》云："夫天哮者，……盖因时行传染，极难奏效。其症咳起连连，而呕吐涎沫，涕泪交流，眼胞浮肿，吐乳鼻血，呕衄睛红。"以上各家所说已足作为发病特点矣。

（三）末期

此时咳嗽的次数和持续的时间逐渐减退到不咳为止。

（四）治疗原则

本病早期诊断甚难，故临床上所见多系有典型症状已在。中期，亦是儿童最难之时，故治疗百日咳均以缩短及减轻痉咳为主。恢复期时有的不服药也会渐愈。我科根据肃肺清热、镇咳化痰的原则，应用麻杏石甘汤加熊胆或蛇胆、陈皮镇定，对痉挛性咳嗽效果颇好。

以上所述因限于本人水平，自知贻笑大方，就算提供给同学作学习参考亦是不够全面，尚希同学再习众多文献方能深造，并乞同道指正为荷。

《略谈一些儿科的基本功》原载于《论文汇编（第八集）》（1963 年由福州市人民医院内部刊行）。

第七节　如何写好病历

郑拱苍

祖国医学基本学问，是由浅入深，陟遐自迩，如阶之升，不容躐等。首先熟读五大经典，继则博采诸大名家，通晓阴阳五行，运用八纲四诊，从理论结合实践，则临证不越准绳。审阴阳之消长胜复，知五行之生克制化，以四诊为依据，而八纲为指归，然后辨证论治，立法处方，俾邪无遁情，药能入扣。夫医之为道，乃计死生，非洞彻病情，则无从诊断；非细心体会，则难免阙施。况病理幽深，瞬息万变，药物增减，随证而施。非有遵循，必逾规矩，须详记载，方易考察，病历之设，有由来实。诊籍始于仓公，医案详诸前哲，宜纪实而作，见所得所失也，在临床上至为重要。详实记载，则易于检查，而便于总结，于初诊尤须周深，则次诊更易观察，某种之病已瘥，某种之病未愈，某者之药宜减，某者之药宜增，庶事半而功倍矣。

病历之作用，有下列四点。

一、提高医疗质量

疾病发生，在治疗过程中，每有复杂证候，病理变化，病情转归，必须脉证互参，不可全凭臆断，须借病历依据，方能体会入微，知犯何逆，随证施治，庶可早占勿药，恢复健康，缩短疗程，提高质量。

二、衡量理论水平

祖国医学遗产，蕴藏丰富，继承接受，各有会心，在病历中，可以觇出业务水平，医疗质量，立方用药，是否出自师谏。分析病因，有无根据理论，则譬若立竿见影，照水燃犀。

三、总结科研资料

治病方法，均本脉因证治，理法方药，但各师家，向无一定标准，每一种证候，由于论据不同，立方迥异，谈到疗效则殊途同归，此为祖国医学独特技能，因其不离大纲大法，故必将病历总结出来，互相考证，作为科学研究资料。

四、互相交流经验

病有外感内伤，痼疾新病，同病异治，异病同治，标本兼施，寒热并用，缓急先后，全凭会心，更有薄古厚今，心裁独出，疗能卓著，收效更宏，必须交流经验，取长补短，根据病历，共同提高，更好地为人民服务。

以上四点，只述其梗概，至于如何写好病历，体裁可以不拘，记载必须详实，首先做到"四懂"，说明问题，文字不宜深奥，词句力求通俗，一经提出，则朗若列眉，了如指掌。譬如望诊，当记色泽明晦，舌质舌苔；闻诊听语声重轻，咳痰微甚；问诊则根据十问，择其要而录之；切诊须调匀气息，细按脉形，察有柔脉者则详之，与证不符者细揣之，一一录纪之，则成为善本矣。病历之纪，是由始至终，不容间断，作为病情判断，治疗过程，预后医嘱，须悉录焉。

《如何写好病历》原载于《论文汇编（第八集）》（1963年由福州市人民医院内部刊行）。

第八节　《中医常识百问》节选

　　《中医常识百问》系中医基础理论普及读本，由福州市人民医院教学委员会编（林浩观先生执笔），于 1962 年 7 月 1 日内部刊行。林浩观先生尝言："不读《黄帝内经》者，不可与医。"中医典籍浩如烟海，初学者绝非熟读汤诀、药性赋便可为医。林浩观主政教务处，力主初学者及年轻医师必须背诵《内经知要》，其内容包括中医学整个体系，结合自然科学和哲学，系统阐述人体的生理、病理、诊断、治疗等内容。《黄帝内经》的思想体系，将"天人相应"的整体观念，结合阴阳五行的思想方法，贯穿于基本理论之中，从而指导临床实践，乃为医必读的第一部经典著作。但其文字古奥，辞义深邃，初学者每每读而生畏，望洋兴叹。为适应名师授徒"个别带、集中学"的模式，林浩观先生将古典医籍通俗化，《中医常识百问》主要阐述两大内容：阴阳五行学的认识，凡 10 问；中医生理的认识，凡 36 问。全书以问答形式，把握要点，对相关的中医理论加以介绍，文句通俗易懂，详尽透彻，娓娓道来，让后学领会要旨，附以图表，归纳要点，有助领会记忆，实为初学者升堂入室示以门径，以冀掌握有关理论精髓，为深入研究《黄帝内经》夯实基础，启迪后学，功莫大焉。以下为原书节选。

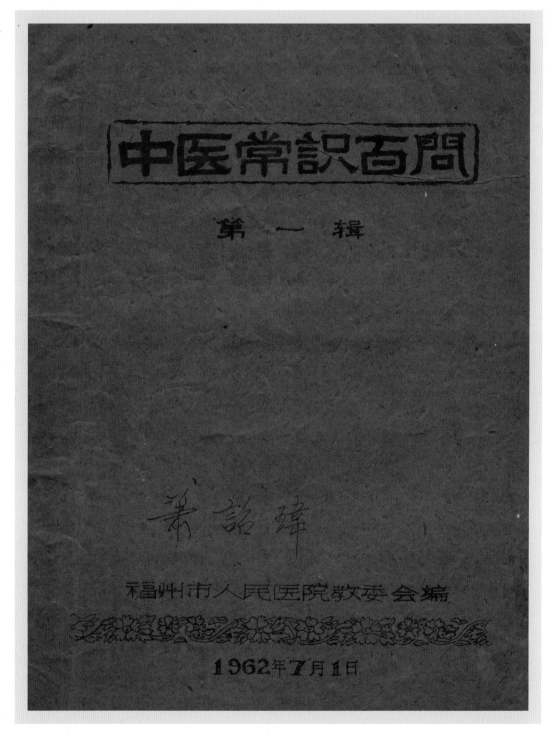

中医常识百问

第 一 辑

萧诏玮

福州市人民医院教委会编

1962年7月1日

自中央提出贯沏党的中医政策后，本市各中医师在政策的感召下，广收学徒，市卫生局为适应需要，采取"个别带、集中学"的教学方式，由本院组织教学委员会负责教学工作。一九六○年又在本院附设中级中医按一班，为了做好基础知识的传授与临床紧密结合，深恐"带"和"学"有所未尽，特先编写"中医常识百问"第一辑，以弥补不足，自知水平有限，错误难免，但能于初学有所帮助，对贯沏党的中医政策，亦不无少补云。

福州市人民医院

教　学　委　员　会

1961 年 12 月

一·阴阳五行学说的认识

（一）阴阳五行学说的起源及其发展和成熟时期？

阴阳学说首见于周易，古老传说实始于伏羲画卦，到了周代有进一步的发展，五行学说较为后起，从发掘出来的甲骨文字记载，殷商时代已有五行的原始概念。

在春秋战国诸子蜂起，百家争鸣，阴阳五行学说更成为说理的工具，但其中也有利用它来说明社会现象的，如邹衍一派是属于唯心的，现在引证郭沫若先生对阴阳五行的看法如下：

"在神权思想动摇了的时代，学者不满足于万物为神所造的那种陈腐的观念，故而有无神论出现，有太一阴阳等新观念产生，对这新观念，尤嫌其笼统，还要分析入微，还要更具体化一点，于是便有这原始原子说的金、木、水、火、土的五行出现，万物的构成求之于这些实质的五个大元素，这思想之诚莫是一大进步"

——十批判书405页

（二）阴阳五行学说的精神实质是什么？

阴阳五行学说的精神是说明某一事物或某一些现象的属性，古人用为说明宇宙间一切事物的发展的说理工具。从它的实质上来说，是朴素的唯物观点和自发的辩证法。

（三）阴阳五行学说在医学上是分析什么？

我们可以简单的说，是分析"气化作用"而言，什么是气化呢？中国古代哲学家认识到宇宙间最基本的物质是无形的"气"。这"气"是变化不居的，一切有形的物质，都是由无形的"气"变化而来的。所以说"气"是宇宙物质的本根，而气化尤其是一切事物发展的基础。中国医学袭取了古代哲学认识宇宙的方法来了解人体，认为人体最根本的物质，仍然是气，人的生老病死，仍属于气的变化范围，所以中国医学的重心，也着重在讲气化。

一切事物的化生都是气的变化，气的变化过程是阴阳五行的变化，气是物质，阴阳五行是物质变化的规律，也就是"升、降、出、入"的规律，凡有物都有则，气就是物，阴阳五行就是则，因此阴阳五行学说是分析"气化"的学说，如果言气而不言阴阳五行，就不能穷其变，言阴阳五行而不言气，就会使阴阳五行失却物质基础，而成为空的玄学了。

（四）阴阳和五行的关系是怎样的？

阴阳和五行都是中医理论体系中的基本理论。一般说来，对于分析基本问题，阴阳用得较多；对于分析局部的具体的问题，五行用得较多。在临床上，对于外感热病的诊治，阴阳用得较多；对于内伤杂病的诊治，五行用得较多。但这不是绝对的，两者也并不矛盾，相反的，在具体应用时常常结合得非常紧密，不能偏废。例如在诊断疾病的过程中，常常是先根据八纲来确定病属那一纲（八纲即表、里、寒、热、虚、实、阴、阳，以阴阳为其余六纲之总纲），如果确诊是虚证（虚属阴）后，就可以进一步运用以五脏为中心的十二经归经法，看看病在那一脏，如果在肾，就是肾虚，有时还需要在肾虚之中再进一步区别阴阳，是肾阴虚呢？还是肾阳虚？然后才能决定治法。

所以，一般的说，五行是阴阳的发展和补充，但阴阳又贯串在五行中，故"阴阳中有五行，五行中有阴阳"，即说明了两者是密切结合互相联系不可分割。（附著1）

（五）阴阳说基本概念是什么？

阴阳基本意义是一切事物或现象的相互对立的两个方面的概括，是机动的代名词，如静动、水火、虚实、男女等等。阴阳是一个整体的两面；是矛盾的又是统一的；互相对抗的又是互相联系的。中医即以"阴阳"这一概念来说明人体的各种生理病理等问题，因而指导诊断和治病。人体有阴阳，自然界也有阴阳，内部之间和内外之间的阴阳均维持平衡，就是健康，反之则成疾病。治疗的原则，就是在于调和阴阳，恢复平衡。（附著2）

（六）阴阳互根性是什么？

阴阳互根，就是阳根于阴，阴根于阳，相互为根，也就是说无阳则无以为生，无阴则无以为化，阴与阳两者之间具有相互依存的关系。要认识它的互根性，先以"阴阳的相对性"这一概念

— 4 —

上去体会它。因为阴阳是无数相对概念的概括，凡是相对的概念，必须是在两个相对面同时存在的情况下才能产生，没有这一面，就不能有那一面。换句话说，一方面的存在，是以另一方面的存在为条件的，失去了一方，它方即不存在。只要你承认阴阳是一种相对性概念，就不能否认阴阳互根关系存在。也可以说，从物质运动的因果循环来进一步理解阴阳的互根性，因为物质不能从空无所有创造出来，也不能把它消灭变为空无所有，它只能由这一形态，变为另一种形态，物质是永恒的，永远不会被消灭的。

如内经认为物质变化过程，通常要经过"化气"和"成形"两个阶段，化气的作用或过程属阳；成形的作用或过程属阴。这就是所谓"阳化气""阴成形"，形化为气，气变成形，就是物质的生化过程，也就是物质变化的因果循环，也就是阳生于阴，阴生于阳的阴阳互根关系。

从自然现象来说，"地气上为云"，即浊阴化气上升，就成为云——阳生于阴，形化为气；"天气下为雨"，即清阴之气（云）凝聚成形而下降为雨——阴生于阳，气变成形。再从人体藏精和卫外二个方面来说，阴在内主藏精，阳在外主护卫，但是阴精的贮藏，必须依靠阳气卫外的作用的健全，卫外作用的产生又必须以阴精为基础的。二者是相互依存，相互为用的。

所以说，气化为形，形化为气，是物质永恒存在，生生不息的条件，不论在自然现象，或者有机体内的物质运动过程中，都必然有此条件。因此，阴阳互根是物质世界普遍存在的一种客观规律，也是人体生理机制上的主要规律，也必然遵循着这一规律，否则就有生机息灭的危险，换言之，阴阳互根的规律一旦破坏，就是死亡的到来。（附省3）

（七）阴阳的消长转变与协调是怎样的？

阴阳的消长转变与平衡是事物的运动规律，任何事物都是在不断发展和变化着的。自然界昼夜的更换，四时气候的转移，都是阴阳消长转变的体现。人体也同样，正常的人精神饱满、体力充沛，这是由于机体的功能旺盛，这主要是由于源源不断地摄取营养物质的结果。机体功能属阳，营养物质属阴，因而可以说机体功能旺盛的体现，便是阳长阴消的过程。另一方面，人体营养物质的产生，是由饮食物转化而来，这种转化又必须借助于内脏的活动，这种转变，即是阴长阳消的过程。当然无论是阴长阳消或阳长阴消，都不能截然划分，它们是一个彼此转变、互相渗透的过程，同时是相对的而不是绝对的。人体就是通过这种阴阳的消长转变而维持着阴阳的协调，它是推动人体不断发展变化——生长发育，保持健康的重要条件。

人体的健康与否，取决于阴阳的协调，人体的任何一方面阴阳之间失去了协调和平衡，就会出现病理的现象。阴阳失调的具体表现，有太过或不及两个方面。凡是一面发生了太过，就会损害其对立的一面；反之，发生了不及，同样也会影响其对立的一面。阴阳失调最明显的反映，是寒热症状，所以素问阴阳交象大论说："阴胜则阳病，阳胜则阴病，阳盛则热，阴盛则寒。"如果阴阳失调，发展到极点，还可出现反常的病理现象，导致"重阴必阳、重阳必阴。"亦即"重寒则热，重热则寒"的寒热真假的病态。如果阴阳的关系完全破坏，那就必致"阴阳离决"而产生死亡的后果。

形成疾病的根源，既然是阴阳的失调，所以临床诊断疾病，也就必须从错综复杂的症状中去推求阴阳的盛衰，辨别疾病症候的阴阳，以认识其本质和现象，从而根据疾病的症结所在，采取适当的治疗方法，使阴阳复归于协调。如阴寒太盛而损及阳气的，当用温热的药物以逼阴寒；如阳气不足而致浊阴不化的则应扶阳以化阴；如阳热太过而伤及阴液的，又当用寒凉的药物以损其有余之阳；阴液不足而阳气虚亢的，则当益阴敛阳。总之，以"调和阴阳"，使之"阴平阳秘"归于协调为原则。（附箱4—7）

（八）五行学说基本概念是什么？

"五行"即木、火、土、金、水。是构成宇宙间万物的基础物质，祖国医学从五者的不同特性来作为人体及自然界一切事物和现象的归类方法和推演彼此间相互联系及其变化的一种说理工具。从五行异类事物间的相互影响，可以分为一般的相生相克的规律和病理状态下的五行乘侮的变化。

一般的相生相克，说明五行间相互助长和相互制约。助长与制约同时存在，才能保证事物内部的平衡协调，才能生化不息，

— 6 —

如相生相克之间的任何环节发生障碍，就会发生乘侮的变化造成病变，因此，一般的相生相克也可以解释生理，也可以解释病理。中医就是采用五行说来进行分析人体的生理病理现象，指导了诊断和治疗。

(九)五行学说在医学上的具体运用是什么？

在具体应用五行学说时，最重要的是分类，要把事物分成木、火、土、金、水五大类，并且要进一步认识到在同类事物间存在着纵的联系，在各类事物间存在着横的联系。所谓纵的联系，就是指属性相同的事物之间的联系，例如属于木的有风、肝、筋、目等。它们彼此之间有一定的联系，如"肝主筋""肝开窍于目"，肝有病容易产生"肝风"等等，都是临床上常见常用的。

所谓横的联系，就是指五类事物之间彼此的联系。这种联系就是相生和相克的关系，主要的存在于五行及五脏之间。例如可以有水克土，土生金，也可以有肝克脾，脾生肺，但不会有目克口，口生鼻，或筋克肉，肉生皮毛等。

五行学说和阴阳学说有些不同，在原则性的概括方面，不及阴阳广泛，但它适用于某些较复杂的事物。在临床上较常用的约有十几种，如五方（东、南、中、西、北）生五气（风、暑、湿、燥、寒）；五气生五行（木、火、土、金、水）；五行生五味（酸、苦、甘、辛、咸）；五味生五脏（肝、心、脾、肺、肾）；五脏生五体（筋、脉、肉、皮毛、骨）；五体生五藏等等。因此，我们只要记住这些事物及其属性（属木、属金等等）就可以知道其纵横各方面的联系，就能够加以运用了。 另详下表，以供参改。（附表8）

(十)五行说的应用规律是怎样的？

五行说的基本精神包含着一切事物"相生""相克"互相联系的两个方面，也就是五行说在理论上的特点，在"生"与"克"的基础上，又以制化、相乘、相侮，来进一步说明事物的复杂变化，分述如下：

1、相生规律："生"是含有资生助长的意义。五行之中都具有相互促进，相互依存的关系。这种关系就叫做"相生"。

五行相生规律为：水生木；木生火；火生土；土生金；金生水。如此循环，生生化化，无有终时。它们彼此之间的关系，也可理解为一种推动发展的作用。在五行相生中任何一行都具有生我、我生两方面的联系，也就是母子关系。以火为例，生我者"木"，则木为火之母；我生者"土"则土为火之子，其他四行以此类推。但五行相生的关系，是单方向性的，只有木生火的关系，没有火生木的关系，也就是只有顺生，没有反生。又不是单独一方面的存在，在相生中同时又寓有相克的关系，否则就不能保持相互间的正常平衡状态。（附图9）

2、相克规律："克"是含有制胜的意思，五行之中，具有相互制约，相互克服的关系，这种关系，称做"相克"。

五行相克的规律为：木克土；土克水；水克火；火克金；金克木。如此互相制约，循环不已，无有终时。在正常的情况下的相克，也是一种维持平衡的力量。如五行相克太过，则会引起贼害作用，产生异常变化。

在五行相克中，任何一行都具有克我、我克的联系，也就是"所胜""所不胜"的关系。以"木"为例，克我者为"金"，我克者为"土"。那么土就是木之"所胜"，金就是木之"所不胜"，其他四行，以此类推。但是同样也不是单独存在的，在相克中必定寓有相生在内，否则万物就不会有生化。

相克关系基本上也是单方向性的，但在病理的情况下，当双方力量的对比发生改变的时候，可以形成"反克"，例如水必能反克土，水必能反克金，不象相生关系那样有比较严格的单方向性。（附图10）

3、制化规律："制化"即是制约、生化的简称，也就是把相生相克联系在一起而言的。因为制化中既是相生又是相克，这是正常现象中必须具备的两个条件。前面讲过如五行只有相生而没有相克，则不能维持正常的平衡，如仅有相克而没有相生，则万物无从生化。所以不能把生与克截然分开或机械地固定起来，而应把五行的关系看成是相互生化，相互制约，制中有化，化中有制，求制亦化的规律。正如张景岳说："造化之机，不可无生，亦不可无制。无生则发育无由，无制则亢而为害。必须生中有制，制中有生，才能运行不息，相反相成。"

五行制化的规律：即：木克土、土生金、金克木；火克金、金生水、水

—— 8 ——

克火；土克水、水生木、木克土；金克木、木生火、火克金；水克火、火生土、土克水。这样不但说明五行之间的复杂关系，同时以五行说明事物间的相互联系及其变化就更为细致了。所以说五行制化是五行说中重要的一环，我们也只有懂得五行制化的规律，才能更全面的理解五行的相生相克，更灵活地运用五行学说。

我们以木为例，可以从以下两方面来理解五行的制化关系。

(1)木能生火：这是"母来顾子"之意。木之生火，对本身来说，似乎是一种负担，但由于火气旺则金气受其制约，便不容易发生太过的情况而去克木，因此也保证了木气本身正常的现象。

(2)木能克土：如果木气太过的时候，会产生克害土气的现象，则土气能促使其子——"金"——产生強力的制约作用而克木，这是"子复母仇"之意。正因为被克者本身具有反制的因素，所以当发生相克太过而产生贼害的时候，能够保持正常的平衡协调的关系。

从以上看来，五行在正常的情况下是既能相生，又能相克，因而才有相互制化的规律。但是有一点必须明确，在五行相生相克发生太过或不及的时候，那便属于异常变化的范畴了。

五行中任何一行，都具有生我、我生、克我、我克，四方面的关系，也就是它的制化关系。它具有运动、变化、发展和有内在联系的统一体的观念，它与机械不变的形而上学毫无共同之处。所以中医学的五行说是论证人体各部之间相互依存、相互制约，内在联系的唯一的理论工具。(附备11)

4、相乘相侮："乘"即乘袭之意；"侮"即欺侮之意。一般的说，"相乘"与"相克"的意义相似；"相侮"与"反克"的意义相似，所以又称"反侮"。

一切事物，有其正面，亦有其反面；有其正常，亦必有其反常，五行生克的规律同样如此。

上述五行制化，即正常现象，相乘相侮就是反常现象，因为任何一行发生太过或不及，则其生与克便失去平衡状态，制约生化的正常规律就被打破，因而产生了相乘相侮的贼害现象。例如水气有余，则水不能对火加以正常的制约，因此火气太过便去乘金（已所胜），同时反过来还会去侮水（所不胜）。如火气不足，则水来乘之（所不胜），金来侮之（所胜）。以上所述便是在相克的规律中，由于太过不及而出现的反常现象，这就是有余不及否能为害的道理。(附备12)

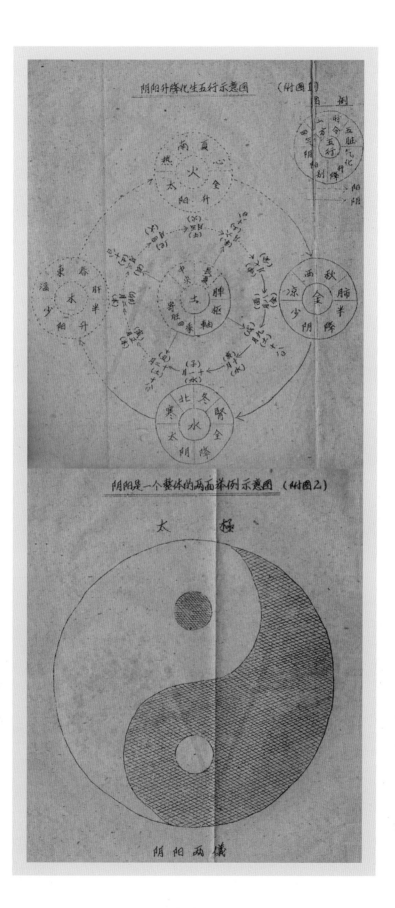

阴阳升降化生五行示意图 （附图1）

阴阳是一个整体的两面举例示意图 （附图2）

太 极

阴 阳 两 仪

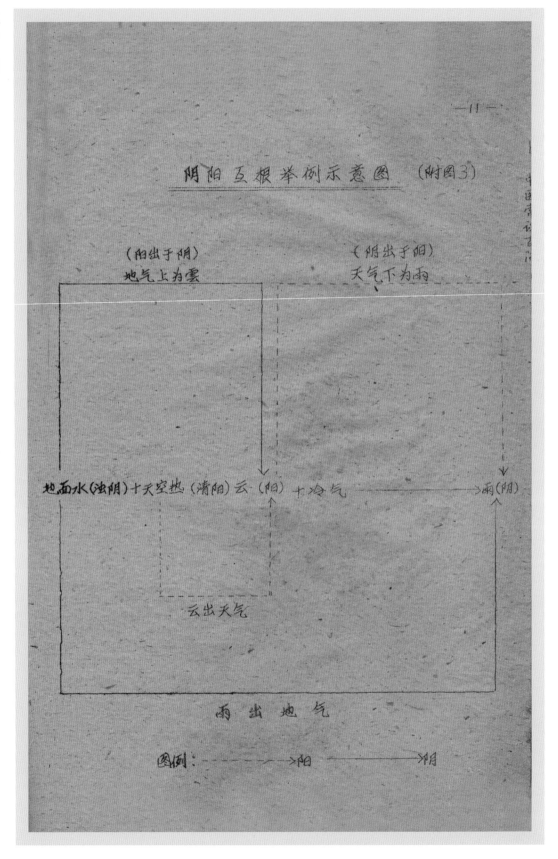

阴阳互根举例示意图 （附图3）

阴阳互根和阴阳消长的关系举例示意图 （附图4）

当饮食物通过机能活动变成营养物质的时候

机能消（阳消）

营养分长（阴长）

发 出 能
（阳根于阴）

饮食 ---→机能活动 ------------ 生 化 ------------→营养分
（阴根于阳）

机能长（阳长）

营养分消（阴消）

当营养分发于机能的时候

图例 : ┆阴阳互根┆   ┆阴阳消长┆

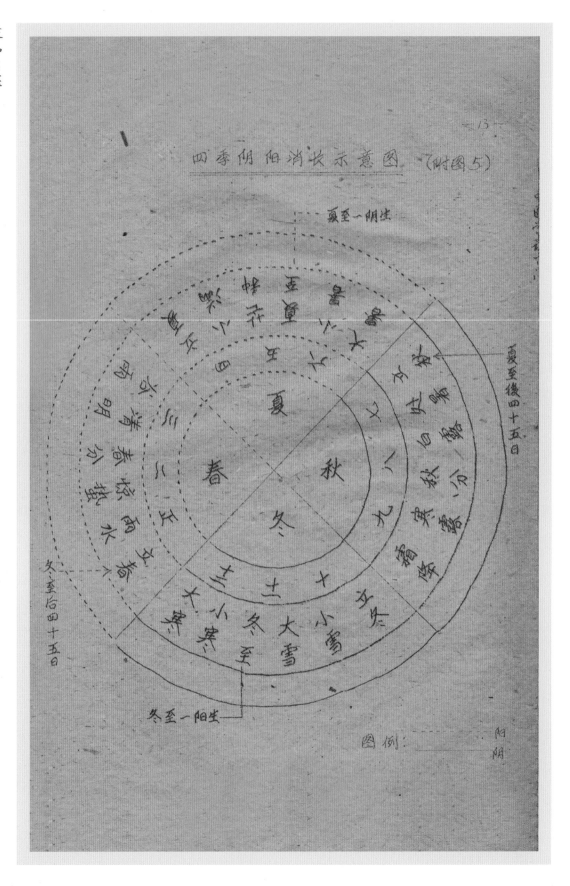

四季阴阳消长示意图 (附图5)

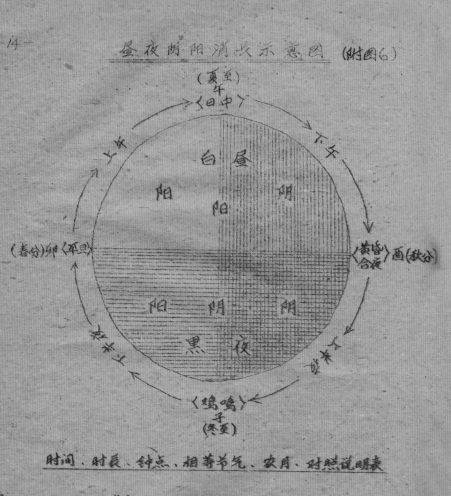

昼夜阴阳消长示意图 （附图6）

时间、时长、钟点、相等节气、农月、对照说明表

时间 →	下半夜			上午			下午			上半夜	
时辰 →	子	丑	寅	卯	辰	巳	午	未	申	酉	戌	亥	子
钟点 →	11°1	1°3	3°5	5°7	7°9	9°11	11°1	10°3	3°5	5°7	7°9	9°11
相等节气 →	鸡鸣 (冬至)			平旦 (春分)			日中 (夏至)			黄昏 (秋分)		
农月 →	十一月	十二月	正月	二月	三月	四月	五月	六月	七月	八月	九月	十月

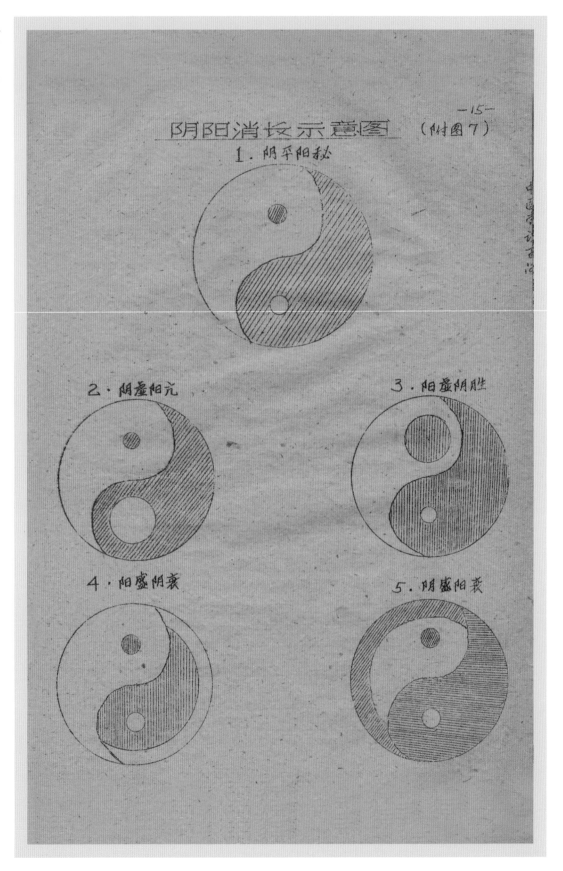

阴阳消长示意图 （附图7）

1．阴平阳秘

2．阴盛阳亢

3．阳盛阴胜

4．阳盛阴衰

5．阴盛阳衰

五行所代表事物一览表　(附表8)

代表的事物＼五行名称		木	火	土	金	水
天	方位	东	南	中	西	北
	时令	春	夏	长夏	秋	冬寒
	气候	风	热	湿	燥	寒
	时间	平旦	日中	日西	日入	夜半
	星宿	岁星	荧惑星	镇星	太白星	辰星
	天干阳	甲	丙	戊	庚	壬
	天干阴	乙	丁	己	辛	癸
	五运	丁壬	丙辛	甲己	乙庚	戊癸
	地支	寅卯	巳午	辰戌丑未	申酉	子亥
	五生成数	三八	二七	五十	四九	一六
地	品类 五畜	犬	羊	牛	鸡	彘
	五谷	麻	麦	粳米	黄黍	大豆
	五果	李	杏	枣	桃	栗
	五菜	韭	薤	葵	葱	藿
	五音	角	徵	宫	商	羽
	五色	青	赤	黄	白	黑
	五味	酸	苦	甘	辛	咸
	五臭	臊	焦	香	腥	腐
	五化	生	长	化	收	藏
人	五脏	肝	心	脾	肺	肾
	五腑	胆	小肠	胃	大肠	膀胱
	五液	泪	汗	涎	涕	唾
	九窍	目	舌	口	鼻	耳 二阴
	五体	筋	脉	肉	皮毛	骨
	五声	呼	笑	歌	哭	呻
	五志	怒	喜	思	忧	恐
	五藏	魂	神	意	魄	志
	五变	握	忧	哕	咳	慄
	病位	颈项	胸胁	脊	肩背	腰股
	病现状	惊骇 颈	五脏 血脉	舌本 肉	皮毛 背	骨 髓
五胜		燥胜风，悲胜怒，辛胜酸。	寒胜热，恐胜喜，咸胜苦。	风胜湿，怒胜思，酸胜甘。	寒胜热(燥)，喜胜忧，苦胜辛。	燥(热)胜寒，思胜恐，甘胜咸。
备注		五臭可作五气，颈项又可作头。	忧或作嗳气逆	辰(三月)，未(六月)，戌(九月)，丑(十二月)。		腰股又可作四肢。

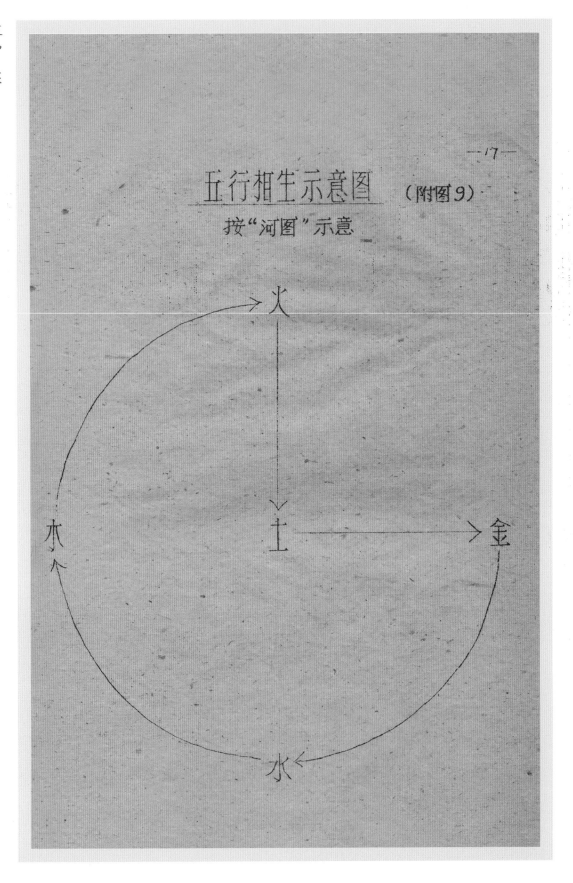

五行相生示意图 （附图9）

按"河图"示意

五行相尅示意图 (附图10)

按"洛书"示意

```
        金 ←──────────────┐
        │                 │
        ↓                 │
 木 ──────→ 土            火
            │             ↑
            ↓             │
            水 ───────────┘
```

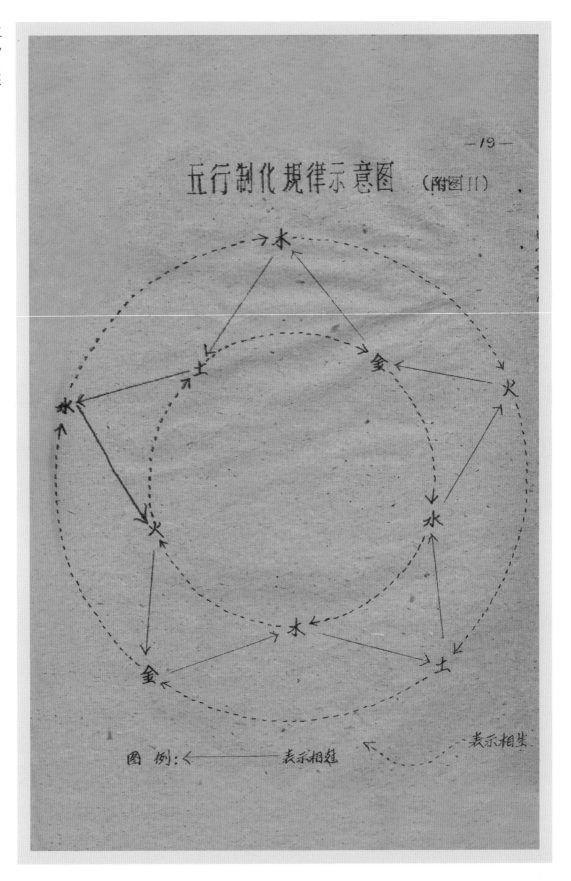

五行制化规律示意图 （附图11）

—19—

图例：←——————表示相克　　　表示相生

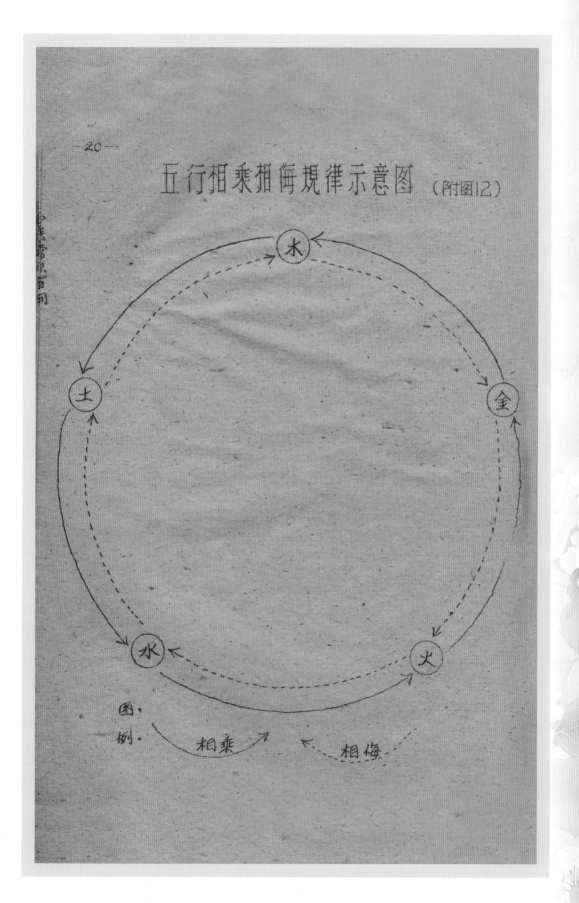

五行相乘相侮规律示意图 （附图12）

二、中医生理的认识

（一）中医生理概念的特点是什么？

中医的生理概念是有其独特体系的。它不是按照呼吸、消化、循环、排泄等功能系统来加以归纳的。它的结构特点是以五脏的生理功能为中心，加上五脏所联系的六腑、九窍、头面、四肢、筋骨、皮毛等组织，再加上气和血循着大大小小的经络周流不息地运行着，更把各脏腑组织紧密地联结成了一个整体。

（二）人的先天生长过程是怎样的？

经曰："人始生，先成精，精成而脑髓生……"，说明人体初生孕育于母体之中，成形的开始，是禀受父母之精。在这个基础上又禀受母体气血的滋养，挨次的生成脑髓、骨、脉、筋肉、皮毛等各部分的组织，从而成长发育为健全的胎儿。如下表：

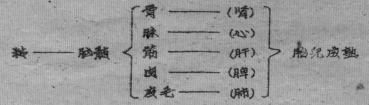

精 —— 脑髓 ｛ 骨 —— （肾）
脉 —— （心）
筋 —— （肝）
肉 —— （脾）
皮毛 —— （肺） ｝ 胎儿成熟

（三）人的后天营养来源是怎样的？

胎儿出生以后，需要不断的摄取饮食物（包括母乳等），以营养自身，维持机体生命活动，从而得以生长发育。经曰："谷入于胃，脉道以通，血气乃行"。就是说明胎儿在母体之中血脉气血的循环，是赖母体的气血不断补给的，而出生以后，则须自身从水谷之中吸取精气来充实气血，始可脉道通利，气血运行不息。

（四）中医所说的十二器官是什么？

根据《素问》灵兰秘典论篇："心者，君主（1）之官（官是指"功能"而言），神明（2）出焉；肺者，相傅（3）之官，治节（4）出焉；肝者，将军（5）之官，谋虑（6）出焉；胆者，中正（7）之官，决断（8）出焉；膻中（9）者，臣使（10）之官，喜乐（11）出焉；脾胃者，仓廪（12）之官，五味（13）出焉；大肠者，传道（14）之官，变化（15）出焉；小肠者，受盛（16）之官，化物（17）出焉；肾者，作强（18）之官，技巧（19）出焉；三焦者，决渎（20）

之官，水道出焉；膀胱者，州都（24）之官，津液（22）藏焉，气化（23）则能出矣。凡此十二官，不得相失（24），主明则下安，主不明则十二官危。"

根据〔素问〕刺法论篇：将脾胃分开，它说："脾为谏议之官（25），知周（26）出焉；胃为仓廪之官，五味出焉。"

词解：

（1）"君主"：是封建王朝最高权力的统治者。古人认为心是人体生命活动的主宰，在脏腑中居领导地位，所以称之为"君主"。

（2）"神明"：它的意义很广泛，这里是指心的功能表现。以现代语言来讲，就是人的精神活动和思想意识的表现，称之为"神明"。张景岳说："聪明智慧，莫不由之"。

（3）"相傅"：傅同辅，有辅佐协助的意思。就是说肺对心有协助作用。

（4）"治节"：治理调节的意思，是指肺对其它内脏以及营、卫、气、血，有一定的调节功能。张景岳说："肺与心皆居膈上，位高近君，犹之宰辅。肺主气，气调则营、卫脏、腑元所不进。"就是说，肺主一身之气机，肺气调和则气机通畅，脏腑、营、卫、气、血，才能有正常的活动。

（5）"将军"：武官名。古代武官性多刚强急躁，好动而不好静。古人用取类比象方法，以将军性格来比喻肝脏的性能。如灵枢说："肝气急而志怒，故为将军之官。"这是因为古人在临床实践中观察到有些人因为大怒，往往影响到肝的正常功能活动，所以说："大怒伤肝"。在临床上有许多肝阳偏旺的人，性情大多急躁，这是肝气急而志怒的特性。

（6）"谋虑"：是深谋远虑，筹划对策之意。〔灵枢〕邪傅篇说："肝者，主为将，使之候外。"意思是说，肝脏有深谋远虑之意，筹划策略防御外侮的功能。因此，我们可以体会到"将军"和"谋虑"，都是形容肝的特性和所的功能活动。"谋虑"又是属于精神意识范畴，但是肝的谋虑还须要胆作出决断。

（7）"中正"：是处理事物不偏不倚，正确的意思。王冰说："胆则刚正采决，故官为中正。"

（8）"决断"：决定判断，对事物作出最后的处理。王冰说：

"直而不疑，故决断出焉。"张景岳说："胆禀刚果之气，故为中正之官而决断所出。胆附于肝，相为表里，肝气虽强，非胆不断，肝胆相济，勇敢乃成，故曰决断出焉。"

（9）"膻中"：膻中的意义，在《内经》中包括两种，如下表：

膻中 ┃ 气海 ———— 胸中部位，以两乳间膻中穴立名。
　　　┃ 心包络 ———— 为心脏外围之络膜

膻中，一为指气海，如王冰说："膻中者，在胸中两乳间，为气之海。"；一为指包络，如脉论说："膻中者，心主之宫城也。"由此可知，膻中实包括"气海"和"包络"两种意义。关于包络，另外又有两种名称：一为主心，一为膻中。滑寿说："以'用'言则为心主，以'经'言则为包络。"根据滑的的见解，我们也可以这样理解：以部位而言，则称为膻中，三者实为一体。这节所说的"膻中"是指"包络"，而非指"气海"。

（10）"臣使"：传达君主命令和意志的官员，称为臣使。在这里是指膻中保卫心脏，代心行令的意思。李仲梓说："贴近君主，故称臣使。藏府之官，莫非王臣，此独冠言臣，又言使者，使令之臣，如内待也。"

（11）"喜乐"：喜为心志，膻中能代心行令，所以说，喜乐由膻中传出。

（12）"仓廪"：荀子富国篇杨倞注："谷藏曰仓，米藏曰廪。"总的意思是指脾胃有贮藏和消化饮食物的功能。

（13）"五味"：是酸、苦、甘、辛、咸，指饮食物都要经过脾胃消化吸收，为营养成分的来源，所以说"五味出焉"。

（14）"传道"："道"同导。是传送运输的意思。韩诗外传："大肠者，转物之府也。"

（15）"变化"：指排出的粪便不同于摄入的饮食。

（16）"受盛"：是承受的意思，是说小肠居于胃下而接受胃中之水谷。

（17）"化物"：消化饮食物，分别泌泄之意。高士宗说："受胃之浊，水谷未分，於之受盛之官，腐化食物，先化后变，故化物由之出焉。"

（18）"作强"：精力充沛，强于作用。吴崑说："作强，作用强力也。"张仞卷说："肾藏志，志立则强于作用。"

(19)"伎巧"：伎同技，是技巧多能的意思。

(20)"决渎"："决"是通的意思。"渎"是水道。张景岳说："决，通也；渎，水道也。上焦不治，则水泛高源；中焦不治，则水留中脘；下焦不治，则乱二便。三焦气治，则脉络通而水道利，故曰决渎之官。"

(21)"州都"：积水之处。张景岳说："膀胱位居最下，三焦水液所归，是同都会之地，故曰州都之官。"也有人说："州都"古通"洲渚"，是水澄聚集的地方。

(22)"津液"：指人身有用的体液，此处系指水液而言。

(23)"气化"：阳气对水液的蒸化作用，供使活动的能力。张景岳说："气为水母，知气化能出之旨，则治水之道，思过半矣。"

(24)"相失"：相互之间，失去协调，马元台说："上下相失，缓此相济，不得相失。"

(25)"谏议之官"：脾主思虑，有协助心君决定意志之功，相当于谏议之官。"谏"正也，谓以直言正人之非也。"议"议论也。

(26)"知周"：知道周密。易经："知周乎万物。"

（五）脏与腑的关系是怎样的？

这种关系，是应用阴阳对立统一法则来说明脏腑相互表里的关系。例如：《灵枢》本输篇："肺合大肠……心合小肠……肝合胆……脾合胃……肾合膀胱……。"五脏功能主藏精气，故属阴；六腑功能主消化和排泄，故属阳。阴主里，阳主表。这样就形成了阴阳表里相合的关系。然而脾合胃，肝合胆，肾合膀胱，它们在平剖部位上，生理功能上，以及经络的循行上，是有显著的配合关系。而心合小肠，肺合大肠，则心肺在膈上，大小肠在膈下，何以能相配合呢？但事实告诉我们，它们不但在经络的循行上，而且在生理上也有着相合关系，这种关系，可以从病理表现上，和治疗效果上得到证实。例如：肺气喘满里塞，往往可以引起大肠的里塞不通；大肠的便闭不通等疾，也可导致肺气不利。在治疗上，往往可以宣通肺气而治愈大肠的里塞；反之，通利大便，也可以平伏肺气的喘满闭塞。这种现象在临床上是屡见不少的。由于如此，我们在临床上诊断和治疗疾病的时候，就得要考虑到脏腑表里阴阳的关系，才能够完整地、全面地了解疾病的本质。所以说，脏腑的配合，是古人通过观察人体的生理现象和病理变化所体验出来的，并不是凭空想象出来的东西。

（六）腑与腑的联系是怎样的？

腑与腑有共同协作进行传化水谷功能的联系。我们知道，胃主收纳水谷，小肠主济泌别汁，大肠主传导糟粕，膀胱主水道排泄，三焦主气化。水谷入胃以后需要经过上述主要器官的通力协作，才能化生精微，传化糟粕，完成整个消化排泄的使命。这是腑与腑之间在功能上的密切联系。

（七）内脏与体表组织的联系是怎样的？

脏腑虽然深藏在体内，但是它和外在组织器官都有密切的联系。〔素问〕五藏生成篇说："心之合脉也，其荣色也；肺之合皮也，其荣毛也；肝之合筋也，其荣爪也；脾之合肉也，其荣唇也；肾之合骨也，其荣发也。"〔素问〕阴阳应象大论："肝……在窍为目，心……在窍为舌，脾……在窍为口，肺……在窍为鼻，肾……在窍为耳。"这些经文都是说明内脏与体表组织器官的关系。掌握了这些理论，更可以体验到人体的完整统一性。

（八）五脏与四时的联系是怎样的？

机体内脏活动和自然界气候转移是息息相关的。因此内脏活动，必须与外界自然气候相适应，保持一定的平衡；不然的话，就会发生疾病。如〔素问〕生气通天论："四时之气，更伤五脏。"就是说明四时之气对五脏的影响。如下表：

五脏与四时气候的联系

五　　脏	四　　时	阴　　阳
心	通夏气	阳中之太阳
肺	通秋气	阳中之少阴
肾	通冬气	阴中之太阴
肝	通春气	阴中之少阳
脾	通长夏气	多阴

— 26 —

这与十二经所说的不同，主要是以胸腹和五脏所在部位而分阴阳的。如《素问》等说："背为阳，阳中之阳，心也；背为阳，阳中之阴肺也……。"

心：心为阳脏，在膈之上居阳位（南方），而气化全升，属热气，属夏气，故为阳中之太阳。（太者盛也）

肺：肺为牝脏，在膈之上居阳位（西方），而气化半降，属凉气，属秋气，故为阳中之少阴。（少者初也）

肾：肾为阴脏，在膈之下居阴位（北方），而气化全降，属寒气，属冬气，故为阴中之太阴。

肝：肝为牡脏，在膈之下居阴位（东方），而气化半升，属温气，属春气，故为阴中之少阳。

脾：脾为阴脏，在膈之下居阴位（中土），气溉四旁，寄旺于四时，故为至阴。（至者极也）

（九）五脏与七窍的关系是怎样的？

体表器官的功能作用，是渊源于内脏。七窍的功能，也同样依借内在脏机能的正常和精气的输布营养，并不是独立的功能。因此，内脏有病，也就影响到体表各器官的正常作用，体表器官的病变，也可以影响到内脏。内脏与七窍的关系如下表：

五脏与七窍
- 肺与鼻
  - 正常功能——通行呼吸，辨别香臭
  - 异常变化——肺气不宣，则鼻塞不通
- 心主舌
  - 正常功能——去知五味，辨甘发音
  - 异常变化——舌赤红肿，碎痛，为心火上炎
- 肝与目
  - 正常功能——精明视物，辨别五色
  - 异常变化——肝经风热，则目赤红肿
- 脾与口
  - 正常功能——口味旺盛，饮食调和
  - 异常变化——脾胃失调，不思饮食，口淡无味
- 肾与耳
  - 正常功能——辨别五音
  - 异常变化——肾气虚脱，往往头昏耳聋

（十）内脏和眼的联系是怎样的？

五脏六腑之精上注于目，都有它一定的组织联系（这里举五脏即所以概六腑）。例如肾之精注于瞳神部分；筋之精注于黑眼

部分；血之精送于眼部的血络部分；肺气之精注于白眼部份；肌肉之精注于眼的约束部份。所以说："骨之精为瞳子；筋之精为黑眼；血之精为络；其窠气之精为白眼；肌肉之精为约束。"现归纳如下表：

内脏的关系与眼 ｛
肾—主骨—骨之精—瞳子（瞳神，又名瞳孔）
肝—主筋—筋之精—黑眼（瞳子外围黑色部分）
心—主血脉—血之精—络（眼内血络）
肺—主气—气之精—白眼（眼球白色部分）
脾—主肌肉—肌肉之精—约束（眼胞眼睑，相约束之意）

从上说明内脏与眼的各部组织是有密切联系的。

（十一）五脏六腑是什么？两者生理功能主要特点指什么不同？

五脏就是：心、肝、脾、肺、肾；六腑就是：胆、胃、大肠、小肠、三焦、膀胱。一方面是指形态学上的实际数量。另一方面也指某一系统的生理功能和活动以及病理变化。例如：肝与神经系统的功能有关；肾与泌尿、生殖、内分泌系统的功能有关；心与大脑皮质的功能有关等等。

两者生理功能主要特点是：五脏藏精气而不写，故满而不能实；六腑传化物而不藏，故实而不能满。

（十二）五脏的相生关系在临床上一般表现是怎样的？

五脏的相生关系，在临床上一般表现分述如下：

1.木生火：木生火和其它四种相生不同，它不是资生其子脏心火，而是化生为本脏之火（肝火）。因为肝木很易化火，肝气郁结或肝阳壮盛都会化火，肝火上冲，则为头晕吐蹑等。火克金，则为咳嗽。临床等，称为"木火刑金"。

2.火生土：临床所称"火生土"多半是指命门之火。命火充足，地资生助长其子脏脾土，因而脾土功能健全；命火不足，会引起脾土虚弱产生腹泻。

3.土生金：脾土的运化功能健全，可以改善肺气不足的情况。故肺有病可补脾，这就叫做"培土生金"。

4.金生水：肺金和肾水的关系必须说是相资生的。金能生水，因为肺金为肾水之上源，有时用开宣肺气的药就可以起到通利小便的利用。但肾水又有间接的润肺作用，因为它能制止伪火，

— 28 —

不伏上亢而损害肾阴，所以滋肾水就等于间接的"生金"。故中医术语称为"金水相生"。

5.水生木：肾水与肝木的关系比较特殊，中医术语称为"肾水涵养肝木"，涵养就是养育，意思是说肝木被养育在水液中。当肾水充足时，能伏肝木的功能正常；当肾水不足时，水不能涵木，肝阳就要向上亢，产生头晕胀痛等症状。五种关系其实也可以算是一种阴阳消长的关系。

（十三）五脏的相克关系在临床上有几个类型？

五脏的相克，包含相两种意思，一种是克害或损害；一种是制约或约束。故在临床上，相克关系常可看到损害性和约束性两个类型。如肝木克脾土，心火克肺金，这是属于损害性的类型；脾土克肾水，肾水克心火，肺金克肝木，这是属于约束性的类型。

（十四）奇恒之腑是什么？它的生理功能与六腑有何不同？

奇恒之腑，是指脑、髓、骨、脉、胆、女子胞六者而言。其中骨为肾所主，脉为血之府，和五体是重复的；胆和大肠的胆道是重复的，因为胆是中精之府，它所藏的胆汁，保精秽华之汁，与其它府传化浊物不同，所以又列入奇恒之府；女子胞指子宫而言，又名胞宫。位于小腹之中，膀胱之后，它的主要功能：一为主月经，一为关胞胎。

√它们在形态上都是中空象六腑，而在功能上是属阴，主藏蓄阴精，象五脏的藏而不泄，也是藏而不能实；六腑是属阳，主传化物而不藏，故实而不能满。两者形态上是相似的，而功能上大有不同。

（十五）营、卫、气、血是什么？

营、卫、气、血在中医学中指两方面的意义，一是应用于生理范畴，一是应用于辨证论治。

（1）营——指经营、荣华等意义。由饮食水谷中的精气构成，从胃传肺，从肺行于血脉之中，运行全身，循环不息。

（2）血——亦来源于水谷之精气，经过中焦气化作用，精气上奉于心，变化而成血，与营合行于脉中，周流循环，营养全身。

（3）卫——有捍卫，保卫的意思，是水谷之气中的慓疾滑利之气，其性滑流利，运动迅速，分布在脉道之外，达于四肢，循行于皮肤肌肉之间，散布于胸腹之中。卫司腠理开阖，防御抗御

第四章 童子功夫

219

候 　　　　　　　　　　　　　　　　—29—

抗外邪的①发，与皮肤、肌肉的知觉以及睡眠活动，均有密切关系。

（4）气——气的意义很广泛而复杂。这里所说的"气"即真气，是水谷之气与天空之气合成，有充养全身的功能。维持机体一切生命活动的就是"气"。

2.辨证论治方面：温病学中以营卫气血作为证候归类的方法，从而划分疾病的深浅程度作为辨证论治的依据。卫——表；气——由表入里；营、血——里。同时也说明病势轻重和发展趋向。红起病位以分级轻，病邪从卫至气至营血，逐步深入，也意味着病势愈来愈重。

（十六）人身的大气是什么？

人身的大气，是指精、气、津、液、血、脉六者而言。人体之所以能够有正常的功能活动如维持健康状态，主要依靠不断的摄取饮食物，食物摄入以后，经过脾胃的运化作用，其中精微部分，化生大气，分别输布于全身，营养各个组织器官。因为六气的分布部分不同，性质也有差别，所以有精、气、津、液、血、脉的不同名称，但它们都是来源于水谷精气。在正常情况下是相互资生，而在病变情况下又是相互影响的。现将精气津液血脉的生理功能和病理变化归纳如下表：

六气	生 理 功 能	病 理 现 象
精	两神相搏，合而成形，常先身生是谓精。	精脱者，耳聋
气	上焦开发，宣五谷味，熏肤，充身，泽毛若雾露之溉是谓气。	气脱者，目不明
津	腠理发泄，汗出溱溱是谓津。	津脱者，腠理开，汗大泄
液	谷入气满，淖泽注于骨，骨属屈伸，泄泽，补益脑髓，皮肤润泽，是谓液。	液脱者，骨病屈伸不利，色夭，脑髓消，胫酸，耳数鸣
血	中焦受气取汁，变化而赤是谓血。	血脱者，色白，夭然不泽
脉	壅遏营气，令无所避，是谓脉。	其脉空虚，此其候也。

裁解：

(1)"两神"：张景岳说："阴阳"。犹言阴阳两性。

(2)"搏"：搏语团，结聚，作交合的意思。

(3)"精"：指男女的精气。张景岳说："精，天一之水也。"

(4)"上焦"：指胸中而言。

(5)"开发"：通达之意。

(6)"宣"：布散之意。

(7)"气"：气的含义在《内经》中是很广泛的，这里所指的是"真气"又叫"元气"。如果与邪气相对而言，则又叫"正气"。

(8)"溱溱"：溱音臻，为形容汗出状况，就是形容津润的意思。

(9)"淖泽"："淖"音闹，满而外溢曰淖；"泽"是濡润的意思。

(10)"泄泽"：渗出而润泽的意思。

(11)"壅遏"：提防之意，如筑堤防水，使水不妄流，则迫使是围固了水流。过犹水，脉犹血之堤。这里指脉能约束营气，使其行于一定的轨路。滑氏读烟云："壅遏犹言隄道，俟入隧道，而无别道可隄泄。"

(12)"避"：回避，指营气的流行，因受脉的约束而无所散越。

(13)"夫"：色之枝稿无华称为"夫"。

（十七）心包与心的生理功能有什么关系？

心包是附属于心的，与心的关系，其非常密切的，一为代心行伏功能，心的各项功能可由心包来执行，因此心的各项功能就是心包的功能；二为保护心脏，代心受邪。所以说心包是心的宫城。中医认为心灵主宰器官，不可被邪破侵犯，外邪一侵入心的死。即伏邪势很凶猛，也是先侵犯心包，此时尚有可能救复，如果这一屏仿卫忠守不任，则外邪深入犯心，就会引起死亡。

（十八）肝与肺的生理功能特性有什么不同？

肝为刚脏，性善疏泄，喜条达。所谓"刚"就是刚强的意思，因为易激动易怒，所以肝的病，以充盛激动者为多，最骗老为少，故称"刚脏"。所谓"疏泄"就是疏散排泄；"条达"就是象树枝一样自由伸展的意思。在正常时，肝气要自由地向四面向上的伸散，当它失去生理特性时，肝气就会郁结停滞而表现出暗肋胀痛等症状。

肺为娇脏，肺主肃降。所谓"娇"就是娇嫩的意思，因为肺既怕火，也怕水；既怕热，也怕寒，又怕燥，很容易受病邪所侵犯，故为娇脏。所谓"肃降"就是病气下降，是指肺气在正常时是向下降的。

总之，肝的特性刚强，喜疏泄，喜条达，或者天升发之气，万物都向上生长，故肝木生升；肺的特性娇嫩，主肃降，之状天萧杀之气，万物都凋零向下降，故肺金主降。两脏刚娇是殊，而正常气化升降有异，这是它的生理功能特性不同异。

（十九）脾与胃的正常气化特性有何不同？

脾胃的功能，是人体生理中主要关键，胃与脾为表里关系。胃主受纳，胃为燥土，胃为水谷之海；脾主运输，脾为湿土，脾为后天之本。在正常气化作用，胃气宜降，脾气宜升，反之就会发生病变，两者特性，就在升降不同，湿燥有异。

（二十）肾的生理功能特点与别脏有何不同？

肾的生理功能特点是水火两家，比别脏较为复杂，五肾阴主水，右肾阳主火，左元阴（真阴），右元阳（真阳），固它虽属水脏，但其中一部分为命门之火，属火。它无能贮藏水谷之精气，也能贮藏其本身的肾精，肾精的盛衰和生殖机能有关，也是决定生长衰老过程的先天因素，故为先天之本。肾精充足，则头发乌黑，牙齿坚固，髓，脑和骨也充盈而健壮。肾在上开窍于耳，在下开窍于前后二阴。肾的气化作用，因能调节小便的排泄，故有平衡体内水液的功能。肾对呼吸之气有摄纳的作用。命门之火除了能帮助消化水谷之外，并维持正常的性机能。

（二十一）命门的概念在临床上究竟是指什么？

命门的概念在临床上有三种说法，一是指穴位而言，如指睛目部的"睛明"穴位为"命门"；就是指足太阳经所产的脉络起根于"至阴"，结于命门的"命门"；一是指生理功能而言，因为肾有两枚，左侧肾脏为肾，属水属阴，负担相当于泌尿系统的功能，右侧肾脏为命门，属火属阳，是人的生命活动的动力，主性欲及性机能，负担相当于内分泌和生殖系统的功能。一是既指生理功能又指穴位而言，由"长强"向上算第七节"命门"穴位为"命门"，居于两肾之间，命门中有左肾阴（水）与右肾阳

（火），平常必取得平衡，如有所偏胜，即能致病且能影响到整个身体。

（二十二）君火与相火有何区别和关系？

君火就是心火，主静，是本体，因为君火主静而属阴，所以心为君主之官，神明出焉，火不静则不明，明为火之本能，从物理上来看，火焰不明，而火心是明的，即因其静之故。相火就是肾火，主动，与君火主静相反，人身各脏腑之所以能发挥作用，主要是借相火主动，故为实而相其位，君火之所以能神，是有其明，相火之所以能动，是有其位，君火明在上，如日月无私照，所以神明出焉，为一身之主宰，为化育之元始。相火位在下，为神明之基础，所以中医术语有"君火以明，相火以位"的说法。

"相"是帮助之意；相火能帮助君火，它俩的关系就天之与地，君之与相，阴之与阳，是不可分的，君火之所以明的"明"，是相火以位的"神"，就是说相火之位是君火为之神，神，是"相火以位"为之本。只有君火而没有相火，谓之无根，有相火而没有君火，谓之无神，两者是标本关系，二而一，一而二，合之则一，分之则二。

相火在正常功能，会安其位，称为正火，若有妄动，则失其位，就要上亢，称为龙雷之火，（邪火）、（贼火）、（壮火），这就是李东垣所谓的"元气之贼"，朱丹溪所说的"阳气有余"。我们所需要区别君火与相火，主要与临床治疗用药有关。古人认为君火是人火，可以水折，治疗上宜用凉药；龙雷之火为天火，不可以水折，治疗上须用引火归源的法则，或阴药中加入些温药。

（二十三）三焦是什么？怎么会称为孤府呢？

在中医学中，三焦的意义，较见复杂。三焦就是上焦、中焦、下焦，是六腑之一，指自胸至少腹的一个大囊，形象网膜，有流通气血津液，沟通水道的生理作用。

上焦主纳如雾（雾：输送养料，如雾露之灌溉。）自舌下至胃上口的胸膈部分，就是胸膈，司通大诸气，摄纳饮食及时吸宗气。达

中焦生化如沤（沤：腐熟水谷，如沸汤之沤泡。）自胃之上口至胃之下口的上脘部分，就是上脘膈，司腐熟水谷，吸收精华，生化气血，营养全身。

— 33 —

下焦主出如渎（渎：排进污浊，如水道之流通。），自胃之下口至二阴的下脘部分，就是下膈脓，司水液的诱涌和浊浊的泌别，以及大小便的排泄。

至于温病学中，则以三焦的部位来归纳证候进行辨证，具有两方面的意义。

1.代表温病发展的三个阶段：上焦——温病初期；中焦——温病极期；下焦——温病末期。

2.代表病变所在：上焦——病变在肺和心包；中焦——病变在脾胃；下焦——病变在肝肾。

十二脏之中，惟三焦独大，盖胸腹之外，躯体之内，包罗诸脏，一腔之大府，其大无比，与肠、胆、膀胱不同，故称为"孤府"。因此，三焦既有一定的功能活动，当然就有它一定的物质基础，功能活动是离不开物质基础的。

但是，三焦的功能与内脏的功能是密切联系的。在临床上若离开内脏是无法说明三焦的功能，所以对于理解三焦的功能，我们必须要和内脏的功能相互参考，不能孤立起来认识三焦。

（二十四）人身中的三奇与三气有什么区别？

人身中的三奇就是指精、气、神而言，是人身中不可缺少的宝贵东西。三气是指人身中的卫气、营气、宗气。

1.卫气——卫气是产生于真阳，真阳出于命门，能升发卫气，故"命门"为卫气之根源，此卫气通于三焦，经三焦而至全身，所以凡是人体的肌肉皮骨能得以温养，都是卫气的作用，它的体是慓悍滑疾而无所束，是不循经而行，故说"卫行脉外"，其功能就是人身上的热气，也就是营于体温。

2.营气——营气出于中焦脾胃，是由水谷之精气来的，故中焦为营气之根源，凡是人体各器官组织及经脉颜骨现肤部是借它的营养润濡滑利作用，它是随血脉而行，所以说营行脉中，血气所到之处，即营气所到之处，故能充满推移于血脉之中。

3.宗气——从内经上看宗气是营卫二气之所合，卫为阳，营为阴，二者合则生宗气，它的本质是含有营卫二气的成份，它发于肺而枳于气海——膻中，但宗气既是营卫之合，故即运行于气脉之间，以息往来，这就是表现在呼吸上，其作用是与外界空气交换往来以推动血脉的运行，这就是我们理想上的宗气——真气。

根据上述可以知道，三焦与三气是有所区别的。而三气的化生过程和分布的范围有所不同，因此产生作用亦有所不同，详表如下：

水谷 —— 胃 —化生┌→营气 —— 脉中
为水谷之气 ——│→卫气 —— 脉外
　　　　　　　└→宗气 —— 胸中——与天气合并——真气┐
　　　　　　　　　　　　　　　　　　　　　　　└—循脉布于全身

（二十五）中医术语所说的"出三入一"是什么？

中医术语所说的三和一是指水谷精气与天空之气的比例，其意思是指人之平常呼出三份水谷之气，吸入一份天空之气，所以称为"出三入一"。

（二十六）人身中的四海是什么？

人身中的四海是：脑为髓海；膻中为气海；冲脉为血海；胃为水谷之海。

（二十七）脉、髓、筋、血、气所连属的组织是怎样的？

经曰："诸脉者皆属于目；诸髓者皆属于脑；诸筋者皆属于节（节：是骨与骨相接处，又叫关节。）；诸血者皆属于心；诸气者皆属于肺。"古人认为脉、髓、筋、血、气都有正常的活动现象。它们的连属关系，详如下表：

脉髓筋血┌①脉与目：精气上注于目，主要靠经脉运输营养，
气的连属│　　　　　目内有丰富的脉络。
　　　　│②髓与脑：肾生骨髓，髓通于脑、脑为髓海。
　　　　│③筋与节：肝主筋，筋力坚韧，连属肾节。
　　　　│④血与心：心生血，心主一身之血脉。
　　　　└⑤气与肺：肺主司一身之气化。

（二十八）中医术语的"壮火食气，壮火散气，气食少火，少火生气"。是怎样理解手的？

"壮火食气，壮火散气"。是说：壮火是一种亢烈之火，它对气的影响是侵蚀（食气），耗散（散气），可以伐元气衰。

"气食（饲）少火，少火生气"。是说：少火是一种和平之火，对气的影响是生旺，所以说能生气而气壮。

再详下表：

壮　　　　　　火　　食气（侵蚀真气）
（机能亢盛太过）　　　　散气（耗散真气）　　　　　气衰（真气衰弱）

少　　　　　　火　　气食少火（气能饲养）
（正常的机能活动）　　机能活动　　　　　　　气壮（真气旺盛）
　　　　　　　　　　少火生气（机能活动
　　　　　　　　　　能生成真气）

（二十九）脾为什么称为孤藏呢？

脾称孤藏，就难理解，因它也有相互表里的府，并不孤。但是考语《素问》《玉机真藏论》说："脾者土也，孤藏以灌四旁者也。"究所谓"孤"不能当作"孤单"来理解乎，改作"特"乎，就是说特别意思，所以叫孤，就有其特点，如肝属春之三月；心属夏之三月；肺属秋之三月；肾属冬之三月；而脾无定神。总是寄王（王音旺与旺同）于四季的季月（每季第三月），在四季月的四立（立春、立夏、立秋、立冬）节气之前各18日，共72日，这72日便是脾寄王之时，以一年360日计算，每季90日除去18日则每季亦只72日，即360日为五个72日之和，所主春72日，心主夏72日；肺主秋72日；肾主冬72日；脾土主72日（四季各18日）。表面看来脾不主时，实时上春夏秋冬都主，故为四藏之长，四时长四脏，就是它主四时的特点，故称"孤脏"。

（三十）脾与肾为何都称至阴呢？

至阴在内经上有肾脾两种说法：

《素问》金匮真言论篇："腹为阴，阴中之至阴，脾也。"脾为至阴，此"至"字应作"大"理乎，因为古人以《大》与"太"通用，太阴大阴也。易曰："至哉坤元"，就是说坤土是最大的，是至阴犹太阴也。脾主长夏的大月，不为至阴月。

《素问》水热穴论篇："肾者，至阴也，至阴者，盛水也。"肾的至阴，此"至"字应作"极"理乎，是阴极盛的意思，而另一方面有阴至极而阳反生之意（冬至一阳生）。

张景岳："肾为北方之气，其藏居下，故曰至阴也。水王于冬，而肾主之，故曰盛水也。"

马元台："肾居下焦，为阴中之阴，巧至阴也。水为阴，肾亦为阴，今肾为至阴，则水病乃盛水也。"

（三十一）水谷转化输布和排泄过程是怎样的？

水谷经过胃的腐熟，脾的运化，以及有关脏器通力协作，把精微输布于全身各部；同时水谷的精微化生营卫，营卫发挥了它的正常作用。其中糟粕部分就挨次传下，排出体外。如下表：

水谷→胃→小肠（脾）
- 精微
  - 清者 —— 营 —— 营运于内
  - 浊者 —— 卫 —— 护卫于外 } 营卫大通
- 糟粕
  - 水液 —— 膀胱 —— 排出为尿
  - 残渣 —— 大肠 —— 排出为屎

（三十二）五脏所藏与六腑所化的相互关系是怎样的？

五脏所藏的精、血、气，是维持生命的基本物质，神魂、魄是人的精神活动的表现。有了精、血、气的物质存在，才能有神、魂、魄的精神活动表现。也就是说，精、血、气是神、魂、魄活动的基础。同样的，有了神、魂、魄的活动，才可能有精、血、气的产生。所以说，神、魂、魄是精、血、气的生成动力。

更进一步说，精、神、血、气、魂、魄的物质基础，又来源于六腑所化的水谷精微，因为饮食物必须通过六腑的功能，才能把精华部分输于五脏，而产生精、血、气。六腑之所以传化水谷功能，又有赖于五脏功能正常的活动。因此我们可以看出，脏腑之间，虽有分工，在功能上但又是相互为用紧密合作，构成一个统一的机能体系。

五脏——藏
- 精、血、气（维持生命的基本物质）是神、魂、魄活动的基础。
- 神、魂、魄（精神意识活动的表现）是精、血、气生成的动力。

六腑——出化水谷而行津液
- 精华输布于全身。
- 糟粕排泄于体外。

（三十三）津液在体内的作用是怎样的？

饮料进入人体，就必须要经过"气化"的过程转变为津液。津液在体内又通过"气化"作用，和合精气灌养全身，出于肌表则为汗，下输膀胱则为尿。因此，津液与汗及小便是互为消长的。如大汗大泄之后，体内津液耗伤，小便就会短少；若小便过多，

—37—

则有体内津液减少，口渴引饮的现象。内经所说："津液脱焉"，把小便称津液，就是由于水液和津液的关系是非常密切的。如下表：

饮料 ——→ 津液（经过气化）
- 在体内 —— 和合精气滋养全身
- 出于皮肤 —— 则为汗
- 出于膀胱 —— 则为尿

√（三十四）"十一脏取决于胆"我们是怎样理解的？

寿赤理："胆者少阳春生之气，春气升则万物化安，故胆气升则脏腑从之，所以十一脏取决于胆。

楼者轩引《医参》云："勇者气行则止，怯者着溜为病，经言最宜傍通。凡人之所畏者害是也，遇大风不畏则不为风伤，遇大寒大热不畏，则不为寒热中，饱夕非出于勉强，则必无淤滞之患，气以胆壮，邪不可干，故曰十一脏取决于胆。

根据上面经文记载：我们认识胆的功能，对人的意识思维，有起到果敢决断的作用。古人认为外在刺激因素可以影响在器官的功能活动，但是内在脏腑的功能活动，也可以改变或避免外在的刺激因素，胆在这里的作用，属于后一类的情况。虽然内脏各有不同的精神活动联系，但都要接受心的统一领导。心虽主宰思维意识，而其最后决定，却又取决于胆。

（三十五）人体生壮老死的发展阶段是怎样的？

人体血气及内脏的盛衰和年龄有关大的关系。由十发到四十岁是生长阶段，五十发到一百岁以后，是衰老而终的阶段，从神气盛衰，形骸独居而终，又可体会到人之所以有生命活动，决定于神气之有无，而神气之盛衰，又依赖于五脏之精气。所以说，保养精、气、神，是保钩长寿的重要关键。这些是古人从实际生活中体验出来的一般规律。不过年龄只是指一般大概而言，不是绝对的。同时所揭的一般自然衰老成程，如果由于疾病的因素者例外，兹将发展阶段特点列表如下：

人体生壮老死的发展阶段特点简明表

由幼而壮而盛期	年龄	身体的变化	形态活动表现
	10	五脏始定，血气已通，其气在下。	好走
	20	血气始盛，肌肉方长。	好趋
	30	五脏大盛，肌肉坚固，血脉盛满。	好步
	40	五脏六腑十二经脉皆大盛平定。	荣华颓落，发颇颁白，好坐。
由衰而老而终期	50	肝气衰，肝叶薄，胆汁减。	目不明
	60	心气衰，善忧悲，血气懈惰。	好卧
	70	脾气衰。	皮肤枯
	80	肺气衰，魄离。	言善误
	90	肾气焦。	四脏经脉空虚
	100	五脏皆虚神气去。	形骸独居而终矣

表解：

（10岁）：人自出身以后至十岁左右，五脏开始使定，全身的血气循环周流通畅，正是生长发育的开端，生气逢勃。因此外表的动作表现"好走"。"好走"就是形容性诡活泼喜动的意思。这里要指出所谓"始定"，"已通"，并不是指人体在出生以后五脏才定，血气才通，乃是指五脏和气血进一步的发育使全的意思。

（20岁）：人在二十岁左右，身体的血气已经旺盛，也就是发育已经成熟；肌肉表现盛满，在活动方面较前更为踧捷，所以在动作方面表现好趋（趋：疾行）

（30岁）：这是壮年时代，在这个时期，身体发育表现了隆盛，所以在活动的表现上而好步。张景东对好步的认识，曾这样说："盛满则不轻捷。"这个意见是说，在青少年时代是好动，浮躁而蹦跳，到了壮年时代因为肌肉坚固，血脉盛满，而性情亦改变为执重，在行动上表现为从容不迫了。所以好走、好趋、好步，正生动的形容出了人的性格改变。

（40岁）：人生到了四十岁，全身的发育已达到一定的限度（平盛），而不能再向上（不揺）（"揺"上也）成长发育了。这就是由盛而衰的开端。因而表现了腠理稀疏不嫩密，面色荣华开始颓落；同时头发也黑白相杂了。所以在性情上改变为好坐，而动作上就表现好坐了。说明人生发育生长过程，随着年龄不同而各异。但是这些过程，都是基于脏腑盛衰而决定的。

（50岁）：人到了五十岁已经肝气开始衰退，胆汁也减少了，眼睛也开始有视力减退的感觉。同时由于肝气的衰退，而又影响到心气的滞涩。

（60岁）：人到了六十岁，心气衰退，这个意思是含有五行生殺的道理来界释的。因为肝属木，心属火，肝气衰，即木不能生火，因而心气也就衰了。以心主于忧，故善忧悲；心衰则血气行迟而不利，且气不精，故好卧。

（70岁）：人到了七十岁的时候，由于心气衰了，而影响到脾上（火不生土），所以脾气就着弱。脾主肌肉，脾气衰，些坚肌肉也就衰退，皮附于肉上，所以会表现出皮肤枯稿不泽的象征。

（80岁）：由于脾土衰所以肺金随着也衰。肺藏魄（"魄"，精神意识的一部分），今肺气衰，魄的表现也就衰弱，所以语言上多有错误。这种表现在老年人，我们是可以经常看到的。

（90岁）：由于肺金之衰而影响到肾水之衰。肾脏衰，说标诸若五脏六府之精气皆衰。精气衰而不能藏之于肾，肾脏无精可藏，故四脏更衰，而表现经脉空虚。

（100岁）：古人认为人生一般的寿命就是有百岁，到百岁以后，才是自然趋向衰老的最终阶段。所谓"神气去"是指内脏机能活动已经停止，只留下一个形骸而死去了。

（三十六）"少阳属肾，肾上连肺，故将两脏"，是怎样理解呢？

"少阳"：是指三焦而言；"属"：是隶属的意思；"将"：是统率的意思；"两脏"：的脏字，不能认为是五脏的脏，而是认为藏象的脏，它就是包括六府的。

考据〔张氏类经〕："三焦为中渎之府，膀胱为津液之府，肾以水脏而伶水府，故肾将将两脏。"这也正与〔灵枢〕本输篇所说："肾合三焦膀胱"的意义是相同的。再从病理上来说，〔素问〕成论说："肾咳不已，则膀胱受之，久咳不已，则三焦受之"。这也可以明确肾将两脏的意义。根据一般的理论，脏是统率府的。肾是水脏而统伶水府，是符合〔内经〕理论体系的。

这一段就是说，三焦既隶属于肾，而肾又上连于肺，故肾能统伶三焦和膀胱的两府。那么这三句的主词是肾。所图如下：

肾统水府示意图（例下）

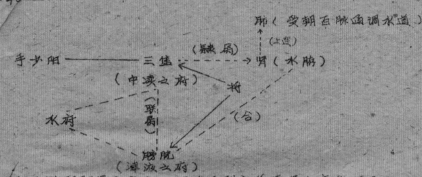

—40—

√（三十七）胆既是六腑之一何以又列入"奇恒之府"呢？

胆所藏的胆汁，主要是与其它腑传化浊物不同。所以本篇篇说："胆者中精之府"，因胆藏精华之汁，而又列入奇恒之府。就且五腑共泻五脏之阴以达阳，而胆即本腑之阴以达阳，五腑达其阳，化而用在泻，胆腑亦达其阴，化而用在不泻，故与别府有异。

（三十八）"女子七岁肾气盛"，"丈夫八岁肾气实"这是怎样讲说的？

男子为阳，阳中必有阴，阴之中数八，故一八而阴精伴，二八阳精满。女子为阴，阴中必有阳，阳之中数七，故一七而阴血升，二七而有阴血满。阳精阴血，皆饮食五谷之实为。

（三十九）幼、青、壮、老年的肾精盛衰关系是怎样过程的？

在幼年和成年时期，是生长发育时期，与肾气充足有关；老年和壮年时期，是生殖时期，与天癸充足有关。每一个人的肾精多少与禀赋（父母所传给的）有关。禀赋的强弱，是人的生长发育衰老和抗抗力的先天因素，因而肾也就被称为"先天之本"。详表如下：

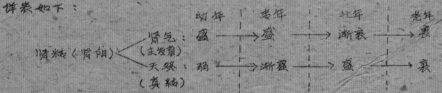

（四十）"魄门"是什么？

"魄门"就是肛门，因为肛门是大肠最末端，肺合大肠，肺藏魄所以叫"魄门"。如《难经》："下极为魄门。"但又有一种见解，认为"魄"字与古粕字是相同的，因肛门是糟粕排出体外的门户，所以叫"魄门"。总之我们了解它的部位，就可以了，不必从文字上去考虑。

第九节 《药物简明歌括》

　　《药物简明歌括》由郑拱苍先生编，福州市人民医院于 1962 年内部刊行，系中药启蒙读物。他在诊务之余，课徒之暇，深感亘古至今，历代校订本草及撰资者奚止百家，汗栋充牛，浩如烟海，"后学既去其奥，复感其繁，如入宝山，所得甚鲜"。例如药物之性味，记载不同，归经与功能，注释或异，习医者"穷渊本原，则其未逮，徒求强记，势必善忘"。所以郑拱苍集临床常用药物，按其性味功能，归经证候，旁收远绍，去芜存菁，编成歌诀，别类十二门：益气补血、壮阳滋阴、发汗解肌、清热解毒、肃肺祛痰宁咳、补脾健胃、疏肝宁心、祛风除温、渗湿利水、调经定痛、涌吐泻下、驱虫截疟。每味四句，二十八字，计三百八十条，合成药物四百味，名之曰《药物简明歌括》。郑拱苍乃一代儒医，诗书世其家，岐黄游于艺，精岐黄学，于诸家医论莫不钩稽，诊余畅吟咏，为榕垣一代诗宗，有深厚的国医学术及文化功底，所编歌诀朗朗上口，呈现青苔斑驳的厚重历史，临证排兵布阵的克敌图谱，色彩斑斓的文化。前贤有云："任医如任将，用药如用兵。"药之于医，无异斗而有锥，渴而有井。诚哉！是篇可作药学之启蒙，并足备自修之参考，现收录如下。

药物简明歌括

序言

淮南子云：神农尝百草之滋味，一日而遇七十毒。黄帝使岐伯尝味草木，定本草经，造医方以疗众疾，乃知药物之源，啟自神农，本草之名，定于黄帝，盖太古之人，具生知之智，而能辨天下物品之情，与人民疾病所宜，因得其治疗之效，三代以上，文字无稽，当以识识相因，绵延不断，世谓神农本草经，係为后汉时代所作，至梁陶隐居之本草经集注，倍增其数，为七百三十味，唐宋以还，代有传人，各呈智能，相继增益，如李勣之新修本草，陈藏器本草拾遗，掌禹锡嘉祐本草，苏颂图经本草，唐慎微证类本草，寇宗奭本草衍义等；研摘诸家，重为釐订，旁搜远引，居后承前，洵乎盛矣，至明李时珍东壁，蒐罗百氏，博采四方，考古证今，拾遗补阙，稿经三易，岁历三旬，正名十六部为纲，附释六十类为目，卷分五十有二，药凡一千八百九十有余，中言寒热温凉之性，升降浮沉之理，气质类型，方剂施治，援引辨证，经纬悉宜，有物咸登，无微不录，益臻完备矣，亘古迄今，校订本草及撰次者，奚止百家，充栋汗牛，浩如烟海，后学既若其奥，复感其繁，如入宝山，所得甚尠，例如药物之性味，记载不同，归经与功能，诠释或异，互相考证，而需时孔多，穷溯本源，则其力未逮，徒求强记，势必善忘，学问如斯，不容躐等，欲窥堂奥，必得其门，余于业务之余，课徒之暇，爰集临床常用药物，按其性味功能，归经证候，编缀句读，别类分门，名之曰药物简明歌括，计分三百八十条，合成药物四百味，不慭谫陋，率尔而成，格律不严，音韵未协，亥豕鲁鱼，知所难免，然便于记诵，不费推敲，倘能人各一篇，虽未穷研本草纲目，亦足体会药物概要，庶几由浅入深，陟遐自迩，冀可作初学之启蒙，丞足备自修之参考，是为序。

郑拱蒼　序于福州市人民医院

1962.5.1

目 录

益气补血药物

壮阳滋阴药物

发汗解肌药物

清热解毒药物

·3·

犀角　羚羊角　熊胆　　地龙干　穿山甲　蜂蜜
露蜂房　冶芦根　天花粉　北沙参　天门冬　麦门冬
金银花　香连台　枯黄芩　川黄连　茶黄柏　山栀子
白菊花　甘菊花　生石膏　肥知母　地骨皮　鲜竹叶
龙胆草　大青叶　青黛　　苦参　　侧柏叶　槐花米
黑地榆　莲子肉　附莲子心　干莲房　石莲石　莲蕊
白莲须　附白荷花　荷叶　藕节　　附生藕汁　白头翁
桑皮　　西瓜　附西瓜翠衣　冬瓜仁　绿豆　　白茅根
净童便　万年青　百草霜　雄黄　　紫地丁　山豆根
蒲公英　紫草　　马勃　　败酱草　板蓝根　鱼腥草
冰亡　　人中黄

肃肺祛痰宁欬平喘药物

苏百合　冬虫夏草　柿霜　　附柿干　附柿蒂　木胡蝶
人参北　白茅根　白芨花　五味子　川贝母　浙贝母
全辰姜　浪姜仁　附姜皮　半夏　　竹茹　　天竺黄
海蛤壳　青礞石　天南星　牛蒡子　葶苈子　莱菔子
竹沥汁　苦杏仁　紫菀茸　欬冬花　炙百部　大小蓟
花蕊石　白芨　　血余灰　净秋石　沉苏子　桔梗
香前胡　杜杷叶　马兜铃　北芥子　旋覆花　白前根
射干　　代赭石　海浮石　佛手干　白果肉　硇砂
仙鹤草

补脾健胃药物

苏芡实　淮山药　火麻仁　葶苈仁　龙眼肉　白扁豆
北小麦　乌纳青　伏龙肝　赤石脂　乌余粮　五倍子
金樱子　飞榜子　川厚朴　川朴花　吴茱黄　枳实
枳壳　　陈皮　　青皮　　陈桔红　桔络　　川郁金
欬木香　白檀香　陈真香　黑沉香　公丁香　安息香
豆蔻仁　益智仁　香甘松　良姜　　生姜　　北干姜
炮姜　　监砂仁　台乌药　花槟榔　大腹皮　草拨

4

| 苏薤白 | 姜黄 | 大蒜 | 神柚 | 山楂肉 | 大麦芽 |
| 附穀芽 | 鸡内金 | 罂粟欵 | 诃子肉 | 石榴皮 | 枳椇子 |

疏肝宁心药物

双钩藤	密蒙花	白薇	牡丹皮	木贼草	青葙子
白芍药	附赤芍药	银柴胡	玫瑰花	金铃子	合欢皮
夜明砂	芦荟	夏枯草	牛黄	射香	石菖蒲
白龙肯	青龙齿	左牡蛎	琥珀肉	磁石	石决明
真珍珠	酸枣仁	柏子仁	远志	紫石英	附白石英
硃砂	谷精草	附鲛精珠			

祛风除湿药物

蜈蚣	白花蛇	蛇蜕	白僵蚕	晚蚕砂	秋蝉蜕
明天麻	全蠍	白附子	辛夷花	白蒺	马鞭草
香白芷	左秦艽	宣木瓜	五加皮	干漆	威灵仙
土茯苓	苍耳子	豨莶草	樗白皮	海桐皮	白藓皮
忍冬藤	松香	天仙子	络石藤	川草薢	

渗湿利水药物

黑猪苓	白茯苓	抱木神	赤茯苓	茯苓皮	绵茵陈
白通草	尤泽泻	飞滑石	淡竹叶	赤小豆	夹碘子
牵牛子	大戟	芫花	甘遂	冬葵子	漏芦
汉防己	小木通	地肤子	萹蓄	石苇	瞿麦
海金砂	蝼蛄	商陆根	丝瓜络	路路通	昆布
海藻	川椒目	酸浆草	泽漆	乌桕木	灯芯草
车前草	车前子				

调经定痛药物

| 京丹参 | 制香附 | 茜草根 | 苏木 | 延明索 | 泽兰十 |

第四章 童子功夫

237

陈艾叶	益母草	光桃仁	桃膠	附桃奴	藏红花
荆三稜	蓬莪术	蝱虫	水蛭	廣虫黄	贯众 乳香
莪闾行	牛膝	血竭	五灵脂	蒲黄	
莪药	刘寄奴				

涌吐泻下药物

| 甜瓜蒂 | 藜芦 | 皂角刺 | 巴豆 | 大黄 | 芒硝 |
| 玄明粉 | 郁李仁 | 马蔺苋 | 蓖麻油 | | |

驱虫截疟药物

乌梅	使君子	鹤虱	雷丸	阿魏	榧子肉
芜荑	木槿	制常山	附蜀漆	墨草枣	苦楝子
卫矛					

药物性味功能简明歌括

益气补血药物

人参

人参甘味性微温，　　　主治劳伤润化源，
心肾肝脾俱受益，　　　生津育血气能完。

高丽参

高丽温热味兼甘，　　　主入心脾亚肺肝，
崩涌虚劳真气损，　　　内伤吐衄亦能安。

洋参

洋参性味苦而甘，　　　补肺清心大自滋，
叶可生津兼止渴，　　　芦专涌吐主虚痰。

潞党

潞党甘平入肾脾，　　　补中益气土能维，
生津润肺消烦渴，　　　性味冲和最适宜。

黄芪

黄芪甘缓性微温，　　　入肾三焦与命门，
益肺通心能固卫，　　　生能发汗炙扶元。

黄精

黄精平补味微甘，　　　润肺清心亚养肝，
益胃健脾宁咳嗽，　　　强筋填髓驻容颜。

白术

白术甘温入胃脾，　　　和中益气土虚宜，
化痰祛湿生津液，　　　清热安胎暖四肢。

苍术

苍术辛甘性苦温，　　　二肠脾胃肺荣原，
散风燥湿润痰欬，　　　解郁升阳气自熏。

首乌

首乌味苦涩而温，　　　补肾疏肝气自匀，
藤号夜交风可愈，　　　和中养血固真元。

紫河车

甘温碱味紫河车，　　　益气生津血自华，
肝肾虚羸频盗汗，　　　骨蒸劳热治堪夸。

玉竹

玉竹甘平润肺金，　　　补中益气复宁心，
生津清热消烦渴，　　　和胃健脾更养阴。

胡桃

胡桃质润性甘温，　　　肾肺三焦与命门，
益胃祛痰兼补火，　　　虚劳咳嗽患能安。

荔枝

荔枝微涩性甘温，　　　补肾健脾性下元，
核则入肝专治疝，　　　散寒祛湿痛能安。

蛤蚧

蛤蚧碱平亦甘温，　　　能令肺肾气归源，
益精止血宁虚欬，　　　润欬通淋费揣摹。

饴糖

饴糖甘味性微温，　　　益胃健脾可散寒，
润肺消痰宁咳欬，　　　补虚敛汗并除烦。

杜仲

杜仲辛甘性小温，　　　补肝益肾固真元，

生精养血强腰膝，　　　止漏安胎亚散寒。

山茱

山茱甘淡味酸平，　　　补肾温肝亚益精，

头眩耳鸣心动悸，　　　强阴养血眼能明。

续断

续断微温味甘辛，　　　补肝益肾气能循，

敛精止漏治劳损，　　　腰膝发痛利屈伸。

阿胶

阿胶性味炙甘平，　　　益肾清肝亚益营，

肺气虚赢频咳，　　　吐衄崩漏血能荣。

地黄

地黄性味苦甘寒，　　　温养心脾亚泻肝，

泻火清蒸平吐衄，　　　益阴润燥热能安。

熟地

熟地微温味苦甘，　　　补心益肾亚滋肝，

育阴漏血填精髓，　　　真水盈时木自涵。

当归

当归性味苦甘温，　　　补益心脾亚缓肝，

和血止痰兼止痛，　　　调经润燥善驱寒。

川芎

川芎性味苦辛温，　　　利胆通心亚入肺，

开郁调经行气带，　　　搜风去湿痛散安。

鸡血藤

藤名鸡血性和平，　　　通脉舒筋王入宫，

虚损劳伤忌补益，　　　咳红吐衄亦能清。

黑豆

黑豆甘寒益肾阴，　　　功专凉血亚宁心。
祛风定痛兼消肿，　　　解毒和营热不侵。

大红枣

大枣甘平入胃脾，　　　调荣和卫补虚宜。
安中益气生津液，　　　心肺燥烦亦可治。

甘草

甘草生平灸则温，　　　健脾益胃气安敦。
能调诸药通经脉，　　　解毒和中亚去烦。

壮阳滋阴药物

鹿茸

鹿茸气实禀纯阳，　　　性味甘温补力强。
心肾肝脾兼督脉，　　　生精益髓治劳伤。

鹿角胶　鹿角霜

鹿角胶同鹿角霜，　　　咸温性味亦纯阳。
补虚固肾强筋骨，　　　腰膝酸痛力可匡。

附子

附子辛甘性大温，　　　回阳救逆固真元。
祛寒燥湿风能散，　　　脾肾三焦与命门。

乌头

乌头有毒亚天雄，　　　温热辛甘性味同。
积聚寒邪疲卒中，　　　斩关夺隘建殊功。

海狗肾

海狗肾名腽肭脐，　　　辛甘咸热气升授。
元阳虚损劳伤极，　　　阴痿精枯及色黧。

虎骨

虎骨微辛性质温，　　　健肝补肾亚祛寒。
追风定痛除惊悸，　　　壮髓强筋可辟气。

肉桂

肉桂辛甘性大温，　　　助阳能引火归元，
养肝益肺扶脾土，　　　暖肾通心补命门。

覆盆子

覆盆酸涩性甘温，　　　益肾固精欲下元。
实绝补虚强视听，　　　止遗益气缩泉源。

锁阳

锁阳性味乃甘温，　　　润燥舒筋主入肝。
益血生精治腰弱，　　　强阴补火固真元。

仙茅

仙茅性热气辛温，　　　能补虚劳助命门。
阳气衰微腰膝痹，　　　股心带痛忌为寒。

葫芦巴

芦巴性味苦而温，　　　专暖丹田及命门，
腹痛肠鸣疝瘕气，　　　逐风健胃亚祛寒。

巴戟

巴戟辛甘性质温，　　　壮阳能照肾虚寒，
缓肝和胃通脉络，　　　治痿祛风补命门。

破故纸

故纸别名补肾胎，　　　辛温微苦入心脾。

助阳触暖丹田气，　　　　　固摄祛寒止梦遗。

苁蓉

苁蓉甘味性咸温，　　　　　入肾心包与命门。
益气强阴腰膝暖，　　　　　壮阳润燥固真元。

枸杞子

枸杞甘平性略温，　　　　　补心滋肾并清肝。
生精明目阳能助，　　　　　润肺除烦益化源。

沙苑　蒺藜

沙苑蒺藜性甘温，　　　　　强阴补肾并滋肝。
熄风清肺治劳损，　　　　　明目固精益下元。

蒺藜有刺苦辛温，　　　　　泻肺疏肝并止烦。
胜湿祛风兼散热，　　　　　消瘀止痒气能宽。

菟丝

菟丝甘味性辛平，　　　　　补肾疏肝更益精。
滋燥能令脾土健，　　　　　和营润肺气充盈。

韭子

韭子辛甘性味温，　　　　　敛精治疝益真元。
小溲频数腰胶冷，　　　　　能照肾肝与命门。

淫羊藿

淫羊藿即仙灵脾，　　　　　性味甘温补肾衰。
兼入命门强筋骨，　　　　　冷风劳急总能医。

钟乳石

钟乳甘温入胃肠，　　　　　益精利窍气能阳。
纯阳善补真元损，　　　　　寒嗽声嘶服自康。

蛇床子

蛇床性味苦辛平，　　　　　补肾助阳亚益精，
冷带下焦须温照，　　　　　肥宫寒冷血难荣。

骨碎补

碎补专治骨折伤，　　　　　风虫牙痛气为殃，
苦能坚肾温行血，　　　　　根节偏长状似姜。

金狗脊

金毛狗脊苦甘温，　　　　　补肾疏肝固下元，
益血祛风强腰脊，　　　　　散寒蠲痹气能完。

茴香

茴香微热性辛平，　　　　　肾与命门冷气并，
脾胃虚寒顽疝痛，　　　　　腹中胀满作肠鸣。

胡椒

胡椒辛味性大温，　　　　　快膈运中冷不屯，
肠胃寒疑皆可散，　　　　　须防动火目昏昏。

川椒

川椒大热性辛温，　　　　　暖胃健中助命门，
寒湿三焦忌发散，　　　　　杀虫逐火气能熏。

荜澄茄

辛温性味荜澄茄，　　　　　暖肾健脾散胃邪，
消结祛寒平呕逆，　　　　　膀胱冷带解蛙嘉。

龟板

龟板咸寒大补阴，　　　　　心肝脾胃热侵岑，
血虚火荆兼崩漏，　　　　　任脉能通亚治淋。

鳖甲

鳖甲咸平入厥阴，　　　软坚散痞解劳蒸，
通络除疟消痃癖，　　　定痛潜阳火不腾。

石斛

石斛甘寒性炎平，　　　胃脾心肾热能清，
生津止渴治劳烦，　　　益志强精亦定惊。

玄参

玄参寒性苦碱平，　　　滋肾凉肝火可清，
泻热除烦消肿痛，　　　利咽解毒目能明。

女贞

女贞性味苦甘平，　　　滋益肾肝目自明，
火盛阴虚生眩晕，　　　补中定志主治情。

旱莲

旱莲酸味性甘平，　　　补肾乌须亦益营，
吐衄肠风兼痔痛，　　　功专凉血热能清。

粳米

粳米甘平性未凉，　　　补脾清肺亦中央，
生津通脉消烦渴，　　　糯米甘温益胃肠。

发汗解肌药物

麻黄

麻黄性味苦辛温，　　　专主太阳亦化源，
无汗头疼身刷痛，　　　恶寒发热喘颗烦。

桂枝

桂枝甘味性辛温，　　　心肺膀胱卫亦言，
头痛项强身有汗，　　　恶风发热亦微寒。

独活

独活微温味苦辛，　　　膀胱与肾感寒因，
祛风去湿兼蜀痛，　　　骨节肌肤痹不仁。

羌活

羌活辛温胜湿嘉，　　　膀胱肝肾治无差，
搜风蜀痹除寒痛，　　　气主太阳散表邪。

荆芥

荆芥微温味苦辛，　　　阳明肝脾各相因，
愈风理血兼祛湿，　　　热在营经脉可循。

防风

防风甘苦略辛温，　　　肝肺三焦及魄门，
胜湿祛风兼解郁，　　　散寒通络却痛项。

紫苏

紫苏香味性辛温，　　　肺胃心包病细论，
叶可散寒宣抑郁，　　　梗能顺气益胎元。

藿香

藿香辛味略甘温，　　　脾胃肺经瘟瘴存，
快膈散寒能止呕，　　　宽中辟瘴苦朝暾。

佩兰

佩兰温性味辛平，　　　可解胃脾湿气盈，
性本清芬能辟秽，　　　功专宣达利胸膜。

藁本

藁本辛温入太阳，　　　三经头痛脊椎强，
祛风除湿寒能散，　　　肤痹腰痛走自康。

蔓荆

蔓荆味苦性辛平，　　　肝肺膀胱气不行，

头痛目昏筋骨痹，　　　　上焦风热悉能清。

葱白

葱白辛平热气微，　　　　肺肝与胃苦相违，
解肌发汗疗头痛，　　　　力主通阳未可非。

西河柳

西河檉柳与芫荽，　　　　性味辛温发汗施，
痘疹不出俱透发，　　　　中焦寒带更相宜。

香薷

香薷辛味性微温，　　　　心肺胃脾暑气存，
利湿运中蠲呕吐，　　　　宽胸行水并除烦。

绿升麻

升麻甘苦性寒平，　　　　脾胃二肠气不等，
解毒散风消痹痫，　　　　引经宣发力轻清。

柴胡

柴胡性味苦而平，　　　　肝胆三焦色络萦，
目眩咽干胸胁痛，　　　　调和经脉畅循行。

细辛

细辛性味乃辛温，　　　　发汗疏肝暖胃寒，
行水破痰兼润燥，　　　　祛风逐湿痹能安。

苏青蒿

青蒿味苦性微寒，　　　　肝胆二经热气漫，
解表除烦兼止血，　　　　骨蒸劳损治无难。

紫浮萍

浮萍性味本辛寒，　　　　肌表皮肤湿热漫，
发汗祛风兼渗利，　　　　肺经瘾郁解能支。

葛根

葛根甘味性辛平，　　　　脾胃膀胱郁热盈，
气质俱轻专解表，　　　　生津止渴责阳明。

葛花

葛花性味乃甘平，　　　　胃热熏蒸有宿醒，
烦渴头疼兼呕吐，　　　　肠风便血志能清。

薄荷

薄荷性味本辛凉，　　　　解散上焦风热良，
营卫相兼心与肺，　　　　清咽宣郁力能襄。

豆豉

豆豉微寒亦苦温，　　　　由于蒸熟性熏存，
懊憹欲呕胸中闷，　　　　解热能舒肺胃烦。

桑叶

桑叶辛甘性贯寒，　　　　解肌明目亦除烦，
暑搜肝络风和燥，　　　　亦泄肺经郁热浸。

桑枝　桑椹

桑枝性味苦而平，　　　　若终祛风痹不生，
桑椹甘寒能润泽，　　　　永教肝肾血常荣。

桑白皮

桑白甘凉性在皮，　　　　涤痰宁欬肺专司，
杀虫泻火兼行水，　　　　泻通痰凝亦可医。

桑寄生　螵蛸

寄生微苦性甘平，　　　　渗湿疏风血可荣，
咸味螵蛸治便数，　　　　涩精固肾气能盈。

麻黄根

麻黄根节性甘平，　　　专止阳虚汗自生，
能引药行腠理处，　　　不但固卫亦和营。

清热解毒药物

犀角

犀角咸寒味苦酸，　　　心肝与胃热邪传，
按风辟秽消诸毒，　　　凉血除烦火不燔。

羚羊角

羚羊色白苦咸寒，　　　惊痫痉挛病在肝，
凉血宁心舒筋脉，　　　肝经蕴热泻能安。

熊胆

熊胆大寒味苦平，　　　心包肝胃热交并，
杀虫明目除惊痫，　　　解毒消痰火自清。

地龙

地龙腥味性又寒　　　镇痉祛风治痨丹，
解毒除黄肝可戡，　　　通淋消肿力能参。

穿山甲

山甲又寒气味腥，　　　入肝肠胃暑周行，
调经宣窍祛风湿，　　　消肿排脓解毒灵。

蜂蜜

蜂蜜甘平气质融，　　　生能凉血熟温中，
除烦解毒和营卫，　　　补益心脾具化工。

蜂房

蜂房微毒性甘平，　　　益胃疏肝亚定惊，
专治风虫牙齿痛，　　　便干罨湿热能清。

芦根

芦根性寒本甘寒，　　　　　脾肺胃肠热自安。
止呕生津平噎妨，　　　　　强中消渴愈何难。

天花粉

花粉甘酸性苦寒，　　　　　渴燥泻火肺能安。
生津润燥兼行水，　　　　　消肿排脓亚解烦。

沙参

沙参微苦性甘寒，　　　　　润肺滋阴欬自安。
脾肾郁收烦渴甚，　　　　　赤淋带下利无难。

天冬

天冬味苦性甘寒，　　　　　清肺宁心肾自安。
除烦生津兼止欬，　　　　　排脓解渴亚祛痰。

麦冬

麦冬甘苦性微寒，　　　　　清肺宁心亚解烦。
益胃化痰宁欬嗽，　　　　　通经泻热血能安。

金银花

银花微苦性甘寒　　　　　　入肺能清湿热漫。
解表疏风治五痔，　　　　　血中肿毒散何难。

香连名

连名微苦性辛凉，　　　　　能泻心经火热猖。
脾胃湿邪肝胆横，　　　　　三焦沸郁悉能匡。

黄芩

黄芩性寒苦平寒，　　　　　心肺二肠亚胆肝，
泻热安胎兼解毒，　　　　　通淋凉血更除烦。

黄连

黄连性寒苦而寒　　　　　　和胃厚肠亚镇肝

湿盛火热胸膈痞， 消炎定痛更除烦。

黄柏

黄柏归经肾与膀， 苦寒性味血祛凉，
滋阴泻火兼明目， 通利三焦湿热疴。

山栀

山栀性味苦微寒， 心肝三焦湿热干，
解郁除烦行水通， 疸黄结气悉祛宽。

菊花

菊花色白味甘寒， 补益心脾兼肺肝，
明目疏风疗奇痒， 兼治咽痛及胸烦。

甘菊

甘菊微寒味苦甘， 祛风利湿主疏肝，
润滋肺肾兼明目， 头眩心烦悉可安。

石膏

石膏甘味性辛寒， 肺胃三焦热气缓，
大渴汗多身炽灼， 生津润燥亚除烦。

知母

知母寒多苦味微， 骨蒸痹定欲疾宜，
上清肺火消烦渴， 下润骨阴燥可滋。

地骨

地骨源为枸杞根， 甘寒微苦却炎氛，
能清肺胃三焦火， 退热除蒸亚解烦。

竹叶

竹叶辛平性大寒， 能清心胃热弥漫，
利窍泻火消烦渴， 淡渗疏风痹可安。

龙胆

龙胆大寒苦涩兼，　　　　膀胱肝胆火邪炎，

下焦湿热功能泻，　　　　黄疸惊狂力可痊。

大青叶

大青味苦性寒凉，　　　　心胃热邪气激扬，

时疾头痛温毒盛，　　　　口疮喉痹悉能瘳。

青黛

青黛咸寒主入肝，　　　　三焦郁火势弥漫，

杀虫解毒消候肿，　　　　吐血热烦亦可安。

苦参

苦参味苦涩而寒，　　　　热蕴肾经亚胆肝，

胃燥疸黄邪积聚，　　　　祛风治痢愈疥癞。

侧柏

侧柏微辛性苦寒，　　　　清金滋肾亚凉肝，

补阴止血疏风热，　　　　吐衄崩中力可安。

槐花

槐花性味苦酸寒，　　　　肝肺二肠血热干，

吐衄崩中兼带下，　　　　举凡火盛悉能安。

地榆

地榆味苦性微寒，　　　　肝肾大肠热气爱，

崩漏肠风诸痢疾，　　　　下焦湿蕴渗何难。

莲子

莲子甘平善补中，　　　　能令心肾互相通，

健脾和胃安神志，　　　　精气充盈耳目聪。

莲心　莲房

莲心凉血苦而寒，　　　　解热清心燥渴安，
苦萼莲房温涩味，　　　　消瘀下血解心烦。

石莲　莲蕊

石莲味清苦微寒　　　　治痢清心兼解烦，
莲蕊甘涩归心肾　　　　止遗涩血固精关。

荷花　荷叶

荷花涩味苦甘温　　　　止渴清心却暑烦，
荷叶苦平消暑热，　　　　散瘀止渴解余醺。

藕节

藕节功触与汁同，　　　　甘平微涩性和中，
心肝脾胃皆触入，　　　　凉血除烦亚益中。

白头翁

辛寒甘苦白头翁，　　　　涩味虽殊泻热同；
逐血散瘀消积聚，　　　　胃肠带痛尽触通。

秦皮

秦皮涩味苦微寒，　　　　利胆疏肝益不痠，
止痢涩肠消目疾，　　　　通淋解热痛触安。

西瓜

西瓜性味凉甘寒，　　　　泻火清心解暑烦，
下气通淋兼利水，　　　　翠衣功用亦同看。

冬瓜

冬瓜甘味性平寒，　　　　清肺化痰热可安，
利水益脾消脚气，　　　　润肠止渴亚除烦。

绿豆

绿豆甘寒力在皮，　　　　通行经络亚腠肌，

清心解毒兼行水，　　　消遏痛淋悉可治。

芦根

芦根平缓性甘寒，　　　凉血安胎五胆肝，
心膈热顽消渴见，　　　散滞行水次较安。

童便

童便咸寒性未平，　　　滋阴降火血胥清，
上勅于肺从脾胃，　　　水直通调气自行。

万年青

甘寒若寄万年青，　　　泻热清心火可守，
止咳顽痰头眩运，　　　咽喉急闭救之灵。

百草霜

注味辛温百草霜，　　　化痰散带退诸黄，
崩中带下胎前后，　　　清热兼消口舌疮。

雄黄

雄黄气味苦而甘，　　　世属辛温色若丹，
解毒杀虫消积聚，　　　邪风岚瘴大令干。

紫地丁

地丁色紫苦辛寒，　　　色终肾肝湿热繁，
解毒利四烦自愈，　　　能消肿痛及疮瘢。

山豆根

豆根性未苦甘寒，　　　心肺大肠热毒干，
咳嗽咽疼龈腫痛，　　　杀虫解毒清皮涸。

蒲公英

公英性未苦甘寒，　　　脾胃肾经湿热干，
解毒除黄消乳疾，　　　散瘰行水病能安。

紫草

紫草甘平性苦寒，　　　肾肝色络血行难，
功专解毒兼豆畅，　　　斑疹痈疽热自刑。

马勃

马勃辛平入肺阴，　　　消炎止血亚清金，
散瘀解毒除疼痛，　　　镇咳利咽治失音。

败酱草

败酱咸寒味苦平，　　　胃肠肝胆热能清，
化脓解毒兼消肿，　　　破血催生气自行。

板兰根

甘寒微苦板兰根，　　　泻火消炎亚解烦，
吐咽喉蛾肿痹，　　　　痘黄热毒恋能安。

鱼腥草

鱼腥草微性平温，　　　解毒消炎气自爱，
淋病肺痈咸可治，　　　疮脓水肿亦能援。

冰片

冰片辛香性末凉，　　　清心宣窍气氛芳，
生肌止痛宁凉疴，　　　退热消炎胜大浆。

人中黄

甘寒性末人中黄，　　　解毒化痰治燥狂，
斑疹痘瘄和败血，　　　排脓泻热颇清凉。

萧肺祛痰宁咳平喘药物

苏百合

百合甘平补肺金，　　　和中行气亚清心，
定惊安诤除寒热，　　　情志难舒若有愭。

冬虫夏草

冬虫夏草合甘平，　　秉禀阴阳源肾精，

益肺化痰宁久咳，　　补虚疗损血常清。

柿蒂　柿霜　柿干

柿霜性味本甘平，　　润肺生津气自清，

柿蒂涩平除呃逆，　　柿干微涩欲能宁。

木蝴蝶

甘平性味木蝴蝶，　　和胃疏心益肺肝，

干咳无痰心下痛，　　脘中痞闷亦能安。

人参三七

人参三七性甘温，　　敛血行瘀补真元，

和胃疏肝清肿痛，　　方销止血亚清魂。

茅根　茅花

茅根性味淡甘寒，　　肃肺清心胃自安，

泻热除烦平吐衄，　　茅花止血性甘温。

五味子

五味酸咸乃较多，　　疏肝滋肾乏调和，

生津肃肺能宁咳，　　补益心脾气自可。

贝母

贝母辛平性淡寒，　　清心润肺亚除烦，

消瘿散结祛痰火，　　吐衄痈疽愈不难。

浙贝

浙贝辛寒气力伴，　　化痰解毒利咽喉，

内伤滋润川为上，　　外感疏通浙较优。

瓜蒌

瓜蒌甘苦性微寒，润肺利肠燥自安。
胸痹痈黄兼下痢，欬疾消渴愈何难。

瓜蒌仁

蒌仁与实性不同，润滑温之燥可通。
皮质轻扬专肃肺，根结止渴亚和中。

半夏

半夏辛平毒性微，大肠肺胃胆心脾。
化痰燥湿兼开郁，消痞散寒呕逆施。

竹茹

竹茹甘寒性微寒，肺胃二经呕逆兼。
润燥豁痰平吐血，安胎定痫亚除烦。

天竺黄

竺黄平寒性甘寒，泻热宁心亚镇肝。
养脾豁痰风自虑，定惊利窍火除安。

海蛤

海蛤咸平苦味微，清心益肾尚渗湿。
血糟淋浊崩中带，润逼痰涸热可施。

礞石

礞石甘咸性味平，滚痰定喘镇心惊。
入肝泻火消癥瑰，食积带累着下行。

天南星

南星辛烈苦而温，脾肺肝经结气存。
镇咳祛痰调湿痹，邪风卒中危穷源。

牛蒡

牛蒡辛平肺可宣，祛风散热欬痰蠲

清咽利膈消肤疹， 凉血能教目疾痊。

葶苈

葶苈辛寒满肺经， 破坚行水泻如龙。
膀胱蓄热皮间肿， 欬喘疾延降自宁。

莱菔子

菔子辛平气味甘， 功专肃肺祛风痰。
健中下气兼消食， 尚疗胀膜治不难。

竹沥

竹沥大寒性味甘， 清金泻火化顽痰。
中风口噤侯音失， 能抑肝经木火炎。

杏仁

杏仁辛苦性微温， 润肺通肠治欬难。
降气祛痰平喘逆， 解肌润燥亚除烦。

紫菀茸

紫菀辛平性苦温， 补中下气肺无壅。
化痰宁欬用候频， 劳热肺痿亦急贲。

款冬花

款冬甘味性辛温， 润肺疏肝治欬繁。
补虚心脾平喘逆， 定喘明目气能敛。

百部

百部微温味苦甘， 杀虫润肺去寒疾。
骨蒸潮热周身肿， 冷欬劳伤尽可载。

大小蓟

大蓟功同小蓟根， 性平味苦气微温。
破瘀凉血消淋痛， 行水安胎气自敦。

蕊石

蕊石微寒性属平，　　　　　能将血液化瘀清，

入肝收敛诸经血，　　　　　消瘀荟肥力可行。

白芨

白芨微寒性苦辛，　　　　　功专补肺血能凝，

生肌去腐疮疡敛，　　　　　吐衄肠风责在营。

血餘灰

血餘灰入肾肝心，　　　　　苦涩微温可益阴，

吐衄肠风和带下，　　　　　力专清热止崩淋。

秋石

秋石咸温可软坚，　　　　　善疗肾水系丹田，

补温宁嗽平劳热，　　　　　止血除蒸病可痊。

沉苏子

苏子辛温性下沉，　　　　　功能润肺亚宁心，

化痰降气兼除呕，　　　　　嗽咳由于外感侵。

桔梗

桔梗微温味苦辛，　　　　　肺经膹郁嗽频频，

宁心健胃兼平喘，　　　　　消壅排脓气引伸。

香前胡

前胡味苦性辛平，　　　　　六腑和偎肺嗽鸣，

下气宽胸调呕逆，　　　　　祛风开胃息痰声。

枇杷叶

枇叶微辛味苦平，　　　　　疏肝和胃肺能清，

祛痰降火消烦渴，　　　　　止嗽生津治节行。

马兜铃

28.

瓜蒌微苦性辛平，　　　泻肺化痰咳救宁。
痈侵胸膈心急痛，　　　大肠经热亦能清。

北芥子

芥子辛温入肺经，　　　豁痰利气欬能平，
暖中同膈邪能散，　　　胃节烦痛痹可宁。

旋覆花

旋覆咸温性苦辛，　　　软坚同胃肺能伸，
祛痰逐水通经脉，　　　饮去心胸豁若神。

白前根

白前辛缓性微寒，　　　入肺能治欬刺繁，
降气祛痰平喘息，　　　宽胸利水并除顽。

射干

射干性味苦而平，　　　脾肺心肝湿热盈，
泻火化痰宁喘欬，　　　喉舌咽痛与侯鸣。

代赭石

代赭甘平性苦寒，　　　心肝色终气相干，
健脾止呕平虚逆，　　　收欬营经血有安。

海浮石

浮石咸平产海滨，　　　清金降火药心神，
玲珑象肺坚能软，　　　平喘化痰欬救伸。

佛手

佛手辛香性质温，　　　祛痰平喘解烦宽，
健脾下气能宁咳，　　　舒肌和中痹化源。

白果

白果甘温苦涩平，　　　杀虫敛肺亚清营。

261

欬痿哮喘溲频致，　　　　带下肠风悉可宁。

硇砂

硇砂碱苦气辛温，　　　　遏世能将积聚歼。
发汗去痰兼止痛，　　　　生肌去腐亚祛寒。

仙鹤草

仙鹤草专入肺经，　　　　和平性味刻能宁。
痰红吐衄伤阳络，　　　　补益还教血液凝。

补脾健胃药物

芡实

芡实甘平清补中，　　　　胃脾心肾气能充。
梦遗滑泄溲频数，　　　　水固精生耳目聪。

山药

山药甘温性味平，　　　　健脾益肺定心惊。
厚肠固胃肌肤泽，　　　　补肾疗虚亚遗精。

麻仁

麻仁补益力徐徐，　　　　性味甘平气可舒。
脾胃郁攸肠秘结，　　　　功专润燥泽肌肤。

薏苡

薏苡微寒性味平，　　　　健脾益胃肺能清。
祛风胜湿兼行水，　　　　消渴吐脓狄血宁。

龙眼

龙眼甘温主入脾，　　　　宁心养血补虚宜。
劳伤惊悸皆能治，　　　　崩漏肠风亦可医。

扁豆

扁豆甘寒色泽黄，调中暖胃益脾乡，
升清降浊能消暑，通利三焦湿可攘。

小麦

小麦甘平主入脾，养心止汗治神疲，
虚烦劳热难成寐，燥渴咯红急可医。

乌鲗骨

乌鲗骨名海螵蛸，咸温性味血能调，
散寒除湿通经脉，益肾疏肝抑郁消。

伏龙肝

灶心黄土伏龙肝，性味辛温色渥丹，
镇吐能救寒气散，崩中吐衄服胥安。

赤石脂

石脂色赤味甘酸，性质辛温可散寒，
肠澼脱肛心气损，滑遗崩漏涩能安。

禹餘粮

餘粮钱涩性甘寒，胃弱肠虚泻利繁，
收敛下焦功独擅，疗崩蠲痔止痰烦。

五倍子

五倍微酸味苦咸，形殊文蛤辨何难，
涩肠止血津能润，敛肺祛痰咳自安。

金樱子

金樱酸涩入肾脾，镇欬生精止梦遗，
泄痢无休溲不禁，金汤收敛气能维。

瓦楞

瓦楞甘缓味微咸，健胃功能化宿痰，

消朵吞酸频欲呕，　　　软坚破积痛如拈。

厚朴

厚朴苦温健胃脾，　　　运中调气散热宜，
杀虫破积能攻实，　　　壮利膀胱亦可施。

朴花

朴花味苦性辛平，　　　力迅于皮质较轻，
和胃疏肝凉快膈，　　　气无燥烈量持衡。

吴茱萸

吴茱性味苦辛温，　　　健胃燥脾亚泄肝，
下气运中润痛满，　　　祛寒定痛止吞酸。

枳实

枳实微寒味苦平，　　　运脾健胃气能行，
攻坚破积消胸痞，　　　逐水祛痰力最宏。

枳壳

枳壳微寒味苦酸，　　　化痰调气膈能宽，
子名枳椇甘平性，　　　解酒除烦渴可安。

陈皮

陈皮性亦苦辛温，　　　理气调中常可爱，
健胃宽中宁咳刺，　　　祛痰止呕亦疏肝。

青皮

青皮性味与相同，　　　破积疏肝胃可通。

桔络

桔络能调肺气逆，　　　核专治疝有殊功。

郁金

郁金辛苦性激寒，　　　　　心肺肝脾冷气干，
解毒通经康破血，　　　　　镇疼快膈亚祛痪。

木香

木香味厚性辛温，　　　　　和胃健脾亚泄肝，
行气调中漂开郁，　　　　　三焦里带退能觉。

白檀香

白檀温性气辛香，　　　　　能解心脾郁结伤，
和胃疏肝消胀满，　　　　　脘痛胸闷有安详。

降真香

降真香味性辛温，　　　　　定痛和营亚止顽，
润肿生肌行血带，　　　　　肝经抑郁力又爱。

黑沉香

沉香色黑性辛温，　　　　　暖胃调中补命门，
定喘散寒平无逆，　　　　　能令风退火归元。

丁香

丁香辛味性微温，　　　　　补肾健脾去胃寒，
理气能消胸膈满，　　　　　亚治呕哕与奔豚。

安息香

安息香浓性考平，　　　　　壹通血气扬心情，
辟邪驱秽神能奕，　　　　　暖胃温中痛不生。

豆蔻

豆蔻辛温入胃脾，　　　　　祛寒止呕运中宜，
散寒开郁能除痞，　　　　　气味苍香温不盈。

益智

益智辛温主入脾，　　　　　客寒犯胃胃虚方，

补心肾盃命门火， 调气和中止夜遗。

甘松

甘松无毒性甘温， 健胃醒脾解郁须，
定痛辟邪消积带， 腹膜胸闷气能伸。

良姜

良姜辛热暖脾卿， 胃脘痛疼冷气伤，
霍乱转筋颇泻痢， 散寒燥湿痹能禳。

生姜

生姜辛散性微温， 肺胃心脾冷欲屯，
发表祛寒专止呕， 痛疾痹亚饮可论。

干姜

干姜性味热辛温， 痛胃调中气不须，
燥湿祛风融痹痛， 炮姜通脉更驱寒。

砂仁

砂仁味涩性辛温， 开胃醒脾气自炎，
宣肺和中平喘逆， 安胎定痛辟邪氛。

乌药

乌药辛温性味香， 胃脾肺胃及膀胱，
和中顺气兼消食， 胸腹寒邪散不藏。

槟榔

槟榔性味苦辛温， 脾胃大肠脱欲烦，
消肿祛疾兼导水， 杀虫行气病能安。

大腹皮

皮名大腹木辛温， 泻肺健脾胃不遏，
行水通肠消肿满， 祛疾下气亚陈烦。

荜拔

荜拔辛温暖胃肠，　　运中下气去疾痼，
腰疼膝痹寒凝痹，　　头痛鼻渊力可攘。

薤白

薤白微辛性苦温，　　大肠气滞闷频频，
胸中痹痛须宣畅，　　利窍通肠水自牵。

姜黄

姜黄味苦性辛寒，　　消食运脾亚泄肝，
败血攻心多产后，　　闭经痹痛畅骨安。

大蒜

大蒜辛温入胃肠，　　健脾化食胀无妨，
散寒除湿兼行水，　　痈肿疮疽外用良。

神曲

神曲辛甘性味温，　　健脾暖胃亚祛寒，
调中止泻兼消积，　　痞闷胀膨气自宽。

山楂

山楂酸味性微温，　　脾胃肝经气不舒，
磨积运中行血带，　　化瘀消食亚除烦。

麦芽

麦芽甘味性微温，　　开胃健脾亚解烦，
通乳催生消胀药，　　谷芽功用与同源。

鸡内金

内金性赤刀甘平，　　健胃运脾药力轻，
水谷消时须内解，　　膀胱肝胆气循行。

罂粟

罂粟微酸味涩温，　　　　　壳专收敛固肛门。
滑遗同泄要细数，　　　　　久咳金伤气可救。

诃子

诃子苦温涩大肠，　　　　　化痰敛肺补重良。
健脾消食兼行水，　　　　　久痢崩中亦可尝。

石榴皮

酸温味涩石榴皮，　　　　　专入二肠固敛之。
泻痢脱肛兼尿血，　　　　　肠风崩漏悉能医。

枳椇

枳椇甘平善止烦，　　　　　举凡酒毒醉无难。
东坡润通狐肱治，　　　　　积热在脾以此安。

疏肝宁心药物

钩藤

钩藤甘味性微寒，　　　　　客忤惊风两在肝。
包络热壅筋脉拘，　　　　　顾阴术觉火得安。

紫花

紫花甘味性微寒，　　　　　清热疏风主入肝。
聪泪羞明兼肿痛，　　　　　青盲翳膜走能安。

白薇

白薇味苦性又寒，　　　　　冲任阳明并膀肝。
木火鸣狐风暑中，　　　　　温疟寒热体疼痛。

牡丹皮

丹皮辛苦性微寒，　　　　　色络心经肾与干。
泻火除烦清血热，　　　　　骨蒸吐衄总能安。

木贼

木贼甘平苦味微，　　　　　能清肝胆解肤肌，
益明胬泪风相涌，　　　　　鼻血肠红亦可施。

青葙子

青葙微苦性寒平，　　　　　肝胆二经壁上生，
明目杀虫兼解痛，　　　　　疏风止痒血能清。

芍药

芍药酸寒性苦平，　　　　　白能和血亦能清，
补肝可敛中州气，　　　　　定痛安胎亚镇惊。

银柴胡

银柴性味刃甘寒，　　　　　凉血除蒸入胆肝，
潮热虚劳兼盗汗，　　　　　五疳久疟悉能安。

玫瑰花

玫瑰香温味苦甘，　　　　　醒脾和胃更疏肝，
逆心呕吐兼风痹，　　　　　理血行瘀志自怡。

金铃子

金铃酸苦性微寒，　　　　　清热去虫主泄肝，
心肺太阳脾与胃，　　　　　诸经疝痛悉能安。

合欢皮

甘平性味合欢皮，　　　　　和血宁心亚益脾，
止痛杀虫疗肿胀，　　　　　轻身明目开愁恩。

夜明砂

辛寒性味夜明砂，　　　　　凉血清肝目疾差，
定痉镇惊消积聚，　　　　　青盲内障岂堪夸。

芦荟

芦荟苦寒入厥阴，　　　　　凉肝明目亚宁心，

杀虫燥热调经脉，　　　　　凉痈多噱火热侵。

夏枯草

枯草微寒味苦辛，　　　　　清肝利胆郁能伸。
散瘿破结兼明目，　　　　　祛湿还纾痹不仁。

牛黄

牛黄味苦性甘凉，　　　　　肝胆心营热炽猖。
口噤神昏风中戕，　　　　　利痰解毒辟邪良。

射香

射香色黑性辛温，　　　　　宣窍守心亚辟氛。
解毒杀虫兼中恶，　　　　　通经定痛醒神昏。

菖蒲

菖蒲温散性辛平，　　　　　通脉宁心治耳鸣。
祛湿琥风宣五痹，　　　　　功能开窍是神明。

白龙骨

龙骨甘平性涩寒，　　　　　守心补肾固精关。
厚肠止血崩同健，　　　　　敛汗回阳亚镇肝。

青龙齿

龙齿甘平性涩凉，　　　　　入肝镇痉亚凉狂。
守心解蛊安魂魄，　　　　　退热除烦气自藏。

牡蛎

牡蛎咸平性涩寒，　　　　　固肠益肾亚清肝。
止遗敛汗坚能软，　　　　　泻热兹阴解渴烦。

琥珀

琥珀甘平色亦黄，　　　　　宁心行水可通肠。
清肝润肺淤能散，　　　　　解蛊祛邪止痛良。

磁石

磁石辛碱性质寒，　　　重能去怯镇心肝，
益精强骨通天节，　　　滋肾还救风水安。

石决明

石决碱寒性未平，　　　泻肝滋肾火骨清，
熄风定惊消劳热，　　　盲瘴能消眼信明。

珍珠

珍珠甘寒性碱寒，　　　镇痫宁心亚解烦，
拔毒生肌颜色泽，　　　化痰浅热主清肝。

酸枣仁

枣仁微热味甘酸，　　　补益心脾及胆肝，
敛汗生津筋骨利，　　　除烦止痛睡能安。

柏子仁

柏子甘辛力在仁，　　　补虚益智亚宁神，
心脾肝肾能滋养，　　　惊悸痛疼用最珍。

远志

远志能通肾与心，　　　苦温性味豁胸襟，
生精补气安魂魄，　　　宁咳祛痰更益金。

紫石英

石英紫白两收分，　　　气味辛甘性质温，
润肺厚肠熏暖胃，　　　宁心平亚亚疏肝。

朱砂

朱砂甘味性微寒，　　　明目镇心亚养肝，
润肺能令魂魄定，　　　宁神益气俾胎安。

谷精草·谷精珠

蚬精草与鳆精珠， 　　性味甘平药力陈。
清胃疏肝敛鼻衄， 　　祛风散热翳能除。

祛风除湿药物

蜈蚣

蜈蚣有毒性辛温， 　　定痛祛风主入肝，
散瘀堕胎通结聚， 　　疔疮追毒亚清癍。

花蛇

花蛇性温味甘咸， 　　除湿祛风入肺肝，
口眼㖞斜关节痛， 　　大风疥癣及瘰癍。

蛇蜕

蛇蜕咸甘性味平， 　　入痫定痛亚宁惊，
疏风辟毒兼明目， 　　能使皮肤湿热清。

白僵蚕

僵蚕辛味性咸平， 　　肝肺三焦气不行，
止嗽祛痰风可散， 　　通经定痛热昏清。

晚蚕砂

蚕砂甘味性辛温， 　　燥湿祛风名痹顽，
支节瘘痛腰脚冷， 　　血瘀冷痛总能安。

蝉蜕

蝉蜕咸甘性质寒， 　　疏肝清肺亚除烦，
皮肤风热功能散， 　　喉痹声嘶解不难。

明天麻

天麻甘缓性辛温， 　　能理风虚眩晕干，
止痛舒筋兹逐渐， 　　化痰定痛亚疏肝。

至蝎

全蝎辛甘性味平，　　　　搜风止痛亚宁惊。
兼治卒中肢痉挛，　　　　麻痹均蒡手不攀。

白附子

白附辛甘性大温，　　　　纯阳气雄善祛寒，
神速专强痰壅塞，　　　　头面游风散不难。

辛荑花

辛荑性味本辛温，　　　　肺胃二经气蕴存，
能引清阳通九窍，　　　　面黑鼻塞解风寒。

白蔹

白蔹辛甘性苦寒，　　　　散风泄热亚除烦，
生肌止痛消痈肿，　　　　面上疱疮治不难。

马鞭草

马鞭草味苦微寒，　　　　破血通经脉自安，
行水退黄消癥瘕，　　　　杀虫解毒愈疮癥。

白芷

白芷辛温解表良，　　　　大肠肺胃及脾乡，
散风燥湿兼宣窍，　　　　蚀痹通阳痛可禳。

秦艽

秦艽辛苦性微温，　　　　燥湿疏风入胆肝，
肠胃瘅黄肢节痹，　　　　荣筋养血亚祛寒。

宣木瓜

木瓜酸涩性碱温，　　　　敛肺醒脾胃亚论，
祛湿舒筋消水肿，　　　　亚治脚气与奔豚。

五加皮

五加辛苦性微温，　　　　祛湿疏风入肾肝，

腰脊酸痛筋骨痹，　　　化寒顺气胀疼安。

干膝

干膝辛温主地伤，　　　补中行瘀骨能强，
祛风除湿寒消散，　　　破结攻坚逐痹良。

灵仙

灵仙性味苦而温，　　　主入膀胱散湿寒，
调气祛风宣五痹，　　　逐痰行水痛能安。

土茯苓

土茯甘平性实寒，　　　胃肠湿热苦弥漫，
调中下参膀胱水，　　　益气能教骨痛安。

苍耳子

苍耳微温味苦平，　　　祛风燥湿亚和营，
鼻渊头痛顽宣达，　　　能引清阳气上行。

豨莶草

豨莶性味苦辛寒，　　　渗肾健脾亚泄肝，
消肿生肌融痹痛，　　　疏风除湿血管安。

猪樗

樗樗二树用根皮，　　　色白微温苦味知，
止带杀虫清湿热，　　　涩肠固下治精遗。

海桐皮

桐皮性味苦温微，　　　除湿祛风入胃脾，
手足痿疼腰滞痛，　　　能行经络气佐迟。

藓皮

藓皮性味苦咸寒，　　　肺肠胃肠湿热干，
恶疮祛风行水道，　　　疸黄湿疹尽能安。

忍冬藤

忍冬甘爱性故寒，　　　清热疏风主入肝，
渗湿通淋消肿满，　　　能独诸毒及痈疾。

松香

松香性末苦甘温，　　　燥湿祛风亚散寒，
镇欬丞疾消痹疥，　　　生肌止痛溃除顽。

天仙子

天仙种子苦辛温，　　　有毒能令意志烦，
主治癫狂风痫病，　　　脱肛冷痢亦能安。

络石藤

性末甘温络石藤，　　　肝经湿蕴热侵乘，
舒筋活血益腰痛，　　　补肾能教气不凝。

草薢

草薢微甘味苦干，　　　膀胱肝胃湿交并，
疏风泻热益疼痹，　　　去虫分清水自行。

渗湿利水药物

猪苓

猪苓性味苦甘平，　　　入肾膀胱水何行，
泻热通淋消肿胀，　　　除烦渗湿火胥清。

白茯苓

茯苓性味夹甘平，　　　和胃健脾肺肾清，
导气生津虚热解，　　　消痰渗湿水能行。
茯苓白者入膀胱，　　　赤者通心及小肠。

抱木神

抱木茯神宁昡晕，　　　皮支利水肤能瘦，

绵茵陈

茵陈味苦性寒平，　　脾胃二经湿热拜，
黄疸阴阳皆主治，　　功专疏泄力轻清。

通草

通草微甘性质寒，　　三焦肺胃热弥漫，
体轻味淡功能渗，　　通乳催生气自安。

泽泻

泽泻甘寒入小肠，　　三焦决渎下膀胱，
功专泻热兼行水，　　消肿通淋渗湿良。

滑石

滑石甘寒入肺经，　　清心益胃火能宁，
生津祛暑除烦渴，　　利水消炎胜二苓。

淡竹叶

淡竹辛平性大寒，　　凉心清胃并消痰，
化痰行水蠲淋漏，　　热留三焦渗自安。

赤豆

赤豆入心及小肠，　　甘平性味益脾乡，
除烦消肿兼利水，　　散痰排脓并退黄。

续随子

续随种子性辛温，　　通利二肠若虎贲，
行水逐痰消肿胀，　　调经破血峻难言。

牵牛子

牵牛有毒苦而寒，　　味带微辛黑白分，
消肿祛痰攻痞结，　　驱虫行水靖疫润。

大戟

大戟苦寒毒性多，　　　　专为肺肾溶痰河，
横行经络捷顽塞。　　　　水湿痰饮泻无那。

芫花

芫花大毒性辛温，　　　　行水通经迅若奔，
寒湿负隔脾肺肾。　　　　尽教一泻若倾盆。

甘遂

甘遂苦寒毒更多，　　　　胃脾肺肾伏痰寿，
攻坚消肿走行水，　　　　积聚癥瘕亦可磨。

冬葵子

冬葵滑浅性甘凉，　　　　润燥功走利二肠，
通乳催生消肿胀，　　　　调营和卫力周详。

漏芦

漏芦性味乃咸寒，　　　　肺胃二肠湿热干，
下乳催生兼解毒，　　　　排脓止血火能安。

汉防己

防己辛平性苦寒，　　　　下焦湿热泻何难，
能通肾膀诸经带，　　　　行气祛风脉自宽。

小木通

木通性味苦辛凉，　　　　心肺膀胱及二肠，
行水除烦兼退热，　　　　通淋下乳止疼良。

地肤子

地肤性味苦甘寒，　　　　专主膀尤客热干，
入肾滋阴兼逐水，　　　　通淋止痛气能安。

萹蓄

萹蓄苦平入胃乡，　　　　通淋行水参阴味，

杀虫止痒除疥疥， 　　　　定痛荔奖治疸黄。

石苇

石苇甘平药肺良， 　　　　通淋水道下膀胱，
清金泻火消淋痛， 　　　　止咳方崩血可凉。

瞿麦

瞿麦微寒味苦辛， 　　　　小肠心火互相因，
止淋凉血兼行水， 　　　　明目调经气自匀。

海金砂

甘寒手涤海金砂， 　　　　手足太阳利水嘉，
消肿除烦清湿热， 　　　　五淋茎痛效堪夸。

蝼蛄

蝼蛄腥臭性咸寒， 　　　　消肿通淋治产难，
骨硬在喉忍化解， 　　　　排脓逐水痛能安。

商陆根

商陆辛平性苦寒， 　　　　功专决实导壅调，
开胸消肿肠通利， 　　　　泻蛊堕胎力若端。

丝瓜络

丝瓜筋络味甘平， 　　　　瘀血疏风热可清，
利水化痰肠自利， 　　　　通行经脉任纵横。

路路通

枫实别名路路通， 　　　　辛平微香水能功，
舒筋活络用甚显， 　　　　解毒调经运益中。

昆布　海藻

昆布功胜海藻同， 　　　　咸寒软坚水能通，
消瘿泻热蚀疳饮， 　　　　积聚瘕瘿力可攻。

椒目

椒目微寒苦辛平，　　功专行水入诸经，
腹肠胀满膀胱急，　　手端呕虫气有伸。

酸浆草

酸浆性味苦辛寒，　　利水通淋亚解烦，
泻热疏风用耳目，　　疸黄喘咳愈何难。

泽漆

泽漆微寒性苦辛，　　功专行水不辞频，
杀虫退迷原消肿，　　大小二肠气自匀。

乌桕木

苦凉沉降乌桕木，　　利水通肠热自民，
解毒能消痈肿脓，　　功胜大戟禁孕人。

灯心草

灯心性味炎甘凉，　　泻肺清心参小肠，
降火通淋肖肿满，　　利窍止通热结膀。

车前子

车前草子世甘寒，　　清肺利肠亚泻肝，
行水通淋兼参豆，　　催生止渴受除烦。

调经定痛药物

丹参

丹参甘苦性微寒，　　色终心经亚入肝，
四物功兼通血脉，　　带蒴崩漏怎能安

香附

香附微寒味苦甘，　　三焦肝胆肺同通，
能豆六郁调经脉，　　消食运中亚解疾。

茜草

茜草咸温味苦酸， 通经活血主疏肝，
肺伤吐衄肢疼痛， 色赤入心可散寒。

苏木

苏木咸平性味甘， 入心脾胃肾和肝，
功专散瘀消痈肿， 血水经期疡不差。

延胡

延胡辛苦性微温， 主于肝经血凝瘀，
素入肺脾心与肾， 调经止痛亚祛寒。

泽兰

泽兰微苦味甘辛， 行血调经可布新，
同郁理脾肝自泄， 散瘀渗湿气能伸。

艾叶

艾叶微温味苦辛， 生则虚热炙如菌，
三阴冷湿皆和熙， 炙柱能令百病春。

益母草

益母微寒味苦辛， 功专去瘀亚生新，
调经活血莉浮肿， 主入心肝止痛垠。

桃仁

桃仁味苦性甘平， 行瘀润肠血自清，
手足厥阴消瘀结， 通经堕痹亚除蒸。

桃胶

桃胶性味苦而平， 和血散瘀气可盈

桃奴

微苦桃奴温性味， 止崩治痈亚清营。

藏红花

红花甘味苦辛温，　　　　活血功功止痛须，
散瘀可消肝积郁，　　　　痘疮斑疹解何难。

制三棱

三棱性味苦而平，　　　　肝肺脾经血气并，
散结攻坚消肿痛，　　　　堕胎通乳峻而宏。

莪述

莪述微温味苦辛，　　　　入肝能解痛频频，
通经破血兼开胃，　　　　解毒消瘀气自春。

䗪虫

䗪虫味苦性又寒，　　　　逐瘀攻坚血可安。

水蛭

水蛭又咸专破血，　　　　入肝行瘀结能宽。

虻虫

虻虫有毒性又寒，　　　　破积攻坚血不干，
逐瘀调经兼下乳，　　　　入肝消瘀解瘀顽。

贯众

贯众微寒性苦平，　　　　功专止血亚清营，
崩中吐衄兼斑疹，　　　　解毒除瘟胃硬宁。

王不留行

王不留行味苦平，　　　　浅肝参肾泻阳明，
通经定痛肠能利，　　　　下乳催生血有行。

牛膝

牛膝苦酸性味平，　　　　补肝益肾实防生，
祛瘀除湿强腰脊，　　　　痛在下焦去可行。

血竭

血竭咸寒性未平，　　　散瘀蚀痛亚和营，
心肝色名虽能补，　　　止血行崩总属清。

五灵脂

咸温性味五灵脂，　　　镇痛散瘀血分宜，
通脉调经胸腹冷，　　　风疾虫积亦堪施。

蒲黄

蒲黄无毒性甘平，　　　凉血散瘀热自清，
利水通经能止漏，　　　亚治崩带极和营。

乳香

乳香微苦性辛温，　　　活血舒筋气可发，
心肾肝脾皆畅达，　　　生肌托里亚除殃。

没药

没药苦平性真谷，　　　入肝亚与诸轻襄，
行瘀散结疗疼痛，　　　理血化瘀方兔癃。

刘寄奴

寄奴性味苦辛温，　　　破血通经亚解颁，
胀满癥瘕和积聚，　　　痛经跌打碎能安。

涌吐泻下药物

瓜蒂

瓜蒂苦寒利上焦，　　　风痰宿食带难消，
疸黄无疾填脓蒸，　　　甬吐能教正气调。

藜芦

藜芦有毒性辛寒，　　　上涌风痰正蒜同，
误尝虚黄肠辟疾，　　　误道虽毒吐能安。

皂角

皂角辛温气味碱，　　　　泻肝利肺吐顽痰，

杀虫拔毒蚀胬瘤，　　　　宣窍搜风若轷天。

巴豆

巴豆辛温毒性多，　　　　化痰逐水解顽苛，

祛风宣郁开寒闭，　　　　峻下堕胎积可磨。

大黄

大黄性味苦而寒，　　　　脾胃大肠包络肝，

荡涤热邪攻实积，　　　　瘀痰泻火血能安。

芒硝

芒硝辛苦性义寒，　　　　肠胃三焦热气殚，

行水祛痰消痼垢，　　　　软坚去实产何难。

玄明粉

玄明粉即风化硝，　　　　世味辛碱热可浇，

胃燥心烦肠蒂垢，　　　　软坚润秘肿能消。

郁李

郁李酸平性苦辛，　　　　二肠脾胃气输困，

功能破血兼行水，　　　　大便难通润自珍。

马齿苋

齿苋酸寒主入肝，　　　　滑肠解毒胃能安，

杀虫消肿蚀淋痛，　　　　泻血疏风治产难。

蓖麻油

蓖麻入药取其仁，　　　　气味甘平性质辛，

拔毒催生皆外用，　　　　油能润燥便通频。

驱虫截疟药物

乌梅

乌梅酸蜀生孟子，　　敛肺通津渴不生，

下气调中脾乃健，　　杀虫功力效胜常。

使君子

使君多爱味微甘，　　子实蛔虫治五疳，

开胃健脾消蛊积，　　用宜生食去须酒。

鹤虱

鹤虱散界性苦辛，　　蚘虫作祟痛频频，

入肝调气能平逆，　　疟疾癥痛亦相珍。

雷丸

雷丸性味苦咸寒，　　胃与大肠积热干，

消食杀虫兼解蛊，　　小儿百病用能安。

阿魏

阿魏辛平主杀虫，　　辟邪解毒散瘟风，

攻瘕破积兼防疟，　　痞痛消时月事通。

榧子

榧子微甘性善平，　　大肠肺胃气能行，

杀虫消积宁嗽咳，　　解毒调和卫与营。

芜荑

芜荑性味苦辛平，　　消积驱虫痛不生，

除湿祛风兼化食，　　健脾益胃气能行。

木槿

木槿甘平性苦辛，　　杀虫治癣效如神，

消疾凉血兼云燥，　　花与根皮性味同。

常山

·52·

常山世代苦辛寒，　　　　　截疟通心亚肺肝，
行水吐痰兼逐饮，　　　　　苗名蜀漆力如端。

草菓

草菓辛温健胃脾，　　　　　调中燥湿散寒宜，
除痰截疟益疼痛，　　　　　痞满吞酸呕吐施。

苦楝子

苦楝性味苦而寒，　　　　　下痢由于湿热干，
又有别名鸦胆子，　　　　　功专截疟愈何难。

卫矛

卫矛酸涩苦而寒，　　　　　镇痛通经注入肝，
散结能教陈血破，　　　　　驱虫辟恶愈难干。

药物简明歌括
勘误表

页	行	字	误	正	页	行	字	误	正
1	6	1与2字互误			30	23	8	全	全
1	12	22	民	氏	31	3	倒2	疢	寒
2	12	4	荒	菀	34	2	倒2	疢	疾
3	6	16	石	于	35	21	倒1	痏	肝
3	12	倒2	胡	蝴	35	23	倒1	亦	见
3	15	倒3	羔	莱	36	7	倒3	是	疼
3	21	11	蒟	蒜	37	13	倒3	痛	疼
4	2	7	祿	络	39	18	4	痛	恙
4	21	11	终	络	41	1	7	感	手
6	16	9	贤	肾	41	25	倒3	干	洋
7	9	2	贤	肾	42	14	7	常	调
7	17	9	贤	肾	43	24	6	整	攻
7	17	12	牲	益	45	3	9	功	咳
7	21	9	歙	逼	45	21	倒1	功	袪
7	24	10	剑	锨	48	2	11	化	痰
8	8	10	发	胀	48	19	倒2	硬	痰
8	11	9	浆	胀	49	15	10	疾	执
10	1	6	内	脑	49	21	9	敷	除
10	25	7	胎	腊	49	22	4	疾	疟
13	2	4	眉	疟	51	3	倒3	敷	痃
14	2	3	玄	除	51	15	6	虐	疟
14	11	倒2	痈	疼	52	1	9	虔	痃
14	17	倒3	苦	若	52	5	4	虐	疟
15	5	3与后加		清	52	8			
19	19	2	肯	清					
19	21		源	原					
20	6	4	痌	医					
22	1	倒1	治						
23	3	10	痛	痛					
28	5	1	莱	莱					
28	5	倒4	痛	疼					
28	10	倒2	刺	咳					
28	16	倒4	终	络					
29	6	倒3	利	秋					
29	20	倒4	浓	胀					
30	23	4	体	休					

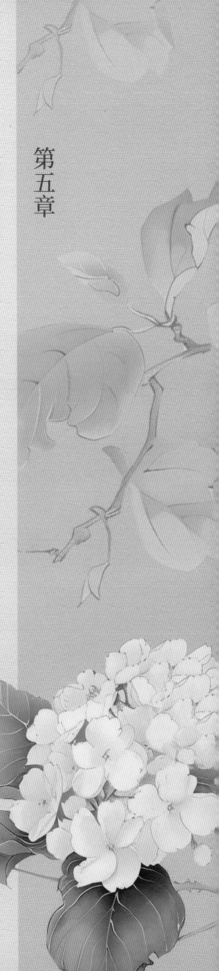

第五章

杏林撷英

第一节 何秀春临证治验

外感常用法

何秀春

▎一、概述

中医对内科疾病，分外感和内伤两大类型。外感病又归纳为《伤寒论》的六经证候群和《温病学》的三焦及卫气营血等证候群，以便分别处理。这是比较复杂的问题，需要长期研究，现在暂时不谈。至于下面所说的外感病，则多属于六经中的太阳病，或三焦中的上焦，或卫气营血中的卫分，简单来说都是属于外感病初起的范畴。现在按照临床习惯，把外感病分为风寒和风热两个类型来说。

▎二、风寒和风热的共同症状

脉浮，头痛，身疼，恶寒，发热。

▎三、风寒和风热的简单辨证

风寒——脉紧，恶寒重，舌白滑。

风热——脉数，热重，舌燥，口干。

▎四、风寒病疗法

（一）主方

（1）轻者以苏梗朴蔻二陈汤主之。

方例：紫苏梗 4.5g，煮半夏 4.5g，盐陈皮 4.5g，茯苓 15g，川厚朴 4.5g，豆蔻仁 2g，粉甘草 2g。

（2）稍重者以三叶二陈汤主之。

方例：紫苏叶 4.5g，佩兰叶 4.5g，薄荷叶 3g，煮半夏 4.5g，盐陈皮 4.5g，茯苓 9g，粉甘草 2g。

（3）重者以桂枝平胃散主之。

方例：桂枝 4.5g，苍术 4.5g，川厚朴 4.5g，陈皮 4.5g，粉甘草 2g。

（二）兼证

1. 寒湿泄泻

（1）轻者以苏梗朴蔻二陈汤主之。

方例：同上。

（2）重者以胃苓汤主之。

方例：苍术 4.5g，川厚朴 4.5g，陈皮 4.5g，粉甘草 2g，桂枝 4.5g，泽泻 9g，茯苓 9g，猪苓 9g。

（3）若寒湿伤脾，腹痛、上吐下泻者，以平胃散加姜枣主之。

方例：苍术 4.5g，川厚朴 4.5g，盐陈皮 4.5g，炙甘草 3g，干姜 3g，大枣 2 枚。

2. 风寒咳嗽

凡风寒咳嗽其痰多白。

（1）若证纯实不虚、其痰滞气不舒者，以景岳六安煎加生姜主之。

方例：白芥子 3g，苦杏仁 2g，煮半夏 4.5g，盐陈皮 4.5g，茯苓 9g，粉甘草 2g，生姜 1 片。

（2）若微有寒热、痰滞甚者，以前胡杏二陈汤主之。

方例：前胡 4.5g，苦杏仁 3g，煮半夏 4.5g，盐陈皮 4.5g，茯苓 9g，粉甘草 2g。

（3）若恶寒甚者，乃风寒郁肺也，以苏梗杏二陈汤加肺风草冰糖主之。

方例：紫苏梗 4.5g，苦杏仁 3g，煮半夏 6g，茯苓 9g，粉甘草 2g，肺风草 9g，冰糖 9g。

至于体症纯实、痰滞甚者，以三子二陈加姜炭主之。

3. 虚体风寒

虚人感寒者，其证多汗恶寒，卫阳不固也，以玉屏风散二陈汤主之。

方例：炒白术 4.5g，生黄芪 9g，防风 3g，茯苓 9g，炙甘草 2.5g。

五、风热病疗法

（一）主方

（1）轻者以桑菊二陈加牛荷主之。

方例：桑叶 4.5g，甘菊 3g，煮半夏 4.5g，稻香陈 4.5g，茯苓 9g，粉甘草 2g，牛蒡子 6g，蜜薄荷 3g。

（2）重者以葛花三叶主之。

方例：葛花 9g，藿香叶 4.5g，佩兰叶 4.5g，青蒿叶 4.5g，绵茵陈 9g，炒薏苡仁 18g，连翘 9g，赤小豆 18g，忍冬藤 24g。

（3）极重者如热高症重者以葛花三叶加甘露消毒片主之。

方例：葛花三叶同上。甘露消毒片之用量 16~32 片，分 2 次吞服。

（二）兼证

1. 风热泄泻

以柴芍四苓加减主之。

方例：毛柴胡 4.5g，杵白芍 4.5g，茯苓 9g，猪苓 9g，泽泻 9g，炒薏苡仁 18g，木香 2g，盐陈皮 2g。

2. 风热咳嗽

（1）轻者以竹枳苓夏牛荷桔贝主之。

方例：竹茹 9g，枳壳 4.5g，煮半夏 4.5g，茯苓 9g，牛蒡子 9g，蜜薄荷 2g，桔梗 4.5g，浙贝母 9g。

（2）稍重者以桑白杏二陈桔贝主之。

方例：桑白皮 9g，苦杏仁 3g，煮半夏 4.5g，稻香陈 4.5g，茯苓 9g，粉甘草 2g，桔梗 4.5g，浙贝母 9g。

（3）更重者，有停饮也，以桑白杏二陈加葶苈子主之。

方例：桑白皮 9g，苦杏仁 3g，煮半夏 4.5g，盐陈皮 4.5g，茯苓 9g，粉甘草 3g，葶苈子 3g。

3. 风热夹湿

其人寒热浮肿者，茵陈五皮加苏梗朴主之。

方例：茵陈 9g，茯苓皮 18g，桑白皮 9g，苍术皮 4.5g，大腹皮 9g，海桐皮 9g，紫苏梗 4.5g，川厚朴 4.5g。

4. 虚体风热

以三络汤主之。

方例：桑络 4.5g，枇杷络 9g，丝瓜络 27cm（9 寸），牡丹皮 4.5g，煮半夏 4.5g，稻香陈 4.5g，茯苓 9g。

《外感常用法》原载于《福州市名老中医医案医话》（1960 年由福州市中医研究所内部刊行）。

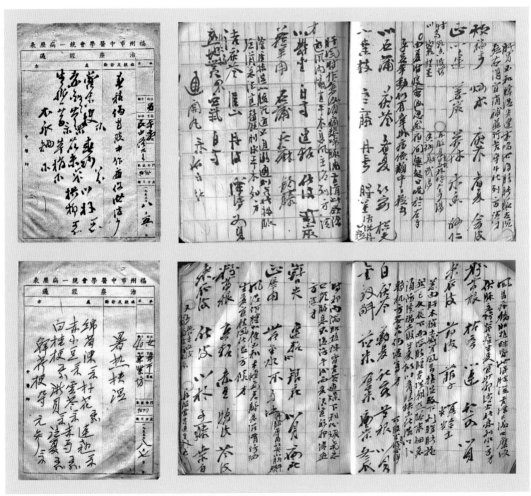

何秀春处方笺、方底

第二节　郑孙谋临证治验

谈谈心、肝、脾三经与血液的关系

郑孙谋

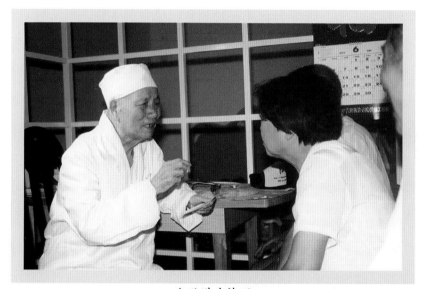

郑孙谋应诊照

我对妇科很少研究，只识之无，1961年在临诊过程中，碰到几个闭经病例，根据心主血、脾统血、肝藏血的经文记载，辨证施治，经水竟然应时而下，不揣冒昧，把它写出。

· 案例一

章某，女，22岁，已婚，医师，1961年7月4日初诊。

主诉：闭经7月余，头晕腰酸，四肢疲倦，性欲减退，然而饮食二便均如常，曾服补血暖宫药品数剂而不应。望其面色苍白，舌苔光薄，质有裂纹，按之脉细。

中医辨证为肾阳虚心营不足，仿用麦门冬膏从心肾着手。处方：麦冬15g，何首乌9g，熟地黄9g，当归4.5g，酥鹿茸0.6g（分冲），嘱连服3剂。据反映只服2剂而月经至矣。随访于1961年12月怀孕。

· **案例二**

郑某，女，44岁，已婚，工人，1961年8月20日初诊。

主诉：自1960年10月起闭经，屈指已11月矣。既往有子宫脱垂与水肿史，来诊时望之面色萎黄，精神疲惫，语声低怯，背微恶寒，晡则发热，头晕耳鸣，周身轻度浮肿，渴喜热饮，胃纳不佳，溲多便溏，脉细濡，舌淡苔白。

辨证为脾阳不足、造化无权，拟先培土调中。用益功散加艾附，处方：潞党参9g，白术4.5g，茯苓9g，炙甘草4.5g，稻香陈4.5g，黑艾叶4.5g，制香附4.5g。再用补中补气丸化汤加鹿角霜、小茴香，既壮肾阳又挽气虚下陷，处方：炙黄芪9g，白术4.5g，陈皮3g，川升麻2g，柴胡2.5g，炙甘草3g，当归4.5g，小茴香4.5g，潞党参9g，鹿角霜1.5g。

药后食欲逐渐增进。又用归脾丸化汤加肉桂、淡附片等，使补血而不滞阴。处方：炙黄芪9g，当归4.5g，炙甘草3g，远志3g，白术4.5g，龙眼肉14枚，茯苓9g，木香2.5g，潞党参9g，酸枣仁9g，淡附片4.5g，肉桂0.6g（分冲）。前后连服2月。

于1961年11月2日月经始至，恰如水样，再拟归脾丸续进。经色始红，并且接月来潮。随访已正常工作矣。

· **案例三**

吴某，女，30岁，已婚，干部，1961年10月12日初诊。

主诉：1961年6月两胁与小腹部胀痛，时感烘热，月经推迟，自8月起停经，屈指已3个月。性情急躁，心跳颧赤，脉弦较有力，舌边红苔黄燥，肝区压痛、肝左叶可触及，附件压痛。尿青蛙试验阴性。

初步辨证为肝经湿热，拟用泻肝热凉血法，方选龙胆泻肝汤加减（因龙胆草缺货暂时不用），去当归味甘温性辛窜。处方：银柴胡3g，黑栀子6g，枯黄芩4.5g，车前子9g，木通6g，甘草梢3g，泽泻9g，生地黄12g。2剂。

二诊：服上方2剂后大势稍退。以畜鱼置介法，仿秦艽鳖甲散（当时无鳖甲改用珍珠母），加茵陈、黑栀子清热利湿。处方：银柴胡3g，青蒿4.5g，知母9g，茵陈9g，赤芍6g，车前子9g，秦艽6g，黑栀子9g，珍珠母24g，薄荷3g。2剂。

三诊：颧赤烘热烦减，只觉性情急躁，改用丹栀逍遥散去当归、生姜辛窜，去茯苓（缺货不用），加黄芩、稻香陈清热理气。处方：牡丹皮 3g，黑栀子 6g，软柴胡 3g，白术 4.5g，枯黄芩 4.5g，炙甘草 2.5g，薄荷 2g，稻香陈 3g。赓服 2 剂。

四诊：诉月经已至，色黑仅有一点，又用平肝凉血药品续服。处方：京丹参 9g，黑豆 15g，赤芍 4.5g，麦冬 9g，生地黄 15g，黑栀子 9g，枯黄芩 4.5g，软柴胡 3g，龙胆草 4.5g，车前子 9g。连服 8 剂，月经渐多，前后计 2 周干净。随访，其于 1962 年 8 月怀孕。

· 案例四

林某，女，25 岁，工人，1968 年 1 月 8 日入院，3 月 2 日出院。

主诉：1961 年 11 月末，头晕、心悸、气促、呕吐、胃痛，曾经协和医院诊断为风湿性心脏病，治疗后稍差，于同年 12 月 31 日上列症状复作而胃脘更加胀满，既不能食又不能平卧，面目四肢浮肿。月经史：产后 2 年 5 个月未行（过去产后 8 个月即来潮），心悸欲呕，甚则汗出，小溲日来殊多，大便 3 日未通。舌心光质淡苔薄，脉结代，一息二至。

辨证为心阳不振、气滞血瘀。住院过程中先后予仿炙甘草汤加牡蛎、附子、五加皮壮阳敛阴，苓桂术甘汤加淡附片、麦冬、五加皮、牡蛎，二加龙牡汤加附子、五加皮。处方：①炙甘草汤加味：炙甘草 9g，桂枝 4.5g，生姜 1 片，麦冬 9g，酸枣仁 9g，潞党参 9g，阿胶 9g（炖分冲），大枣 2 枚，生地黄 15g，淡附片 4.5g，五加皮 9g，牡蛎 15g。②苓桂术甘汤加味：桂枝 4.5g，茯苓 9g，白术 4.5g，炙甘草 9g，淡附片 4.5g，五加皮 9g，麦冬 9g，牡蛎 15g。③二加龙牡汤加味：桂枝 4.5g，酒赤芍 6g，炙甘草 9g，龙骨 15g，牡蛎 15g，生姜 2 片，大枣 2 枚，五加皮 9g，淡附片 4.5g。

治疗以来，脉息增至三至而结代脉未减，至 2 月 21 日月经来潮，随访月经按月而至，1962 年 6 月已胜任轻工作。

按　冲为血海，任主胞胎，故治疗月经病，恒以冲任为着手。《黄帝内经·素问·上古天真论篇》记载："女子七岁，肾气盛，齿更发长，二七而天癸至，任脉通，太冲脉盛，月事以时下，故有子。"临床上除了冲任两脉之外，尤以血液所隶属的器官为主要，心主血，肝藏血，脾统血，此三者又为治血的关键。假使月经不调，不求其本，率尔以通瘀养血合剂而出事，很难应手，本者何也，正经也。关于奇经之于十二经，《难经·二十七难》指出："圣人图设沟渠，通利水道，以备不虞。"我们可以体会奇经既为沟渠而十二经可为江河矣，江河既已充沛，沟渠自然盈溢，哪有血枯经绝之患？况且女子以心为先天，用阴而体阳，血既足矣，必赖阳气以煦之，周流不息。若心阳不振、脾阳或微、肝阳亢盛等偏差，是足导致月经不调的疾病，张石顽分析调经以理气为要，益气不和则血不流，诚为卓见。

综上4例来看，都是围绕着心、肝、脾三经治疗，医案一心肾为主，脉细肾阳虚而营血不足，心主营，营主血，舌为心苗致舌质红而有裂纹，处方仿麦门冬膏，麦门入心，鹿茸入肾，而归、地、红花取补血中以活血，收效之速是在能食与二便正常。

医案二虚劳症状悉具，证见胃纳不佳、溲多便溏、脉细濡、舌淡苔白等一系列的脾胃虚弱征象，《理虚元鉴》提出："治虚有三本，肺、脾、肾是也。肺为五脏之天，脾为百骸之母，肾为性命之根，治肺、治脾症之宗。"三者之中脾胃最为主要，以土主万物，在临床上每见病经的妇女，饮食居多匪定，饭量或多或少，则经水或前或后亦匪矣。本病法取温运脾胃，兼益命门相火，达到火旺生土的目的。采用异功散加艾附，服20余剂后食欲稍增，继以调和荣卫，下陷者升举之，又用补中益气丸之甘温，加鹿角霜、小茴香以补肾督之气，10余剂后寒热已罢，而子宫下垂仍不收，日久故也（子宫下垂有15年史）。寒热既罢，食欲转增，再以归脾丸加肉桂、淡附、小茴香等，使补血而不滞阴，饮食无阻，统摄有权，服用20剂，计前后调理2个多月才来经水，所谓王道无近功。

医案三肝病善怒，表现性情急躁加上颧赤胁胀、脉弦数、舌红苔黄燥，均属火象，血因热而沸腾，如壶中水沸，相室而不能溢流，初用苦寒泻火法仿龙胆泻肝汤，服2剂后火势渐退，两胁胀痛已瘥，舌苔黄不燥，脉弦数不鼓指，舌质边红颧赤，宜稍顾阴分，用战寒清火法，故仿秦艽鳖甲散之类，服2剂后颧赤烘热有所改善，而心情尚是急躁，以木不条达之故，采取木郁达之法，用丹栀逍遥散加减，经来黑色，量只一点，胸怀觉爽，最后用清热凉血药品，连服8剂，月经渐多，前后计2周干净，泻之、清之、凉之，均属救焚之意。

医案四因见结代之脉，认为心阳不振，导致气滞血瘀，以炙甘草汤加牡蛎、附子、五加皮等以振心阳，苓桂术甘汤除心下悸，方中不离牡蛎、附子、五加皮者，以牡蛎、附子在于壮肾阳敛心液，五加皮有祛风湿作用，脾气能御血，而血不瘀，服用

42 天（每天 1 剂），心律未齐而月经至矣，可谓不虞之誉。

本篇原名《谈谈心肝脾三经对血液的关系》，原载于《论文汇编（第五集）》（1963 年由福州市人民医院内部刊行）。

冠心病中医疗法的探讨

郑孙谋

一、概说

冠状动脉粥样硬化性心脏病（简称冠心病）是西医的病名，祖国医学无此病名，但有类似此证的记载。冠心病的主要症状：胸闷、气短、心痛背、项背强、脉涩、或结代、或促、或数、或迟等，很符合胸痹的范畴。如《黄帝内经·灵枢》"邪在心，则病心痛，喜悲时眩仆"，颇类似高血压性心脏病，因精神刺激，突然出现脑血管意外的象征。"真心痛，手足青至节，心痛甚，旦发夕死，夕发旦死"，颇类似心肌梗死的描写，既指出了并发症，也指明了预后的严重性。胸痹"乍间乍盛"，《金匮要略》言"心痛彻背，背痛彻心"，颇类似心绞痛的描写，指出了间歇发作特点及疼痛的放散性规律。"平人无寒热，短气不足以息者，实也"，又 "胸痹之病，喘息咳唾，胸背痛，短气、寸口脉沉而迟……"，平人是指无内因虚劳、外因感冒，而呈现短气不足以息的、颇类似心肌供血不足而引起阵痛的描写。《张氏医通》心痛篇"诊心脉微急为痛，短而数心痛，涩则心痛"，颇类似心律不齐而脉为之变的描述。李东垣论"中风"提出：凡人逾四旬，气衰之际，或由忧喜忿怒伤其气者多有此疾……肥盛则间有之，亦是形盛气衰而如此。喻嘉言"胸痹证人所通患"，亦符合现代医学所说的中年以上最常见之心脏疾病，可见祖国医学对冠心病的记载，已有 2000 多年历史了，远驾于欧西之上。

二、病因病机

（一）胸阳不振，痰浊僭居

喻嘉言谓，"胸痹"阳气不用，阴气在上的证候，认为"胸中如太空，其阳气所过，如离照当空，旷然无外，设地气一上，则窒塞有加"。李中梓说："心之所主者神也，神之所依者血也。心血一虚，神气失守，而痰水客之，故惕惕然不宁，筑筑然跳动。"

（二）气滞血瘀，血脉凝涩

脉通于心，心脏病特点表现于脉，脉涩为气滞，气滞则血瘀，瘀滞不通，不通则痛。涩为气多血少，血少则气乘其虚而并居之。

胸为气海，故呈胸闷气短。以上原因，均归为瘀浊之类。

瘀浊的机制：①精神因素：以思劳过度，伤及心脾，或有所忧恐，伤及肾气，（有动乎中必摇其精）为内因。②饮食因素：以膏粱厚味（指多食动物脂肪）甘肥太过，酝湿酿痰，积热生风。③外界因素：大寒犯心（物理性精神性刺激），寒气入经而稽迟，泣而不行，客于脉外而血少，客于脉中则气不通，故卒然而痛。很多老年中风病多发生在冬至节前后，血犹水也，得热则妄行，遇寒则凝泣，为外因。

心受损、肾气虚（可理解为神经内分泌功能紊乱），肾气衰又可分为两类，一为肾阳虚，则命门火衰，火不生土，而脾土虚弱，更使脾失运化（可理解为代谢障碍）；二为肾阴不足，水不涵木，而肝阴亦虚（可理解为自主神经紊乱），肝肾阴虚时相火亢盛而熬炼津液，这些都是产生瘀浊的原因。

三、治疗原则

宣心阳，通瘀浊。宣阳，微者但通其上焦不足之阳，甚者必驱下焦之阴，以复上焦之阳。通瘀，是以行气通瘀，达到通则不痛的目的。

四、选方

（1）血府逐瘀汤加减，适用于胸中血瘀之证。加减：汗多脉迟加附子，以牡蛎易穿山甲；胸痛明显，以郁金改三棱，或加三七粉，或加苏合香丸；麻差加半夏；胸闷甚加枳实；短气加石英；舌红加沙参，熟地黄改用生地黄；心慌加茯苓、蜜枣仁；心悸加白术、龙骨、牡蛎。

（2）炙甘草汤（又名复脉汤）加减，适用于脉结代明显。炙甘草汤去阿胶之黏腻补阴，去人参补气，用丹参活血之中以补心血，加龙骨、牡蛎以镇心敛阴。（其随证加减，可参考第1条）。

（3）桂枝葛根汤加减适用于项背强、肢节痛明显。去麻黄，加秦艽、怀牛膝、茯苓、白术、丹参。

（4）甘麦大枣汤适用于心神无主，以甘味能缓心系之急。

（5）《金匮要略》胸痹心痛短气病脉证治十方中，如瓜蒌薤白白酒汤、瓜蒌薤白半夏汤、枳实薤白桂枝汤均可选用。

（6）十味温胆汤适用于心气虚痛而夹痰湿，有祛痰宁心的作用。

略谈几味通阳药：薤白、白酒、瓜蒌、半夏、桂枝、枳实、川厚朴、干姜、白术、人参、甘草、茯苓、苦杏仁、陈皮等都属通阳药，用时可选择3~4味以配方。

对"不通则痛、痛则不通"的正确理解：所谓"通"不单指攻下，凡理气、活血、解郁、散寒、通阳都属"通"的范围。

用桂枝甘草的体会如下。按《伤寒论》："伤寒二三日，心中悸而烦者，小建中汤主之；伤寒脉结代，心动悸，炙甘草汤主之。"汗多，又手冒心，悸欲得按，桂枝甘草汤。汗后脐下悸，欲作奔豚，此心气虚而肾水上逆，茯苓桂枝甘草大枣汤。项背强几几，桂枝加葛根汤。水停心下悸，苓桂术甘汤。以上几方，总与心阳有关，似心脏病不离桂枝、甘草。阳不足者补之以甘，里气逆者散之以辛，桂枝、甘草一辛一甘，行阳分而散气，取其二味，有和营固卫而为理虚护阳之法，桂枝入心营以助阳，得甘草逗留中土，载还阳气，则心神自安。

五、病后将息

（1）安静休息，随后动静结合，在医务人员观察下，有计划地进行。例如生活起居，尽量保持规律，经常保持心情舒畅，避免愤怒忧伤等情绪激动，有足够的睡眠时间，每天有一定的户外活动时间及体力活动，如散步、太极拳、甩手等。

（2）饮食宜忌酒、烟、茶。烟内所含尼古丁对冠状动脉有痉挛作用，以不吸为宜。酒、茶少量饮用没有什么不好的作用，但不宜饮烈性酒。提倡饮食清淡，量不过多，多食蔬菜、水果、豆类等食品，严禁暴饮暴食，以免引起心绞痛及心肌梗死发作。某些人不吃动物脂肪及高胆固醇食物，但糖及总热量过高，这种情况，可使血脂（以甘油三酯为代表）过高，也易于使胆固醇及其他脂质沉积动脉内膜。

六、病例举要

林某，女，52岁，福州人，退休职工，1974年12月12日初诊。

病史摘要：头晕、心悸、胸闷隐痛、痰多咽黏。1973年10月开始明显头晕、心悸，面部微浮肿，伴腹部胀气，咽部似有一团气梗塞，但吞咽畅，胸部不适，有时左上胸隐痛，无向他处放射，稍多走路即感气促，而胸闷、隐痛加剧。以上症状每因外感咳嗽或月经前后而尤甚。食欲尚可，二便正常。

既往史：10多年前患过肝炎（近肝功能检查正常），2年前开始月经紊乱，每于经前乳胀、腹胀。

体格检查：发育营养中等，体形稍胖，面部浮肿，肺部听诊无异常，心界叩诊无扩大，心音节律整齐，主动脉第Ⅱ音亢进，腹壁软，脂肪肥厚。

辅助检查：胸透示主动脉球突出延长，左室无增大。左上肺陈旧性结核。眼底动脉反光增强，部分动静脉有交叉压迫现象。血液生化检查示胆固醇5.2mmol/L，血清蛋白电泳α-脂蛋白族28%、β-脂蛋白族72%。心电图提示心肌供血不足。

西医诊断：冠状动脉粥样硬化性心脏病。

治疗经过：自诉胸闷、气短、心悸，咽喉堵塞感，痰量多、色白、泡沫状且黏稠，脉沉弦，舌质淡红，苔厚、舌旁有瘀点，齿印明显。辨证为痰浊上干。方拟十味温胆汤加减，处方：竹茹9g，茯苓9g，粉甘草3g，枳壳3g，法半夏4.5g，远志3g，郁金4.5g，石菖蒲2g（后入），胆南星3g，海蛤壳24g（先煎）。前方加减服14剂后，诸症减轻。期中患感冒数天，均按外感辨证论治。

1974年12月27日诉月事将届，少腹坠，痰多，心动悸，动则尤甚，气短胸闷，脉涩，苔白。辨证为痰浊虽蠲、心动未除。方拟复脉汤加减，处方：炙甘草

9g，桂枝 3g，麦冬 9g，熟地黄 15g，党参 12g，大枣 2 枚，杵砂仁 2g，郁金 4.5g，麻子仁 15g。

1975 年 1 月 3 日诉诸症皆减，唯呼吸不太顺畅，脉沉细，舌淡，二便正常。方拟前方加减，佐以通瘀。处方：炙甘草 9g，桂枝 3g，党参 15g，川郁金 6g，麻子仁 15g，黑栀子 9g，桃仁 5 枚，麦冬 9g，生姜 1 片，蜜薄荷 3g，大枣 3 枚。

1975 年 1 月 11 日诉服前药后胸闷、心悸减轻，现感咽部气梗，后脑勺痛，头晕。心电图检查 T 波低平，但较前进步。脉沉细弦，舌淡红，苔薄白，二便正常。处方：炙甘草 9g，桂枝 3g，大枣 3 枚，浮小麦 15g，龙骨、牡蛎各 30g，生姜 1 片，潞党参 15g，薤白 9g。

此后以"炙甘草汤""甘麦大枣汤""十味温胆汤""复脉汤"灵活随症加减。1975 年 2 月 25 日、2 月 28 日、4 月 3 日 3 次复查心电图均正常，其他生化检查结果提示血清蛋白电泳 α-脂蛋白族 35%、β-脂蛋白族 65%，胆固醇 4.7mmol/L。目前胸闷、心悸及胸部隐痛已消除，仅有些头晕，血压尚有波动，每届月经前后明显，继予治疗。

《冠心病中医疗法的探讨》原载于《中医临床资料》（1987 年由福州市中医院内部刊行）。

治疗鼓胀（肝硬化腹水）之我见

郑孙谋

肝硬化腹水临床以腹大如鼓、青筋露绽为主证，隶属于祖国医学"鼓胀""积聚"范畴。历代医家对本病论述较详。如《黄帝内经·灵枢·水胀》载："鼓胀何如？岐伯曰：腹胀身皆大，大与肤胀等也。色苍黄，腹筋起，此其候也。"《诸病源候论》："此由水毒气结聚于内，令腹渐大，动摇有声，常欲饮水，皮肤黧黑，如似肿状，名水蛊也。"张景岳说："单腹胀者，名为鼓胀，以外坚满而中空无物，其象如鼓。又或以血气结聚，不可解散，其毒如蛊，亦名蛊胀。且肢体无恙，胀唯在腹，故又名单腹胀也。"喻嘉言说："故不病之人，凡有癥痕、积块、痞块即是胀病之根也。日积月累，腹大如箕，腹大如瓮，是名单腹胀。"本病的成因，《黄帝内经·素问·阴阳应象大论篇》曰："清气在下，则生飧泄，浊气在上，则生䐜胀。"《丹溪心法》："七情内伤，六淫外侵，饮食不节，房劳致虚，脾土之阴受伤，转输之官失职，胃虽受谷，不能运化，故阳自升，阴自降，而成天地不交之否，清浊相混，隧道壅塞，郁而为热，热留为湿，湿热相生，遂成胀满。"《医门法律》"胀病不外水裹，气结，血凝。"它还认为：水病气分，心下坚大如盘，边如旋杯；胀病血分，腹中坚大如盘；多血少气，左胁坚大如盘，多气少血，右胁坚大如盘。综上，历代医家所述给我们启发极大。肝硬化腹水的患者每见腹满厌食，时有恶寒烘热，小便短涩，面色多呈黝晦，唇暗，舌紫边有瘀点，腹部青筋毕露，皮肤褐色或有红缕（蜘蛛痣），瘀斑，手有赤痕（肝掌），抠鼻则鼻衄，刷牙则齿衄，甚则呕血、便血等一系列郁血症状，脉象弦缓无力或细数。弦为肝，缓为脾，无力为虚，细数为阴虚，阴虚由于血虚，乃血中之阴虚也，但与真阴虚有别，所以说以肝脾二脏功能失调最为关键。因为肝属木，位东方，旺于春三阳开泰也。《周易·系辞》："万物出乎震。"震东方也，一阳初升，生发之气始萌，人身亦应之。肝主疏泄，性喜条达，七情抑郁，肝气不舒，致令脏腑不和，气机阻滞，脉络受阻，血行不畅，气血瘀滞，遂生积聚；脾属土，土寄旺于四季，具坤静之德，而有乾健之运。《周易·系辞》："坤也者，地也，万物皆致养焉。"故土生万物，万物归土，在人体器官上，胃纳脾运，升清降浊，以传化出入滋荣一身。酒食不节，损伤脾胃，胃不能纳而谷气衰少，则清无升而浊无降矣，清浊相溷，聚积于中，遂生腹胀。肝与脾皆体阴而用阳，阴主血，阳主气，血中气滞，郁而成热，热复耗营，气愈不宣，造成恶性循环，容易出血。瘀血与湿浊相互搏结，病延日久，肝脾益虚；肾为胃关，进而累及肾脏，肾阳不足，脾土无以温煦；肾阴亏损，肝木亦失滋荣，促使肝脾日惫，虚者愈虚；且肾司二便，膀胱气化不行，聚水为患，故实者愈实，病情日趋危重。我在治疗本病时是走了许多弯路的，由于不揣其本，急于求成，每见患者苦于腹水，率尔采取渗湿利水方法，结果愈利愈不利；有的用峻下逐水法，初觉水样便泻后腹部较松，腹围亦有缩小，翌日复胀，又攻之泻下水样便就不如初次量多，再攻之，似药石无灵，仅泻下一点，状如泡沫；遂改为攻补兼施，或攻攻补补，均不济事。为了缓解患者的痛苦，急则治标，采取放水方法，使其暂快一时，莫知放水后不到两天而腹水更涨，腹围更大，而且放出腹水腥如蛋清，殊非良策。考《千金方》记载："而今有专门治肿胀者，用铜管子从脐下刺入，出水如射，顷刻盈罐，腹胀即消，以此水露一夜，明晨视之，浮面者是清水，中央者是淡血，沉底者是脂膏。盖病者清浊不分，气血皆变为水，决而出之，去水即去其气血也，虽一时暂快，或半月或一月肿胀仍作，再针之亦死，不针之亦死矣。"喻嘉言亦曰："治鼓胀以治水诸法施之百无一愈者。"总结失败教训，根据上述鼓胀形成的病因病理以及肝脾的生理特点，"脾气宜升则健，胃气宜降则和""肝喜疏泄，宜柔润"。《黄帝内经·素问·五脏生成篇》："腹满䐜胀，支鬲胠胁，下厥上冒，过在足太阴、阳明。"以及《黄帝内经·素问·至真要大论篇》"塞因塞用"的反治法则，采取健脾益气、升清降浊，化否为泰，精微得以转输而杜绝腹水之根，再以养血柔肝、软坚散结之品以消癥积，收到一定的疗效。"禹之行水也，行其所无事也"。但此病疗程较长，毋操之过急，水到自然渠成。

临床用药规律如下：

健脾益气：党参、茯苓、白术。

升清降浊：升麻、泽泻。

养血柔肝：当归、白芍、生熟地黄。

软坚散结：牡蛎、鳖甲、炮山甲、土鳖虫、桃仁、赤芍、海藻、失笑散。

疏肝理气：柴胡、青皮。

· 案例一

陈某，女，60岁，1973年11月7日初诊。

主诉：脘胀胁痛、腹部逐日膨隆已5个月余。病史：有"迁延型肝炎史"，近5个月来，头晕心悸、疲乏无力、食欲不振等症状加剧，并出现脘胀胁痛，腹部逐日膨隆，齿龈出血，经检查肝肋下3cm，脾肋下6cm，腹部有移动性浊音，GPT30单位，麝絮（++），锌浊15单位，麝浊11单位。超声波见较密微波伴有低小波，腹水找癌细胞（-），外院给予保肝、止血、利尿等对症处理，并配合中药治疗。口服螺内酯，肌内注射水解蛋白等药，腹围曾一度缩小，但停药复发，再服上药无效，因病情未能控制，腹部逐日膨隆，始来本院门诊求治。证见：面色晦暗，精神萎靡，骨瘦如柴，脘胀气促，腹大如鼓（腹围87cm），青筋绽露，纳呆乏味，胁痛便溏，溲赤，舌质暗紫，苔根浊，脉弦缓。

辨证为脾虚气滞、湿浊内阻、肝失条达、血瘀络脉，治宜疏肝健脾、升清降浊、益气通瘀。处方：升麻2.5g，泽泻9g，漂白术6g，穿山甲9g（先煎），毛柴胡5g，醋鳖甲18g，醋青皮5g，咸海藻9g，茯苓9g，潞党参15g，赤芍9g，当归6g。加减：食不消化加山楂炭9g、川厚朴5g；胁痛加川楝子9g、延胡索5g。

患者服上方20余剂，诸症锐减，于1974年1月19日复查：腹部叩诊移动性浊音消失，腹围缩小至76cm，食欲倍增，腹胀减轻，精神转佳，体重增加，小溲清利，已能下地活动，只觉偶有胁部隐痛，舌质转红，脉弦缓。拟疏肝健脾，佐以养阴以善其后。处方：当归9g，漂白术6g，毛柴胡5g，结茯苓9g，苏薄荷3g，北沙参9g，寸麦冬9g，生地黄18g，甘枸杞9g，川楝子6g。

随访：五年来病情未再复发。

按　本例患者肝硬化腹水，在整个治疗过程中，谨守脾虚湿阻、气滞血瘀的病机，根据表现以脾虚症状突出，脘胀、纳呆、便溏、苔浊，故治疗上偏重于益气健脾、升清降浊，佐以疏肝化瘀。方中以升麻升清为方中主药，泽泻降浊，党参、白术、茯苓健脾运中，当归、白芍柔肝，柴胡、青皮疏肝，穿山甲、鳖甲、海藻软坚散结，守方治之，获效良佳。

· 案例二

杨某，女，44岁，1973年12月10日初诊。

主诉：胁下隐痛，腹部逐日膨隆已年余。病史：有"迁延型肝炎史"，去年7月又出现头晕胸闷，疲乏无力，脘胀纳呆，小便不利，腹部膨隆，逐日加剧，经西药维生素K、C、B_1、B_6以及肝太乐、水解肝素、复方胆碱等治疗，未见显效。形体日瘦，畏寒恶风，时发齿衄，饥不能食，食则胀甚，大便鹜溏，小便短赤，舌质淡红，脉细数。肝脏触诊不满意，脾肋下10cm左右，肚脐突出，腹围 96cm，腹部有移动性浊音。辅助检查：总蛋白 65g/L，白蛋白 46g/L，球蛋白 19g/L，红细胞 2.19×10^{12}/L，血红蛋白 73g/L，血小板 450×10^9/L，出凝血时间 180sec。超声检查：较密微高低波，伴有小波，有时在一起。

辨证为湿热蕴结、血瘀水停。治宜活血行瘀、软坚散结，佐以健脾利水。处方：当归 6g，赤芍 9g，土鳖虫 9g，扁桃仁 5 枚，失笑散 9g（布包），醋青皮 5g，生鳖甲 15g（先煎），炮山甲 9g（先煎），海藻 9g，党参 12g，白术 6g，泽泻 9g，川升麻 2.5g。5 剂。

二诊：药后食欲好转，但口干、心烦、不寐未减，小溲不利，舌苔薄黄，脉象细弦。药已中病，仍守前法，着重于柔肝软坚、消瘀散结。处方：当归 9g，赤芍 9g，白芍 9g，川芎 5g，生地黄 18g，失笑散 9g（布包），醋青皮 5g，山楂炭 9g，光桃仁 5 枚，生鳖甲 9g（先煎），川升麻 2.5g，炮山甲 9g（先煎），咸海藻 9g。

三诊：上方略行加减共服 15 剂左右，齿衄减少，腹胀减轻，饮食增加，每日能进米饭 450g，精神显著好转，体力有所恢复，唯口干少寐未减，舌红苔薄，脉细弦带滑。久病阴伤，守前方加北沙参 15g，黑玄参 15g，牡丹皮 5g，绵茵陈 9g。

四诊：以上药略行加减，坚持服药 2 月，腹胀明显减轻，腹围由 96cm 缩小至 78cm，脾肋下 9cm 缩小至 7cm，精神如常，生活已能自理，饮食明显增加，偶感心烦，小溲淡黄，脉弦带滑，舌质红，苔薄。仍守前方略行加减以巩固疗效。

随访：患者服上药后病情一直比较稳定，至 1978 年以齿衄于外院住院行脾脏切除术，治疗无效死亡。

按 本例患者病鼓胀，初以正成邪实，改以祛邪为主，扶正为辅，予大堆的活血化瘀软坚散结之品治疗，辅以健脾升清降浊药物，后期腹水渐消，而突出肝阴不足之征，故转柔肝养血配伍通瘀之品，而收效较为满意。

临床观察本法施之女性收效较好，施之男性疗效不甚满意，是否男子少阴用事，女子厥阴用事，因禀性不同而有所差异，志之以俟进一步研究。

《治疗鼓胀（肝硬化腹水）之我见》原载于《中医临床资料》（1979 年由福州市人民医院内部刊行）。

谈谈治疗肾病综合征的经验

郑孙谋

在治疗肾病综合征整个过程中，病情不够稳定的很容易反复，其治则正如《黄帝内经·素问·汤液醪醴论篇》所说："平治于权衡，去菀陈莝……开鬼门，洁净府。"要观察其孰重孰轻，或发汗，或利水，或通瘀，或祛积，灵活掌握。笔者在临床观察水肿病例最怕感冒，而且最易因感冒引起反复。本症迁延日久，气血衰弱，面色不荣，脸浮跗肿，按之如泥，蛋白尿很难消失。因而秉承古训，私淑福州地区治水肿的前辈，制订苏蝉六味地黄丸加减治疗肾病综合征，有一定疗效。方剂组成：熟地黄 18g，山茱萸 9g，黄芪 15g，玉米须 12g，益母草 10g，泽泻 10g，山药 18g，秋蝉蜕 3g，紫苏叶 6g，牡丹皮 9g，桃仁 5 粒。用清水文火煎，空腹服，每日 1 剂。加减法：尿蛋白多者，可重用黄芪至 30g；尿少者加怀牛膝 10g、车前子 9g（布包）；白细胞多者加马齿苋 24g；红细胞多者加血余炭 10g、黑蒲黄 10g（布包）；肌肤甲错、舌系带紫者可用少量大黄以通瘀、解毒；周身浮肿、总蛋白偏低者，可用羊肉 250g、生黄芪 30g、生姜皮 2g（竹刀刮下），煎汤去滓（羊肉不要吃），饮汁，每 2 天 1 次。

《谈谈治疗肾病综合征的经验》原载于《中医临床资料》（1985 年由福州市中医院内部刊行）。

瘴疟治验

郑孙谋

· 案例

1940 年隆冬的一天，遇里人郑某于途。见其负两匹龙头白布，询其胡为？答："老母病笃，曾住塔亭医院 1 个月，诊断为小肠炎。抗日战争时期，药品既缺又贵，在厂方资助下买了 4 瓶西药（药名不详），每瓶价格约 3g 黄金，服后亦无效果。昨接病危通知，始抬回家中，现在奄奄一息，因人手缺乏，先备后事而已。"余曰"能吞乎？"又答"徐徐喂之尚可。"遂俱往其家。见患者年将耳顺，肌肉消瘦，两目欲闭，口张神呆而痰声如拽锯状，时呈谵语，六脉虚滑，舌尖微红，苔根浊心剥，摸之尚润，便溺自遗，按其身热不扬，四肢打战，额上热，鼻梁凉。细忖时值冬令，水冷金寒，此系脾胃感冷，中气不能运痰，以致痰气上迷心窍，故神昏不能言也。证属"哑瘴"范畴，痰生于湿，痰滞于寒。治以温中燥湿，以二陈汤合青州白丸子加味。处方：西洋参4.5g，淡竹叶9g，姜半夏6g，茯苓9g，香陈4.5g，北生姜3g，甘草梢3g，青州白丸子9g（杵碎、布包），清水煎，徐徐灌之。第二天痰声减，仍嗜寐，问答切题，六脉滑，苔根白腻。前法既能中肯，不必更弦。再拟二陈合星附汤继进2剂，病情渐入蔗境。随后以既济、二陈、嘉禾散等汤药调理40天而愈。

按　瘴疟为闽粤特异之证。福建地处东南沿海，山高地低，水土卑湿，山岚瘴气，云雾弥浓。及秋末冬初，天气应降而不降，阳气恒泄，表现草木不凋而反花，而人亦应之，阳气不闭藏，易罹本病。治不得法，亦足杀人。《梦李白二首·其一》："江南瘴疠地，逐客无消息。"可见瘴邪之毒也。本病发于深秋，愈在冬至。若再不愈，则名冬疠，需至立春才能痊愈，不但病势之凶，亦可病程之长也。

《瘴疟治验》原载于《中医临床资料》（1985年由福州市中医院内部刊行）。

脚气病治验

郑孙谋

脚气病是江南特有之症。韩愈《祭十二郎文》："汝去年书云：'比得软脚病，往往而剧'。吾曰：'是疾也，江南之人，常常有之。'未始以为忧也。"余同窗好友郑天民弱冠时得此病，跗微肿，两脚麻痹，脚软无力，勉强发步，即蹶不起。斯时予正在学医，按图索骥，示其方书，用鸡鸣散遵法治疗（即上半夜煎药，至五更鸡鸣时，不必漱口，切勿讲话将药服下，啖以光饼），确有良效，不数日而愈。随后以清水糠含红糖制饼充饥，忌盐饮食一个月，愈后无复发。越月余，堂弟直谋亦罹此病，胕不肿而少腹胀，气短，十趾麻，两脚软，发步即蹶。予不劳思索亦用鸡鸣散与服，法同前，效果欠佳，不解其故，遂请堂伯少荣公施治。老人家诊察后，仍以鸡鸣散调治，所不同者嘱买甲鱼（即鳖）1尾，宰后用砂糖和血先饮下，然后把蒜梗30g煮鳖肉，喝汤吃鳖肉。仅服一次，气遂不喘，少腹不胀，症状逐渐好转，将息一个月而痊愈。为何症同而获效不一？老师说："你未得辨证之情耳。前者胕有肿属湿脚气，后者胕不肿而少腹胀属干脚气（又名阴虚脚气）。干脚气有攻心之虞，出现气短是先兆也，若不注意，足以误人。采用甲鱼滋阴潜阳，古人有畜鱼置介之法；蒜梗味辛温，主治邪痹、水毒中人。"因此，提高了认识，加深了对中医辨证重要性的理解。经过多年来的临床观察，本病的发病时间多在梅雨季节，气候潮湿，湿气浸脾，脾恶湿，主四肢，故脚软趾麻。1983年夏，我在南平参加福建省中医学会召开的内科专业委员会，趁此机会，往访郑天民同学，他年近古稀，旧事重提，还会完整背诵予所示的鸡鸣散原方歌诀："鸡鸣散是绝奇方，苏叶茱萸桔梗姜，瓜桔槟榔煎冷服，肿浮脚气效彰彰。"可见医生治好病感人之深也。

《脚气病治验》原载于《中医临床资料》（1985年由福州市中医院内部刊行）。

输尿管结石治验

郑孙谋

· 案例

吴某，男，43岁，干部。

患者2年前出差，旅途中少喝开水，觉左肋下疼，无反射下端，只觉膝酸楚而已，不药移时自愈。从此断续出现肋下疼痛，前不久复发症状如前。遂住外医院检查治疗。1983年11月19日外院同位素肾图检查示左上尿路梗阻，右肾功能正常，上尿道通畅。同年11月21日腹部平片示第三腰椎左侧横突平面，可见一椭圆形、大小约0.3cm×0.7cm致密影，左输尿管中上1/3交界处阳性结石。因不愿意手术，故请中医治疗。1983年12月29日求治于予。问其所苦，除上述症状外，无尿频、尿急、尿痛等征象。望其脸部微肿，面色不泽，带有愁容，鼻准微黄，脉弦滑，苔白而燥，此乃水气不行，湿浊化热，炼液成砂。《金匮要略》："淋之为病，小便如粟状，小腹弦急，痛引脐中。"遂选用葵子茯苓散加减，治石淋水道涩痛。处方：冬葵子12g，茯苓10g，滑石18g，甘草梢5g，郁金6g，枳壳4g，地龙15g，金钱草30g，鸡内金粉3g（分冲），清水煎，连服6剂。

二诊：诉每服药后，左输尿管自觉有蠕动感，口不干，但胃脘不舒，嗳气反酸，大便硬，小溲清，苔白浊，脉弦滑。药不更味，加石菖蒲3g（后入）。又服7剂，趁热饮下。

三诊：腰痛呈突发性，下腹部有蠕动感，余无不适。脉弦滑，苔腻。按原方继进7剂。

四诊：查腹部X线摄片示左侧骶髂关节内侧见椭圆形约0.7cm×0.3cm致密影，左输尿管下阳性结石。可知服药后左输尿管结石有移动到下端，仍守前方续服，每天1剂。

五诊：当晚大痛一阵，痛的部位在左腹股沟处，约1h许，腹痛明显缓解，仅少腹时有闷痛感，腰酸。脉弦缓，舌夹红，苔白浊。再守前药观察治疗。

六诊：诉左盆骨下闷痛，腰胀痛，脉沉弦，苔白。再续守前方治疗。至6月9日复查腹部平片示双侧输尿管中、下段膀胱区及尿道未见阳性结石影。6月13日同位素肾图复查示左、右两肾功能正常，上尿路未见梗阻。嘱此后多喝开水，前后共计服药90余剂，遂告痊愈。

按　本病乃湿浊下流，水气不行，郁化为热，煎熬胞中，浊结为粟，胞之下系与溺窍皆滞涩不利，不通则痛，故呈见左肋下疼痛；水湿停留所以脸部微浮，脉弦滑、苔白而燥乃湿浊化热象征。本方出自《张氏医通》，于原方中去肉桂、芒硝，加地龙干等味，功专滑利、开窍、除湿、消肿。临床上每遇泌尿系统结石患者，予辄加地龙干一味，利水道，清湿热，消肿毒，获效较佳。

《输尿管结石治验》原载于《中医临床资料》（1985年由福州市中医院内部刊行）。

癫疾治验

郑孙谋

· **案例**

吴某，男，23岁，工人，未婚，1977年10月18日初诊。

患者于1976年初无明显诱因突然起病，不去上班，卧床不起，头痛不适，时而发笑，几天后出现哭笑无常，自言自语，两目怒视，情绪急躁，心烦不安，但有时呆若木鸡，说耳中听到有人和他说话。曾往福州精神病院治疗3个月余，接受西药盐酸氯丙嗪、三氟拉嗪口服等治疗，好转出院，当时除略有呆滞外，均恢复正常。出院后休息约一个月恢复工作，表现良好，唯不及以前活跃，患者要求进步，争取入团，组织上观察一段时间，今年国庆节前团组织宣布入团青年名单中没有患者的名字，当晚回家后抑郁失眠，翌日起不眠不食，两目直视，哭笑无常，觉得有人讥笑他，以后说听到各种声音骂他，单位同事来探望时突然避入卧房，闭户对窗谩骂，洗脸换衣要人督促，生活自理差，发病过程无自杀举动，患者亲属要求给中药治疗。辰下：心烦不安，情绪急躁，目赤怒视，头痛，不眠不食，自言自语，哭笑无常，口干喜饮，大便干燥，四五天未解、脉滑数，舌红苔黄。

辨证为痰郁化热、扰乱心神。治宜清心涤痰、安神定志。方选栀豉温胆汤合定志丸加减。处方：淡豆豉9g（后入），山栀子9g，竹茹9g，茯苓9g，石菖蒲2g（后入），瓜蒌仁16g，蜜薄荷3g，远志3g，胆南星3g，姜半夏5g，盐枳壳3g。3剂。

二诊：情绪急躁、头痛失眠、两目直视、呢喃絮语，大便已解而量少，心烦不安有所减轻、比初诊安静，见人仍然闭门不见，脉滑数，口干，舌红，苔微黄。腑气已通，火得下行，照原方去瓜蒌仁加夜交藤18g，加强安神镇静之功。

三诊：服药6剂后，近日头痛减轻，失眠已有进步，夜间能够入睡3~4h，烦躁亦少，自言自语仍不断，幻听继续存在，便结已通畅，脉滑数，舌红，苔黄稍褪，仍守前法赓服3剂。

四诊：服前药后患者症状显著减轻，夜间能够入睡5~6h，见人已能够言语对答，不远避亲属，急躁怒视现象已除，轻度咳嗽，脉细弦，舌淡红，苔薄黄。再拟原法续进，若得不生枝节，方可入于坦途。原方加甘草5g，以助祛痰解毒利尿作用，再服5剂。

五诊：情绪开朗，自言自语减少，睡眠比以前增加，能够午睡1h左右，口干胸闷已减，食欲增加，能对亲属及单位同志正常接待，但仍有呆滞、记忆力差，诸症悉减，治疗以来精神面貌好，病情日入蔗境，舌质淡红，苔薄白，脉弦细。前法已获效机，当以原方乘胜进取。处方：淡豆豉9g（后入），石菖蒲2g（后入），山栀子9g，竹茹9g，盐枳壳3g，茯苓9g，姜半夏5g，蜜薄荷3g，远志3g，胆南星3g，甘草5g。3剂。

按 本例以性情急躁、心烦不安、目赤怒视、自言自语、纳呆、彻夜不眠、口干喜饮、幻听、大便秘结等为主要症状。福州精神病院诊断为"精神分裂症"，长期服镇静药病情复发，患者亲属要求接受中药治疗，根据上述癫症系因思虑太过，积扰久郁，损及心脾，脾失健运，气滞津聚，结而成痰，痰气郁而化热，蒙蔽清窍，扰乱心神所致。《黄帝内经·灵枢·癫狂》曰："癫疾始生，先不乐，头重痛，视举目赤甚。"《难经》有"重阴者癫"，王太仆有"多喜为癫"的说法。《医学妙谛》："癫出积忧积郁，病在心脾包络之阴，蔽而不宣，致气郁痰迷，神志为之混清。"说明因痰气、痰火而病及心神，实为癫疾的主要病机。故以清热除烦、涤痰定志之法，用栀豉温胆汤合千金定志丸加减。方中栀豉清热除烦，温胆汤具有祛痰降逆、调和胆胃之功，使痰与热俱去，则诸症可愈。石菖蒲、远志祛痰开窍、安神定志，瓜蒌仁润能泄热于下，胆南星清化痰热，薄荷轻清上浮以清头目，共同体现清心涤痰、安神定志之效。案中前后处方用药始终紧扣病机，因势利导，步步深入，故能获效。病奇药简，正合乎《黄帝内经》"必伏其所主，而先其所因"之旨。

本篇原名《癫疾》，原载于《中医临床资料》（1981年由福州市中医院内部刊行）。

阳痿医案二则

郑孙谋

· 案例一

陈某，男，37 岁，干部。1977 年 1 月来信求医。

主诉：阴茎不举或举而不坚已 4 年。既往有手淫史，结婚已 4 年，并无性生活要求。阴茎不举或举而不坚，几年以来经多方求治，1976 年曾服五子衍宗丸及赞育丹加减等壮肾阳、补气血之方药 20 剂左右，觉腰部有力，但阴茎仍不易勃起，后又服填肾精、壮肾阳为主的方药，虽有短暂几天阴茎能举，以后又成痿态，精神甚为苦恼。夏天怕热多汗，出汗后衣衫腹围部位有黄色汗渍，经常矢气，响而不臭，纳寐及二便均正常，时有遗精，无早泄史，畏冷，脉搏 60~70 次/分，舌质淡红、舌边有齿痕。

究其病因，患者常有手淫，精血损耗，阳失阴恋，欲火顿萌，华盖受克烁，"肺热叶焦"，逐成阳痿。夏天阳气恒泄于外，卫外不固，怕热多汗，经常矢气，系肠风飧泄，为气虚之类也，舌质淡红，苔薄，舌边有齿印，乃气阴不足之征。《黄帝内经》有"病在下治诸上"的治则，故拟补益气阴、滋肾固精之法治之。方取生脉散加味。处方：明玉竹 15g，麦冬 9g，五味子 5g，牡丹皮 9g，黑栀子 9g，北沙苑 9g（布包），生熟地黄 18g（各半），建莲须 9g，生牡蛎 24g（先煎），杭白芍 9g，漂白术 6g，并嘱患者要怡情静性。因函件往返，4 月 22 日患者始服首剂，服 1 剂后，阴茎即能勃起，遂同房，但排精量少，服 15 剂后，7 天同房 4 次，均能正常排精，出汗亦减少。嘱患者节欲，并服六味地黄丸以巩固疗效。

· 案例二

叶某，男，38 岁，教师，1976 年 8 月 30 日初诊。

主诉：阴茎不能勃起，不能生育已 10 余年。结婚已 10 余年，初婚时性生活尚正常，翌年出现阳痿、早泄。认为"阳痿"，续予红参、鹿茸等温肾壮阳之品，前后阳痿反而加重，无早泄，性欲几乎消失，先后使用绒毛膜促性腺激素 20 多支，亦无效果，求子心切，思想忧郁，舌质红，苔薄黄，脉弦滑。

患者初婚，房劳太甚，宗筋弛缓，发为阳痿，日久思想苦闷，遂令木失条达，肝气郁而化火，销烁肾阴，故宜疏肝清热为治，方拟丹栀逍遥散加减。处方：牡丹皮 9g，黑栀子 9g，毛柴胡 5g，杭白芍 9g，薄荷 3g，当归 6g，白术 6g，茯苓 9g，甘草 3g，桑椹 15g。

服 9 剂后，阳痿已愈，同房能正常射精，随后继续服药 2 个月，性生活正常。1976 年 11 月，其妻检查已怀孕，后因交骨不开，剖宫产男婴。1978 年其妻人工流产 1 次。

按　阳痿即阴茎不举或临房举而不坚的一种病证。历代医家认为本病每多涉及肝、肾、阳明三经。所谓"阳明主宗筋"（宗筋聚于前阴，为足三阴、阳明、少阳及冲、任、督、带、跷九脉之所会）"阳明虚，则宗筋弛纵"。其他的病因，如纵欲无度，或误犯手淫，致命门火衰，或思虑无穷，心脾耗损，或恐惧不解，伤及肾脏；或湿热下注，宗筋弛缓而致病者。张景岳有"火衰者十居七八，火盛者仅有之耳"之说。对后世医家影响很大，因而见阳痿者，动辄喜用壮阳温肾之剂，有的可以奏效，但是未必皆然。

关于痿的治疗《黄帝内经·素问·痿论篇》："论言治痿者，独取阳明。"又说："各补其荣而通其俞，调其虚实，和其逆顺。"《类经》对这一段话又做了进一步说明："上文云独取阳明，此复云各补其荣而通其俞。盖治痿者，当取阳明，又必察其所受之经，而兼治也。"这就说明了治痿证除了根本要从阳明经入手外，更要具体地分析病症，探其病因，刺其病位，究其病理，而辨证施治，不能千篇一律。

《黄帝内经》曰："肺者，脏之长也，为心之盖也。有所失亡，所求不得，则发肺鸣，鸣则肺热叶焦。"故曰："五脏因肺热叶焦，发为痿躄，此所谓也。"这里"失亡"指不如意之事。此处论述的是精神因素对痿症的作用，这是一方面。另一方面肝肾两脏与前阴的关系至为密切，又是同居下焦，如果肝肾阴虚，虚火内生，必然销烁肺阴，此即"木火刑金"之意。所以认为阳痿之症，除了主要涉及肝、肾、阳明三经之外，与肺脏亦有一定关系。临床上应分清涉及脏腑之主次、衡量病证之轻重而立法处方。

医案一以生脉散加减，方中以玉竹（代人参）、麦冬、五味子三味药合用，一补一清，敛而具益气敛汗、养阴生津作用。生熟地黄助麦冬养肺阴；白芍、牡蛎助五味子敛肺气，与甘味药同用又能酸甘化阴；熟地黄、沙苑、莲须补肾精以固涩；牡丹皮、栀子清热泻火而解郁。由于方中多为滋腻之品，恐伤脾碍胃，故以白术健脾益胃。此外，肾主藏精，肝主藏血，若欲无度，精血不足，致肝肾虚，精血竭。思虑忧郁，肝失条达，郁而化火，销烁肾阴，亦成阳痿。如妄投助阳温肾之品，则火愈炽，而精血愈伤，形成欲速则不达。故治疗之法，必须审因辨证论治，不可拘泥。医案二以丹栀逍遥散加减，逍遥散为疏肝解郁、健脾养血之剂，加入牡丹皮、栀子以增强疏肝清热的作用，方中重用桑椹，取其性味酸甘以化阴，色黑入肾而滋肝。以上二例，均为阳痿之证，而采取同病异治之法，均获效果。

《阳痿医案二则》原载于《中医临床资料》（1979 年由福州市中医院内部刊行）。

乳房肿痛（乳腺小叶增生）治验

郑孙谋

· 案例

李某，女，41 岁，干部，1976 年 5 月 13 日初诊。

左侧乳房发现肿物，约蚕豆大小，尚活动，疼痛，约 2 个月余，每逢经期疼痛加剧，经某医院肿瘤科拟诊为"乳腺小叶增生"。舌质红，苔薄白，脉沉细涩，证属气血郁结、痰凝血壅。治宜理气活血、化痰散结，方选瓜蒌散加味。处方：瓜蒌 30g，当归 10g，制乳香 5g，没药 5g，粉甘草 5g，蒲公英 15g，赤芍 10g，软柴胡 3g，皂角刺 10g。

上方服 7 剂后，乳房疼痛减轻；服 20 剂后，肿块缩小，疼痛明显减轻，经前和经后乳房疼痛渐消失；服药 40 剂后，乳房疼痛消失，肿块仅余黄豆大；后因感冒停药 3 周，疼痛又复发、再服上方，仍有见效。前后共进 70 余剂，1976 年 11 月门诊，患者诉局部不再有任何不适感，肿块完全消失。

按 "乳腺小叶增生"与中医所称"乳癖""乳中结"等相类似，临床表现为乳房胀痛、乳房内有大小不等的结节状肿块以及分泌血性和黄色黏液等症状。乳房为阳明经所分布，以胃为多气多血之经，若有所怫郁，气血流行不畅、痰停血壅，出现乳腺疼痛、肿块，尤以月经届时为甚。故治法宜在疏肝解郁、理气化痰的基础上，佐以活血通络、软坚散结之品，自能收到事半功倍之效。瓜蒌散功用解郁散结、消痰活血。方中瓜蒌消痈肿、止胸胁痛为主药，当归养血活血为辅药，佐以制乳香及没药活血止崩消肿，甘草调和诸药，加味药品，均系增强主方的解毒、理气、活血散结功能。采用本方后来又治乳腺小叶增生患者数例，获效均满意。

本篇原名《乳房肿痛（乳腺小叶增生）》，原载于《中医临床资料》（1981年由福州市中医院内部刊行）。

动物药临床应用琐谈

郑孙谋

运用动物之内脏、筋肉、骨骼等入药，古方中屡见不鲜，如羊肉汤、乌鸡白凤丸、全鹿丸等。在临床上应用更广，颇类单方、验方，恒取1~2味中草药配上动物的本脏器官，其疗效出于辨证之外，此乃草木无情性属静，血肉有情性属动，有情配无情，动静结合，其效益彰。但应以五脏属性为纲，例如肝藏血，开窍于目，目受血而能视。治目疾多取动物肝脏作配伍，然其间亦各有别，如羊肝丸，明目用以羊肝；目生翳障则用鸭肝1个，鲜叶下珠30g，清水炖，以退翳明目；夜盲症而用鸡肝1个煮熟切成薄片，蘸青葙子粉，每天1服，3服可见效。笔者认为，羊肝性温补肝，治肝风虚热；水鸭生性喜水，性降属阴益阴；鸡肝补肾起阴，治风虚目暗、小儿疳眼。有斯疾而投斯物也。

其次，同一中药而所配脏器不同，则其所治病种亦异。例如黄连一味，是以寒胜热，以苦燥湿。若治疗痔疮出血、肛门坠痛，则配以大肠，称脏连丸，是以肠治肠；治木泄（大便或泻或秘），以猪胆汁炮制，和以他药服之遂止，若不以胆汁炮制，虽和他药而疗效不理想，是治肝以黄连，治胆以胆汁，意在平胆中壮火以扶生气，不使随肝下走也。此外，同一肉类而所配中药不同，其所治病种亦不同，例如羊肉性热、外柔而内刚，若治虚火上炎之蛀牙痛，则和生绿豆同煮熟食之，以退虚火，效果极佳；若治气虚水肿，则配生姜皮（生姜一块洗净用竹刀刮下），能利小便，服两三次即见效。"医者意也"，治肛肠滑脱，日失不收，以升麻5g，鳖头1只，清水煎服，取升麻以升清治下陷之阳气；鳖头收缩力强。治阴吹，取小肠尺许，青葱3根，洗净，匿于小肠内，两端扎紧煮烂食之，取小肠治小肠；青葱可作口哨，吹之有响声，取象比类之义。治妇女湿热带下，用水鸭母1只，鲜吊竹梅

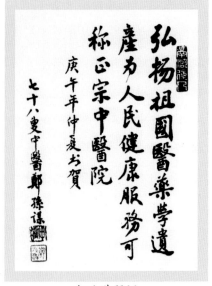

郑孙谋题词

（金瓢羹）用量按鸭腹腔的大小。方法：水鸭母宰后剖腹取去腹杂，切勿下水，用草线擦干腹血，然后将金瓢羹塞满水鸭母腹腔内缝好，加开水煮烂，食肉喝汤，只1~2剂可奏功。总之，动物药治病，疗效很好，不胜枚举，限于篇幅，仅在临床上有见者，书此与公同好。

《动物药临床应用琐谈》原载于《中医临床资料》（1985年由福州市中医院内部刊行）。

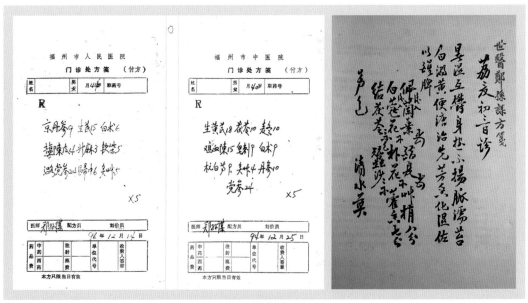

郑孙谋处方笺

第三节 李楚銮临证治验

中药治愈骨痨一例

李楚銮

· 案例

张某，男，61岁，工人，福州人，1972年1月30日初诊。

患者于1971年底因寒热发作，腰胯作痛渐至下身瘫痪，缠绵至新年而住某医院。X线摄片所见"诸椎体骨质稀疏，以第一至第五胸椎尤著，骨小梁紊乱，骨质破坏，第十一至第十二胸椎骨质破坏，第十二肋骨均有明显破坏现象。"诊断为"胸椎转移性肿瘤"，转该院肿瘤科住院治疗。曾注射博来霉素及三尖杉等药，因副作用较大，不能耐受而停药。每届傍

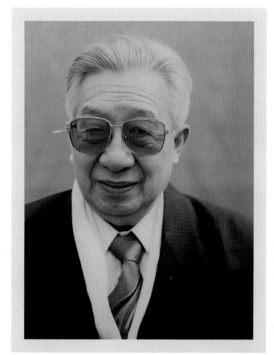

李楚銮

晚疼痛发作，腰胯筋惕肉瞤，痛楚欲绝，需服大量安乃近片（每次2~4片）或注射镇痛针才能得以缓解几小时，认为症为不治而出院。

初诊：患者面色暗黑，形容枯槁，唇焦舌干，寒热发作，纳食少，二便艰难，脉象细涩，舌质红，苔焦黑，背脊第九、第十椎体肿大，第十一椎以下腰脊板硬，下肢不举。乃寒热相搏，久留内着，血凝气滞，骨枯髓减，发为骨痨。

治法：搜邪通络，活血祛瘀。

方拟：六虫散加味。

药物组成：蜈蚣20只，全蝎15g，土鳖虫15g，蟑螂15g，蜂房15g，蕲蛇

3g，血竭 6g。

服法：以上各药研粉，日服 2 次，每次 6g，用蜂蜜开水送服（每剂六虫散加味可服 9 天）。除服六虫散加味之外，还以清热解毒、凉血活血及补肝肾之品代茶（丹参 15g，山豆根 9g，川续断 9g，石斛 15g，黄药子 9g，杜仲 9g，秦艽 9g，败酱草 15g，延胡索 6g，乳香 4.5g，夏枯草 15g，没药 4.5g，白花蛇舌草 15g，姜黄 6g）。取 3 剂。

二诊：服六虫散加味 3 天后，腰胯痛渐减，一周后痛大瘥，已不需西药止痛，食欲稍增，大便每日一行，色黑有恶臭，粪检隐血阴性，余症均有减轻。按前法六虫散续服，仍辅以清热解毒与凉血化结之品代茶。处方：毛柴胡 6g，丹参 9g，黄芩 9g，生地黄 15g，郁金 6g，瓜蒌仁 18g，桔梗 6g，赤芍 9g，浙贝母 6g，瞿麦 3g，甘草 3g，白毛藤（白英）3g，山豆根 9g，八角金盘 18g。3 剂，隔日服。

三诊：腰能稍移动，纳食进步，大便通畅似带恶臭味（服虫类药有关），时感右胁下痛，脉弦涩，舌质红，苔根黄腻，乃肝郁血滞、湿困中焦。于前方佐以舒肝理气、活血化瘀之味。处方：前方六虫散加九香虫 24g、田三七 3g，血竭加至 15g。研粉，每次服 15g，谓蜂蜜服。

四诊：服前方次日感胁痛渐缓，继续服完 1 剂（约 2 周），胁痛悉除，腰胯板硬及疼痛均大瘥，已能转动下半身。脉弦滑，舌苔根浊。按前方去九香虫，继续服 2 剂。

五诊：诸症均见瘥，下肢及腰胯能自由活动，纳食佳，二便通调，仍照前方服 2 剂（约 1 个月）。

六诊：诸症继续好转，仍按前法又服六虫散一个月后停药。

七诊：停药 20 天后，忽感右膝关节委中作痛，伴有寒热发作，服他院药"仙方活命饮"2 剂，未见效。查体：右膝关节红肿，不能屈伸，关节呈 130°，按之坚硬焮热，无波动感。继服六虫散加地龙 15g，研粉混合，服法同前。局部用青草药丁香蓼 6g、刘寄奴 6g、血见愁 6g，煎汤熏洗。熏洗后局部红肿渐消，皮肤色转暗紫，无波动感，关节仍僵硬不能活动。

八诊：关节僵直未效，为加强破血祛瘀之力，前方加水蛭 24g、人工牛黄

15g，研粉，每日 2 次，每次 9g。

九诊：继续服上药后，腰脊痛减，右膝关节硬结漫肿亦消之七八。

十诊：诸症继续好转，而有倦怠感，照前方去水蛭，仍继续服 3 个月，已能扶杖而行。

在坚持服六虫散加味半年后，患者已能弃杖步行，几如常人。1975 年 3 月 5 日随访时，其活动亦如常人，无后遗症。

[按] 本病例当时在某医院检查见全身瘫痪、脊椎骨质严重破坏、血性胸水、疼痛剧烈等症，生命垂危，虽然血性胸水 3 次检查均未找到癌细胞，医生仍按癌肿治疗，但我们依据中医辨证论治使患者逐渐恢复健康。

《黄帝内经·素问·痿论篇》："肾气热，则腰脊不举，骨枯而髓减，发为骨痿。"

患者常因脊髓压迫而出现上肢或下肢瘫痪，故称骨痿。《医门补要》说："脾肾两亏，加之劳力过度，损伤筋骨，使腰胯隐痛，恶寒发热，食少形瘦。背脊骨中凸肿如梅，初不在意，渐至背伛颈缩……愈者甚寡，纵保得命，遂为废人。"

本病例在用药 7 个月之后，临床症状好转尚未告愈，患者自行停药，20 天就出现膝关节红肿焮痛等症状后，立即再服六虫散及外熏中草药，又使新病症抑制下来，最后完全恢复常态，也可以进一步证明该药的肯定作用。

关于虫类的治病经验文献，早在叶天士学派医案中，已有详述。虫类药有通络的作用，是因其升降搜剔，使血无凝着，气可长通。近人章次公亦善于用虫类药物治顽疾，如蜈蚣、全蝎治头风头痛，蕲蛇、蜂房治风痹走注，土鳖虫、蝼蛄、蟑螂、蟋蟀等治积聚肿胀，都获良效。

以上正是笔者选用"六虫散"为主治疗"骨痿"的理论根据，并结合临床辨证施治而获成效。为此，做出小结，供同志们参考指正。

《中药治疗骨痿一例》原载于《中医临床资料》（1987 年由福州市中医院内部刊行）。

辨证论治治疗阿米巴肝脓肿的体会

李楚銮

阿米巴肝脓肿常继发于阿米巴痢疾之后，以往西医多采用外科引流手术配合药物治疗。近代中医文献报道也多采用中西医结合治疗，福州市人民医院于1963年5月间从某医院转来肝脓肿患儿1例，运用中医辨证论治加草药配合西药治疗亦告愈，并追踪观察3个月未见复发。

一、临床病例

吴某，男，13岁，1963年5月28日初诊。

主诉：病已月余，持续发热伴右胁肋痛及腹泻，带有黏液便，时呈里急后重，体温常波动于37.8~40℃，午后稍高，口苦纳呆，倦怠乏力，时感眩晕，小便短赤。2周前，曾在外院住院检查，诊断为肝脓肿，曾用金链霉素等治疗，微热不彻，肝仍肿大，拟肝穿刺，家属不同意，故转来本院治疗。20余天前，有咳嗽气促，2个月前右拇趾外伤化脓伴有寒热往来，腹股沟淋巴结肿大。

查体：发育一般，营养不佳，皮肤甲错，精神衰颓，面色萎黄，巩膜轻度黄染，颈软，心肺（－），肺部听诊右侧底部呼吸音减弱，右上腹膨满，有轻度肌肉紧张，肝上界锁骨中线第四肋间、下界在右锁骨中线季肋下2cm、剑突下3cm，右上腹肿满达3cm，有明显压痛、触痛及反跳痛，因而形成拒按。

辅助检查：红细胞3.2×10^{12}/L，血红蛋白60g/L，白细胞12.7×10^{9}/L，中性粒细胞74%，淋巴细胞24%，嗜酸性粒细胞2%。大便黄褐色，半液体，黏液（+++），白细胞（++），红细胞（++），阿米巴痢疾滋养体阳性，肝功正常，血培养白色葡萄状球菌生长，血浆凝固（－），X线透视（5月15日）示右肺底的胸膜反应轻度炎症，右膈运动变低，表面不平滑，肝影增大。5月18日复查，右下胸膜肥厚，右横膈升高在第四肋水平，运动减弱。超声检查结果：提示多发性肝脓肿，直肠镜检未见到肠壁变化。

二、辨证论治

（一）四诊要点

患儿面色萎黄，眼白黄染，皮肤甲错，口苦纳呆，倦怠无力，时感眩晕，右肋（期门）隐痛，持续发热，月余未彻，间有咳嗽气喘，腹胀便溏，挟热下痢，带有黏液，右肋下触之宛若覆杯，明显压痛，局部拒按，脉象弦数，舌苔油腻、微带灰黑。

（二）辨证论治经过

第一阶段（5月28~30日）

综合四诊所见，本病是湿热内蕴，抑郁不宣，入于肝络，肝性条达，木气不疏，气滞血结，郁热内铄，肝胆不和，风火内炽，致酿成痈。治以清热祛湿、消导积滞之法，方用木香顺气汤加减（《卫生宝鉴》），药用木香、槟榔、川厚朴、山楂炭、老范志神曲、泽泻、赤茯苓、秦皮、野麻草（学名铁苋菜，大戟科，清热解毒、止痢止血、凉血）。服药2剂后，饮食稍进，大便成形，潮热未退，脉象弦数，苔薄浊腻。

第二阶段（5月30日至6月20日）

积滞虽去，内痈已成，寒热未罢，继以清热解毒、祛瘀排脓之法，方用薏米败酱散合连朴饮加减，加民间有效草药。药用薏苡仁、败酱草、川黄连、川厚朴、黄柏、槟榔、秦皮、老范志神曲、野麻草、九重皮（又名穿破石，桑科植物柘树的根，清热祛湿、活血祛瘀、消痈泻肺）、大金钱草。服4剂后，湿热稍减，食欲略增，精神舒适，小溲清利，肝区仅感微痛，又加柴芍2味，以舒肝郁，连服7剂，胁痛更瘥。6月10日，因饮食过饱，复感风寒，致寒热又作，恶心呕吐，上腹胀满，胁痛增剧，体温上升至38℃，脉仍弦数，舌尖红、苔浊。诚恐肝痈毒势炽盛、脓毒内攻，急以黄连解毒汤和薏米败酱散加味，冀可内消，药用枯黄芩、川黄连、生栀子、黄柏、薏苡仁、败酱草、绵茵陈、连翘、竹茹、枳壳、木香、草河车、鬼针草、川金钱草。药后寒热即撤，病邪少杀。连服6剂后，肝区痛又大瘥，食欲甚佳。

第三阶段（6月21日至7月12日）

寒热已罢，脓疡已获控制，仍以祛瘀活血、排脓消肿之法，辅以扶正补托之品，以固善后。方用薏米败酱散合托里、活血、逐瘀之品，药用薏苡仁、败酱草、黄芪、黄郁金、鬼针草、川金钱草、天棕（平肝薯）、当归尾、桃仁、丹参。服药1剂后，肝区已不痛，食欲甚佳，脉象微弦，舌苔薄润，检查肝大在右季肋下1cm，敲痛甚轻。继前方续服7剂后复查，肝已不能触及，敲痛、压痛全消，X线摄片（7月9日）右侧横膈位于第9后肋骨，左侧在第10后肋骨，其深呼吸运动移动约3cm，双侧横膈面光滑整齐，肝区影均匀，无特殊阴影可见。认为肝痛已内消，续服前方3剂即结束治疗。

追踪观察：10月3日来院复查，回家3个月，饮食如常，肝区无痛，能参加劳动。X线摄片复查，两膈运动正常，肋膈角锐利，肝区影均匀，无特殊现象，故认为系已治愈。

三、临床体会

（一）发病机制的初步探讨

阿米巴肝脓肿，其病因先由饮食不节、暑湿郁蒸或受时行疫气而罹热痢，脾胃运化怠常，大肠传导失职，致腹胀、腹泻或挟热下利，因而土壅木郁，邪热拌聚，熏铄厥阴。也可由于湿热内蕴，入于肝络，致见寒热往来；胁痛肝阳偏旺，木郁化风，则感眩晕；木郁化火，则见口苦、咽干、胁痛等症；日久肝胆不和，风火内炽，凝瘀而成肝痈，或因脾运不化，积癖成痈；亦可由于木火上搅，冲逆于肺，肺气失肃，木火刑金，因而痰热气火，瘀血脓毒，结积于肺，而有咳嗽气喘之症，甚者有咳吐脓血之变证；故自拟发病机制之示意图如下页，希予指正。

（二）辨证的认识

从病因上认为该患儿初受暑湿侵袭，寒冷所伤，兼挟积滞，外感时气之邪，内停饮食之积，脾胃运化怠常，大肠传导失职，因而泄泻缠绵月余未愈。临床表现为右胸胁痛，持续发热，咳嗽气急，肝区有肿物膨隆，有敲击痛及压痛等一系

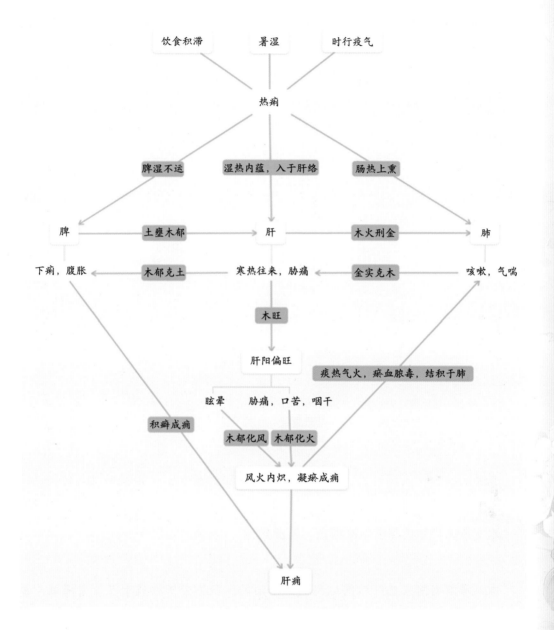

列肝痈症状，治以清热解毒。初诊时腹泻，舌苔灰黑，因有积滞兼症，以清湿热、祛积滞为治。2剂后腹泻告愈，大便成形，以右胁痛及寒热往来之肝痈主症为重，乃用解毒排脓之薏米败酱散，加清热解毒理气化瘀之内消法进退化裁，并结合民间草药治疗，如野麻草是治疗阿米巴痢疾有显效之药；鬼针草治疗肠痈有特效，能清热解毒治痢；九重皮是治疗肺痈圣药，亦能清热排脓；天棕即平肝薯，平肝清肺，治肺痈及痈疽结毒；四川金钱草亦有清热解毒之效，能治肝胆之疾，尤其对胆管有消炎化瘀、通利胆汁之功，对于湿热蕴结者尤佳，故综合应用

于薏米败酱散中加减而能恰到好处。又因饮食不节，风寒侵袭，致寒热复发，对肝痛有内攻之虑，急以黄连解毒汤加味，使寒热制伏，脓毒内消，后以扶正培补气血与活血祛瘀，以善其后，使脓疡完全内消，祛瘀生新而获全功。

为了便于认识本病例中所使用的几种民间草药之性味与功能，特列表于下，以供参考。

药名	别名	科属	性味	功用和用途
野麻草	拉痢草、玉碗捧珍珠、血见愁（江苏）	大戟科，铁苋菜属	苦涩微寒	清热解毒、利尿镇痛、拔脓消肿，治肠澼下痢
鬼针草	黄花草、鬼钗盲肠草	菊科，鬼针草属	苦平，无毒	消炎解毒、消暑利尿，治中暑腹痛、赤血痢及内痈、肠痈
柘根	九重皮、黄龙脱壳（江西）、铁色金（广东）	桑科，柘属	甘平，无毒	活血祛瘀、消痈泻肺，治肺痈、肺痨、消化性溃疡等
四川金钱草	过路黄、大金钱、铜钱草	报春花科，排草属	甘平，无毒	清热止咳、活血祛瘀、消炎利尿，治疗肝胆湿热和各种结石症
天棕	平肝薯、山棕、土白芍（福州）	仙茅科，仙茅属	辛苦而甘，性微温	平肝清肺、化痰润燥，治肺痈咯血、骨蒸童痨及痈疽结毒之症

本文承内科郑拱苍老中医指点，特此致谢。

本篇原名《阿米巴肝脓疡运用辨证论治的经验体会》原载于《论文汇编（第九集）》（1964 年 7 月由福州市人民医院内部刊行）。

金铃鬼针败酱散治疗手术后肠粘连

李楚鎏

手术后肠粘连在临床上是很常见的，西医采用组织疗法或手术剥离患部，其疗效不很满意，我们试拟行气止痛、活血通瘀之法，初订金铃鬼针败酱散治疗肠粘连，效果很好，特简介如下。

一、治疗方法

本病以腹痛为主，皆有外科手术史，脏腑痈疽，经脉损伤，气机阻塞，瘀血停滞，因而腹痛，治以行气止痛、活血通瘀。

金铃鬼针败酱散

【方剂组成】金铃子9g，赤芍9g，鬼针草60g，败酱草24g，铣子藤60g，黄花远志（黄花鸡骨草、黄花金龟）9g。

【方义解释】金铃子、赤芍是行气止痛之品，鬼针草、败酱草、铣子藤等均有清热解毒、活血通瘀之功，黄花远志可滋阴降火、滋补肝肾，对手术后体力衰弱者可以辅助其恢复健康。

【加减法】肠热便溏者加川黄连、枯黄芩；胃纳不佳者加老范志神曲、麦芽；有内伤瘀血再加桃仁、丹参、红花；头痛眩晕者加鱼首石（鱼脑石）、石橄榄、野鸦椿。

疗程14天至1个月。

二、病案举例

· 案例一

黄某，男，36岁，干部。

主诉：于1962年7月间乘汽车被小火车撞击，身体被摔出车外10余丈远，当时人事不省，送医院抢救发现颅脑创伤及脾脏破裂、腹腔内大出血，即行脾脏摘除术。术后感觉有中气从少腹直奔上胸膈，致感窒息难当，日发数次，右上腹部时感疼满。历时5个月，经中西医药治疗罔效。于1962年12月来福州，亦经外院腹腔镜检查确诊为肠粘连，建议手术治疗，患者不同意，故来福州市人民医院治疗。查体：形瘦神疲，面目黧黑，少腹胀满，按之微痛，腹中部有纵切疤痕，心肺（−）。舌苔净，脉象沉涩。

脉证互参，是瘀血为患，暴力压榨，经脉损伤，血不循经流注，阻积不散，为肿为痛。治以行气止痛、活血通瘀之剂，以金铃鬼针败酱散方加味。处方：金铃子 9g，赤芍 9g，鬼针草 60g，黄花远志 9g，桃仁 9g，丹参 9g，毛柴胡 4.5g，桔梗 6g，茜草 15g，延胡索 6g，铣子藤 15g。

服 3 剂后，胸腹痛减，脉象右微弦、左沉涩，照前方加败酱草 24g、粉甘草 3g，赓服 7 剂，腹痛大差，胸闷与胀气亦减，照原方又服 14 剂，计服 24 剂而告愈。今年 1 月又来门诊复查，腹痛及胀气均未复发。

· 案例二

王某，男，25 岁，福州人，1963 年 12 月 17 日初诊。

主诉：于 1963 年 3 月因饮食不节致恶心、呕吐、小腹剧痛，即到外院就诊，认为是肠梗阻，即行手术，术后每日大便 3~4 次，糊状。于同年 10 月 20 日又发生腹剧痛，肠鸣仍旧，到外院检查，认为是肠粘连再行术治，术后腹痛、肠鸣仍未减，每日大便 5~6 次，再复查仍是肠粘连，又需手术，患者不同意，故来院求治。1961 年患阑尾炎亦经手术治疗。查体：体格中等，营养稍差，左眼有外伤性肉翳致失明，心肺（-），腹壁有手术疤痕 3 处，按之微痛，常肠鸣腹痛，脉象弦滑，舌苔白滑。

脉证互参，3 次手术，脏腑割裂，经脉损伤，瘀血停聚，气机阻滞，腹痛频频，大便溏泄，脾失运化。治宜行气通瘀、运脾化湿，方以金铃鬼针败酱散加健脾化食之品。处方：铣子藤 60g，黄花远志 15g，鬼针草 9g，金铃子 9g，赤白芍 9g（各半），红花 9g，胡黄连 6g，乌梅 9g，川黄连 3g，白人参 6g。

服药后，腹痛及肠鸣均见减，照前方去乌梅、白人参，红花，加枯黄芩、苍术、九重皮，服后大便减为每日 2 次，腹痛大瘥，便仍未成形，照前方加老范志神曲、谷芽，连服 12 剂而告愈。

三、讨论

笔者曾以金铃鬼针败酱散治疗 4 例手术后肠粘连。4 例患者均因腹部手术后出现连续腹痛发作至少半年，就诊时症状显著，经外院确诊为该症并经中西医治疗罔效。用金铃鬼针败酱散治疗后，能在短期内症状改善，一个月内告愈，其疗效是肯定的。至于其作用机制如何，按中医理论主要病因是瘀血凝滞而阻塞经络隧道，故用活血通瘀之法而能立竿见影。以现代医学上的解释对于活血通瘀之药理作用研究，以动物实验证明，可以促使外周小血管舒张，毛细管通透性增强，心脏收缩力加强，血流速度加快，因而改善了局部和全身之血液循环，促使机体对创伤修复能力增强。活血通瘀药物另一个作用是能增强网状内皮系统之吸附功能和白细胞之吞噬能力，使创伤部分之血肿及其他坏死组织易被吞噬细胞吸收，从而加速局部血肿之消散过程。对于肠粘连部，其由于浆膜层之纤维蛋白析出后凝固而致中药的活血通瘀作用是否可以作用于这方面，尚待进一步的探讨与研究。

手术后之肠粘连的发生是常见的，由于我们治愈 4 例均因手术后发生此病而丧失劳动力，经治疗后都能重新参加劳动生产。倘若我们在手术后不待其后遗症出现与否，可以先期服用此方一疗程，则可能预防肠粘连之发生，更能加速劳动力的恢复。

本病治疗虽然以金铃鬼针败酱散为主方，但尚需根据中医的辨证论治，如案例一腹腔大出血，且脉沉涩，所以须加重逐瘀活血之法，而增加红花、桃仁、丹参之品。案例二则表现便溏，日行 5~6 次，且食少，是脾胃运化失节，故须加运化脾胃之剂，如麦芽、老范志神曲之类，这样才能符合中医的治疗原则，提高临床疗效。是否恰当，敬希同志们指正。

本篇原名《金铃鬼针败酱散对四例肠粘连的治疗观察》，原载于《论文汇编第九集》（1964 年 7 月由福州市人民医院内部刊行）。

大剂量仙鹤草结合辨证施治治疗眩晕

李楚銮

仙鹤草别名龙芽草，为蔷薇科龙芽草属植物，以全草入药，临床多作收敛止血与消炎止痢之用。浙江民间草药医用之治疗眩晕有特效，已收载于《中医内科手册》中，有报道称，浙江仙岩下林防治站张常春医师用单味仙鹤草治疗梅尼埃病。我在临床应用大剂量仙鹤草结合辨证施治，效果均很满意，兹举二例分述于后。

· 案例一

黄某，男，45岁，已婚，干部，1974年11月30日初诊。

现病史：从1972年起头晕发作时，如立舟车感，四周环境转动，恶心、呕吐、耳鸣，曾到某医院五官科检查，诊断为"梅尼埃病"，服药40余剂才告愈，一年后复发1次，亦经治疗40多天才恢复健康。昨日上午突然发作头痛、头晕，胸闷泛恶，并觉摇晃欲倒，纳食减少。查体：血压120/80mmHg，脉弦，舌质红，苔少。

证系风火内动、肝肾阴虚，治宜平肝熄风、滋补肝肾，方拟滋生青阳汤加减。处方：生地黄15g，白芍9g，洋甘菊9g，磁石24g，白蒺藜9g，珍珠母18g，女贞子9g，野鸦椿9g，甘草9g，仙鹤草75g。

服2剂后头痛头晕大瘥，再服2剂告愈，随访3年无复发。

· 案例二

李某，女，45岁，教师，1975年4月5日初诊。

现病史：头晕目眩，两目干涩，两颧焮热，心悸怔忡，夜烦不寐已一个月左右。五官科检查无异常发现。服西药未见效。脉弦细数，舌苔少。辅助检查：胆固醇4.91mmol/L，低密度脂蛋白1.78mmol/L，高密度脂蛋白0.80mmol/L。

此系阴虚阳亢、神不归舍，治宜镇肝潜阳、安心神、清头目，方拟蒺藜钩藤饮加减。处方：白蒺藜9g，双钩藤4.5g，杭白芍9g，女贞子9g，珍珠母30g，紫石英18g，龙骨24g，石菖蒲3g，甘草6g，仙鹤草45g。

服3剂后头晕大减，人感轻快，两颧焮热已除，睡眠甚佳，又服3剂告愈。

按 《黄帝内经》云："诸风掉眩，皆属于肝。"阳动则风生，肝缓则风熄，阴虚则阳亢，液足则阳潜。例一是肝肾阴虚、肝风内动，治宜平肝熄风、滋补肝肾，用白蒺藜、白芍、洋甘菊、珍珠母以平肝熄风，生地黄、女贞子、磁石以滋补肝肾，野鸦椿性甘平，民间草药医亦用于治头晕。案例二是阴虚阳亢、心肾不交，治宜镇肝潜阳、宁心滋肾。镇肝熄风亦用蒺藜、白芍、甘菊、珍珠母等味，与案例一相同，所不同者是选用女贞子、龙骨、紫石英及石菖蒲等宁心滋肾，而后二味有治怔忡、清头目之作用。上2例在不同的辨证施治基础上都加大剂量仙鹤草而达到满意疗效。

本篇原名《大剂量仙鹤草结合辨证施治治愈眩晕二例报告》，原载于《中医临床资料》（1977年由福州市中医院内部刊行）。

雷公藤合剂辨证论治系统性红斑狼疮

李楚鎏　李小楠

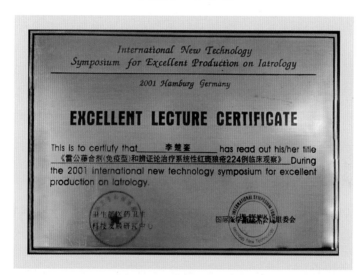

李楚鎏论文海外获奖证书

系统性红斑狼疮是一种严重危害人体健康的全身免疫性疾病，除了皮肤损害外，常累及多脏器，对心、肝、肾等损害尤其多见，是一个危害较大的胶原性结缔组织病。

一、治疗方法

患者入院前有服激素者，一般仍继续服，2周后逐渐减量，直至完全停服。

（一）中草药基本方剂

三藤二黄白合剂

【功效】主要是以清热解毒、活血化瘀为主。

【组成】雷公藤 15~24g，鸡血藤 15~24g，红藤 15~24g，甘草 6g，黄毛耳草（茜草科，清热除湿、活血舒筋）15g，黄花远志 12g，白花蛇舌草 5g，茅莓根（蔷薇科，清热解毒、祛风除湿、散瘀止痛）15g。

【煎法】雷公藤、鸡血藤、红藤、甘草等 4 味要先煎 1h，后与其他中草药再同煎 30min，为第一煎；第二煎只要 30min。

（二）辨证分型

1. 热毒炽盛型

症见突然高热或持续不退，面部及其他部位皮肤出现红斑或水肿性红斑，日光照射后病情加重或骤发，全身无力，肌肉关节酸痛，烦躁难睡，精神倦怠，吐血鼻衄，舌苔黄糙，舌质光绛如镜，脉弦细数。此乃壮热入营、迫血妄行，治宜凉血养阴、清热解毒。药用基础方加犀角地黄汤（水牛角代）、紫草根、银花、黄连、安宫牛黄丸等。

2. 风湿热痹型

症见关节肿胀疼痛、游走不定，或有发热、咽干口渴，苔黄糙、脉弦数有力。治宜清热祛风、活血通络。药用基本方加石膏、知母、赤芍、虎杖、防己、秦艽或制马钱子粉等。

3. 气滞血瘀型

症见食欲不振，胁肋疼痛，恶心噫气，胸膈痞满，多见于系统性红斑狼疮的肝脏损害，皮损多红中带紫或有色素沉着、瘀斑、紫癜、毛细血管扩张，肢端动脉硬化痉挛的"雷诺征"，脉缓而涩，舌质紫暗，舌下青筋瘀紫增粗。治宜活血化瘀、理气通络。药用基础方与血府逐瘀汤加减。

4. 脾肾阳虚型

症见红斑转紫暗，面色㿠白，精神倦怠，形寒肢冷，浮肿、胸腔积液、腹水、纳呆恶心，舌苔薄白或腻、舌质嫩胖，脉沉细，关节酸楚。此乃脾肾功能失调。治宜健脾补肾、温阳利水，药用基础方加大量黄芪、白术、附子、茯苓、桂枝，伴有高血压者加益母草、夏枯草。

5. 阴阳两亏型

症见形寒肢冷，低热或潮热，神疲乏力，少气懒言，动则更甚，纳呆腹胀，甚则呕吐泄泻，面色苍白或萎黄，腰膝酸软，关节肿痛，肢体浮肿，小便不利，皮疹不显或紫暗，舌淡胖有齿印，苔薄白，脉濡细或沉细。此型多见于有肾病综合征及长期应用激素或伴有雷诺症。治宜滋阴益阳，药用基础方与右归饮合青蒿鳖甲汤化裁。

一般都以治疗半年为一疗程，可连续 2~3 疗程。

二、病例举要

· 案例一

方某，女，21 岁，1999 年 3 月 9 日初诊。

以颜面浮肿及全身大关节疼痛、游走不定已 2 个月，曾在外院检查：血清抗核抗体阳性（1：80），抗 ds-ANA 阳性，补体 C3 0.56g/L，cic（+），而确诊为系统性红斑狼疮，来我处治疗。辰下颜面浮肿，全身大关节游走性疼痛，倦怠乏力，口苦咽干，溺赤，尿蛋白（+++），尿红细胞（+++），舌苔薄白，质红，脉数。

证属热毒聚结、血热蕴集关节作痛。治以清热解毒、凉血活血消瘀法。方用雷公藤合剂为基本方加蝉蜕、女贞子、沙参、麦冬、杠板归、紫草根等。

3 个月后，小便蛋白仅有微量，抗核抗体降为 1：40，C3 上升为 1.24g/L，服药 6 个月后，症状和体征基本正常，改为隔日 1 剂，3 个月后再减为 3 日 1 剂，后继续随访。

· 案例二

赖某，女，22 岁，1999 年 9 月初诊。

一个月前颜面出现红斑，拟过敏所致，服西药后红斑消退，至 9 月初出现全身浮肿及高蛋白尿，住入外院作肾穿检查是狼疮肾，伴有胸膜积液和心包积液，小便化验：蛋白（+++），红细胞（+++），免疫检查测淋巴细胞转化率 40%，IgA6.56g/L，补体 C3<0.2g/L，cic（+），ENA 类风湿因子（+），血沉 65mm/h，血清尿素氨 7.8mmol/L，白细胞 12.0×10^9/L。曾用过强的松、环磷酰胺等治疗未见效，尿蛋白及血尿持续存在，并诉腰膝酸痛，倦怠乏力，口干不喜饮，纳差，小便黄赤多泡沫，脉细弦，舌苔灰浊。

证属气血不足、脾肾阳虚、水湿泛滥，出现胸腔积液及心包积液、脾肾功能失调。治宜健脾补肾、温阳利水。方用雷公藤合剂基本方加黄芪、蝉蜕、杠板归、紫草根、茜草、防风、白术、鬼箭羽等。

治疗半年后尿蛋白消失，化验 C3 上升达 14g/L，血沉 70mm/h，再巩固疗效，一年后体检及化验均正常，能参加正常工作，后再继续随访。

三、临床研究

从 1979~2000 年福州市中医院门诊共收治系统性红斑疮 224 例，连续治疗 3 个月以上，大都经过各大医院确诊，并用过激素及其他方法后来求诊，使用以雷公藤合剂为主，结合中医辨证论治，显效 85 例（占 37.9%），有效 104 例（占 46.5%），少效 22 例（占 9.82%），无效 13 例（6.8%），总有效率为 94.2%。

四、讨论

祖国医学文献中虽无此病，其临床表现与"红蝴蝶斑""流皮漏"等病颇相似。但本病有多系统损害而出现各种症状，关节病症状属于"痹证"；有肾炎、肾功能损害者属于"水肿"；有肝损害所致"黄疸""胁痛"；有胸腔积液者称为"悬饮"，有急性心内膜炎、心肌损害者是"心悸"等，病程日久，出现一派虚象者属于"虚劳"。因是多系统损害，变化多端，难以归属哪个病。很多患者是兼犯数个脏腑，故其病症复杂，其中最多见为狼疮肾炎。又因其暴发高热，用西药大量激素及大量抗生素使用下常出现二重感染，霉菌感染而致死并不少见。

现代医学认为本病病因尚不清楚，可能与遗传因素有关。在 224 例中有 2 对姐妹前后患病，2 例姐弟者同时患病，还有孪生姐妹出生后分居二地都患此病，这可能与遗传因素有关。

本病因多系脾肾两虚，或先天禀赋不足，肾精亏损，而致阴阳不调，气血失和，气滞血瘀，阻遏经络，正不胜邪，邪毒犯脏。或因热毒内盛、阴血亏损或肾气失调、肾阴不足等。亦有与暴晒日光有关，使外邪入里，炽灼阴津，伤于脏腑经络而发病。故治疗原则是以滋养先天、调补肝肾为主，清营解毒、凉血活血为辅。雷公藤合剂中主药雷公藤是毒性攻坚药，有杀伤抗原及抑制抗体作用，是抑制性免疫，它能抑制 β 细胞，也能使 T 细胞传递免疫作用受到抑制，因此单用雷公藤或雷公藤多甙片患者免疫功能低下病情未见好转，必须配合鸡血藤、红藤、甘草以扶正、清热，减其毒副作用。上 4 味须混合先煎 1h 后与其他 4 味同煎半小时才算为第一煎，第二煎只要半小时即可。鸡血藤具有促进淋巴细胞转化作用；红藤有提高 T 细胞及淋转率、升高白细胞对体液免疫能延长抗体存在的时间；白花蛇舌草有刺激网状内皮系统，增强吞噬细胞的功能；黄毛耳草、茅莓根均能清热解毒、祛瘀散结，茅莓根又有降低血沉的作用；黄花远志有补脾益肾、滋阴降火，提高机体的免疫力。因此雷公藤合剂免疫型中草药合剂可作为治疗系统性红斑狼疮的基本方，随其症型而加味。补虚中药首推黄芪，用量要大，能扶正固本，增强机体的体液和细胞免疫功能，促进抗体合成。上海第二医学院第三人民医院潘复初等人曾以大剂量黄芪治疗系统性红斑狼疮 17 例，显效 6 例，有效 11 例，其有效率达 100%（见《临床医学杂志》1986 年一卷二期第 34 页）。在顽固患者选用虫类药以抑制其免疫反应，或是有侵害神经系统者，常用蜈蚣、全蝎、乌梢蛇等，以改善病症。据现代药理研究，此类药有类激素作用。水蛭、土鳖虫有很强的活血化瘀作用，能协助其消除蛋白尿；对经常易于复发病例即顽固之痹证加制马钱子粉（贮于胶囊中），能疏通其经络中之留邪阻塞，使不再复发。红斑不消退可选用赤芍、紫草根、牡丹皮凉血消瘀；病久及肾，常辅以枸杞、黄精益肾养阴。临床应注重辨证求因、审因论治，辨证与辨病相结合，扶正与祛邪相兼顾，持久服药方可收效。

草肾炎合剂治疗肾炎肾病

李楚銮

肾炎肾病是内、儿科常见病、多发病，对劳动人民身体健康影响很大，甚至危及生命。从 1975 年起试用草药草肾炎合剂（简称草肾炎）配合临床的辨证施治，疗效尚称满意。

一、治疗方法

草肾炎合剂

【组成】茅莓根 15g，七寸金（学名地耳草，又名田基黄，藤黄科，清热解毒、活血消肿）15g，白花蛇舌草 15g，金扁柏（卷柏科植物兖州卷柏的全草，清热凉血、利水消肿、清肝利胆、化痰定喘）15g，黄花远志 15g，黄毛耳草 15g，豆荚根 15g。七寸金、豆荚根可改用七叶金（忍冬科植物接骨木的带叶茎枝，祛风通络、活血止痛、利水消肿）、荔枝草（又名雪见草，唇形科，清热解毒、凉血利尿）。

【加减】尿蛋白多加蝉蜕 6g、紫苏叶 9g，或金樱子 15g、芡实 15g、黄芪 30g；血尿加草兰（禾本科）15~30g，或琥珀 3g、大小蓟 18g、仙鹤草 15g、胭脂根（学名紫茉莉，紫茉莉科，清热解毒、利尿）30g；扁桃体肿痛，发热加板蓝根、大青叶、草河车、紫花地丁、蒲公英，白细胞多加土茯苓 15g、鱼腥草 15g；伴有高血压者加益母草 15g。

【疗程】急性以 1 个月为 1 个疗程（必要时可继续治疗 2~3 个疗程，也有只服 10~20 天痊愈）。慢性以 3 个月为 1 个疗程，必要时可继续治疗 2~3 疗程。

二、中医分型施治

（一）急性肾炎的中医分型施治

1. 急性肾炎兼外感风寒

· 案例

赵某，男，10岁，1977年10月29日初诊。

患儿于一周前恶寒、发热、倦怠、纳呆，继而全身浮肿、以头面颈部为著。检查：体温 37.3℃，血压 90/60mmHg。血检：白细胞 6.4×10^9/L，中性粒细胞 59%，淋巴细胞 39%，嗜酸性粒细胞 2%，红细胞 3.12×10^{12}/L，血红蛋白 85g/L；尿检：蛋白（++），管型 2~5/低，白细胞 1~3/高，红细胞 2~5/高，上皮细胞 1~2/低。尿短少。脉沉，舌质淡，苔薄白。

风寒外袭，肺气不宣，风水相搏，水湿泛滥，流溢肌肤；湿留中焦，脾为湿困，运化不健，遂成水肿。治宜疏风祛湿、健脾利水。处方：茅莓根、七叶金、白花蛇舌草、金扁柏、黄花远志、黄毛耳草、荔枝草、七寸金各 7.5g。

服药 2 剂后，浮肿减轻，尿量增加，连服 6 剂后。尿检：蛋白（+），管型偶见，白细胞 2~3/高，红细胞 10~15/高；再继续服药 2 周，面浮基本消退，尿检蛋白少许，管型（-），红细胞（-），白细胞 0~1/高；第 3 周又吃咸味少许，尿检又出现红细胞 5~8/高，在原方中加草兰 18g，再服 1 周，诸症消失，尿检阴性。

2. 急性肾炎兼风热

· 案例

蔡某，男，10岁，1977年12月3日初诊。

患儿于一个月前因发热、喉痛并发猩红热住入市医院儿科病房，出现浮肿及高血压而诊断为猩红热合并肾炎，服西药及注射青霉素等，发热喉痛均见减，但仍见纳呆、尿短少，而转来门诊我处治疗。脉浮数，舌质红，苔黄浊。辅助检查：尿检蛋白（+），白细胞少许，管型少许，红细胞（++）。

风邪疫毒经口鼻而入，蕴于肺胃，肺气闭塞，膀胱气化失司，小便不利，全身浮肿，风邪化火则咽喉红肿疼痛。治宜清热解毒、凉血利水。处方：茅莓根、白花蛇舌草、金扁柏、黄花远志、黄毛耳草、七寸金各 7.5g，大小蓟 18g，鱼腥草 15g，琥珀 3g。

服药 3 剂后，检尿示管型及红细胞均消失，蛋白（＋），白细胞少许。连服 6 剂，检尿示蛋白少许，红细胞少许，血压为 92/60mmHg。连续服一个月，尿检蛋白仅微迹，余均阴性。1978 年 1 月因受凉喉痛，扁桃体红肿，有脓点，体温上升达 39.5℃，检尿蛋白（＋＋），红细胞（＋＋＋），急用辛凉解毒法，方拟银花解毒汤加减配合六神丸内服。处方：板蓝根 9g，大青叶 9g，蒲公英 15g，银花 9g，连翘 15g，车前草 9g，紫花地丁 9g。配合西药红霉素 200mg 内服，每日 4 次，服药 2 天后体温恢复正常，扁桃体红肿，仍改用草肾炎合剂加蝉蜕 7 个，紫苏叶 6g，琥珀 3g，仙鹤草 15g，连服 2 个疗程后，病情稳定，而做扁桃体摘除术，术后迄今已 3 年多，肾病没有复发。

3. 急性肾炎兼湿热（毒）

· 案例

陈某，女，7 岁，1979 年 11 月 14 日初诊。

患儿几天前不慎右足背皮肤弄破溃疡感染，引起同侧腹股沟淋巴结肿痛，发热 39℃，经服药打针后热退，一周后发现颜面浮肿，昨日感头痛如劈，伴有恶心呕吐 2 次。查体：体温 37.4℃，血压 170/120mmHg，两侧肾区有叩击痛（＋）。脉细弦，舌苔微浊。检尿蛋白（＋），管型少许、红细胞少。

辨证为湿热浸淫、蕴郁不解，治宜清热解毒利湿。处方：茅莓根 7.5g，七叶金 7.5g，七寸金 7.5g，白花蛇舌草 7.5g，益母草 15g。

二诊：服药 3 剂后，头痛及恶心呕吐均解除，血压下降为 116/74mmHg，续服 3 剂。

三诊：血压降为 100/74mmHg，检尿蛋白少许，管型偶见，白细胞 0~1/ 高，红细胞 0~1/ 高，又服 3 剂。

三诊：血压再降为 95/70mmHg，因诉有小腿抽筋，照前方去益母草加牡蛎、珍珠母，服 3 剂。

四诊：足抽筋已愈，检尿蛋白少许，白细胞 0~1/ 高，红细胞 1~2/ 高，续服草肾炎合剂半剂量加金樱子、芡实、玉米须各 9g，服 3 剂后就告愈。

4. 急性肾炎兼见瘀血

· 案例

倪某，男，6 岁，1977 年 11 月 17 日初诊。

患儿在半年前因面部微肿，在福建省立医院儿科诊断为肾炎，服中西药数月仍长期出现尿红细胞阳性而来求治。面色萎黄，目窠微肿，饮食减退，精神困倦，舌质淡，脉沉弱。

证属湿热蕴积，脏腑脉络受伤，络破血溢，下注膀胱，是为下焦湿热蕴结。治以清热利湿及化瘀之品。处方：草肾炎半剂加琥珀 3g，大蓟、小蓟各 12g。

连服 20 剂，红细胞消失而告愈。

5. 急性肾炎兼见脾阳虚

· 案例

郑某，男，3 岁，1976 年 6 月 24 日初诊。

患儿近一周身疼乏力，纳呆，面色苍白，目窠微肿，脉细弦，舌苔薄白。检尿混浊，蛋白（＋），白细胞（＋），管型少许。

脾阳不振，运化失司，水湿停滞，流于肌肤，致成水肿、目如卧蚕。治宜温阳利水、健脾化湿。处方：茅莓根、七寸金、金扁柏、黄花远志、豆荚根、黄毛耳草各 7.5g。服 3 剂，尿检蛋白仅少许，再服 6 剂小便检查正常，随访 3 年多未再复发。

（二）慢性肾炎肾病的中医分型施治

1. 慢性肾炎兼见脾肾阳虚

· 案例

吴某，男，28 岁，厨师，1975 年 11 月 23 日初诊。

患者于一年前因感冒后全身浮肿，检尿蛋白（＋＋＋），管型、白细胞（＋），诊断为急性肾炎。曾住外院治疗好转后出院，几个月后因劳累复发，又住外院，经注射环磷酰胺一疗程，病情缓解，尚遗留蛋白少许而出院。2 个月后又因感冒而复发，检尿蛋白（++~+++），管型（少许~+）。来我处初诊时面色㿠白，神疲倦怠，腰背酸痛，腹胀纳呆，四肢浮肿，按之如泥，尿少，舌质淡白胖大、苔薄，脉沉细。

辨证为脾肾阳虚、水湿停留。治宜健脾益肾、温阳利水。处方：茅莓根、七寸金、金扁柏、黄花远志、豆荚根、黄毛耳草各 15g，海藻 15g，昆布 15g，益母草 9g，蝉蜕 7 个，紫苏叶 9g。

服药 3 剂后尿多、浮肿消，人感轻快，检尿蛋白、管型、白细胞等均消失而停药一周，检尿又发现蛋白（少许~++）、管型少许、白细胞少许，再服上方 6 剂而告愈，随访 4 年未复发。

2. 慢性肾炎兼见脾虚气弱

· 案例

任某，男，16 岁，学生，1977 年 10 月 31 日初诊。

患者于一年多前因感冒后渐渐有面肿，曾住外院检查为急性肾炎，经治疗好转，又到外院治疗，但尿中蛋白不能消失。来我处初诊时面色微㿠，稍有倦怠，目窠微肿，稍有恶心，纳食稍减，二便通调。舌质淡，苔微浊，脉濡缓。

辨证为脾气虚弱、水湿稽留。治宜益气健脾利水。处方：蝉蜕 7 个，紫苏叶 9g，茅莓根 15g，七寸金 15g，黄毛耳草 15g，黄花远志 15g，白花蛇舌草 15g，玉米须 15g。服药一周后检尿蛋白转阴，停药后尿仍出现蛋白少许，随后服 3 个疗程后改为隔日服 1 剂，又服 2 个疗程后改为每周服 2 剂，停药 1~2 周再服 1~2 剂，最后停药 1 个月亦不见蛋白出现而告愈。

三、小结与讨论

（一）草肾炎合剂之方议

金扁柏、七寸金、黄毛耳草诸味草药都具有清热解毒、疏风利湿作用，对于因感冒、扁桃体炎、皮肤化脓性感染、猩红热等所引起的急性肾炎有治疗及预防之效；对于炎症突出症状之尿血，茅莓根、荔枝草、七寸金等诸味草药都有凉血止血或活血散瘀之功。对于恢复期的急慢性肾炎都需要调整肺、脾、肾三脏之功能，临床上尤以脾肾阳虚为多见，草药黄花远志性甘微温，一说性甘辛温，有补益气血、健脾补肾之作用。《闽北本草》曾介绍其一味药可代替补肾药六味地黄丸外，尚有健脾作用，因其性甘辛温之故，有双补脾肾之功。故此合剂是综合清热解毒、疏风利湿、健脾补肾、活血化瘀等几方面的作用。临床上可根据不同见证，进行加减，对急慢性肾炎都能收到满意的效果。

（二）案例分析

上述所列举的 7 例中，5 例是急性肾炎，2 例是慢性肾炎，例一是寒邪袭肺、肺气不宣、中焦湿困、致成水肿，治以解毒消炎、疏风祛湿、健脾行水。例二是风热毒邪，蕴于肺胃咽喉，引起烂喉痧（猩红热），治以清热解毒、凉血利水。例三是湿热浸淫，蕴郁不解，治以清热解毒利尿。例四是血瘀型，检尿长期出现红细胞，是湿热蕴积、脏腑脉络受伤，治以清热利湿、活血化瘀。例五是急性肾炎，症状很轻，仅见尿蛋白（＋）、白细胞（＋）、管型少许，属于脾阳不振、运化失司，治以清热解毒、健脾益气。

慢性肾炎肾病中所举病例，例一是脾肾阳虚，治以清热消炎、健脾益肾、温阳利水。例二是脾阳虚弱，水湿稽留，治以清热解毒、益气健脾利湿。以上病例都是用草肾炎合剂为主，加减用药而收到满意效果。

（三）有关肾炎之发病机理方面

现代医学认为肾炎是属于免疫性疾病，其发病机理是由于抗原稍多于抗体情况下，形成中分子可溶性抗原抗体复合物而常沉积于肾小球基底膜上，而后激活补体、激肽系统和凝血因子，释放炎症介质而引起肾小球炎症反应。另一方面，机体细胞免疫功能低下，不能及时清除抗原抗体复合物，抗原继续繁殖，复合物不断形成和沉积，免疫反应持续进行亦是肾炎发病的重要因素。故肾炎之发生是个复杂的免疫反应过程，参与过程的有抗原、抗体、补体、激肽、凝血因子及致敏淋巴细胞等。

（四）药理作用

在治疗上，一方面是要提高机体细胞免疫和体液免疫功能，增强免疫稳定性，以利于尽快清除病灶，减少抗原（抗原少于抗体时，形成大分子不溶性免疫复合物，易被吞噬细胞所清除，不引起组织损伤），终止免疫反应过程。此类中草药是提高机体免疫力、增强免疫稳定功能，称为"免疫型中草药"，即扶正固本、益气补肾的中药（黄芪、党参、白术、茯苓、沙参、麦冬、玉竹、何首乌、生地黄、枸杞）。另一方面有抑制免疫反应之作用，就是抑制已引起之免疫反应，促使复合物的吸收和已受损组织的修复，这是包括活血化瘀和清热解毒两类药物，因为活血化瘀药物有松弛血管平滑肌、改善肾血流量、升高肾小球毛细血管血压、增加纤维蛋白溶解活性、抗血凝等作用，有利于增生性病变的转化和吸收，促使已受损组织的修复，如甘草就是一种免疫抑制剂，甘草提取物能使巨噬细胞免疫信息传递障碍，使巨噬细胞具有免疫信息量减少，起免疫抑制作用；也能抑制 IgE 形成，有调节性 T 细胞功能的作用。甘草酸及甘草次酸有抗炎症、抗过敏及溶酶体稳定的作用，某医院用生地黄、甘草制成注射液能治疗肾病综合征、支气管哮喘等病；益母草有抑制免疫反应作用；鱼腥草是清热解毒，使血清备解素显著增加，增强白细胞吞噬功能；白花蛇舌草有清热解毒、活血化瘀、刺激网状内皮系统增生、增强白细胞和网状内皮细胞的吞噬功能和增强肾上腺皮质功能。此外中草药中有的还能起双向调节作用，即对免疫抑制和免疫增强的双向调节作用，如人参就有这种作用。

总之，健脾补肾、活血化瘀和清热解毒三类药物之互相作用，对治疗肾炎肾病过程中的多个环节起到调节机体免疫反应，使趋向平衡之效果。

本篇原名《草肾炎合剂治疗肾炎肾病 19 例的临床小结》，原载于《中医临床资料》（1979 年由福州市中医院内部刊行）。

以中药为主中西医结合治疗肺嗜酸性粒细胞增多症

李楚銮　萧诏玮

肺嗜酸性粒细胞增多症包括常见的吕弗琉综合征、热带性嗜酸性粒细胞增多症和不常见的暴发性呼吸道过敏性综合征及结节性多动脉炎。

一、治疗方法

（一）中草药治疗

1. 柴芍丹茜汤

组成：柴胡 4.5g，赤白芍 9g（各半），丹参 9g，茜草 9g，百合 9g，地龙 6g，大枣 3 枚。

方义：柴胡主清热除烦、消痰止咳、去胸胁痛，配赤芍能泻火逐瘀，配白芍则加强清热镇痛之功；丹参、茜草都能活血凉血；茜草尚有镇咳作用，配百合、地龙增强止咳润肺及定喘作用。本方兼有清热凉血、活血止咳及定喘等作用。

2. 重楼定喘汤

组成：重楼 9g，细辛 3g，买麻藤 15g，薜荔藤 15g，黄药子 9g。

方义：重楼苦寒有清热解毒、消肿平喘作用，细辛有祛风、温中下气作用，一寒一热，互相配伍治哮喘确能显效，正如细辛配石膏治牙周炎，配黄连治口腔炎机理相似。黄药子化痰散结，配买麻藤与细辛均能祛风化痰，配以薜荔藤有活血通络作用。故此方治热喘有卓效。

3. 乌梅防风甘草汤

组成：乌梅 3 枚，防风 6g，甘草 6g。

方义：据报道有抗过敏作用，能降低实验动物蛋白质过敏休克之死亡数，亦能治疗顽固之嗜酸性粒细胞增多症。关节疼痛加威灵仙、徐长卿，盗汗加北麦，头晕加白蒺藜，皮肤瘙痒、荨麻疹加凌霄花、芋环干，心悸配合苓桂术甘汤。

（二）西药治疗

1. 泼尼松

第 1~3 天：10mg tid。

第 4~6 天：10mg bid。

第 7~10 天：10mg qd。

2. 磷酸氯奎

第 1 天：250mg tid。

第 2~4 天：250mg bid。

第 5~10 天：250mg qd。

3. 左旋咪唑

75mg bid × 3 天。

二、病例举要

· 案例一

林某，男，47 岁，福州人，1980 年 4 月 28 日初诊。

喘咳、气促、胸闷及全身倦怠已 5 年。5 年前因哮喘发作，曾经外院诊断为嗜酸性粒细胞增多症合并慢性支气管炎。咳嗽，痰中有时带血丝，夜不得寐，脉弦滑，舌苔薄白，两肺有喘鸣音。血常规：白细胞 12.5 × 10^9/L，中性粒细胞 62%，淋巴细胞 18%，嗜酸性粒细胞 20%，嗜酸性粒细胞计数 2.816 × 10^9/L。X 线透视提示肺纹理增粗。

西医诊断：热带性嗜酸性粒细胞增多症，中医辨证为风邪伤肺、肺气壅遏不宣，以致湿痰郁久化热伤肺，灼津为痰，胶固不解。治宜疏风化痰、止咳平喘。方用柴芍丹茜汤合重楼定喘汤加味。处方：毛柴胡 4.5g，赤白芍 9g（各半），地龙 6g，茜草 7g，丹参 15g，百合 9g，百部 9g，薜荔藤 15g，细辛 3g，买麻藤 15g，重楼 9g，甘草 3g。3 剂。

二诊：药后咳喘已减，痰不易出。血常规：白细胞 7.9 × 10^9/L，中性粒细胞 57%，淋巴细胞 21%，嗜酸性粒细胞 22%，嗜酸性粒细胞计数 1.54 × 10^9/L。嗜酸性粒细胞已明显下降，前方中肯，宜赓续进投。照前方再服 3 剂后，哮喘告愈。复查血常规提示白细胞 4.7×10^9/L，中性粒细胞 54%，淋巴细胞 42%，嗜酸性粒细胞 4%，嗜酸性粒细胞计数 0.30×10^9/L。

· 案例二

王某，男，41 岁，干部。

主诉：咳嗽、胸闷已 40 多天。患者于 1975 年 12 月底因受凉后头痛喉痛求诊于某省级医院，诊为风寒感冒，治以杏苏散加味未效。作 X 线透视，见左上肺第二肋间见少许斑条状密度增强阴影，边界模糊不清，拟诊肺结核。3 天后到某市级医院复查拍片亦无结核病灶，仅见肺纹理增加。检查血常规提示白细胞 11.8×10^9/L，血丝虫阴性。服中药未效，咳喘反而加重。10 天后复查血常规提示中性粒细胞 46%，淋巴细胞 34%，大单核细胞 2%，嗜酸性粒细胞上升为 18%，嗜酸性粒细胞计数 1.14×10^9/L，纠正诊断为过敏性肺炎（吕弗琉氏综合征）。服西药仍未效，而求诊于门诊。脉细弦，舌苔薄白。

西医诊断：吕弗琉综合征。中医辨证为外邪犯肺、痰热阻肺、气机不畅、血脉凝滞，致成喘咳。治宜宣肺凉血、止咳定喘。方用柴芍丹茜汤。处方：柴胡 4.5g，赤白芍 9g（各半），丹参 9g，茜草 9g，地龙 6g，百部 9g，大枣 3 枚，甘草 3g。4 剂。

二诊：服药 4 剂后，胸闷及喘咳渐瘥。复查血常规提示白细胞 7.8×10^9/L，中性粒细胞 72%，淋巴细胞 24%，嗜酸性粒细胞 40%，嗜酸性粒细胞计数 0.132×10^9/L。因诉有盗汗，照前方加北麦 18g。

三诊：又服 5 剂，盗汗愈。尚感胸闷，照前方加路路通 15g、凌霄花 15g、侧柏叶 15g、前胡 6g，服 3 剂咳减喘停。复查嗜酸性粒细胞计数 0.352×10^9/L。停止服药，随访 5 年未复发。

· 案例三

林某，女，24 岁，工人，福州人，1980 年 4 月 15 日初诊。

患者咽干、咳嗽逐渐加重已 9 天，曾服中西药罔效。恶寒、发热、身疼，胸前闷痛，咳嗽气喘，口干纳呆，脉细数，苔黄浊腻，两侧扁桃体肿 Ⅱ 度，心率

100 次 / 分，肺呼吸音粗。X 线透视：肺双侧纹理较粗，余未见异常。心膈（－）。血常规：白细胞 21.4×10^9/L，中性粒细胞 22%，淋巴细胞 16%，嗜酸性粒细胞 62%，红细胞 3.70×10^{12}/L，血红蛋白 110g/L，嗜酸性粒细胞计数 11.77×10^9/L。

西医诊断：热带性嗜酸性粒细胞增多症。中医诊断：肺热咳喘。中医辨证为外感风热，热邪伤肺，致肺气壅遏不宣，气逆而喘。治宜清肺泻热、化痰平喘。方取柴芍丹茜汤合重楼定喘汤。处方：毛柴胡 6g，丹参 15g，赤白芍 9g（各半），百部 9g，百合 9g，地龙 6g，薜荔藤 15g，重楼 9g，黄药子 9g，细辛 6g，买麻藤 15g，甘草 6g；3 剂。配合口服西药泼尼松、维生素 C、氨茶碱、扑尔敏等口服 3 天。

二诊：服药后当天半夜即感恶寒已罢，咳嗽大瘥，胸闷顿解，脉沉弦，舌苔微浊根黄腻。复查血常规提示白细胞 8.6×10^9/L，中性粒细胞 66%，淋巴细胞 24%，嗜酸性粒细胞 10%，嗜酸性粒细胞计数 0.682×10^9/L。前方已奏效，宜赓续进药，照前方再服中药 3 剂。西药泼尼松减量再服 3 天。

三诊：药已中肯。再服中药 3 剂。西药泼尼松再服 3 天。

四诊：哮喘已止，咳嗽亦少，全身不适及胸闷诸症悉除，脉弦小。复查嗜酸性粒细胞 12%，嗜酸性粒细胞计数 0.77×10^9/L。

五诊：因受凉后咳嗽加重。复查白细胞 1.3×10^9/L，中性粒细胞 75%，淋巴细胞 16%，嗜酸性粒细胞 9%，嗜酸性粒细胞计数 0.65×10^9/L。照前方加防风 6g，以祛风邪。

六诊：中药仍守前方。配合西药泼尼松、维生素 C 口服 7 天。复查血常规提示白细胞 1.3×10^9/L，中性粒细胞 63%，淋巴细胞 27%，嗜酸性粒细胞 10%，嗜酸性粒细胞计数 0.35×10^9/L（正常值内）。此后因感冒时有咳嗽、头晕等症状，但无哮喘发作，照前方加前胡、乌梅等反复 3 个月皆守原方赓续服药。嗜酸性粒细胞计数波动于 $0.50\sim0.80 \times 10^9$/L，嗜酸性粒细胞徘徊在 10%~15%，最后于 8 月 29 日复查才下降至正常值（嗜酸性粒细胞 6%，计数 0.418×10^9/L），结束治疗。

· 案例四

吴某，男，88 岁，工人，1976 年 1 月 9 日初诊。

患者诉感受风邪，鼻塞流涕，咳嗽。曾服疏风解表、清热肃肺药未效，咳嗽反而加剧。3日后做X线透视：两肺第一前肋间见斑片状阴影，境界大部分明确，密度不匀。诊断为肺结核，试服抗结核药一周未见改善。血常规提示白细胞 7.8×10^9/L，中性粒细胞42%，淋巴细胞23%，嗜酸性粒细胞35%（计数为 4.73×10^9/L）。脉缓，舌苔薄白，肺呼吸音粗。

西医诊断：吕弗琉综合征。中医辨证为风邪袭肺、肺气不宣、痰湿化热，咳喘即生，肺气失宣，气机不畅，血脉凝滞，肺部瘀血。治宜清热凉血、活血止咳化痰。方取柴芍丹茜汤加味，处方：柴胡4.5g，赤白芍9g（各半），丹参9g，茜草9g，地龙6g，百合9g，百部9g，侧柏叶15g，鱼腥草5g，紫菀9g，茯苓9g，甘草6g。5剂。配合西药泼尼松、氯喹口服。

二诊：中药照前方连续服15剂，咳嗽大瘥。复查血常规提示白细胞计数 5.6×10^9/L，中性粒细胞70%，淋巴细胞29%，嗜酸性粒细胞10%，嗜酸性粒细胞计数 0.198×10^9/L。复查X线：两肺纹理较前清楚，小片状阴影已完全吸收。中药照前方予10剂，配合西药氯喹口服。

随访第4年中曾有患荨麻疹、皮肤湿疹、感冒等病，查白细胞及嗜酸性粒细胞计数均在正常范围内。

三、小结与体会

（一）中医辨证分析

祖国医学对此病可否隶属于"哮喘"范畴？在临床上有半数却未见哮喘症状则更难于蠡测，姑不论之。《黄帝内经》论喘，有"喘鸣""喘渴"。《金匮要略》又名"上气"，又说"咳而上气，喉中水鸡声"。其病因有外邪侵袭、痰浊内盛和肝肾虚弱诸方面。如风寒犯肺，腠理郁闭，肺气壅塞，宣降失常，上逆而喘；风热之邪或风寒郁而化热，热不得泄，肺气胀满，清肃失司，气逆而喘；饮食不节，聚湿生痰，或素体脾虚，痰湿偏盛，上迁于肺，肺气壅遏，不宣而喘；湿痰久郁化热，或热邪伤肺，灼津为痰，痰热壅肺而喘；或久咳伤肺，或病久肺虚则肺失肃降，气短而喘；又如病久肾亏，或年老体弱摄纳无权，则少气而喘。

综上所述，是一般致喘病因。而本证每当外邪袭肺，肺失宣达，气机不畅，势必导致血脉凝滞，肺部有瘀血而出现炎变及血液中嗜酸性粒细胞增多。故治法须备有活血化瘀、镇咳平喘诸法。而取方柴芍丹茜汤，对于挟有痰浊内盛者，再和以重楼定喘汤以活血通络、化痰散结。

上海第二医学院附属新华医院小儿科用乌梅防风甘草汤治疗本病 3 例取得良好效果。其中 2 例均曾以氯喹、泼尼松治疗无效。1 例因粪检有鞭虫卵，经用哌嗪、灭虫灵治疗，以后用乌梅防风甘草汤治疗 3~6 个月才告愈。我们有部分病例在上述治法外，也用乌梅防风甘草汤均治愈。

（二）临床症状与体征之变化

吕弗琉综合征，亦称过敏性肺炎，其致病原因可能为蛔蚴、钩蚴、微丝蚴及某些细菌、原虫所分泌之异种蛋白，或因某些化学药品经吸收后与组织中蛋白质结合而致。我们临床观察的吕弗琉综合征病例中也部分存在寄生虫感染、荨麻疹及淋巴结肿大等情况。更突出的是呼吸道症状，咳嗽占第 1 位，其次是倦怠、肺部炎变及发热，此外还有气促、胸闷、头晕。

而热带性嗜酸性粒细胞增多症，其发病虽与蠕虫感染有关外，尚有其他因素也可致病。起病有部分是以缓慢地出现疲乏、纳呆、微热开始。其病程也可分为急性型、慢性型及逍遥型三种，尤其后者常因仅感倦怠无力、肺部亦无阳性体征而易被漏诊。

（三）鉴别诊断

由于肺部炎变的变化，部分病人初期被误诊为肺结核。因为疾病初起有低热、咳嗽及肺部见到条状、点状及斑片状等密度增强阴影，境界模糊不清，故被误认为浸润型肺结核。后检查血常规见到有嗜酸性粒细胞增多，2 周查肺部阴影消失，而得以纠正原来之诊断。

（四）可能无典型症状

嗜酸性粒细胞增多症的病程中有急性型、慢性型以及逍遥型三型。个别病例所表现仅有自觉软弱无力，无长期的咳嗽与气喘史。肺部检查是完全正常的。例如农学院卢某，男，60岁，无咳嗽气喘，仅感倦怠无力、头晕，大便检查无寄生卵。作血吸虫皮试亦阴性。曾用激素治疗很快嗜酸性粒细胞下降，但停药后又会上升或反跳。后用中药柴芍丹茜汤加强的松加氯喹等中西医结合治疗，才逐渐恢复，复查嗜酸性粒细胞计数 0.374×10⁹/L，嗜酸性粒细胞 3%。治愈后随访 5 年未复发。

（五）关于疗效问题

笔者曾于 1980 年收集肺嗜酸性粒细胞增多症 41 例，其中热带性嗜酸性粒细胞增多症 23 例，吕弗琉综合征 18 例，随机分组为单用中草药治疗与中西医结合治疗，进行临床疗效观察。单用中草药的热带性嗜酸性粒细胞增多症 10 例及吕弗琉综合征 11 例均治愈。中西医结合治疗的热带性嗜酸性粒细胞增多症 13 例中 10 例治愈，有效 3 例；吕弗琉综合征 7 例中 6 例治愈，1 例有效，其疗效比单用中草药稍差些，可能是所选病例较重。有时是在单用中草药不够满意情况下，又加用西药配合，其中有 4 例嗜酸性粒细胞计数未达正常，治愈率 80%，有效率 20%，总有效率也是 100%。

虽然我们没有单独用西药组作对比，但是在 41 例患者中有 11 例（吕弗琉综合征 2 例、热带性嗜酸性粒细胞增多症 9 例）都是在其他医院或医疗单位明确上述诊断后，以泼尼松、枸橼酸乙胺嗪、扑尔敏等西药治疗后不满意才转来我院，以中药或中西药合并治疗说明中草药对此病种的治疗是有一定的疗效的，故提出供共同研究。

本篇原名《以中药为主中西医结合治疗肺嗜酸粒细胞增多症 41 例的临床观察》，原载于《中医临床资料》（1981 年由福州市中医院内部刊行）。

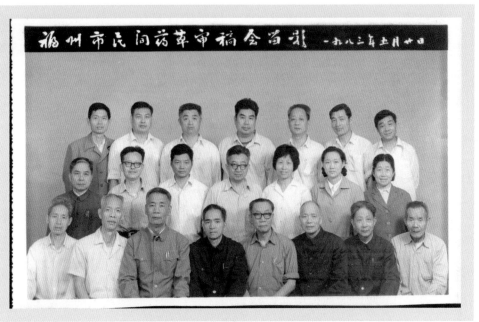

《福州市民间药草》审稿会留影

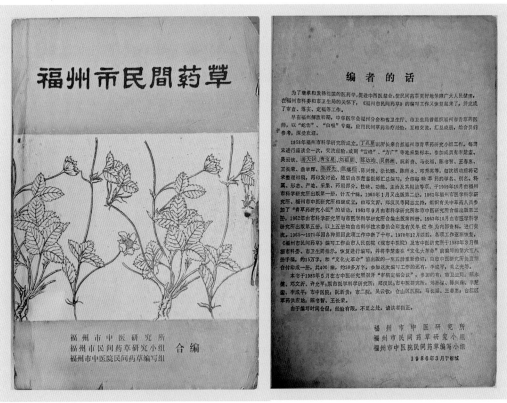

李楚銮参编的《福州市民间药草》书影

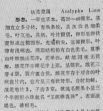

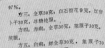

铁苋菜属　Acalypha Linn

形态： 一年生草本。高20～40厘米。茎细直立多分枝，有纵条纹，其上具白色细柔毛。叶互生，具柄，叶片圆形，顶形卵状菱形或近椭圆形，先端钝尖，基部圆形，叶缘有浅锯齿。两面疏粗糙有白色柔毛。夏季由叶腋抽出花序。花单性，雌雄同株无花瓣。雄花序生穗花序上部，呈穗状，雌花三萼4裂。裂片镶合状，雌花序存于对合的叶状苞片内，苞片呈三角状背形，合时如蚌。疏花萼片3，子房3室，被疏毛瘤状小显三个半圆形小班故名"王碗棒真珠"，表面波褐色，被细毛。

产地： 生于路旁、村边荒地上及山沟低处水草丛中。

收采： 全草，夏秋采集，洗净鲜用或晒干各用。

药用部分： 全草。

性味： 苦、涩、凉。

功用： 清热解毒，利湿消积，止痢止血，凉血。

主治及用法：
1、阿米巴痢疾，鲜全草60～90克（干30克），煎成200毫升，分作二次服，连服5～10天，大便快复正常，检查变形虫连续3次阴性为治愈。

2、细菌性痢疾：
方一、全草60克，煎成200毫升分作三次服，一日服尽。10岁左右用30克，4岁以下用18～21克，连续服用，平均7天告愈。以临床症状消失，大便培养转阴性三次，为治愈。
方二、（细菌性痢疾带菌者）全草15克，马齿苋15克，凤尾草15克，马鞭草15克，鬼针15克，金石榴15克，每日一剂分二次服，连服二天。服药后大便培养离疾杆菌阴性者为有效。福州市卫生防疫站治疗148例带菌者，其中144例转阴性，有效率达97%。

方三、全草30克，白石榴花9克，红萝卜干30克，冰糖炖服。
方四、赤痢，全草30克，菜原子30克，水煎服。
方五、白痢，鲜全草30克，菜原子30克，白马齿苋45克，水煎服。
方六、赤白痢，全草30克，龙芽草30克，红糖30克，水煎服。
方七、细菌性痢疾：全草60克，凤尾草30克，倒生根30克纯冰糖30克服。

3、湿热泄注（肾结核痿管）：
方一、全草45～60克，羊肉250克纯服，连续服2～3周。
方二、干全草30克，鱼腥草30克，大号野花生30克，羊肉250克，地瓜酒125毫升，炖服，连续服1～2周。
4、黄疸，干全草30克（鲜90克）煎服，连服1～2周。
5、痔疮疼痛，鲜全草60克，凤尾草30克，开水炖服，连服4～5次。
6、肛门脱肿，鲜叶加薄适量捣烂敷患处，有肉曲止痢之功。

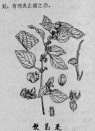

铁苋菜

218

方一、鲜全草18克（干者9克）用水三杯煎成一杯，加醋半盏煮口。
方二、鲜全草60克，蓬蓬茎60克，以半剂量煎汤服，其余半量加醋等量含漱咽部。
4、咽喉炎、喉炎（喉痛音哑）：
方一、鲜全草60克（干者30克）煎服。
方二、鲜全草60克，鲜金锁匙30克（干者减半）水煎服。
5、鼻宜肉，鼻瘤，鲜全草30克煎服。
6、齿眼炎（齿蛇）：鲜全草30克，捣烂加醋半斤炖沸后待冷作漱口用。
方一、鲜全草30克，或取草30克，煎汤加醋含漱。
7、小儿风疹，鲜全草15～30克，煎汤代茶。
9、疫痢，鲜全草60克，鲜紫金星30克煎服。
10、鼠疫，鲜全草120克，鹅掌金星60克，雄黄3克，煎服。
11、小儿麻疹，鲜全草30～45克，冰糖炖服。
12、柯萨奇病（下肢瘫痪及脑神经症状）：鲜全草100克，百部20克，凤尾草30克煎服，加冬蜜60克，每日3次，每次服20毫升。
13、流行性腮腺炎，鲜全草30克（干者15克）甘草30克，煎服，连服四天。
外敷药：①大黄片研醋涂患处。
②山慈姑研醋涂患部。
14、高血压症，肝阳上亢，头晕不眠，五心烦热、小儿夜啼，干全草15～30克纯服，连服一周，每日一剂。
15、咳血：
方一、干全草30克加冰糖9克纯服，连服一周，每日一剂，约服2～3次可止血。
方二、素有咳血宿疾，忽感喉蹑时，服

本草60克，煎汤可防止咯血发生。
16、哮喘（热喘）：干本草45克加红糖30克纯服。
17、支气管肺炎，鲜全草30克（干者15克）煎服，如加服鱼胆约1.5克《用青鱼胆30克配晚粉米糊干后研成粉》效果更好。
18、膝痛，鲜地黄120克，鲜地胆120克，冰糖60克炖服。
20胸满或吐血：
方一、鲜全草120克，猴鹿45克煎汤服。
方二、鲜全草120克，茅花15克煎汤服。
21、蛇头疗，鲜全草适量和醋捣烂敷患处，药干即须换药，未化脓者消肿，已成脓者可消散，生肌。
22、肚疗，鲜全草60克加红糖纯服，药渣捣烂敷患处，能散毒消肿。
23、其他一切疮肿：
方一、用适量鲜全草揉汁抹患处。
方二、用适量盐卤菊 同 盐 饭捣烂敷局部患处。
24、膀结核，鲜全草30克，桔梗15克，百部15克，水煎服。

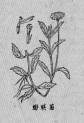

珍珠菊

334

第四节 吴味雪临证治验

脑震荡后遗症治验

吴味雪

· 案例

阮某，女，43 岁，1976 年 7 月 18 日初诊。

主诉：同年 4 月 26 日头部被击伤，续见头痛欲呕，经外院拟诊脑震荡，经治疗迄今未见大效。现经常头晕，有时巅顶刺痛，微恶风，手足心热兼有麻痹感，月经基本正常。

辨证：病者外伤早经治愈，后遗头晕兼有刺痛，痛处固定在巅顶，伤后瘀血滞阻显而易见，再兼脉象弦中带涩，目眶微黑，更属瘀阻无疑。拟活血化瘀，选用血府逐瘀汤加减。处方：毛柴胡 5g，白芍 9g，枳壳 5g，当归 6g，生地黄 20g，川芎 5g，桃仁 5g，红花 5g，怀牛膝 5g，桔梗 5g，白薇 5g，粉甘草 5g。2 剂。

二诊：服前药 2 剂，症无加减。脉象转见弦缓已无涩滞之象，尺部较弱。拟滋阴通阳，六味汤加味。处方：熟地黄 15g，山萸肉 9g，山药 15g，茯苓 9g，泽泻 5g，牡丹皮 5g，细辛 2g，白芷 5g，川芎 5g，菊花 5g，粉甘草 5g。2 剂。

三诊：服前药，头晕减，脉如前。仍重前法。上方加藁本 5g、钩藤 5g。3 剂。

四诊：服前药，头晕逐渐减轻，自觉症状已恢复一半以上，脉右关弦余均缓弱，再以前方加减。处方：粉葛根 9g，白芷 5g，细辛 2g，川芎 5g，生熟地黄 30g（各半），山萸肉 5g，牡丹皮 5g，泽泻 5g，山药 15g，茯苓 9g，天麻 6g，钩藤 5g，洋甘菊 6g（后入），粉甘草 5g。3 剂。

五诊：一般情况如前，汗多，脉右弦左缓弱，再以调肝为主。处方：当归 9g，川芎 6g，生地黄 30g，天麻 5g，赤白芍 15g（各半），钩藤 9g，杭白菊 6g（后入），黄芩 9g，白薇 9g，丹参 9g，粉甘草 5g。3 剂。

六诊：头晕续减，腰酸无力，脉尺部偏弱。再以养肝血、益肾气继进。8月5日方去黄芩、白薇、丹参，加淫羊藿9g、黄精15g、川续断15g。3剂。

七诊：头晕已基本痊愈。再以前法加减，以善其后。处方：当归9g，川芎6g，生熟地黄30g（各半），白芍9g，天麻5g，钩藤6g，淫羊藿9g，杭白菊6g（后入），黄精15g，川续断15g，鸡冠花9g，知母6g，黄柏6g，粉甘草5g。6剂。

按 脑震荡后遗症，据临床表现，多属瘀血阻滞，笔者经验，用血府逐瘀汤有一定效果。本例服2剂，症无加减。二诊改用六味地黄汤加辛、芷为主，症状逐渐减轻。六味加辛芷系仿周慎斋一例治噎膈6年（见《古今医案按·噎膈门》）以六味汤滋养肝肾，加辛、芷以宣发郁在阴中之阳，阳气升则阴精随之，上行巅顶而充髓海。六味得此二味，亦如补中益气之用升、柴，作用不同，用意则一。

本例用辛芷六味汤有效，主要在尺部沉微弱，不仅属于血瘀不通，实兼阴虚阳郁，故用血府逐瘀汤后，涩脉虽除而症状不减。手足心热有似阴虚阳亢，但尚微恶风，足见是阳郁不升、卫外无力所致，证属阴虚为本、阳郁为标，故投辛芷六味汤得效。其余加减用药及善后调理，无甚深义不赘及。

便血（出血性胃炎）治验

吴味雪

·案例

孙某，男，18岁，1975年10月18日初诊。

据述一向身体健康，自去年五六月间自觉脘腹有胀闷感，逐渐加剧，大便经常呈黑褐色，干涩难通，有时溏滑如柏油样，余无自觉症状，延续至今未经治疗。现除上述症状外，兼见头晕、心悸、自汗等，神疲，肌削，面色㿠白，舌质淡，苔微浊。大便出血多不伴胃痛，仅有胀闷感。口腔黏膜有时在进食后出现血疱，可自行消失。脉沉缓。血常规：白细胞6.1×10^9/L，中性粒细胞72%、淋巴细胞 25%、嗜酸性粒细胞 3%、红细胞 2.4×10^{12}/L、血红蛋白 70g/L、血小板 100×10^9/L、网织红细胞 1%。大便隐血阳性。

此属脾经湿郁，统摄无权。治宜健脾利湿、疏肝和胃，稍佐清热止血。予平胃散合痛泻要方加减。嘱其绝对禁酒并辛辣冷腻之品。处方：漂白术 1.5g，陈皮 4.5g，川厚朴 4.5g，防风 1.5g，杆白芍 9g，土茯苓 9g，黄郁金 4.5g，仙鹤草 60g，芋环干 60g，粉甘草 4.5g。

二诊：服上方 3 剂，脘腹胀、头晕心悸、自汗均减，大便色稍转淡，大便隐血转阴，可能所送标本不合标准，恐仍有反复。既已见效，当坚持继续治疗并注意饮食，观察一段时间。处方：上方加当归 6g。

三诊：大便褐色续有转淡，脉象舌苔如前。处方：10 月 21 日方赓服 3 剂。

四诊：日来大便仍见黑褐色，唯脘腹胀闷轻微，大便隐血（++），脉象沉缓带涩。处方：初诊方加全当归 6g、徐长卿 9g、制黄精 15g。

五诊：据述服上方数剂后，便色逐渐转黄，症状基本消失，以后未服药。春节期间，饮食失慎，便色又稍黑褐，现将便色较深者作为标本复查，结果隐血（+）。脉象弦缓，仍以前法加减为治。处方：仙鹤草 30g，路路通 30g，陈皮 4.5g，软防风 4.5g，漂白术 4.5g，杆白芍 9g，土茯苓 9g，芋环干 60g，粉甘草 4.5g。

近追查病者家属，据云上方继服至 3 月 5 日，11 日复查两次隐血均呈阴性，便色转黄并已基本成形，临床症状基本消失。以后未服药，迄今未无变化。

按　病者身体一向健康，自 1974 年夏间自觉脘腹胀闷，续见大便经常黑褐色或如柏油样，后兼头晕心悸自汗等证候，历时一年有余，发病时间适值雨湿季节，主要症状又系脘腹胀闷，虽当时脉舌不明，从现在脉沉缓及舌苔微浊，仍见脘腹胀闷。推测当时可能系感受湿浊，脾失健运，欠于治理，病久湿邪化热入络，致统摄无权，血从内溢所致，故续见大便黑褐或为柏油样，全失脾土正色。初起时予以健脾化湿，当即可以康复。迁延日久，蕴湿化热，伤及脾络，造成本病，与湿温迫血机理相近，虽与发热、神昏等症属于外感热病范畴之湿温证不尽相同，头晕、心悸、自汗乃病久失血过多所致。故先用平胃散合痛泻要方加减，加用黄郁金、仙鹤草以解郁止血，芋环干解毒利湿，以土茯苓易茯苓增强其渗湿之力。配合成方，兼有健脾利湿、疏肝和胃、解毒止血之功。服后，便色转淡，加当归以补血。四诊，症有反复，脉兼见涩象，再加徐长卿以祛瘀，黄精以益气养血。临床症状已基本消失。4个月后，因饮食不慎，又有反复，仍以前方加减，服后即告痊愈。

脚气病治验

郑学钿

脚气病，中医临床上一般分为两个类型：足肿者名湿脚气，不肿者名干脚气。病因以饮食失调和水土不服为内因，感受风毒和水湿之气为诱发条件。临床表现以脚弱无力为必有症状，久延不治或治不得当，可导致气上冲心危候。治疗原则，除已发展至冲心危候外，一般以化湿、祛风、舒筋、通络为主。

现在医学认为本病属营养缺乏病，主要系维生素 B_1 缺乏所致。治疗以补充维生素 B_1 为主。临床体会到，除补充维生素 B_1 外，应兼辨证施治，运用上述治则，渐明偏湿、偏风，适当用药，可能起调整机体功能的作用，收效较快。用此方法治疗末梢神经炎亦有效。

一、案例举要

· 案例

林某，女，52岁，建筑工人。

脚肿，自觉脚酸、沉重无力，走路不便，每年均于 4~5 月开始，逐渐加重，已有 4 年之久，每至秋、冬季节渐缓解，今尚有面浮、尿少等症。检查：舌质淡红，苔净，脉右濡缓、左弦。膝反射存在，双足内踝部位皮肤触觉比内踝上 3 寸皮肤触觉迟钝。

脉证互参，认为脾失健运，外受风湿，邪袭经络，壅遏气机。治宜化湿祛风、养血通络。诊断为湿脚气。处方：紫苏叶 5g，白术 5g，茯苓 10g，陈皮 5g，白芍 10g，当归 5g，粉甘草 5g。

二诊，上药服 2 剂，面浮已消，两脚仍感酸重无力，身痛。脉缓。照前方加福参 10g，另加用细米糠 120g，开水冲，取清汁代茶服。

三诊：前方服 3 剂，兼服糠汤，症状续减，足跟痛。照前方加苍术 5g、黄柏 6g、怀牛膝 6g。

四诊：再服 3 剂后，面脚肿消，走路有力，足跟不痛，踝与踝上皮肤触觉相同。照上法再服 3 剂，巩固疗效。

二、体会

（一）脾恶湿，主肌肉四肢

本病例每年在雨湿季节发病，逐渐加剧，以脚弱无力兼肿胀为主证，脾湿素盛，兼感时令湿邪，脉右濡缓亦与证相合。二诊兼诉身痛，三诊足跟亦痛，兼挟风邪，土壅木郁，筋脉失养。前后三诊，以化湿、祛风、养血、通络为治，除用鲜米糠汁代茶外，前后用药 11 味，紫苏叶、福参、陈皮祛风理气以行湿；白术、茯苓健脾以利湿；当归、白芍养血，合牛膝、黄柏、苍术通宣腰以下络脉；加粉甘草调和诸药，合奏化湿、祛风、养血、通络之功。

（二）内踝皮肤触觉同侧上 3 寸皮肤迟钝可以作为脚气病的诊断

临床发现，脚气病患者皮肤触觉的迟钝以内踝部较早发生，且较敏感。健康人或非脚气病患者，其内踝部及踝上三寸之皮肤触觉基本相等，而患脚气病者，内踝皮肤触觉同侧上三寸皮肤迟钝，而且随脚气的加重，差别越显著，可以作为诊断的参考。

（三）米糠中维生素 B_1 含量极多

现代医学认为，米糠中维生素 B_1 含量极多，但一般以煎汤取汁或炖服效果不显，这可能是经煎煮后有效成分被破坏，仅用开水泡取汁服，方法简便，效果亦佳。

（四）福州地区常以福参代替党参使用

据考，福参实系伞形科当归属之"大齿当归"，与临床常用之"毛独活"及

"疏叶独活"系同一科，其形态与"疏叶独活"尤为接近，其性应与独活相似。民间用为补中益气药由来已久，当加重视，可能兼有温补作用。需用独活而体质偏虚者，不妨改用福参，可能疗效更好，是否兼有党参与独活之长，有待进一步研究。（参考《全国中草药汇编（上册）》1975年第一版629页及《福建中草药》402页）

芋环干治疗过敏性疾病

吴味雪

医家同道尽知麻黄为发汗峻药，而其根部能止汗；民间流传服白果中毒，水煎服白果外壳则可治之；服使君子中毒，亦可用其外壳煎服治疗；福州民间流传芋环干能治风疹，却有一些人食芋头会发生过敏风疹块。可见有许多植物的果皮、果肉、茎根有相制作用。据现代科学研究，一般果皮都含有特种酶，专能溶解果肉，以供子核摄取营养而生长。芋环干临床上除治风疹外，福州中医常用来治疗浮肿病（含急、慢性肾炎），亦有一定疗效，所以认为芋环干有利尿作用。现代医学对肾炎的发病原因，认为多与过敏有关，可见芋环干确有抗过敏作用。笔者妻舅已故小儿科名中医陈桐雨，对小儿风疹，亦均配用芋环干治疗，曾告笔者须用60g方能见效。我在临床上用来治疗风疹与急、慢性肾炎浮肿和过敏性疾病，除辨证用药外，加用芋环干，亦能收到一定效果。

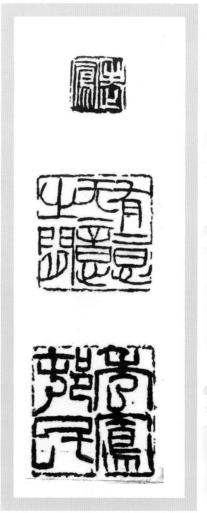

吴味雪为陈子奋篆刻印章

闻鸡晨起舞

囊萤夜读书

味雪时年八十

满地芦花和我老旧家
燕子偻谁飞犹令别邦
江南路化作啼鹃带
血归

文女到先生金陵驿诗

庚午冬味雪时年八十三

凡大医治病必当安神定志
无欲无求先发大慈恻
隐之心誓愿普救含灵之
苦若有疾厄来求救者不
得问其贵贱贫富长幼妍
媸怨亲善友华夷愚智普
同一等皆如至亲之想

唐孙思邈语

一九八三年冬味雪书

吴味雪墨宝

第五节　林增祥临证治验

中医对无黄疸型急性病毒性肝炎的诊断探讨

林增祥

中医书古来无肝炎名称，对肝炎的证候，都是根据辨证论治，有肝阳、肝火、土木不和、胁痛等病名，不过这还是针对每一个的见证不同定名，而对证施治。然而病情万变，不单单只表现一种症状，有的仅见数种症状，在审证或因中必须从整体观察片面，不能武断定论。现在所指无黄疸型肝炎是结合物理诊断肝功能有变动者而言，中医在临床上除物理诊断（没有化验肝功）外，应从何处着手？以临床常见肝炎的症状自觉者多，他觉者少，则应从睡眠、饮食及日常生活中探求病踪，不能徒执己见，也不可偏信患者自诉。

临床初期，急性无黄疸型肝炎的一般症状，最普遍多见的为倦怠疲乏、食欲不振，其次胁痛溺黄，经过一月或两月之后，疲劳渐渐恢复，食欲也日趋好转，有的食思转佳，有的饮食不思、胁痛；有的明显，有的不明显。尿色多数由深黄慢慢转淡。

（1）不服药治疗（指初期忽视未施治）的流弊是病程延长，症状初觉慢慢减轻，其实不全消失。

（2）有服药治疗（指适当治疗）的效果是病程缩短，症状很快消失。

有适当的治疗，一般可以根治，否则会迁延而演变成慢性，其他的症状，如头晕、口干、夜睡多梦，大便或秘或泄，脉弦滑或弦细，舌质红，苔或黄或灰，目涩、胸闷、脘胀等，可兼见或单见。其有鼻衄齿衄多属于慢性重症范畴。急性除暴发热象极重者外，见此者较为少数。

就算慢性肝炎症状不明显、不典型，也是由急性演变而来。前面已经说过，初起忽略不重视，迨至二度症状重见时，已过了相当时间，所以要诊断也要追踪到以前的病史，详细探问。有的患者却自诉为胃病（胃病多见食减、倦怠、泛恶、作痛），而当作胃病治疗。

上述一系列证候的见证中，倘以脏腑辨证来说，间有雷同，何以单纯硬指肝病。所以必须有所根据，要有明确的诊断才能说明理由。兹就古人所持论见加以论述，作为一个探讨性的讨论，不当的地方，希望同道们予以指正。

无黄疸型肝炎不如黄疸型显而易见，除上述主要见证和兼见或单见的症状外，历代各家主张不一，或以症状定名（胁痛、眩晕），或以病证而定义（肝气、郁证、木土不和），即近代文献亦莫衷一是，常以肝郁、肝热、水不涵木等名称来辨证论治。

肝在五脏六腑中占有很重要的地位，要知道它的病理上的变化，先要探求它在生理上的活动，弄清了它的本能，从而理解它在病变上的表现。

肝是存血的脏器，在五脏中是最大的一部分，又为将军之官，具卫外之责，为罢极之本，有耐劳之性，喜调达，最怕郁结。

《黄帝内经·素问》："故人卧血归于肝，肝受血而能视""肝开窍于目。"

《黄帝内经·灵枢》："肝为将军之官。"

《左传注疏》论述了肝存魂，魂为附气之神。其随神往来，故心静则神清，神昏则魂荡。

以上聊举数例借明肝的功能，肝于五行属木，肝木有余，是肺金不足，金不能克木，故木无所畏，其气有余，反搏激肺金而乘其脾土也。故曰搏所不胜而乘所胜也。盖五脏之气，内相淫，并为疾，况肝体阴而用阳，其病变总不离乎肝火、肝气、肝风，临床上每多统称为"肝经郁热"，实则三者可单见或兼见，要一系列整体地观察。《西溪书屋夜话录》指出："肝气、肝风、肝火，三者同出异名。其中侮脾乘胃、冲心犯肺、挟寒挟痰、本虚标实，种种不同，故肝病最杂而治法最广。"

所以要诊断肝炎，要从整体观出发，不论急性、慢性，除黄疸症状典型较好诊断外，余需再参合其他症状下断语，兹列表于下，作一蠡测。

本篇原名《中医对无黄疸型急性传染性肝炎的诊断探讨》原载于《论文汇编（第九集）》（1964年7月由福州市人民医院内部刊行）。

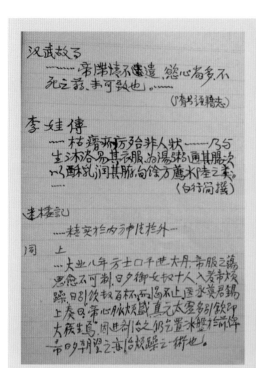

林增祥医学笔录

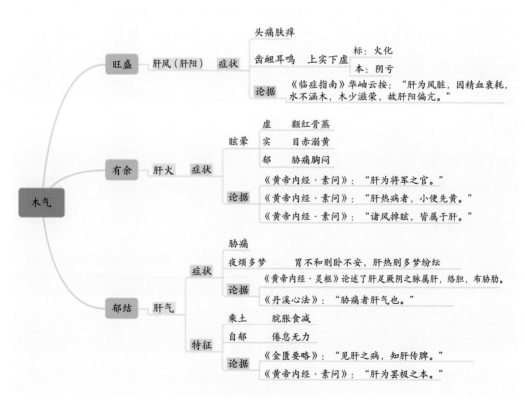

木气病变示意图

林增祥老中医治疗肝炎经验谈

陈世环　整理

老中医林增祥先生，生前于祖国医学有较深的理论造诣和丰富的临床经验，尤擅长治疗肝炎一病。笔者限于个人水平，不能全承其业，仅就西学中阶段跟随林老先生临证，在其所口述和指导下，将肝炎一病辨证施治的有关资料加以整理，以期能反映林老先生生前对肝炎治疗的经验。本文草成之时，先生已经作古，文中如有不当之处，概由笔者水平所限而致，尚希同道教正。

一、黄疸型肝炎的辨证施治

林老先生认为，黄疸型肝炎系湿热壅滞中焦所致，临证时首要者要分清湿热二者孰重孰轻。参合脉舌诸端，可分三种证型，即湿重于热、热重于湿、湿热并重。证型既明，然后据证施治。

（一）湿重于热型

症见患者肤色晦黄，疲乏无力，嗜卧恋睡，纳呆便溏，口不干，苔灰白或黄腻，脉多弦滑。此为湿遏热伏，治当利湿为主，可选用以下二方治之。

（1）茵陈五苓散加减：茵陈15g，苍术3g，茯苓9g，泽泻6g，藿香9g，厚朴3g。

（2）通解三焦合上焦宣痹汤化裁：厚朴3g，藿香9g，草豆蔻3g，通草3g，郁金4.5g，生栀子9g，茵陈15g，薏苡仁15g。

（二）热重于湿型

症见患者起病骤急，肤色黄而光亮，口渴，心烦，纳呆，恶心呕吐，便秘，尿赤，头痛，头晕，脉弦滑或弦数，舌红苔黄。治当清热为主，可选用以下二方治之。

（1）茵陈蒿汤加竹茹、黄芩，或加白毛藤、茅根。

（2）加减茵陈饮：茵陈15g，生栀子9g，甘菊4.5g，淡竹叶9g，黄芩4.5g，白毛藤30g。

代茶方用竹茹、茅根、白毛藤水煎。

（三）湿热并重型

患者肌肤黄染，疲乏，口苦，口干喜饮，涩黄，大便时溏时秘，溲赤，苔厚浊，脉弦滑或弦数。治当清热化湿并举，可选用以下二方。

（1）甘露消毒丹加减：黄芩、连翘、栀子、木通、射干、郁金。

（2）茵陈甘露饮合五苓散加减：方中去桂枝、白术，加白毛藤、藿香、厚朴、栀子。

二、慢性活动性肝炎

林老先生对慢性活动性肝炎按中医之辨证，分为五型施治。

（一）肝郁气滞型

症见胸闷、脘胀、胁痛、眩晕、头重、口苦咽干，多梦或不寐，苔浊舌红，脉小或弦缓。治宜疏肝解郁。

方选丹栀逍遥散合金铃子散去当归、柴胡，加枇杷叶。林老临证每喜用枇杷叶平降肝阳，而不喜用归、柴之类。

（二）脾虚湿滞型

症见头重、胸闷、口黏、纳呆、便溏、溲少，苔腻，脉弦缓。治宜健脾疏肝、芳香化湿。

方选柴苓正气散：柴胡、黄芩、藿香、大腹皮、陈皮、半夏、神曲、茯苓、枳壳、苍术、厚朴。

（三）肝肾阴虚型

症见眩晕、耳鸣、胁痛、腰酸，四肢乏力、易疲、齿衄，苔薄浊，脉弦细。治宜滋肾柔肝、佐以醒脾。

方选茵陈甘露饮合二甲煎加参麦小方：茵陈、天麦冬、石斛、枳壳、甘草、枇杷叶、生地黄、条黄芩、鳖甲、牡蛎。

（四）肝肾两虚型

症见头晕目眩，发脱，齿落，烦热，视力下降，苔薄，脉细。治宜平补肝肾，少佐疏肝。

方选二至丸加太子参、鳖血柴胡、桑椹、麦冬、肥玉竹。

（五）肝胃不和型

症见脘闷，嗳气，食欲不振，消化不良，腹胀，头晕，便溏，苔薄滑或薄浊，脉弦缓或濡涩。治宜疏肝理脾。

方选逍遥散合平胃散加减。

运用以上方药治疗肝炎之不同证型时，尚可随症加用下列各药。

（1）肝区刺痛：加丹参、赤芍、郁金。

（2）肝区胀痛：加青皮、川楝子、赤芍。

（3）肝区胀：当辨虚实，实者加大腹皮、川厚朴；虚者加明党参、厚朴花。

（4）腹胀：中脘胀而多气加木香、大腹皮、台乌药、檀香；食后胀者加焦白术、砂仁。

（5）恶心：食前恶心者加生姜、半夏（病重时用量要少些）；食时恶心加枇杷叶、厚朴、大腹皮，橘红；食后恶心加砂仁、厚朴、鸡内金。

（6）泛酸作恶：加四七汤、瓦楞子、枳壳、刀豆壳，或用温胆汤去甘草。

（7）头晕作恶：加李根皮、白芍、代赭石，或加旋覆花、代赭石以镇逆止恶。

（8）疲乏兼头晕头重者（系湿在上焦）：加茵陈、佩兰、藿香。

（9）疲乏兼四肢酸软（系湿在中焦）：加茵陈、薏苡仁、蚕沙。

（10）疲乏兼腰背酸痛（系湿在下焦）：加川续断、牛膝、木瓜。

（11）肝脾肿大、胀痛者：加延胡索、川楝子、青皮；软坚药可用鳖甲或鳖甲煎丸。

（12）肝脾肿大软者：加茵陈、薏苡仁、马鞭草、泽兰。

（13）肝脾肿大质硬者：加厚朴、丹参、青皮、生栀子。

（14）尿黄：属热者加淡竹叶、木通；兼溲痛者加土茯苓、海金沙；兼短涩者加土茵陈、六一散。

对慢性肝炎活动期患者的治疗，一般忌用开提（如柴胡之类）、辛窜（如当归之类），也忌用过于阴柔、滋腻之品（如玄参、生地黄、阿胶之类）。

《林增祥老中医治疗肝炎经验谈》原载于《中医临床资料》（1985年由福州市中医院内部刊行）。

浅谈临床应用温胆汤的一点体会

林增祥

温胆汤原出《太平惠民和剂局方》二陈汤，由《集验方》（已佚）加上竹茹、枳实而成，在历代医家临床应用上，收到广泛的效果。其中间有取舍或炮制，所谓遵古而不泥经，维新而能变法，例如："某朴温胆""某芍温胆""某杏温胆""某贝温胆"等。因为温胆汤在治疗上常用且范围大，再加上一二味于是法变而效更显，在福州地区为了临床配备适应某病证，用者多不谋而合。兹不揣浅陋，录之以备初学中医者临床应用。

一、温胆的意义

人之六腑，皆泻而不藏。胆为清净之府、气血皆少之经，寄附于肝，又与肝相为表里，胆有邪常波及于肝。今木郁而不能疏土，土郁则痰涎易生，而虚烦不眠、口苦呕涎之症作。

《张氏医通》云："胆之不温，由于胃热不清，停蓄痰涎，沃于清净之府，所以阳气不能条畅，而失温和之性。"温胆汤中并无温胆之药，而以温胆名者。方中以竹茹为主，竹茹青而中空，与清净之府相似，开胃土之郁、清肺金之燥，和胃平肺，和即温也，温之者实凉之也。

二、温胆汤的药物组成及证治

温胆汤：竹茹、枳实、陈皮、半夏、茯苓、甘草组成，或加姜、枣。

主治：胆虚痰热不眠，虚烦惊悸，口苦呕涩。

二陈汤治一切痰饮，加竹、枳者，竹茹甘微寒，降胃气，清膈上虚热，又与胆喜温相宜，通络除烦。枳实苦微寒，行痰气，除三焦痰壅，主上气喘咳，去胃中湿热。陈皮苦辛散逆，消痰理气，和中止呕。半夏性温，味辛，通阴阳，开结降逆，为治呕蠲痰之专药。茯苓甘淡，健脾宁心，化痰利水。甘草甘平，泻心火，宁心气，有解毒缓急之能。

（一）温胆汤临床应用

在主证未变时可随证加减，灵活应用药物的炮制化裁及配伍，皆可提高疗效。

1. 竹茹

秋石制竹茹：滋阴降火而通络，止咯血，除烦燥。

姜搓竹茹：散寒和胃止呕。

盐搓竹茹：泻火通络除烦。

干竹茹：止呕通络化湿痰。

新鲜竹茹：止呕通络化热痰。

2. 枳壳

麸炒枳壳：温中化气（用实取其通幽）。

枳壳化蔻仁：温通破积。

枳壳化朴花：化湿运中（老人虚人宜之）。

枳壳化砂仁：调气醒脾。

3. 半夏

半夏化崔夏：运行痰气。

半夏化戈夏：降痰定喘。

半夏化半夏曲：运中化痰。

半夏化法夏：润肺祛痰。

半夏化醋夏：行气止痛。

4. 陈皮

陈皮化化皮（广州）：香燥行气。

陈皮化青皮（醋制）：调瘀平肝，行气止痛。

陈皮化内陈（参、贝合制）：润肺利气，降逆化痰。

陈皮化橘红（去白）：温中行气，降逆止呕。

陈皮化稻香陈：清肺利气。

陈皮化橘络：通络化气。

陈皮化盐陈（留白、童便和水各半浸）：降逆下气。

陈皮化四制陈：快膈和中，比陈皮力度大。

陈皮易橘叶：消乳结。

陈皮易橘核：治寒疝，理气滞。

5. 茯苓

茯苓易带皮苓：化气渗湿。

茯苓易茯苓心：调补脾胃。

茯苓易茯苓皮：利水消肿。

茯苓易赤茯苓：利湿祛热。

茯苓易抱木神（朱砂染）：守脏，宁心，安神。

6. 甘草

甘草易焦草：温中祛瘀。

甘草易炙草（蜜炙）：补中润燥，助脾阳。

甘草易草梢：清热利水，治淋浊、茎痛。

甘草易草粉：润肺调中。

甘草用节：治肿毒痈疽。

甘草易通草：淡渗导水。

（二）加味温胆汤临床配伍法举例

1. 枣莲温胆

药味：酸枣仁、莲子肉、温胆汤。

功用：治惊悸眠多异梦者。

2. 十味温胆

药味：人参、熟地黄、酸枣仁、远志、温胆汤。

功用：治痰涎扰胆心悸者。

3. 苏朴温胆

药味：紫苏梗、厚朴、温胆汤（中含四七汤）。

功用：治气郁有痰、中满呃气（或用紫苏叶、紫苏子）。

4. 柴芩温胆

药味：柴胡、黄芩、温胆汤。

功用：治肝热脾湿痰多。

尚有"某芍温胆""某贝温胆""某杏温胆""某连温胆"等，俱可以加在温胆上面，在临床上随证变法（见《小方集锦》，其中大半都可以配伍应用）。

三、结语

（1）温胆汤临床应用于内、妇、幼等各科，其中化裁均遵地方炮制配合。所谓配伍化裁是指原方温胆主证外，有兼证或不适用原药者，逐味变通之。

（2）竹茹共同性通络止呕化痰，用鲜、干者，视苔白、苔黄情况辨证应用。

（3）四制陈皮，系用酒、醋、盐、童便制之，加强其效用。

（4）温胆有变法，唯竹茹不动，去竹茹则不能称温胆。

《浅谈临床应用温胆汤的一点体会》原载于《中医临床资料》（1977 年由福州市中医院内部刊行）。

第六节　陈兴珠临证治验

医话二则

陈兴珠

一、清肝泻火治不育

·案例

唐某，男，31岁，福州人。

其在泰宁县工作，每次返榕必住医院诊病服药，且大量增加滋补之品。其母见其身体肥胖，脸色红润，寝食正常，问其所得何病？避而不答，遂疑之。知就诊于洪山刘老医生处，而往问之，始知其详。其因不育服药年余，毫无效果。后又住福州某医院，诊断"前列腺肥大"，治疗月余，因拒绝手术而出院。其母与其姐代觅良医，1982年3月由其姐夫许某介绍就诊于余。告之素体强健，结婚3年未育，因性交不射精，别无他恙。前医认为"阴虚火旺"，投滋阴泻火之品，如知柏六味加龟板、鳖甲之类，并嘱其大量服用龟、鳖、番鸭、水鸭母等，身体日趋肥胖，精神益加强健，时近3年情况未得改善。诊其脉弦滑有力，苔薄净质红，其他一切正常。按弦为肝脉，滑而有力乃火之有余，阴器为肝脉所主，今阳强不倒，肝火炽盛之因明矣。若不峻泻，其炽盛之火何以得平？拟龙胆泻肝汤去当归加知母、黄柏，嘱其服后如无不良反应可连服数剂。服7剂后有射精意，赓服半个月射精通畅，告之不必服药，翌年生一男孩，送来红蛋表示谢意。

二、泻火通瘀治头痛

·案例

吴某，福州人，1984年10月初诊。

头部被击伤后头痛频发，痛时要服"索密痛"3片才能缓解。经多方求治，屡服钩藤、菊花、蔓荆子、藁本、白芷、苦丁茶等均无效。患者年已半百，自诉头不痛时一切正常，痛时状如刀割，痛处在巅顶，多于凌晨发作。脉沉细而弦，舌苔薄而净。二便自可，寝食如常。

细思进搜风止痛之药无效，考虑与风火头痛无关。且病从被打而起，本病不但气血受阻，病位与肝经吻合，且肝郁可化火，血阻必成瘀。泻肝胆之火，通瘀阻之血，乃治本病之主法，冀其肝胆之火得泻，瘀阻之血得通，庶几则头痛可止。试投龙胆泻肝汤原方，当归改用当归尾，加桃仁、红花、丹参、赤芍等连服3剂，果获良效。

二诊：药后头痛大减，不服"索密痛"亦可缓解，但若大便通畅则头痛更轻，始悟上药虽已中病而泻火通瘀之力尚感不足，遂在上方加大黄9g以增强泻火通瘀之力。服后大便通畅、头痛若失，连服半个月头痛告愈，继以钩藤、甘菊合六味而收功。

《医话二则》原载于《福州中医》（1986年第1期）。

第七节　黄廷翼临证治验

谈浅针疗法及取穴的体会

黄廷翼　黄之光

浅针疗法因刺浅而得名，对于不宜深刺各穴，如肩井、云门、人迎、哑门等，相当安全，那些刺伤延髓或动脉等危险几乎不存在。如果施术适当，痛苦甚少，病人无恐惧心理，乐于接受。针灸具有应用简便、治疗广泛、节省药品、过程安全等优点，正宜下乡，支援农业。因此，本着化繁为简、易于掌握的动机，介绍浅针疗法及其取穴的体会。

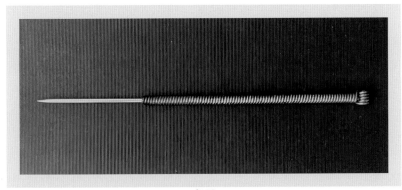

浅针

一、操作方法

（一）针形

比毫针较短而粗的不锈钢针，针体全长 6.8~7.8cm（柄长与针身长之比大约是 2 ∶ 1），顶端至针柄部分绕以银丝，针柄直径 0.15cm，针身 0.1cm，至针尖末端逐渐尖锐。

（二）进针准备

医者以右手食指及中指夹持针柄约上 1/3 处，拇指顶着针柄顶端，以左手指甲在选定穴位上重按而切成十字甲印，这就是古代所谓"切而散之，爪而下之"的手法。然后，按照穴位应直刺、横刺或斜刺的情况，使针身与穴位皮肤成15°~90°，把针尖轻轻地放于穴上，行使推针法将针徐徐刺入。古代对进针准备十分强调，曾有"左手重而多按，欲令气散，右手轻而徐入，不痛之因"的名言。

（三）推针法

医者用右手中指指甲在针柄上由下而上地反复推爬，一般连续爬九次叫"推九数"。一个推九数叫"推一九"，两个"推九数"叫"推二九"。

体会：推针是浅针手法最重要环节之一，不论补泻，均先"推"后"补"（或泻）。用物理学的观点来说，对"推"针的体会是：当指甲爬着针柄上旋绕形的银丝，由于银丝旋绕，环与环之间距离相等，指甲环环爬击而发生震颤，针身和针尖也随着震颤，而穴内周围产生横波和纵波，穴的周围有许多质点，第一个质点受到波的推击，又传到更远的质点，如此类推，质点由第一而第二第三地推击下去，直至透入预期穴位的体内深处。针尖直径最小，压强最大，所以尖柄的推头产生的波也最强并向体内推进。同时因推爬针柄，穴的肌肤因震颤而抑制神经的痛点，使痛感消失。

（四）补针法

在行使推针手法后，改用拇食二指夹住针顶端，保持着原来推针时直刺或斜刺的角度，向体内连续按压六次叫做"补六数"。一个"补六数"叫"补一六"，二个"补六数"叫"补二六"。

体会：当波向前推击到达边尽地点时，即物理学所谓冲击到两种媒质的分界面时，总要发生波的反射，推针后，我们利用波的反射，针尖向穴内按压，用按压所产生另一种的波迎接波的反射，这样，两种类型波在体表起摩擦作用，即古人所谓由浅向深（即按压），不令气出为补法。

（五）泻针法

推针后，改用拇、食、中三指握住针柄顶端，由右向左作圆形环转，连续六次，叫"泻六数"，一个"泻六数"叫"泻一六"，二个"泻六数"叫"泻二六"。

体会：同补针相反，我们迎接波的反射，顺其方向而导向体的外表，通过由右向左作圆形环转，由深向浅，即古代所谓"针下微松，提针一豆许，摇而停之"。

（六）平补平泻

分先泻后补和先补后泻两种类型，参看以上两节即可明白。

二、治疗原则

（1）由四诊而定虚实、表里、寒热从而决定补泻——《黄帝内经》曾这样总结经验："所谓虚则实之者，气口虚而当补之也。满则泄之者，气口盛而泻之也。"更具体些，可以这样领会，通过望、闻、问、切，特别是切气口，以测脏腑何虚何实、在表在里、属热属寒而采取补泻手法。

（2）补泻规律：《难经》曾这样总结经验，定示一条规律："东方实，西方虚，泻南方，补北方，当先补之，然后泻之。"通俗些应当这样说，肝木实，肺气虚，应当补肾水、泻心火，根据这原则，制五个补泻图如下。

补水泻火图			补木泻土图		
	泻心火			泻脾土	
肝木实		肺气虚	心火实		肾水虚
	补肾水			补肝木	
补火泻金图			补土泻水图		
	泻肺金			泻肾水	
脾土实		肝木虚	肺气实		心火虚
	补心火			补脾土	

补金泻木图	
泻肝木	
肾水实	脾土虚
补肺气	

（3）虚实应以辨证的观点来理解：所谓实，是指邪气实，所谓虚，是指正气虚。古人说："邪之所凑，其气必虚。"可以这样理解：此经或此脏的实，同时也反映他经或他脏的虚，这是一个症状的两个方面。这是考虑虚实补泻时应当注意到的。

三、取穴原则

（一）循本经取穴

视疾病的位置或性质属于何经何脏，按经络所循部分，取穴施治。

（二）循母子经取穴

要补虚泻实，必须通过子母脏（或经）进行补泻，列表如下。

发生疾病的经络脏腑	虚补何经	实泻何经
肺（大肠）	脾（胃）	肾（膀胱、三焦）
心（小肠、心包）	肝（胆）	脾（胃）
肾（膀胱、三焦）	肺（大肠）	肝（胆）
脾（胃）	心（小肠、心包）	肺（大肠）
肝（胆）	肾（膀胱、三焦）	心（小肠、心包）

（三）循表里经络取穴

《黄帝内经》有某脏与某腑相合的叙述，所谓"相合"，是说脏为体，腑为用，相合才能发挥它的功能。《黄帝内经》五运六气学说也由此发展而成，具有互为表里的经脉如下。

互为表里的经脉		五运六气的学说
里	表	
肺、脾（太阴）	大肠、胃（阳明）	太阴之上，湿气治之，中见阳明 阳明之上，燥气治之，中见太阴
肝、心包（厥阴）	胆、三焦（少阳）	少阳之上，火气治之，中见厥阴 厥阴之上，风气治之，中见少阳
心、肾（少阴）	小肠、膀胱（太阳）	少阴之上，热气治之，中见太阳 太阳之上，寒气治之，中见少阴

（四）循脏腑通治的经络取穴

通治的脏腑有五种。

通治脏腑（经络）名称	治法经络
心与胆通	心病怔忡宜温胆，胆病战慄癫狂宜补心
肝与大肠通	肝病宜疏通大肠，大肠病宜平肝
脾与小肠通	脾病宜泄小肠火，小肠病宜润脾
肺与膀胱通	肺病宜清利膀胱水，膀胱病宜清肺气
肾与三焦通	肾病宜调和三焦，三焦病宜补肾

（五）局部取穴

凡病症呈现于某部，即在某部取穴，叫做局部取穴，如胃病取中脘，肺病取中府、肺俞，膀胱病取关元等。

（六）邻近取穴

凡病症呈现于某部，即在某部的邻近取穴：如鼻病取上星、通天、头临泣等。

以上取穴原则不外"上病下取"和"上病上取"两类型。所谓"上病下取"具体是"病在上，取之下，病在下，取之上，病在中，傍取之"，如"头面有疾取至阴""腿脚有疾风府寻"等就是很好的例子。所谓"上病上取"具体是"病在上，取之上，病在下，取之下，病在中，取之中"。明代杨继洲作了这样的回答："如睛明、瞳髎治目疼，听宫、丝竹空、听会治耳聋，迎香治鼻，地仓治喎……盖以病在上，取之上也。"

究竟什么情况采取"上病下取"的原则？什么情况采取"上病上取"的原

则？什么情况又采取混合运用呢？明代杨继洲作了这样回答："须知在气分者，上有病，下取之，下有病，上取之，在左取右，在右取左。在血分者，随其血之所在，应病取之。"那么病在气分又兼血分的，当然把两个原则结合使用了。

怎样区别病在气分或在血分呢？扁鹊曾作下列的划分。

经名	气分病状	血分病状
肺	膨胀而喘咳，缺盆中痛，甚则交两手而瞀	咳，上气，喘，渴，烦心，胸满，臑臂内前廉痛，厥，掌中热
大肠	齿痛，颈肿	目黄，口干，鼽衄，喉痹，肩前臑痛，大指次指痛不用
胃	凛凛怕寒，频作呵欠，颜面灰黑；转变为热，则厌恶见人和火，听到木音心跳惊怯，但愿关窗闭户独居，热甚的还会爬高忘险，狂妄歌笑，卸去内衣奔走，肠鸣腹胀	癫狂，疟疾，壮热汗出，鼻涕鼻渊，口喎唇疮，颈肿喉痹，腹胀水肿，膝部肿痛，沿胸乳、气街、大股、伏兔和足背都痛，足中趾不能举用；实者在经则身前皆热，在脏则消化加强，易饥，小便黄色；虚者在经则身前寒，在脏则消化不良，当脘胀满等
脾	舌本强，食则呕，胃脘痛，腹胀，善噫，得后与气则快然如衰，身体皆重	舌本痛，体不能动摇，食不下，烦心，心下急痛，溏，瘕，泄，水闭，黄疸，不能卧，强立，股膝内肿厥，足大趾不用
心	咽喉干燥，心中痛，口渴饮水	目黄，胁痛，臑臂内后廉痛厥，掌中热痛
小肠	咽喉痛、颌肿，头部不能转侧，肩臂痛如拔折	耳聋、目黄，颊肿，颈、颌、肩、臑、肘、臂外后廉痛
膀胱	气冲头痛，目欲脱出，头项如拔，脊痛，腰如断折，髀关不能屈曲，膝后纽结，足胫裂痛	痔，疟，狂，癫疾，头囟项痛，目黄，泪出，鼽衄，项、背、腰、尻、腘、踹、脚皆痛，小趾不用
肾	饥饿不能进食，面黑、吐血，气分喘促，坐后起立便觉眼花，心如悬挂震荡不宁，又像饥饿时的嘈杂；虚者常觉惊恐，心中惶惶如被逮捕	口中热，舌干、咽喉红肿、气逆，心中烦痛，黄疸，下利，脊、背、股部内后侧疼痛痿弱清冷，喜卧，足心热而疼痛
心包	手心热，手臂拘挛，腋下肿，剧烈的胸部胁肋胀满，心中有不定的震荡感，面红目黄多笑	心中烦躁且痛，掌心灼热
三焦	耳聋听觉不聪，咽肿喉痹	多见汗出，目外眦痛、颊痛连及耳后、肩、臂外侧都痛，食指不能举用
胆	口苦，善太息，心胁痛，不能转侧，甚则面微有尘，体无膏泽，足外反热	头痛，颌痛，目锐眦痛，缺盆中肿痛，腋下肿，马刀侠瘿，汗出振寒，疟，胸、胁、肋、髀、膝外至胫、绝骨、外踝前及诸节皆痛，小趾次趾不用
肝	腰痛不可以俯仰，丈夫㿉疝，妇人少腹肿，甚则嗌干，面尘，脱色	胸满，呕，逆，飧泄，狐疝，遗溺，癃闭

四、病案举例

·案例一

黄某，女，13岁，南平人，1941年初诊。

主诉：言语无序，哭笑无常，当时其父将其缚在船上，运至福州来求治。

诊断：癫症。证型：热入心目，气分类型。

治疗：采用"病在中，傍取之"的远刺法，取心包经的大陵穴。用泻法，应针而愈。

·案例二

林某，女，68岁，福州人。

主诉：下腹痛及腰部坠感，上腹部隐痛，胃脘难过，左侧上下肢麻木，左偏头痛，大便时下腹部难受，曾住某医院诊断为肝癌，因肝经络系多血少气，且以上复杂症象，在血分是多些。

诊断：肝癌。

证型：肝热血瘀证。

治疗：取穴以"上病上取"的近刺法较多，经诊治150多次，由工人医院林院长及林君泽医师并复查，认为肝肿及肝癌已消失并恢复常态，兹将取穴列下。①控制肿瘤发展阶段：至阳、肝俞、胆俞、膈俞、上脘、气海、中脘、胃俞、关元、天枢，兼取太溪（"上病下取"巨刺法）。②进攻肿瘤阶段：除随症变化，酌取以上穴位外，兼取期门、带脉。③软坚散结化气阶段：主要选用"上病下取"法，以大敦、足窍阴为主，兼酌用以上各穴。

五、体会

病症发生，有它的原因和症状，往往是复杂的，在运用循经取穴、邻近取穴和局部取穴的时候，要根据病在气分还是血分，领会疾病性质和症状的因果关系，举一反三予以运用，才能鉴别变化多端的病症，这是浅针取穴中时刻要注意的。

《谈浅针疗法及取穴的体会》原载于《论文汇编（第五集）》（1963 年由福州市人民医院内部刊行）。

浅针治疗小儿麻痹症的体会

黄廷翼　黄之光

祖国医学文献里，没有小儿麻痹症的定名，但却有与现代小儿麻痹症同症异名的记载。研究祖国医学文献所谓"痿""软脚瘟""小儿中风"的风热证，它们前后经过却符合现代所谓小儿麻痹症。可见古代早已有此症，不过定名不同而已。

根据临床经验研究祖国文献所载，这病有三个特点。

（1）热气至痿：小儿麻痹症的患者没有一个不从发热或恶性热病开始，有的经过痉挛或者全身痉挛后，产生肢体麻痒的症状。这证实了祖国医学把这病归咎于五脏热的病源是正确的。如《黄帝内经·素问·痿论篇》说："故肺热叶焦，则皮毛虚弱，急薄，着则生痿躄也。心气热，则下脉厥而上，上则下脉虚，虚则生脉痿，枢析挈，胫纵而不任地也。肝气热，则胆泄口苦、筋膜干，筋膜干则筋急而挛，发为筋痿。脾气热，则胃干而渴，肌肉不仁，发为肉痿。肾气热，则腰脊不举，骨枯而髓减，发为骨痿。"可见小儿麻痹症的热的病因虽然有五个方面，但属于热的性质是肯定的。

（2）病源在肺：小儿麻痹症一般有毫毛耸起，恶风寒，舌黄，身热，有的喘息，有的咳嗽。每个患者虽不是彼此尽同，但大致相似，古代医学把这现象列为肺热范畴。《黄帝内经》说："肺热病者，先淅然厥，起毫毛，恶风寒，舌上黄，身热。热争则喘咳，痛走胸膺背，不得太息，头痛不堪，汗出而寒。"小儿麻痹症的开始，有的全部具备，有的部分具备着《黄帝内经》所谓肺热病的症状，所以《黄帝内经》把"诸痿"皆属于上。

（3）关键在阳明：小儿麻痹症发作前多恶心、呕吐，肌肉热、麻痹出现后，肌肉弛缓或萎缩，《黄帝内经》说："阳明主肌肉。"麻痹症状集中多出现在肌肉部分，也就是关键在阳明胃部分。唐宗海的《中西汇通医经精义》认为："痿有两证，一是肺痿，肺叶焦举，不能通调津液，则为虚劳咳嗽；一是足痿，胫枯不能行走，则为足痿。然未有足痿而不发于肺者，盖肺主行津液，由阳明而下润宗筋，足乃能行。肺之津液不行，则宗筋失养，故足痿，虽见于下，而亦属之上焦也。"

一、小儿麻痹症症状

猝然毫毛耸起，恶风寒转而发热，神志疲倦，恶心呕吐，昏睡，人事不省，周身发生痉挛，热退或醒后肌肉弛缓或萎缩，腱反射消失或减退，趾反射微弱或消失，患肢软弱无力，运动障碍，甚者完全失去活动能力。下肢多厥冷，关节缓纵不收，有些踝关节牵强，或足跟不能着地。有的后遗症出现足内翻或足外翻，有的关节半脱臼状，出现于肩关节比髋关节为多。

二、病症分析

兹将最近治疗小儿麻痹症记录较全的 8 例分析如下：

（1）性别：男性 5 例，女性 3 例。

（2）年龄：1 岁以下 2 例，1~3 岁 2 例，3~5 岁 3 例，5~7 岁 1 例。

（3）治疗前麻痹病程长短：1 周内 2 人，1 周至 3 个月 3 人，1 年 1 人，1~2 年 2 人。

（4）疗效统计：基本治愈 3 人，进步 3 人。只针 1 次，未加追踪疗效不明 2 人。

三、病案举例

万某，男，1 岁 2 个月，永安人，1963 年 6 月初诊。

主诉：就诊一个月前无明显原因出现发热，两脚不能站立，不能在床上翻身，脚心不敏感，左脚心更甚，两足冰冷，不出汗，晚上啼哭，食欲不振，小便红赤，大便溏。查体：舌苔薄黄，心肺正常。

病机：脚心不敏感，左脚更甚，足不能负担身躯的重量，脚软骨受热侵，舌苔薄黄，小便红赤，应归咎于脾气热和肾气热所致。

诊断：痿症，湿热内蕴证。

治疗：①经刺阴陵泉、太溪、委中、环跳、昆仑3次后两足活动力加强，能在床上翻身。②又刺阴陵泉、昆仑、太溪、委中、环跳、行间1次后，两足温暖能出汗。③又刺膝眼、委中、绝骨、太溪、腰俞1次，又刺合谷、委中、绝骨、太溪、昆仑、阴陵泉、腰俞1次后，能在床上翻转自如，并能自己坐起来。④又刺膝眼、昆仑、太溪、涌泉、委中并斟酌取足井穴共3次，坐和立较能持久。⑤又连续刺9次后，晚上不啼哭，足心敏感，足汗出。⑥又刺2次后，能自己由蹲下站起来。⑦又刺3次后，食欲增加，坐得较好，两足有力。

四、体会

（一）从治未病着手

五脏热病是小儿麻痹症的原因，如果治好五脏热，那么肢体麻痹，当不易出现。因五脏热的时候，小儿麻痹未成熟，应当说：这时"热"的方面是"已病"，但麻痹方面是"未病"，从治未病的原则着眼，应妥善泻热使不压伏在体内。针灸治疗小儿恶性热病也不少，但导致小儿麻痹症，尚未发现一般刺热，以相关脏经穴和相表里的经穴为主，并参用督脉上的气穴。《黄帝内经》是这样说的："肝热刺足厥阴少阳"（肝、胆两经），"心热刺手少阴太阳"（心、小肠两经），"脾热刺足太阴阳明"（脾、胃两经），"肺热刺手太阴阳明"（肺、大肠两经），"肾热刺足少阴太阳"（肾、膀胱两经），在督脉取穴是三椎下间，主胸中热，四椎下间主膈中热，五椎下间主肝热，六椎下间主脾热，七椎下间主肾热。

（二）麻痹已出现的疗法

阳明经是不可缺少的主要受病经脉，是不可缺少的配穴，主要穴位如下。

（1）泻余热：合谷、手足三里、商阳、厉兑、少商。

（2）上肢麻痹：肩髃、曲池、巨骨、大椎、身柱、大杼、肺俞、外关、中渚。

（3）下肢麻痹：足三里、解溪、足上廉、阴市、命门、肾俞、八髎、委中、阴陵泉、阳陵泉、绝骨、太冲、昆仑、太溪、梁丘、髀关。

（三）补泻问题

根据古代医学文献"虚者补之，实者泻之"的原则产生两条治则：

（1）远泻近补的原则：有德国学者认为："气血失调，令人不适，虚弱，甚至发生疾病……针灸医师为了使气血复归流通，在人体一侧部位上，进行针刺，以消除气血阻滞，气血流通以后，机体回归平衡状态……当一侧的气血过盛，在它循行的对侧路线上就出现疼痛。"这道理固然是解释"巨刺"。其实，"巨刺"以外，也可说明当麻痹发生时，肢体远近部分是不平衡的。一般靠近躯干的关节多弱，是虚的状态；离身躯远的关节多盛，是实的状态。所以小儿麻痹症一般针刺，井穴多泻其他多补，但这不是绝对的，应根据各经的虚实灵活掌握。

（2）新病多泻、久病多补的原则：新病属实，所以多泻；久病属虚，所以多补。

（四）注意事项

小儿麻痹症一般是小儿的护理人代诉，而反映的症状多属于"他觉"的范围，"自觉"部分很少，因此医者应倍加细心，综合四诊所得，加以诊断。同时，小儿的护理人应与医生配合，注意护理，不要使小儿患新感冒，饮食失慎，以免引起症状复杂化，增加小儿病痛，延长疗程，应耐心配合，不要急躁才会有效果。

总之针刺对小儿麻痹症是适用的，疗效是良好的，临床证明，它有促进和帮助麻痹肢体恢复的作用。如何进一步发扬祖国医学，做好临床研究以减少患儿的残废率，力争下一代的社会建设者无一患痿蹙病，正是我们应当全力以赴的目标。

《浅针治疗小儿麻痹症的体会》原载于《论文汇编第九集》（1964 年 7 月由福州市人民医院内部刊行）。

浅针治疗梅核气的探讨

黄廷翼　吴祥官

何谓梅核气，其特征为咽喉间有异物感，吐之不出，咽之不下，咽喉不红不肿，亦无变形，故称梅核气。

一、病因病理

（1）七情郁结、气郁痰滞所致。气郁则津液不行，积而为痰涎，与气相搏，上逆咽喉之间。

（2）烦劳过度，抑郁伤肝，肝气上逆，滞于咽间，咽喉为之不利。

（3）肺气不舒，或因邪客于肺，造成咽喉不爽。

二、症状

喉间自觉似有梅核大小，吞吐不利，咽之不下，咯之不出，胸膈痞闷，气不舒畅，有时自觉咽下，但又觉升到咽喉间，咽喉干痒，有痰不爽。

三、治疗

以疏肝开郁、理气化痰为主，故针刺天突、照海，手法均泻。

天突

穴位：在颈结喉下、中央宛宛中。

取穴：仰卧，胸骨切迹上缘之内方、陷凹中取之。

照海

穴位：在足内踝下 1 寸。

取穴：正坐，两足心相对、内踝下陷中取之。

四、病例介绍

陈某，女，37 岁，已婚，家庭妇女，1963 年 4 月 10 日初诊。

主诉：头昏痛 9 周后止，本月 7 日下午起肩胛牵引背部及喉部均有酸疼，难以转侧，亦难吞咽，叩打则舒。曾经外院五官科 X 线透视检查 3 次，无异常发现，亦服过中药。辰下：肩背酸疼喜捶，咽喉潮红，缺盆处如锁难忍，吞咽，耸肩缩头，盈泪满框，喉中自觉如核状物堵塞，吞之不下，吐之不出，无呕吐，偶有打嗝口苦，口角溃烂，脉弦而微浮，舌苔浊微黄，舌质红，证系风邪轻而肝气不达。月经史：15 岁初潮，周期 30~35 天，3 天结束。量中，无痛经。末次月经提前 8 天，于 3 月 26 日来潮，历程 3 天。平素带下多、色黄味臭。查体：体温 36.8℃，脉搏 90 次 / 分，血压 108/74mmHg。血液常规：白细胞 9.5×10^9/L，红细胞 4.66×10^{12}/L，淋巴细胞 27%，嗜酸性粒细胞 3%，血红蛋白 92g/L。

诊断：喉炎并梅核气。

证型：肝郁气滞证。

治疗：针刺（只列主要穴位）外关、合谷、足三里、照海、天突（均泻），少商、商阳（放血 1 次后改泻法）。嘱：万勿恼怒抑郁，应保持心情愉快，不宜剧烈活动。共针 5 次（包括巩固治疗 3 次），疾告痊愈，追踪至今无复发。

外关、合谷、足三里以疏解风热；少商、商阳清泻肺火和泻阳明郁火（重症方放血）；照海为治咽痛特效穴，能导虚火下行；天突以清气火化痰热。

梅核气男女皆有此症，但多发于女子。西医乃属癔症的一种特殊表现，主要与精神情志有关，故无形质可查。中医根据辨证论治原则，选用半夏厚朴汤、四七汤、旋覆代赭汤、逍遥散、苏子降气汤等治之。但古代针灸书籍对此证尚未记载。黄廷翼师在多年来的实践过程中，证实采用照海、天突为主穴治疗梅核气，因症因人因时而适当选用其他辅助穴，疗效又稳又快。

本篇原名《对于浅针治疗梅核气的探讨》，原载于《论文汇编第五集》（1963年由福州市人民医院内部刊行）。

眩晕治验

黄之光

【症状】头昏眼花，脚立不稳。甚则感觉周围物体旋转，不能站立，即使静卧，亦觉床屋旋转。

【审因】《黄帝内经》云"诸风掉眩，皆属于肝""风胜则地动"。所以，眩晕多有风、热、痰、湿出现。而四邪为害，往往相因，其发生过程有：①作息失宜，劳神过度，熬夜不眠。②醉饱汗出，当风睡卧。③痰湿滞于上，阴火起于下，痰挟虚火，上冲头目。④真水亏损，相火上炎。总之，掌握虚补、实泻，并注意中风的预防。"眩晕者，中风之渐也"。

【辨脉】浮大为风，实兼痰积，数兼火热，细弱主虚。

【治疗】上星、列缺（均补），八邪（泻）、尺泽（先补后泻）。

（1）头重：加百会（先补后泻）。

（2）头痛：加风池（泻）。

（3）颈项急：加风府（泻）。

（4）痰多食滞：加中脘、足三里（均补），丰隆（泻）。

（5）心烦：加神门（补），小肠俞（泻）。

（6）气短：加气海、肾俞、三焦俞、涌泉（均补）。

（7）恶心：加上脘、阴都（先泻后补）。

（8）筋急：加肝俞、太冲、三焦俞（均补）。

（9）胫酸：加八风（泻）。

· 案例一

曲某，女，35岁，干部，1964年3月2日初诊。

从1962年开始头晕眼花，夜寐不宁，梦多，站立不稳，摇摇欲仆，饮食量少，血压108/64mmHg。舌质淡，舌苔白，脉沉细微弦。系水亏火盛。

取穴：列缺、太溪、太冲、阴陵、中脘、气海、关元（均补）。

次日二诊：诉针后头晕痊愈，饮食增加，睡眠好转。又照上穴治疗，5次痊愈。

> 按 眩晕有虚有实。本例属虚型，即《黄帝内经》所谓："肾虚则头重高摇。髓海不足则脑转耳鸣。"故取穴用土生金、金生水之隔一隔二隔三之补法。加补太冲穴者，以诸风掉眩，皆属于肝，故引水滋木。

· 案例二

黄某，男，59岁，商人，1947年5月5日初诊。

晨起头昏，视物发黑并旋转，卧则稍差，苔薄白，脉浮滑。系痰挟虚火、上冲头目。

取穴：针上星、列缺（均补），合谷、外关、丰隆（均泻），2次即愈。

> 按 视物旋转为眩，视物发黑为晕。本例眩晕俱全，而脉浮滑，为痰挟虚火，上冲脑海，虚实兼有。故取穴采用泻痰火、祛外风、补脑海之方法。

本篇原名《眩晕》，原载于《黄廷翼浅针术》（1991年由福建科学技术出版社出版）。

中气下陷（胃下垂）治验

黄之光

【症状】常感心窝压重、头痛、眩晕、嗳气、嘈杂，腹胀满，甚者小腹胀满，男子如蛊，女子如妊。大便不正常，时秘时溏，失眠，食欲不振。X线检查可诊出胃下垂。

【审因】脾气虚，导致腹腔内组织弛缓不能牵提胃腑，遂使胃腑下垂移转。或因饭后立即久行远步，时久所致。

【辨脉】脉多缓弱。

【治疗】百会、涌泉、关元、天枢、梁门、足三里、阴陵（均补）。针后1~2h内，应避免久行远步，最好多卧多坐。

· 案例一

林某，女，64 岁，家庭妇女，1960 年 3 月 26 日初诊。

患者从 28 岁开始，心窝部常有压重感，头痛、眩晕、嗳气、嘈杂。曾经上海某医院 X 线透视，诊断为胃下垂。以后症状日趋严重，腹胀满、失眠、便秘，但有时亦见泄泻。消化功能日趋衰退，体形日瘦。从 1955~1960 年止，6 年之间，每年需用法国制造之腹带六条，束于腹部周围。上海某医院建议作剖腹手术，用特制金钩将胃吊起，以弥补腹壁弛缓与肝结肠纽带弛缓所失去之吊引作用。但患者不同意，于 1960 年来求治。属肝木克土，腹内组织弛缓，而胃下垂。宜补脾肾。取涌泉、百会、关元、气海、胃俞、天枢、带脉（均补）。连续治疗 14 次，胃下垂症状消失，并经 X 线检查证实痊愈。追访 10 余年，无复发。

· 案例二

翁某，女，35 岁，干部，1963 年 4 月 1 日初诊。

前五六年迄今，时感眩晕，常觉心窝压重，小腹胀满，以手轻拍，起落颤动如巨型热水袋，身体瘦削，饮食日减，食后常有恶心，经某医院几次作胃肠钡剂 X 线检查，均确诊为重度胃下垂。本例系脾胃弱，长期饭后步行，引起胃下垂，宜补脾肾。取百会、涌泉、关元、气海、梁门、中脘、阴陵、足三里、大椎（均补）。连续治疗 45 次痊愈。

按 "肾，胃之关。"肾脉与任脉会于关元。人身任督前后上下相通，《针灸大成》所谓"可以分，可以合。一而二，二而一"。第一例治胃下垂，取涌泉、关元、气海，意在通所谓"胃之关"之肾脉，交于任脉。又取百会，百会为督脉，与手足三阳之会穴，包括与胃脉相会在内，加取天枢等胃经之穴，则督脉与胃脉亦相通。任督前后循环如小周天，对胃将起上引下托作用，使下垂之胃还原上升。第二例治胃下垂，取穴与第一例略同。其中加大椎，实因大椎与百会同系手足三阳与督脉相会之穴，亦通于胃脉。督脉中百会和大椎与任脉中关元和气海，均将增加任督二脉之流通而有上引胃与下托胃之作用。

本篇原名《中气下陷（胃下垂）》，原载于《黄廷翼浅针术》（1991 年由福建科学技术出版社出版）。

盗汗治验

黄之光

【症状】睡时汗出，醒则汗止。

【审因】肾主液，汗为心液。故汗之机制，关系在于心肾。唯盗汗系因"卫气留于阴，不得行于阳"，故睡时出汗，且因"卫气行于阳不得入阴，故醒时汗止"，可知盗汗系卫气留于阴之时，心火迫心液而汗出。

【辨脉】尺脉浮濡为盗汗，兼细涩为阴弱。

【治疗】阴郄、后溪（均泻）。

· 案例一

汪某，男，36岁，工人，1963年2月2日初诊。

患者心悸，睡则汗出，醒则汗止，已2年多。舌红，苔薄，脉微弦数，属心火盛。取阴郄、后溪（均泻）。经1次治疗盗汗减少，2次大减，3次基本消失，4次痊愈。

· 案例二

仲某，男，10个月，1962年6月4日初诊。

其母代诉：患儿睡则汗出，醒则汗止，已连续2个多月，属心热。取阴郄、后溪（均泻），治疗1次痊愈。

· 案例三

苏某，男，8岁，1963年4月3日初诊。

其母代诉：患儿夜睡汗出，醒则汗止，已连续3~4个月，身体瘦弱，脸色微黄，属心火盛，取阴郄、后溪（均泻），1次痊愈。

按　《黄帝内经》述心之液为汗。《素问·玄机原病式》载："心热则出汗。"故盗汗系热汇聚于心所致。睡时属阴，故睡时汗出，当于阴经为主而治之。上3例均取心经郄穴之阴郄，以郄穴为气血汇聚之反应点，可泻汇聚于心之热，配以手太阳经输木穴之后溪，取其表里相配，泻木使不生火，则心热除而盗汗可止，故取穴同而效均速。

此组配穴，几乎有刺必应，治例甚多。

本篇原名《盗汗》，原载于《黄廷翼浅针术》（1991 年由福建科学技术出版社出版）。

第八节　黄之光临证治验

心俞穴治愈精滑梦遗及阳痿的一点体会

黄之光

精滑、梦遗及阳痿是异病同源，提到此种病，很容易联想到属于"肾病"。

历代医家对这种病已经作了答复。傅青主说："人以梦泄为肾之病，我以为心之病。""不独肾病也，心病也。"陈修园说："精之蓄泄，无非听命于心……徒用补肾及固涩之药，无益也。"明代《玉龙赋》有云："肾俞治腰肾虚乏之梦遗。"明代针灸家杨继洲编著《针灸大成》："遗精白浊，心俞治。"由此可见，历代医家对于精滑梦遗及阳痿多着重于治心或心肾同治。在浅针治精滑梦遗及阳痿方面，也体会到以治心为主，治肾为辅，收效较快。兹举两个病例于下。

·案例一

精滑

罗某，男性，19岁，福州市郊人。

患者过早结婚（17岁），婚后不久患精滑病，至今将近2年，已遍服补肾固涩药无效。醒时自遗，或随溺出。证候：形容枯瘦，面色暗黑，双目无神，声息低弱，舌嫩而淡，苔薄，脉沉细迟，四肢冷。中医诊断：滑精。证型：心肾两虚证。治疗：用浅针补心俞为主（推的次数多，针着体时间长），补肾俞为辅，助以补大陵、太溪、神门等穴。连续半个月，滑精之病悉除。

·案例二

梦遗阳痿

林某，男性，30岁，福州人。

患者结婚已几年。婚前有梦遗病，婚后梦遗次数减少，渐患阳痿。证候：面色萎黄，语声低沉，尺脉大数。中医诊断：阳痿。证型：心火受损证。治疗：用浅针补心俞为主。每次针治均交叉地兼补肾俞、关元、委中、大敦，泻支沟。前后浅针治疗 13 次，每次不规则地隔 3~5 天不等。一年半后，经追踪知患者本人于针治 13 次后，遗精及阳痿早已痊愈，其爱人业已受胎。

以上 2 例说明治精滑、梦遗、阳痿的肾病，以着重治心或心肾同治，收效较快。在针灸临床中，用针补心俞以止梦遗，亦属常见之效果。可见上面所举各氏之论点，有当时客观事实的根据。

为何肾病着重治心或心肾同治，讨论其原因，与心味（苦）何以反补肾，肾味（咸）何以反补心，肝味（酸）何以反补肺，肺味（辛）何以反补肝，道理是一样的。《黄帝内经》说："春气西行，夏气北行，秋气东行，冬气南行。"这就是说，以肝、心、肺、肾之气或味均走向相反的脏器。说出道理，就可以理解补心俞何以能补肾亏的道理。（见《黄帝内经·素问·脏气法时论篇》）

这就是我粗浅的体会，请大家参考指正。

本篇原名《取心俞穴治愈精滑梦遗及阳痿的一点体会》，原载于《中医临床资料》（1975 年由福州市人民医院内部刊行）。

第九节 林法焜临证治验

异病同治——针刺治疗风疹和肛门湿疹

林法焜 吴祥官

通过临床治疗风疹和肛门湿疹，表明应用"泻"手法，针刺合谷、曲池、伏兔、血海有显著效果。兹就点滴管见，提供参考。

·案例一

翁某，男，46岁，已婚，职工，1964年1月3日初诊。

始现寒热，续见皮肤忽起疹块，多显红色，状如臭虫叮的小疙瘩，皮肤灼热，奇痒难忍，抓破即出黄水，微有浮肿，疹数疏密不一，尤以股内侧为多，伴有大便不畅，脉象浮滑，舌苔白而微浊，曾服中药未见奏效，方来针灸。诊断：风疹。证型：外感风邪证。针刺：合谷、曲池、伏兔、血海（均泻）。疗效：首次针治后寒热消失，红疹瘙痒大减，大便已畅，运针2次风疹告愈。

·案例二

沈某，女，29岁，已婚，教员，1963年11月23日初诊。

肛门瘙痒异常，经多方治疗，服过单方草药，痒终不止，夜不安寐，并影响日间工作，已有三四年，故特来榕治疗。据痔瘘科检查是肛门湿疹，脉象滑数，舌苔浊腻。诊断：肛门湿疹。证型：湿热内结证。针刺：合谷、曲池、伏兔、血海（均泻）。疗效：针后奇痒明显减轻，复针2次，肛门痒止。

> 按 风疹原因为外感风湿，血热不清，浸淫肌肤，流窜经络。肛门湿疹多是湿热下注所致。故取手阳明经合谷以疏散表邪，曲池以下泄蕴热，配合足阳明胃经伏兔以泻胃肠实热；又因阳明是多气多血之经脉，属热属实，泻之反可调和营卫、通达气血；再刺血海以清血分之热，达到表邪外解、湿热下泄、营清卫和，可期病愈。

《异病同治——针刺治疗风疹和肛门湿疹》原载于《论文汇编第九集》（1964

年 7 月由福州市人民医院内部刊行）。

针刺治疗肋间神经痛临床经验介绍

林法焜

肋间神经痛是现代医学的名称，祖国医学中找不到这个病名的记载。根据临床症状多由外邪侵袭，造成气血凝滞、经脉失调，而出现胸胁作痛，其次由于气郁者亦属不少。

针刺治疗肋间神经痛，只单取一穴即大陵穴，因大陵属手厥阴心包络经，穴在手掌后横纹上两筋间，取穴时左痛取右、右痛取左的交叉法，如两肋间疼痛则左右双取，针刺操作以用泻法为主（重刺激），得气即拔针不留针。

一、病例介绍

· 案例一

林某，男，38 岁。

主诉：1962 年 9 月间右边第四肋间突然疼痛咳嗽，时牵引呼吸及胸部不舒，曾赴福建省立医院治疗，经 X 线透视心肺正常，脉象弦急，舌苔微黄，精神疲倦，食欲不振，四肢酸楚无力。见其弯颈曲背，要人扶持，步履困难，因胸胁疼痛剧烈，咳嗽时牵引全身造成坐卧不舒。西医诊断：肋间神经痛。中医诊断：胁痛。证型：邪郁少阳证。治疗：针刺左大陵，重刺激法。

· 案例二

徐某，男，28 岁，工人，1958 年 4 月 13 日初诊。

主诉：咳嗽时引起双侧胸胁严重疼痛，呼吸急促，精神疲倦，经医院 X 线透视心肺正常。西医诊断：肋间神经痛。中医诊断：胁痛。治疗：针取双侧大陵穴用 1 寸毫针刺入 8 分，重刺激，留针 5min 后痛即停止。

· 案例三

林某，男，22岁，工人。1958年3月30日初诊。

主诉：因感冒引起右胁肋间痛，呼吸急促，牵引弯腰曲背不能伸直。诊断：因感冒引起右胁肋间神经痛。治疗：针取左侧大陵穴，用1寸毫针刺入8分，重刺激，留针5min后疼痛立止。

· 案例四

赖某，男，40岁，1958年9月11日初诊。

主诉：先因胃痛后引起胸胁疼痛连及腰背疼痛、呼吸困难。诊断：胃痛牵引肋间神经痛。治疗：取双侧大陵穴用1寸毫针刺入8分，重刺激，留针5min针后胸胁痛立止，腰背疼痛症状亦消失。

二、体会

（1）肋间神经痛临床上较为常见，初起症状较微，每被人忽视，常延至症状剧烈而进行治疗，不但对身体健康有所影响，而且在疗效上亦不及初起时易治。

（2）本病的发生原因或因外邪侵袭，或为内伤气郁，酿成气血凝滞或经络受阻，针刺疗法目的为疏通经络、调节气血，使气血经络畅通无阻，且大陵穴乃心包经络，为君主之宫城，代心行令，主脉主血，因气血受阻与心有关，采取大陵以通调气血、疏通经络。

（3）应用针刺、方法单取大陵穴，经临床实践证明的确疗效甚佳，不但节约医药资源，而且又减轻经济负担，患者感到满意，至于病理机制有待今后进一步探讨。

《针刺治疗肋间神经痛临床经验介绍》原载于《论文汇编第一集》（1958年由福州市人民医院内部刊行）。

第十节　邓少杰临证治验

枯痔钉治疗内痔病理变化观察

邓少杰　李楚銮

枯痔钉治疗内痔的疗效很高，手术简单，费用亦省，深得广大群众的欢迎，又为很多医务人员所喜爱学习与推广。很多医疗单位对其作用机制进行研究探讨，大多数是在各种动物身上试验，初步对其作用机制及其病理形态及反应有了认识。福州市人民医院肛门科以直接采取标本法，对不同时间内的病理反应进行观察。

一、材料与方法

挑选单纯性内痔患者 12 例，以内痔直径在 2cm 以内的为取材对象，于内痔中心只插一条枯痔钉并记载其位置，对第一例于次日在普鲁卡因局麻下摘取含有插药条为中心之活体组织标本；同样方法，于另一个病例取第 3 天之标本，而得连续至第 7 天之标本，待第 8 天时，因在肉眼上几乎不能找出其创面所在，故未采标本。同样方法，再选择适当病例，重复取 2~7 天的连续天数病理组织标本 6 份，将此相隔 24h 的病理双份标本计 12 份，都送福建医学院病理教研组作病理组织检查。

二、病理检查结果

第一日：枯痔钉周围组织有多量中性粒细胞、纤维素及若干嗜酸性粒细胞浸润、组织坏死，部分小血管管壁亦发生坏死，其他区域黏膜及黏膜下组织中水肿明显，伴少量炎症细胞浸润。

第二日：枯痔钉周围组织有多量中性粒细胞、少数嗜酸性粒细胞浸润，某些区域血管明显扩张，并呈大量出血，组织开始进入坏死，部分小血管迂曲开始有血栓形成，其他区域黏膜及黏膜下组织呈水肿及炎症细胞浸润，各处多数小血管内皮细胞肿胀。

第三日：枯痔钉周围组织中有大量中性粒细胞及颇多嗜酸性粒细胞浸润，某些区域组织坏死，有类似化脓现象，小出血区偶见。

第四日：一例见黏膜组织数小块，呈瘀血、水肿、小出血及若干炎症细胞浸润，组织某处有裂隙，其中见较多渗出物，未见枯痔钉。

另一例见枯痔钉附近有较多纤维素，中性粒细胞及若干嗜酸性粒细胞浸润，组织坏死，邻近区域某些小静脉中有血栓形成，管腔部阻塞。

第五日，痔核组织全部呈坏死改变，各处有水肿、出血及多少不等的中性粒细胞，嗜酸性粒细胞浸润，各处血管明显扩张瘀血，有红血栓阻塞。

第六日，黏膜组织一块，一侧已坏死，附有多量渗出物（钉插入处），但未见枯痔钉，黏膜之另一侧组织结构尚存，出血瘀血及血栓形成现象均可见到，伴有若干炎症细胞浸润。

从上述连续 6 天的病理变化看，枯痔钉插入内痔后先引起急性炎症及坏死，周围有类似小脓肿的改变，但与一般急性炎症不同者，其中有嗜酸性粒细胞增多，继而局部血栓形成，痔核组织引起坏死及出血，同时其炎症细胞逐渐减少。由于第 8 天以后肉眼不易见到其插药处的创面，故未能取到病理标本，因此，有关如何修补的过程，如肉芽组织增生等情况未能见到。

三、讨论

福建省中医研究所研究枯痔钉作用，曾试验插入家兔皮下所见到的一系列病理变化亦是因急性炎症、组织充血、淋巴管扩张、小脓肿形成、坏死脱落后，新生肉芽组织的修补，这些肉芽组织中都未见到血肿现象。另一试验是把枯痔钉插入鸡冠，所见到病理变化，也是先开始组织的溶解性坏死伴急性炎症，继而小脓肿形成及部分血栓形成，第 2 周后就生肉芽组织，3 周后肉芽组织包绕，异物巨细胞形成。又据林兆偀教授研究发现，生熟砒作用于兔耳可引起坏死与脱落，但是这些病理形态的变化都不是直接对人体内痔的作用，我们通过直接由患者选择比较小的内痔观察结果，认为与动物有所不同者，从我们的病历病理报告看，它是有一阶段嗜伊红细胞增生的反应，又似乎是一些过敏及炎症性的反应，相同的也是引起非细菌感染的急性炎症反应。所以虽有小化脓样现象，坏死脱落，但是无菌性的炎症，其修补较快，也没有见到其坏死组织，可能是溶化后脱落，有的认为是萎缩而脱落。这一系列的病理变化有人认为是与枯痔钉含砒量的多少有关，最近我们便用无砒枯痔钉，其临床效果也很好，其中不含砷的成分，同样也能呈一系列如同含砒枯痔钉一样的反应。所以，枯痔钉的有效成分起主导作用者不完全是白砒，不含砒的也同样有急性炎症等一系列的改变，也是值得进一步研究的，尤其是嗜伊红细胞的增生是一种变态反应。

由于所观察之病例较少，可能有不够完善之处，今后再继续观察与研究，先提出这个临床观察，不妥之处，希望同道指正。本文有关病理组织变化的检验，承福建医学院病理教研组梁平医生协助，特此鸣谢。

本篇原名《枯痔钉在人体内痔核作用的病理变化观察》原载于《论文汇编（第五集）》（1963 年由福州市人民医院内部刊行）。

枯痔钉治疗内痔的探讨

邓少杰

枯痔钉疗法是祖国医学的宝贵遗产之一，流传至今已有千年。远在宋代王怀隐等编著的《太平圣惠方》中，已有"砒霜（半两研如粉）、黄蜡（半分）上件药，以铫子先熔蜡作汁，后入砒霜，搅和令匀，看疮口大小，捻为条子"的治痔瘘记载；随后又有宋魏岘《魏氏家藏方》中的枯痔疗法；元齐德之《外科精义》中的"寸金锭子"；明陈实功《外科正宗》中的"三品锭子"，即"三品一条枪"等。这些都是祖国医学关于枯痔钉疗法的记载。

枯痔钉治疗内痔具有疗效高、疗程短、痛苦少、并发症少、无后遗症、价格低廉、使用方便等优点，所以至今临床上仍广泛使用。

▎一、枯痔钉机制的研究

枯痔钉的配方全国各地均不相同，过去多数人认为枯痔钉的疗效与枯痔钉中含砒、矾等药物有关。有的枯痔钉配方药味达 20 多种，究竟什么是主药，看法也不一致。但不论何种药物配制的枯痔钉，治疗内痔都是有效的。我们必须从中找出共同的规律性的东西来，这就促使我科在 1964~1965 年间对枯痔钉的机制进行研究。

为了探讨枯痔钉治疗内痔的主要机制，我们用白及、白粳、羊肠线、牛筋线等物质作为"异物"制成四种枯痔钉，经临床治疗 155 例（其中"白及"枯痔钉 50 例，"白粳"枯痔钉 100 例，"羊肠线"枯痔钉 3 例，"牛筋线"枯痔钉 2 例），其疗效均较满意。

从病理组织学观察的结果来看，枯痔钉作为异物插入人体内痔和家兔的大隐静脉与股静脉交界处及其周围组织，所引起的组织变化大体上是一致的。首先是炎症反应。大量的中性粒细胞浸润及部分嗜酸性粒细胞组织水肿、血管扩张、充血、出血，继以血管内皮坏死，血栓形成。其次，组织坏死、出血。其中以 2~3 天组织坏死较显著。第 4 天炎症开始局限化，组织开始修复再生，炎症坏死区周围出现新生的毛细血管、成纤维细胞（肉芽组织）及异物巨细胞，肉芽组织向炎症坏死区长入，此后炎症细胞逐渐减少，纤维组织增加，纤维化形成。

从临床疗效观察：可见原痔核皱缩，或在其表面呈灰白色纤维组织平铺在直肠壁上，或呈白色的赘物悬于直肠壁上。

从动物实验、临床应用和病理组织学观察的结果来看，枯痔钉作为异物插入内痔，起一系列炎症反应，并留存于创道中（2~4 天）成为疏松的填塞物，起引流和止血作用。不论何种物质制成的枯痔钉，只要能在直肠黏膜下层痔静脉丛及其间质中造成适当的刺激和创伤，引起足够的炎症反应，导致纤维组织收缩、血栓形成，使静脉闭塞、血管肿块（痔）皱缩，即可达到治愈的目的。

因此，"异物刺激炎症反应和创道引流"，是枯痔钉治疗内痔的主要机制。

根据我们研究的结论认为，枯痔钉治疗内痔的机制不是钉内药物起主要作用，而是"钉"的作用，因此制成枯痔钉的材料可以是多种多样的。

二、临床应用情况

福州市人民医院从 1956 年成立肛门科以来，一直都有使用枯痔钉治疗内痔，在临床上治疗大量病人，其疗效也较满意。由于枯痔钉疗法的进展，它的配方由复杂到简单，由含砒到无砒。福州市中医院枯痔钉配方的改革大致分为五个阶段：

（1）含砒枯痔钉。含三黄散、三氧化二砷、糯米糊，使用时间从 1956 年至 1961 年底。

（2）三黄枯痔钉。含三黄散和白及粉，使用时间从 1962 年至 1964 年 6 月。

（3）异物枯痔钉。含单味的白及粉或白粿（系粳米八成、大米二成制成的白色年糕，以供食用），使用时间从 1964 年 7 月至 1968 年底。

（4）黄白枯痔钉。含黄柏粉、白及粉，使用时间从 1973 年 5 月至 1976 年 10 月。

（5）二黄枯痔钉。①二黄枯痔钉一号：含黄柏粉、黄连粉、米糊，使用时间从 1978 年 11 月至今（1981 年）。②二黄枯痔钉二号：含黄柏粉、大黄粉、白及粉，使用时间从 1976 年 12 月至 1978 年 10 月。

（一）枯痔钉疗法的适应证和禁忌证

适应证：各期内痔和混合痔的内痔部分。

禁忌证：各种急性疾病、严重慢性疾病、肛门直肠急性炎症、腹泻、痢疾、出血性疾病患者。

（二）操作方法及术前术后处理

（1）术前准备：应检查血压、白细胞、血小板、出凝血时间，普鲁卡因皮试。术前应排空大便或灌肠。

（2）操作方法：患者取侧卧位，充分暴露肛门。按常规消毒、铺巾，用吸肛器缓缓吸出内痔，难以吸出者用 1%~2% 普鲁卡因行松肛麻醉后吸出，观察内痔的位置、形态、大小、类型，然后去除吸肛杯，助手将内痔固定。术者用左手固定内痔，用 1% 的苯扎氯铵（或 1‰硫柳汞酊）消毒内痔表面黏膜，根据痔核的大小决定插钉的数目。术者右手捏住钉尾，用力刺入黏膜后减轻用力缓缓插入，如遇到阻碍感或病人有疼痛感时，应将枯痔钉退出少许。插毕，剪去剩余枯痔钉，使剩下钉高出痔黏膜 1mm 左右，插钉的深度要短于痔核的直径，插钉的方向应与肠壁平行或斜插不超过 15°；钉与钉之间的距离约 2~4mm；钉与钉的排列不宜上下重叠；术毕将内痔还纳，于肛内注入痔油 2ml（配制方法为黄柏 120g、紫草 90g、生地黄 60g、当归 60g、放入 1.5kg 花生油内浸泡 4~8h。置入铁锅文火慢煎，至药枯为度。用纱布过滤去渣，加入凡士林 0.25kg 即成），用纱布封之或用丁字带固定。

（三）操作注意事项

（1）内痔的固定：内痔吸出肛外后，要用手指尖夹住干而薄的棉花，按在痔核根部齿线下缘，顺着放射方向往外拉。特别是Ⅰ期和Ⅱ期内痔，如果固定不好，容易缩回肛内，遗漏插钉。

（2）操作时，钉与齿线的距离是影响疗效的关键，插钉时在距离齿线上方 2mm 处先插一排，痔大的再往上插 2~3 排。

（3）Ⅲ期内痔脱出时，应注意痔核脱出的先后顺序。回纳时后脱出的先回纳，先脱出后回纳，以免一起回纳时因痔核体积大于肛门而使钉脱落影响疗效。

（4）不论痔核大小，尽量一次插完。福州市中医院无砒枯痔钉使用时不受数量限制。

（四）术后处理

（1）插钉后 24h 内禁止解大便，以免枯痔钉滑脱和内痔脱出、水肿嵌顿、疼痛和钉孔出血。

（2）每天大便后，肛内注入痔油 2ml。

（3）治疗过程中应避免重体力劳动和剧烈运动，保持软便，酌情使用止血、消炎、润肠等中西药。

三、治疗反应

（一）疼痛

其原因多是插钉过深、插入黏膜肌层或太靠近齿线，引起肛门炎症或脓肿；或因操作不当，造成人为肛裂；或因插钉后内痔脱出嵌顿引起。

（二）发热

原因有以下几个方面。

（1）因插钉不当，造成肛门炎症脓肿，伴肛门疼痛。

（2）肛门和痔黏膜消毒不严，或病人抵抗力弱，极易把细菌带入血液内引起发热。

（3）与钉内所含药物有关：含砒枯痔钉发热，多因砒提炼不纯而引起；无砒枯痔钉发热原因是：白及分为肉及和草及，肉及呈透明的，引起发热较多；草及颜色稍黑、不透明的，较少引起发热。

（三）小便困难

插钉后痔黏膜受到较强的刺激（特别是从 11 点至 1 点部位），引起尿道括约肌反射性痉挛所致。

（四）大出血

指插钉后若干日出现较大量出血，须缝合止血。大量出血乃钉内含腐蚀药物或插钉过密，使痔组织片状坏死脱落，侵蚀痔动脉引起的。

四、临床资料分析

枯痔钉治疗内痔 4233 例中，含砒枯痔钉 970 例，三黄枯痔钉 1571 例，异物枯痔钉 670 例，黄白枯痔钉 652 例，二黄枯痔钉一号 270 例，二黄枯痔钉二号 100 例。还对黄白枯痔钉 160 例做了随访。

（一）治疗中反应

反应症状	含砒钉 970 例		三黄钉 1571 例		异物钉 670 例		黄白钉 652 例		二黄钉一号 270 例		二黄钉二号 100 例	
	例数	占比（%）	例数	占比（%）	例数	占比（%）	例数	占比（%）	例数	占比（%）	例数	占比（%）
疼痛	0	0	0	0	0	0	0	0	4	1.5	2	2
发热	84	8.7	20	1.2	124	16.7	14	20	10	3.7	4	4
小便困难	6	0.6	2	0.1	8	1.1	5	0.7	2	0.7	1	1
大出血	0	0	0	0	1	0.15	1	0.15	0	0	0	0

从上表看出：

（1）发热反应与枯痔钉的成分有关：除了含砒枯痔钉外，在无砒枯痔钉中含白及成分多的发热率高，特别是黄白枯痔钉和异物枯痔钉；二黄枯痔钉中含白及少或不含白及的发热率低。

（2）术后疼痛与枯痔钉成分无关，与操作不当有关。

（3）小便困难与枯痔钉成分关系不大，与手术部位有关。

（4）大出血：异物钉组和黄白钉组各发生1例，这除了与插钉过密有关外，还因异物枯痔钉不含消炎药，内痔插钉后痔核炎症扩大，局部感染后侵蚀痔动脉而并发大出血。所以在枯痔钉中加入适当的收敛、杀菌和消炎药物，对防止术后感染和大出血有一定意义。

（二）疗效观察

效果	含砒钉		三黄钉		异物钉		黄白钉		二黄钉一号		二黄钉二号		合计	
	例数	占比（%）	例数	占比（%）	例数	占比（%）	例数	占比（%）	例数	占比（%）	例数	占比（%）	例数	占比（%）
治愈	953	98.3	1538	97.9	629	93.9	637	97.7	228	84.45	81	81	4066	95.8
好转	15	1.5	20	1.3	41	6.1	15	2.3	42	15.55	19	19	152	3.59
不明	2	0.2	13	0.82	0	0	0	0	0	0	0	0	15	0.61
小计	970	100	1571	100	670	100	652	100	270	100	100	100	4233	100

从上表的疗效观察中，二黄枯痔钉组的疗效不如其他组高，这与操作方法有

关（该组由进修生操作多），与该组中纤维型内痔的比例高有关。枯痔钉疗法的目的是要在痔静脉丛及其间质中造成足够的炎症反应。而枯痔钉内含有较大量消炎药物是否会抵消炎症反应而影响疗效？还值得我们今后探讨。

（三）随访

对黄白枯痔钉治疗内痔 160 例进行随访，其中 I 期内痔 29 例；II 期内痔 63 例；III 期内痔 63 例；混合痔 5 例。

结果	半年		一年		二年		三年		合计	
	例数	占比（%）	例数	占比（%）	例数	占比（%）	例数	占比（%）	例数	占比（%）
正常	10	45.5	85	72.7	11	57.9	1	50	107	66.9
复发	9	40.9	24	20.5	7	36.8	1	50	41	25.6
再生	3	13.6	8	6.8	1	5.3	0	0	12	7.5
后遗症	0	0	0	0	0	0	0	0	0	0
小计	22	100	117	100	19	100	2	100	160	100

从上表看出，枯痔钉疗法没有后遗症，半年的复发率比较高，可能与当时内痔治疗彻底与否有关；一年随访的复发率为 20.5%。

五、体会

（1）通过枯痔钉机制的研究，认为枯痔钉治疗内痔的原理是"钉"起主要作用，所以枯痔钉的配方从含砒到无砒，使肝肾功能不好的和对砒有过敏的病人能够得到治疗，杜绝了砒对人体的异常反应，扩大了枯痔钉的治疗范围。从含多味药到无药（白粿枯痔钉），使枯痔钉的配方更简单，是否在枯痔钉内再加入某些药物，既要配方简单，又能提高枯痔钉疗效，减少治疗中反应和降低复发率，这是我们今后研究和探讨的课题。

（2）插钉与齿线的距离是影响疗效的关键，非腐蚀性枯痔钉与齿线的距离约 2mm 为妥。因为肛门直肠细小的动脉与静脉以直接吻合的方式构成洞状静脉，多集中在齿线附近，洞状静脉肌层发育不好，弹力纤维少，胶质纤维多，它的扩张是发生内痔的原因。我们在距齿线 2mm 处插钉，能使该部洞状静脉发生炎症反应，继以纤维组织代替，使齿线附近的内痔皱缩，对提高疗效和防止复发有积极作用。

（3）枯痔钉疗法可以用于暂时不能进行根治手术的各类型内痔出血和直肠黏膜出血患者，可以在出血点内插枯痔钉1~2条，作为止血疗法，疗效满意。

（4）混合痔的内痔部分比外痔大，而且内痔是血管肿瘤型（或静脉瘤型），外痔是静脉曲张型。用枯痔钉疗法不但疗效高，而且可以达到治内消外的目的。

（5）枯痔钉对Ⅰ期、Ⅱ期和Ⅲ期血管肿型内痔疗效较高，特别是初次使用枯痔钉疗法，疗效更佳。对于那些曾经多次动过内痔手术又复发的内痔和纤维型内痔疗效不理想。

本篇原名《枯痔钉治疗内痔核的探讨》，原载于《中医临床资料》（1981年由福州市中医院内部刊行）。

无痛结扎法治疗小儿肛门息肉

邓少杰

本人临床20余年，治疗小儿肛门息肉（"鸡心痔"）甚多，因无完整病历，故未作统计。自1956年参加市人民医院治疗鸡心痔5例，现明于下，以供同道参考。

一、症状

小儿便后下血无痛苦及其他症状，家长多认为肠热，给予清凉药剂，多未见效，日久引起贫血。

二、操作方法

令小儿大便后，息肉即可脱出，后将小儿仰面山膝抱起，使肛门突出。用丝线两条，第一条打一活结环在息肉根上轻轻收紧后，助手将线牵出，使息肉暴露，再用第二条丝线结扎息肉根蒂，打成死结后，把线剪断，将第一条丝线用力收紧，息肉即可掉下，然后外敷纱布块，用丁字带固定。

三、护理

第1天不让小儿啼哭和走路，第2天不让他大便，食流质1天，不必换药，即能根治。

四、本治疗法的优点

（1）小孩无痛不怕。

（2）医药费用低。

（3）无开刀，疗程短。

（4）一次即能根治。

（5）治愈率达100%。

（6）无后遗症。

本篇原名《无痛结扎法治疗小儿鸡心痔（即肛门息肉）》，原载于《论文汇编（第一集）》（1958年由福州市中医院内部刊行）。

双金钱合剂治疗直肠脱垂

邓少杰　陈雅英　阮新贵　李楚銮

直肠脱垂为福州市人民医院肛门科治疗内痔中最常见的并发症之一，其他原因引起者亦不少，如久痢、便秘、包茎、膀胱结石、前列腺肥大、直肠内肿瘤等。其治疗方法虽多，但迄今尚乏令人满意者。我科门诊及住院求治者亦不少，与内痔并发者，部分施行枯痔钉插药疗法，因黏膜引起非化脓性炎症病变后，黏膜紧张，就能使其直肠不再脱垂，但尚有一部分内痔经插药疗法后直肠脱垂仍遗留不愈。

祖国医学文献中记载的单方、验方很多，如鳖头焙灰调香油涂于脱出部、断肠草烟熏等方法。中医认为此证多因气虚所致，凡老人气血已衰、小儿气血未壮，及生产、久痢用力太过者所致，虚则肛脱，法宜升补，如大剂补中益气汤主之。福州市人民医院拟订双金钱合剂辨证论治加草药治疗直肠脱垂，其疗效尚满意，现介绍如下。

一、治疗方法

以草药双金钱、过冬梨、千斤拔各 30g 为主药，称为"双金钱合剂"，气虚甚者，是为虚型，加榕须 30g；肺热和肠热甚者，其为热型，加马齿苋 30g。

（1）虚型：面色㿠白，舌质淡，苔薄白，脉濡软或沉，便溏或软，头晕，神疲，肢冷。

处方：双金钱合剂加榕须 30g，炖服，每日 1 剂，连续 3 次为 1 个疗程，一般只需 1 个疗程，中等者需 2 个疗程，重者需 3 个疗程。服药后，一般无不良反应。

（2）热型：面赤唇紫，心烦，口苦咽干，便结溺赤，腹痛或里急后重，大便出血，脉弦数，舌质红，苔净。

处方：双金钱合剂加马齿苋 30g，服法同上，服药后亦无不良反应。

二、疗效观察

为进一步研究其临床疗效，肛门科与草药科配合，以草药为主辨证分型治疗 57 例，其中虚型 25 例，热型 32 例；单纯性脱肛者 20 例，内痔合并脱肛者 37 例。肛门脱垂合并内痔者须枯痔钉与汤药并用，无内痔合并者只要单用汤药。疗效标准按照痊愈、好转、无效进行评估。痊愈者经治疗后，解大便时，直肠完全不脱出；好转者是解大便时可脱出，站立时又可自动收缩回不需其他辅助；无效者是指解大便时仍可脱出不能收回。痊愈者 48 例，占 84.22%；好转者 3 例，占 5.26%；无效者 3 例，占 5.26%；资料不明者 3 例，占 5.26%。其中服药次数 3 次者 37 例，占 64.9%；服药 6 次者 15 例，占 26.3%；服药 9 次者 5 例，占 8.8%。其疗效尚属满意。

三、典型病例

· 案例一

郑某，男，2岁。

家属代诉：一个月来，便后常有脱肛，患儿面色㿠白，大便溏，舌质红，苔薄白，脉滑。属虚型。给予双金线合剂加榕须30g，连服3剂，即见痊愈，恢复正常。

· 案例二

陈某，男，31岁。

一年来便后下血并有脱肛，常感口苦、咽干及便秘，脉象弦数，舌质红，经检查有痔核合并直肠脱出。属热型。先用枯痔钉插药后，内痔出血停止，便后脱肛仍有。经服双金钱合剂加马齿苋30g，连服3次为一疗程，脱肛亦愈。随访半年，未见复发。

四、讨论

（1）直肠脱垂是肛门疾患中常见而较难治疗的疾病，教科书及文献中发表的治疗手术方法，不下十数种。如直肠悬吊术，但须由腹腔施行较大的切口，术后皆有排便排尿时下腹部轻微疼痛，半个月后逐渐消失；环状黏膜切除术对脱出甚短之病例可以用，但术后伤口不易愈合，且常有后遗肛门狭窄或括约肌松弛，术后出血者亦多见；骨盆底成形术及直肠后壁填塞术的术后再发率，皆超过半数。国内外学者亦有主张采用姑息保守疗法，如酒精直肠旁注射疗法，疗效虽好，但尚有少数病例发生肠壁坏死和直肠周围组织化脓等并发症；普鲁卡因骶前封闭疗法。小儿科对痢疾合并直肠脱垂的病孩14例，采用中药补中益气汤加鬼针草，全部治愈，尤其目前结合中西医的综合疗法以及草药单方等土洋并举方法，确是值得进一步研究与推广。

（2）双金钱合剂及其加味的药物，均是福建最常见的青草药，其药源丰富，药价亦廉而疗效尚称满意，确是符合总路线的多、快、好、省精神，尤其目前某些常用补品药物供应比较困难时，更具有现实意义。

（3）双金钱又称双钱排，属于豆科山蚂蟥属，生于荒地、山坡，只用其根才有效，性味苦平，其功用有活血祛风、化气镇痛、祛除湿滞、补中益气等作用，故体虚久病者可用。除治疗脱肛外，对子宫脱垂、疝气等亦甚见效。阮新贵医师用此草已有十几年临床经验，在治疗体力虚弱者之内脏肌肉松弛病例时，如能给予鸡、羊之类同服，效果更佳。过冬梨，又名重阳木，其性凉，具有清热降火之功。千斤拔又名牛筋草（《植物华名录》）、牛顿草（闽南），学名是蟋蟀草（《嘉兴府志》），是禾本科稷属植物，性味甘平无毒，功用有清热解毒消炎、升阳益气，民间亦有用单味治疝气下坠者而见效，闽南为防治乙脑的特效药。榕须就是榕树的须根，是桑科榕属植物，《本草纲目拾遗》说能治牙根动摇者，福州草药医以其须根力气大，功同参须，有升提作用，别名罗须根，以单味 60g 治疝气甚见效。药源在闽粤较多，如能以补品入药应用则价值更高。马齿苋又称五行草、瓜子草，是马齿苋科马齿苋属，药用全株，性味酸寒无毒，有清热解毒、散血杀虫之功，常用于痢疾及血淋下血脱肛之疾，生长于田间或废地，是极为普遍之药草，故药源甚易获得，亦可作菜食用。据金锦仁报告对痢疾杆菌有抑制作用。至于合剂之互相作用对人体的机能上起什么样的机制，而能够治疗因直肠肛门周围支持组织之缺陷，有待今后进一步研究与探讨，现先把通过临床的疗效结果资料作一报道，以供同道参考，并希予以指正。

本篇原名《"双金钱合剂"治疗直肠脱垂 57 例的临床疗效观察》，原载于《论文汇编第四集》（1962 年由福州市人民医院内部刊行）。

痔疮膏、油、栓的临床应用

肛门科　药房

我们从 1956 年起在肛门科应用痔疮膏、油、栓治疗痔核发炎等肛门疾病，至今已有 20 年，觉得痔疮膏、油、栓在清热、解毒、消肿、止痛、生肌等方面，都有一定疗效，且没有副作用，今介绍如下，供同志们参考。

一、药品组成

黄柏 120g，紫草 90g，生地黄 60g，当归尾 96g，冰片 15g。

二、煎制方法

由于用法不同而制成三种剂型：

（1）痔疮膏：将上述原料加生油或麻油 1000g，浸 4~8h 倾入铜锅，文火煎沸至药枯为度（约 50min），以纱布滤过药渣，加蜂蜡 300g 熔融，再加冰片，搅匀，使其冷却，即成紫红色软膏。

（2）痔疮油：原料与煎法同上，把蜂蜡改为凡士林 240~300g（夏天多，冬天少），而成为适当黏稠度的紫红色油膏。

（3）痔疮栓：原料同上，加乌桕油 1000g，加蜂蜡 150~210g（夏天多，冬天少），而成为黏稠度较大的紫红色硬膏。立即装入预制蜡纸包装模型中，在室温内数分钟就凝为固体栓锭（约小指大，末端渐尖）。

三、药味解释

（1）黄柏：性苦寒，能泻相火、清下焦湿热，治痔疮、便血及各种溃疡。其主要成分有小檗碱及黄柏酮等，对大肠杆菌、伤寒杆菌、痢疾杆菌等有杀菌作用，故为消炎杀菌药。

（2）生地黄：性甘苦寒，有清热凉血之功能，去诸湿热泻实火，其主要成分有甘露醇及地黄素，能降血压，有强心及收缩血管作用等，因此能改善局部血液循环，促进创面愈合。

（3）紫草：性苦寒，有凉血活血、解毒滑肠之功，外用可治皮肤病、湿疹、恶疮及烫火伤、刀伤等。其主要成分有乙酰紫草素及紫草素，均易溶于油脂类，故宜于配制油类软膏剂。

（4）归尾：性甘辛温，有补血、行血、润燥滑肠作用，能治痈疽，排脓止痛。其主要成分有正丁烯基酰内酯及邻羟基苯戊酮（均系挥发油），而适合溶解于油脂中，有收缩血管消炎的作用，对伤寒杆菌、大肠杆菌、痢疾杆菌等有杀菌作用。

（5）冰片：性辛、苦，微寒。有开窍醒神、清热止痛、生肌之效。现代药理研究具有抗细菌、真菌，消炎止痛等作用。

综合以上5味之药性及功能，有清热燥湿解毒、泻火止痛之功，西医所谓消炎杀菌止血等作用。至于溶剂及赋形剂中的麻油、蜂蜡、凡士林、乌桕等只有辅助作用。如麻油养血润燥，消炎止痛；蜂蜡有凝血作用，并能防腐杀菌；凡士林为一般外敷保护创面润滑剂；乌桕油外敷能治肿毒，对疥疮亦有杀菌作用。

因此认为全方配用有杀菌、防腐、润燥、活血、消炎、止痛、生肌等作用，对于肛门科及一般外科均甚适用。

四、临床应用效果

我们在临床上使用以上3种剂型治疗内痔的发炎、嵌顿及插钉后换药、肛裂、溃疡等效果均甚满意。除1956~1960年的门诊及住院病历资料散失不全不计，及治疗内痔发炎、嵌顿及肛裂无从统计外，据1961年起至1976年5月止不完全统计，治疗内痔插钉后换药使用油剂及栓者达7000多例。

五、用法

（1）痔疮膏：对于肛门周围溃疡的疮面可以直接擦或涂于纱布上贴于患部。

（2）痔疮油：对于内痔插钉后换药、内痔核嵌顿回纳或手术后，用注射器吸取药油，每次注入肛门2~3ml。

（3）痔疮栓：内痔插钉后创面未愈而不能来院换药或内痔发炎暂不能插钉者，可先消炎消肿，每日大便后洗净肛口后纳入栓锭1个，每日1次，直至痊愈。

六、本药优点

（1）20年来临床应用于大量病例，证明其疗效满意，没有任何副作用。

（2）煎制简单，不同剂型适合于不同情况，而且使用方便。

（3）价格便宜，药源较广。

（4）随气候冷热之不同，其溶剂的硬度可以自动调节，使剂型稳定不变。

（5）除肛门科使用外，尚可推广于外科、皮肤科等使用。

《痔疮膏、油、栓的临床应用》原载于《中医临床资料》（1977年由福州市中医院内部刊行）。

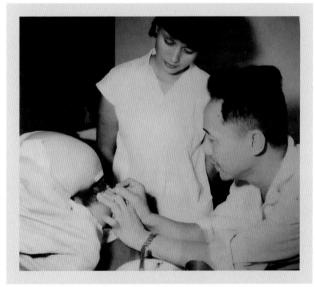

邓少杰临床诊疗照片

第十一节 张心根临证治验

369 例肛瘘切开疗法的探讨

张心根　治疗

龚　玢

肛瘘为痔瘘科常见疾病之一，且发病率仅次于内痔，因而对患者的健康和劳动力影响很大。中西医的共同治疗原则是去掉瘘管，切开引流。但西医切开或切除管壁组织较多，因此其切口较大，愈后多遗留较大的瘢痕，可引起肛门畸形、移位或狭窄等合并症，而且痛苦较多，疗程较长。中医采取简单的开刀或挂线疗法，使瘘管的管道打开后，再敷以药物，达到治愈目的。挂线是利用丝线的拉力或兼有线上浸有腐蚀药来割开管壁达到与开刀相同之目的。

十几年来，全国各地对于肛瘘的治疗都本着"双百方针"的精神，提出不同的治法和不同的看法，如简易开刀法、挂线疗法、开刀和挂线法、插药疗法和烟熏疗法等，以达到提高疗效、减轻患者痛苦、缩短疗程的目的。

福州市中医院开院以来对肛瘘的治疗在临床上也做了一些工作，使用药物虽然不断变化，但手术方法总不离切开与引流，兹将有关问题提出商榷，希批评指正。

一、手术方法

患者术前排便或行灌肠后，令其采取患侧卧位、屈双膝以暴露臀部，手术区常规消毒，于瘘管切开处注入 2% 普鲁卡因溶液 3~4ml，持探针从瘘管外口徐徐插入；另一手指（附指套）插入肛内寻找内口，探针头由内口穿出并牵出肛门外，后以手术小刀循管道割开瘘管，然后将开放伤口周围不整齐边缘剪除修整，最后撒上药散并以纱布压迫包扎。

二、疗效观察

几年来，福州市中医院应用同一手术方法，使用不同的药物来治疗肛瘘，其疗效也有所差异。兹分组观察如下。

（一）三黄散组

取大黄、黄连、黄柏等量研末备用，治疗肛瘘 178 例，其平均治疗天数为 20 天。

（二）白及散组

取白及研末消毒备用。治疗肛瘘 158 例，平均治疗天数为 26.6 天。

（三）瘘管部分切开＋肾上腺素组

以肾上腺素蘸棉花上敷创口，第二天后用凡士林纱布换药，治疗肛瘘 163 例，平均天数为 21.6 天。

（四）黄豆粉或麦粉组

取黄豆或麦子磨细末后高压消毒备用，治疗肛瘘各 1 例，均于第 14 天告愈。

（五）生肌散组

取煅石膏 30g、冰片 0.3g 同研末，和匀备用，治疗 7 例，平均治疗天数为 13.4 天。

（六）生肌止血散组

即三黄散、白及和生肌散各等量，治疗肛瘘 24 例，平均治疗天数 21.4 天。

以上各组比较，以生肌散组的疗程为最短，且创面干净，撒在创口上亦无刺激性疼痛，因此认为生肌散的疗效是比较满意的，而黄豆粉、麦粉等的疗效亦不差，但病例太少，目前尚在继续使用观察中。

三、讨论与体会

（1）生肌散的方义是"解毒去腐则肉自生"。名称虽同而古代诸家的处方各异，如《活法机要》方是寒水石（即石膏）、滑石各 30g，乌贼骨、龙骨、淀粉、密陀僧、白矾灰、干胭脂各 15g，研末备用。而《证治准绳》中则有不同的 3 方，最多者为《疡医大全》中有不同的 9 方。现代各地所列生肌散处方亦各有不同，含药多者竟达 20 余味。如天津市第一医院痔瘘科所用生肌散为石膏、炉甘石等 20 味，而周锋氏则用煅石膏、海螵蛸、白芷、乳香、儿茶、龙骨、血竭、冰片、珍珠粉等 9 味。我们因为要达到便于观察其药性作用，故不采用繁多复杂的药味处方，仅以煅石膏、冰片 2 味组成。按煅石膏有祛瘀生肌的收敛作用，但对链球菌、葡萄状球菌等几种常见致病菌都无抑菌作用；冰片外用有消炎止痛之功，故本方有祛瘀、生肌、消炎、止痛的作用。

（2）不论中西医，治疗肛瘘的原则都是要去掉瘘管、扩创引流，所以必须找到其瘘管外口和内口，打开管道成为开放性创口，然后给以各种不同的药物以排除管壁并促进其肉芽组织的生长，从上述各组使用药物的成分来看，其杀菌、消炎能力最强者应该是三黄散组，其中所含 3 种中药均有很强的杀菌能力，但其治疗天数并不是最理想的（长达 20 天），是否因杀菌、消炎药物会影响肉芽组织的生长，其疗效还不如没有杀菌能力的黄豆粉、麦粉等，更不及生肌散，尚有待进一步研究。因此我们认为，治疗瘘管的原则主要是"切开、引流"。切开的目的是使创面扩大，管道暴露，为引流创造条件；引流的目的是去腐排毒，为生肌创造条件；所谓"解毒去腐则肉生"就是对瘘管治疗机制的概括。我们在上述 6 组的治疗中，基本是符合这个原则的。但由于应用的填塞物不同，所引起的引流作用也有所差别。从这 6 组的填塞物论，除肾上腺素主要填塞物是纱布外，其余 4 组都是粉状，我们称此种粉状填塞物为"变形填塞物"，它比纱布更容易随着创口的形状而变形，且其间隙较多，因此引流通畅，疗效亦佳。纱布作为填塞物，由于它容易粘连创面，换药时会引起出血及疼痛，且血液分泌物等常干涸在纱布上，而妨碍其引流通畅。白及粉止血效果虽好，但因所含黏液质甚多，与水分混合后变成胶状，使创面不洁、引流不畅；而豆粉及麦粉均为颗粒状，不溶于水，且颗粒之间的间隙较多，便于引流。生肌散中主要是煅石膏（含 99.9%）。石膏系针状的结晶体，不溶于水，火煅后失去结晶水变为粉状，遇有水分又吸收水分恢复为含有结晶水的针状结晶体，故煅石膏能吸水使创面干洁，其结晶体间的间隙比颗粒状为多，因而更有利于引流。因此我们认为生肌散是比较理想的填塞物，能达到治疗肛瘘的"切开引流"疗法的目的。

（3）挂线疗法：是借药线结扎或其他线类结扎的机械作用和本身组织的功能而割开管道，使管孔敞开后再用化腐生肌的药物达到治疗的目的。其疗程比开刀要多 3~7 天，因为借线的拉力而割切管道，因而拉线的松紧起主要作用，即使应用极紧线法也须 2 天以后才能脱线，且其术后疼痛较烈，必须待脱线后痛才缓解，如用拉不紧法或铅锤法则脱线须迁延至 1 个月或更久；以改良的橡皮线为挂线，其脱线也须 4~7 天，在此期中也比较疼痛，须服镇痛药。挂线的目的与开刀相同，故其作用机制亦不例外，也是达到"切开引流"疗法而已。

（4）通过上述的疗效观察结果分析，认为治疗肛瘘，不论采用任何手段，凡是能达到"切开引流"的目的，不管开刀、挂线都能治疗肛瘘。

《369 例肛瘘切开疗法的探讨》原载于《中医临床资料》（1975 年由福州市中医院内部刊行）。

第十二节 孙浩铭临证治验

妊娠恶阻的辨证论治

孙浩铭

妊妇发生恶心呕吐、胀闷不食，古人称之为恶阻，其证相同，其因不一。作者在临床上常见有"肝火乘胃""痰饮壅滞""脾胃虚弱""肝胃不和"等所引起的妊娠恶阻。

一、辨证论治

（一）肝火乘胃恶阻

· 案例

王某，女，25岁。

妊娠3月，恶食，食则呕吐，头目眩晕，颧赤心烦，口苦咽干，脘胀微痛，四肢疲怠，舌质红，苔黄，脉弦滑数。此肝火旺盛，挟胃气上逆，治宜清肝安胃，用半夏泻心汤加减。处方：生半夏3g，北沙参15g，川黄连3g，枯黄芩4.5g，干姜3g，焦甘草2g，泡吴茱萸3g，紫苏梗4.5g，豪猪肚4.5g。

二诊：连服3剂，呕吐已平，能进面食，唯恶心口苦，薄暮恶寒，早晨微热，两胁作疼，舌苔黄，脉滑数已减，但见弦滑，按脉证乃少阳枢机不转，取小柴胡汤加减继治。处方：软柴胡4.5g，枯黄芩4.5g，煮半夏6g，生姜2g，生竹茹9g，干荷叶6g，盐陈皮3g，盐砂仁3g。服2剂而愈。

按　本例患者头目眩晕，颧赤心烦，口苦咽干，此木火上升，即《黄帝内经》所谓"诸逆冲上，皆属于火"。恶食，食则呕吐，脘腹微痛，乃厥阴肝火挟胃气上逆。脉弦为肝横，数为热象，滑主有孕。舌质红，苔黄色，属阳明燥热。综上诸症，显系肝火乘胃。盖子宫经络终于胃口，厥阴经脉抵少腹，环阴器，受孕之后，胞门闭

第五章　杏林撷英

413

塞，胎气内阻，厥阴热气挟胎气上逆于胃而成恶阻。治法取实则泻其子，故用半夏泻心汤泻心火、清肝热而安胃气，即所以固胎元。方中用芩、连泻心火，即所以清肝热；半夏、沙参、干姜、甘草启太阴之机，壮阳明之气，以收止呕、纳食之功；去大枣恶其甘缓，加苏梗疏气安胎，豪猪肚入脾胃促进健运，吴茱萸佐半夏益彰止呕之效。服 1 剂病如故，知药未胜病。2 剂呕吐瘥。3 剂后呕吐止，胃口开，能进面食，但尚有恶心口苦，微觉寒热，两胁疼痛，舌苔未退，数脉已减，但见弦滑，此为热邪欲去而流连于半表半里之间，故用小柴胡汤转少阳枢以解之，服 2 剂症状若失。

（二）痰饮壅滞恶阻

·案例

孙某，女，33 岁，1963 年 5 月 8 日初诊。

结婚多载，尚未孕育，于本年 3 月间经水停来，恶心呕吐，常唾清涎，饮食少进，头眩肢酸，择食而食即厌恶，中脘失舒，脉象近滑，舌苔薄白。此因痰饮停留，中焦失运。治宜温脾健胃、蠲饮化痰，以丁香柿蒂散加味。处方：公丁香 3g，干柿蒂 9g，干姜 3g，云茯苓 9g，煮半夏 9g，炊荷叶 9g，川厚朴 3g，黄皮果 10 枚，盐砂仁 2g。

服 2 剂，呕吐平，清涎减少，诸恙随愈。

按 脾为阴土，胃为阳土，脾主输，胃主纳，为生化之源。今受孕之后，血聚养胎，机体变化，中焦纳运失职，痰饮留滞，随气上升，故口唾清涎，呕吐频作。脉滑主孕，舌白主寒，病所脾胃，病性偏寒，苟非温通中阳，何能消除阴翳。故取丁香之辛温纯阳暖胃，柿蒂苦温降气止呕，干姜温通中阳消痰定吐，茯苓、半夏和胃蠲饮，炊荷叶助脾胃而升发阳气，川厚朴苦温调中，黄皮果理气，砂仁和胃醒脾。

（三）脾胃虚弱恶阻

·案例

赵某，女，39 岁，1963 年 10 月 16 日初诊。

相继生育子女 4 人，幼女哺乳期 20 个月，日常四肢无力，大便溏薄，已停止给乳 4 个月，月经尚未来潮。旬前阴中漏红少许，旋即自止，精神困倦，眩晕健忘，心悸善惊，夜难熟睡，胸脘胀闷，恶心呕吐，食不甘味，口干痰多，腰酸特甚，肌肉瘦削，不离床褥已4月余。诊其脉寸关滑象显著，唯两尺甚弱，舌质淡，舌根苔黄浊，中薄、尖无苔。脉证互参，认为痰热盘踞中焦，脾胃纳运无权，肝肾营阴不足，虽有受孕之象，但胚胎恐难成长。治宜先从清热化痰、调理脾胃入手，取橘皮竹茹汤进退与之。处方：新竹茹15g，盐陈皮3g，白茯苓9g，杭白芍6g，紫苏梗3g，川续断15g，盐砂仁3g，黄皮果20枚。

翌日舌苔微黄，脉象如前，精神舒适，恶心呕吐稍平，食欲略振。此乃痰热渐清之兆，宜进一步治疗，用补脾健胃、滋肾柔肝法，使资生有力，胎荫自足，以六君子汤合二至丸加味。处方：炊福参9g，漂白术6g，云茯苓12g，盐陈皮3g，煮半夏6g，女贞子15g，墨旱莲9g，川续断12g，枯黄芩4.5g，杭白芍6g，粉甘草3g，盐砂仁2g。

第三天精神较健，食量增多，唯腰酸未已，乃照前方倍用续断，加生杜仲12g、金狗脊18g。连服3剂，诸恙蠲除，腰酸若失，行坐自如，计住院5天，服药5剂，治愈出院。

按 该患者生育子女4人，每胎间隔不远，皆自己喂奶，最后产幼女，哺乳期过长，竟达20个月之久。断乳4个月，月经未潮而又怀孕，其鞠养过劳，内体亏虚可知。今据症状分析，头目眩晕，心悸善惊，夜睡不宁，精神困倦，四肢无力，腰膝酸楚，乃知肝肾营阴不足、胎元不固，漏红亦基于此。胸脘胀闷，恶心呕吐，食不甘味，口干痰多，此乃脾胃虚弱，痰热中阻，纳运失职，胎荫弗敷、胎气妄动，致生恶阻之象。舌根黄浊，是属痰热；脉滑主孕，两尺无力，是为肾虚；素多便溏，中土久衰。盖脾胃为水谷精微资生之本，肝肾与胞胎相关，乙癸之源不充，营阴何由而足？水愈亏则木愈横，冲任之脉匮乏，胎元无以濡养，故有流产之虞。治法先清痰热，继健脾胃，再与滋养肝肾以固其本，故获速效。

（四）肝胃不和恶阻

· 案例

陈某，女，34岁。

经停将近2月。近来憎寒近衣，胸胁满闷，倦怠嗜睡，呕吐厌食，曾进表散之剂，憎寒不解，呕多酸水，二便自调，舌苔淡白，脉象左关弦、右关濡、两尺有力。互参脉证，属木强土弱、肝胃不和，乃妊娠恶阻之象。拟以疏肝和胃，取景岳解肝煎加味主之。处方：紫苏梗4.5g，茯苓12g，煮半夏6g，盐陈皮3g，川厚朴4.5g，杭白芍4.5g，盐砂仁2g，新竹茹9g，玫瑰花5朵。服药1剂，即告痊愈。

按　本例从症状来辨，胸胁满闷属肝气失调，胁为肝之分野，络脉所过，气滞络阻则满闷不舒；木失曲直之性则化火作酸；憎寒无热非外感之邪，乃木气内郁而外反见寒象；厌食呕吐是木克土位；脉左关弦、右关濡、左属肝、右属胃，弦为肝旺，濡为胃弱，一强一弱，是为肝胃不和之征；尺脉有力，即《黄帝内经》所谓"阴搏阳别，谓之有子"。方取景岳解肝煎解肝之郁，削肝之气，醒脾之气，使其平衡，则肝胃和谐，则所有见症自除。

二、结语

以上4例（均经蛙试为阳性），由其病因、病理、病症的不同，故不能执一法以为治。如例一是因肝火旺盛，挟胃气上乘而致恶阻，故宜泻心火、清肝热、安胃气。例二由于血聚养胎、中焦失运、痰饮壅滞而致恶阻，治以温胃健脾、蠲饮化痰。例三是痰热盘踞中焦、脾胃纳运无权、肝肾营阴不足而致恶阻，治法先从清热化痰、调理脾胃法入手，继以扶脾补胃、滋肾柔肝。例四为木旺土弱、肝胃之气不和而致恶阻，治法解肝之郁、削肝之气，使其平衡，则肝胃和谐。

《妊娠恶阻的辨证论治》原载于《论文汇编（第九集）》（1964年7月由福州市人民医院内部刊行）。

中医方药治疗炎症

孙浩铭

西医所谓炎症现象就是局部红肿热痛功能障碍甚至引起全身症状体温升高、

血常规变化、白细胞增多等，根据祖国医学辨证论治，对上述证候，收到良效，兹举病例分述于后。

一、案例举要

（一）产后乳痈未成脓（乳腺炎）

· 案例

何某，女，26岁，1963年12月16日初诊。

体温39℃，产后12天于昨日起左侧乳房红肿，乳头破损，痛不可触。恶寒，发热，头痛，目眩，身痛，汗出，胃脘胀闷，饥不欲食，食则呕吐，痰多白黏，无咳嗽、腹痛，瘀血续下，舌质红，舌苔黄浊，脉浮弦数大。血常规：白细胞15.26×10^9/L，中性粒细胞88%，淋巴细胞11%，单核细胞1%。

风热伤于阳明、厥阴，乃至乳房发生红肿热痛，外现寒热。治宜疏散风热、解毒行气。处方：①外贴消肿膏。②六神丸20粒，分2次吞。③蒲公英30g，浙贝母9g，瓜蒌12g，荆芥穗4.5g，葛花9g，苍术6g，川厚朴6g，吴茱萸4.5g，益母草4.5g，生熟楂9g（各半）。服1剂。

二诊：体温36.5℃，乳房红肿消退过半，痛亦减轻，寒热均罢，胃脘胀松，食量增加，呕吐已平，精神轻快，身有微汗，舌上浊苔未退，数脉已减，尚有浮弦。复查血常规：白细胞9.9×10^9/L，中性粒细胞75%，淋巴细胞21%，嗜酸性粒细胞4%。以昨方去葛花再服1剂，外贴消肿膏。

按 产后气血两亏，易感风邪，风湿壅阻于厥阴、阳明，二经通及乳部，又因护理不周，秽浊沾染乳头皮肤破损之处，遂致乳腺闭塞、乳汁不通、乳房红肿作痛，引起壮热恶寒、头痛身疼；且病中强进肥甘，停积不消，化为痰湿，中焦轴运失常，则胀闷呕吐随之而作；脉来浮弦数大，已现风热之微，舌苔黄浊是属湿热聚积之象。按证据脉，可知病性属实，但应勿忘于产后，药以六神丸、蒲公英、浙贝母、瓜蒌、益母草解毒消肿、散结通络；葛花、荆芥解表祛邪；苍术、吴茱萸、厚朴、生熟楂燥湿温中，以消运停积。

（二）感冒风暑喉门红肿（上呼吸道感染并扁桃体炎）

· 案例

李某，女，20岁，未婚，1963年7月22日初诊。

昨天起病，热重寒轻，汗出近衣，喉门红肿，头痛身痛，咳嗽痰黄，鼻流涕，食少乏味，今晨大便溏泻1次，舌苔黄厚，月经18岁初潮后，迟速无恒，多少不定，现在正当行经第4天，量中等。体温39.8℃，脉浮数，肺呼吸音粗糙。血常规：白细胞12.5×10^9/L，中性粒细胞86%，淋巴细胞14%。

风暑犯肺，喉头红肿，暑多挟湿，故汗出近衣。治宜芳香散邪，方选香薷饮加味。处方：香薷3g，赤小豆30g，川厚朴4.5g，杏仁4.5g，桑叶4.5g，白芷3g，绵茵陈15g，葛花9g，连翘9g，板蓝根15g，南山楂9g。服1剂。

二诊：体温37℃，昨药服后大解2次，汗出，今晨热退寒罢，口苦，饥而食少，脉未平。复查血常规：白细胞9.1×10^9/L，中性粒细胞76%，淋巴细胞23%，嗜酸性粒细胞1%。此余邪未尽解，照上方再服1剂。

三诊：体温37.3℃，今晨又有恶风、微热、头痛、流涕、喷嚏、食少、腹痛肠鸣，大便溏泄1次，肛门有灼热感，此为暑湿侵迫肠间，取清暑化湿之剂继治。处方：防风4.5g，青蒿4.5g，扁豆花9g，枯黄芩6g，杭白芍6g，川厚朴4.5g，槟榔9g，泽泻15g，香连丸4.5g，开水送服。

四诊：体温37.1℃，恶风微热，溏便1次，溲少。风湿未罢，改芳香轻剂与之。处方：青蒿4.5g，紫苏梗4.5g，黄郁金3g，川厚朴4.5g，砂仁2g，赤小豆9g。

五诊：体温36.7℃，寒热均罢，下利已止，唯精神疲乏、四肢无力，食欲不振，口淡嗳气，月经持续8天，本日尚有少许，治以扶脾化湿继之。处方：苍术9g，白术9g，炊荷叶9g，川厚朴4.5g，茯苓9g，紫苏梗4.5g，煮半夏6g，稻香陈3g，盐砂仁3g，玫瑰花5朵（冲），甘草3g。

六诊：体温37℃，食量稍佳，今晨汗出恶风，肠鸣，大便溏泄2次，肛门灼热，小便短赤，舌苔薄燥，喉红，脉象未平，暑湿未清。治以调和肝脾、升清降浊。处方：四逆散12g，香连丸4.5g，防风4.5g，川厚朴4.5g，茯苓9g，泽泻9g，鲜荷叶9g。

服 1 剂不再来，隔 2 个月后患他疾又来门诊，叙及上次服最后 1 剂药后，症状完全消除。

按 本例风暑外侵，湿邪内困，清阳不升，微寒壮热，汗出近衣，故借芳香之辛温发越阳气，桑叶、枇杷叶、苦杏仁、葛花宣上焦解表邪；茵陈、山楂、厚朴、赤小豆、白芷、板蓝根温运中焦，化痰湿，渗利小便。一剂血象恢复正常热解，但脉象未平，时有微寒轻热，大便溏薄是为湿滞、暑邪不能清除之象，又以芳香胜湿、解暑泄热方药继治，5 剂而愈。

（三）妊妇肺伤风（上呼吸道感染炎症）

· 案例

叶某，女，25 岁，1962 年 6 月 4 日初诊。

妊娠 8 个月，发热恶寒已 3 天，本日壮热恶风，气促，咳嗽不爽，头痛，腰酸腹痛，口渴，胃纳不佳，大便溏泄已 10 余天，每天虽通 1 次而便意时作，小便短赤，溺道灼痛，两腿浮肿，按之凹陷。舌苔薄，浮弦数。体温 39.3℃，脉搏 110 次 / 分，血常规：白细胞 11.4×10^9/L，中性粒细胞 81%，淋巴细胞 19%。

风热犯肺，风为阳邪，阳从热化，故先见发热恶寒，今则高热、恶风、头痛、咳嗽不扬，肺气膹郁之象显然。治宜宣肺解表，佐以清热安胎。方以三叶三花加味。处方：桑叶 4.5g，紫苏叶 4.5g，鲜荷叶 9g，葛花 9g，厚朴花 4.5g，玫瑰花 5 朵，连翘 9g，赤小豆 30g，白芷 3g，枯黄芩 4.5g，车前草 24g。1 剂。

二诊：昨服药后夜间热渐减，本日体温 37.6℃，恶风已罢，汗出，喜当风乘凉，咳嗽头痛，小便短赤，脉象弦数。以昨方再服 1 剂。

三诊：脉搏 88 次 / 分，体温 37.3℃。复查血常规：白细胞 7.2×10^9/L，中性粒细胞 82%，淋巴细胞 17%。头已不痛，微热未撤，咳嗽，腰酸，腿肿，脉浮滑，舌苔薄，此为痰湿邪未清，前方改轻再服 1 剂。处方：桑叶 4.5g，紫苏叶 4.5g，枇杷叶 9g，干葛花 9g，黄芩 6g，连翘 9g，赤小豆 12g，白茅根 12g，甘草 3g。

四诊：体温 36.5℃，热已解，唯咳嗽痰黄喉痒，口渴喜温饮，头面颈部蒸热汗出，腰酸，大便 2 日未下，舌苔薄黄，舌尖红，脉弦滑。此为风邪解后肺热未清，痰湿逗留，取千金苇茎汤加减以肃肺气而清痰热。处方：苇茎 15g，冬瓜仁

9g, 薏苡仁 15g, 桑白皮 9g, 半夏 6g, 陈皮 3g, 黄芩 6g, 白茅根 15g。2 剂。

按 孕妇表卫不固, 风邪犯肺, 为阳邪易, 肺气膹郁, 肺络受伤, 故壮热、恶风、头痛、咳嗽不扬、呼吸急促, 且肺与大肠相表里, 肺热迫于肠间而作腹痛便意。治法先取桑、枇、苏三叶入肺络散邪宣郁, 葛花、连翘解表清热, 黄芩、茅根、甘草既有助退热又可安胎元, 服一剂壮热解恶风罢, 再一剂汗出喜当风纳凉, 痰黄咳稀、口渴喜饮、数脉虽减、舌苔仍黄, 知余热未平, 用苇茎汤加减以善其后。

（四）伤风（呼吸道炎症）

· 案例

饶某, 女, 19 岁, 未婚, 1964 年 5 月 18 日初诊。

昨起发热, 头痛, 咳嗽, 流涕, 喷嚏, 语声重浊, 痰白, 心悸, 胸痛肢楚, 精神疲乏, 二便自可。月经史: 12 岁月经初潮后每 28~30 天一至, 历程 6 天, 量中等, 当经腹痛, 末次月经 1964 年 5 月 7 日。舌苔白滑, 脉浮滑数。体温 38.6℃, 喉壁红, 肺音粗糙。血常规: 白细胞 12.05×10^9/L, 中性粒细胞 79%, 淋巴细胞 20%, 嗜酸性粒细胞 1%。

风邪伤肺致生发热、咳嗽、胸痛诸症, 治宜祛风宣肺。方选桑菊饮加减。处方: 鲜桑叶 6g, 菊叶 9g, 连翘 9g, 桔梗 4.5g, 苦杏仁 4.5g, 薄荷 4.5g, 淡豆豉 9g, 葱白 9g, 葛花 9g, 板蓝根 9g。1 剂。

二诊: 昨药服后汗出, 今晨肌热已解, 尚有咳嗽涕嚏, 痰转黄色, 口渴喜冷饮, 头痛、胸痛瘥, 本日不大便。舌苔薄白, 质如常, 脉浮滑数。体温 37.1℃。复查血常规: 白细胞 12.5×10^9/L, 中性粒细胞 80%, 淋巴细胞 19%, 嗜酸性粒细胞 1%。肌热虽罢, 风邪未解, 势已化热。治宜辛凉宣肺清热。照前方加鲜芦根 30g, 鲜枇杷叶 9g。服 1 剂。

三诊: 头痛、胸痛、肢楚、恶心、口渴、心悸等症消除, 舌苔已退, 脉平, 唯咳嗽一二声, 体温 36.8℃。复查血常规: 白细胞 8.05×10^9/L, 中性粒细胞 52%, 淋巴细胞 39%, 嗜酸性粒细胞 9%。病已告愈, 可以勿药。

按 肺为娇脏, 职司呼吸, 外合皮毛, 易受邪侵。本例病机由于风邪从口鼻犯肺, 肺络既伤, 气道不畅, 咳热、涕嚏、头痛、胸疼等症随生; 脉浮乃风邪在表, 数为热象，滑主有痰。病方 2 日，受邪未深，以桑菊饮进退为治，取轻清上达、解表出邪，2 剂而愈。若用峻剂则药过于病，匪特不能中窾，反伤正气，遂难胜邪；至于热退，脉不随之而平，是为邪热未尽，犹虑症状反复，故依前法而底定之。

二、结语

上述 4 例患者都是发热、白细胞增多、血常规明显异常，即西医所谓炎症。祖国医学无此名称，但在辨证主导下选方用药亦可收到良好效果，如例一产后乳痈，乳房红肿作痛，高热恶寒，白细胞增多，相当于西医乳腺炎。按中医辨证内服六神丸、蒲公英、浙贝母等药外敷消肿，治疗 2 天用药 2 剂而愈。例二感冒风暑，寒热头痛、咳嗽、喉门红肿，血检白细胞增多，相当于西医上呼吸道感染，以香薷散加味服 1 剂热退，血象恢复正常，尚有流涕喷嚏、便溏等症，又以宣解之剂继治告愈。例三妊妇肺伤风，壮热恶风，气促咳嗽，白细胞增多亦似呼吸道炎症。用三叶三花：翘赤芩芷车前草 3 剂热解，复检白细胞降到正常，咳嗽痰黄等症未除，又以苇茎汤继之而愈。例四伤风、发热、咳嗽、胸痛、白细胞增多，亦属呼吸道感染，以桑菊饮加减服 1 剂热解、咳瘥、脉亦平，复查白细胞未减，前方加味续进 1 剂，咳嗽胸痛等症消除，再检查白细胞恢复如常。本人学识浅陋，姑以管窥之见请益于同道诸君。

《中医方药治疗炎症》原载于《论文汇编第九集》（1964 年 7 月由福州市人民医院内部刊行）。

谈月经过多

孙浩铭

月经过多是妇女月事失常症状之一，是较常见的疾病。临床特点是经血大量流出，或流血的天数持续过长，而月经周期尚见有恒，与经期紊乱间隔几天或十余天一至的不规则子宫出血不同。据祖国医学对月经过多的发病机制，主要是气虚或血热所致。因为气为血帅，血随气行，气虚则固摄无权，升举失职，血随气陷，故从下溢；血热则肝不能藏，逼迫冲任，流走不归。气虚者体质怯弱，中气不足，来经之时气随血泄，致愈虚愈陷，不固，不摄，是以血液乘行经之际而大量流出。血热者禀赋素盛、阳气有余，气盛则生热，热则血溢不守而外流增多，或过食辛燥，热蕴冲任，迫血妄行。本病旷日持久，可以伤及心脾肝肾，临床上必要采取辨证施治，着重在经血色质方面以及所伴全身症状来辨别虚实与受病脏器，一般来说，月经量多色淡清稀，面色㿠白，气短懒言，小腹空坠，肢体无力，舌质淡红，舌苔薄白而润，脉虚弱者多属气虚；经来量多，色深红或紫而稠黏，间有小血块，腹部胀痛，心烦口渴，面赤唇干，小便短黄，舌质红，苔黄，脉滑数者多属血热；至于病久失血过多，怔忡惊悸，浮热颧赤，腰酸腿楚，则心脾肝肾俱亏。心虚不能生血，脾虚不能统血，肝虚不能藏血，肾虚不能摄纳，病的情况发展到此，较诸血热者又进一步了。治疗本病要据证求因，从因施治。一般治法有清热凉血，用两地汤四生饮；有益气补血，用四君子汤、归脾汤、胶艾四物汤；有寒凉降火、止血固摄用固经汤、水陆二仙丹；有升举元气、滋养肝肾，用举元煎、补中益气汤、六味地黄丸等。选用上述方药应手见效者固不少，而顽固不易收功者亦不乏人。兹举肾阴虚导致月经过多一例如下。

· 案例

单某，女，41岁，1963年11月5日初诊。

自1958年8月起，每月行经鲜血如注，随下紫黑色血块，卧床不敢小动，4天血止。月经周期25~27天，经前二三天起小腹及前阴坠感，经来则面肿心烦，下腹胀痛，惊悸耳鸣，腰酸肢软，精神疲惫，睡眠不安，喜卧少食，二便自可。病已6年，曾经省内外医院诊治，外院认为再生不良性贫血。病人体虚胖，两颧赤，脉虚弦，舌质淡，苔黄滑。初步认为心气虚主血无权，脾虚统血失职，阴虚阳盛，冲任不固，是以经来之际心血随之而下。治法取养心健脾、益气补血。用归脾汤补中益气汤，腹痛止，经血未减。第2个月经前用芩连四物汤泄热补血止血，亦不应手。第3个月改用固经汤及水陆二仙丹，十灰龙牡玄参地黄仙鹤草育阴清热固摄之剂并进，经血减少，仅收一时之效，每月经前经行期须服数剂，但亦不能减到正常量，间曾停药 3 个月，经血又大出如前状，要求继治。左脉虚弦右脉较小，腰酸腿楚，怔忡耳鸣，治转滋养肾阴，以六味地黄丸服 3 个月，经血减递如平常量，伴发症状亦随之消失。停药观察半年余中仅偶尔经血较多些。

本例病情顽固，治疗过程长达 11 个月，分前后两阶段，就诊 30 余次，服药 70~80 剂，前阶段治法补养心脾、清肝凉血、益气固脱，疗效不佳，仅能控制暂时，停药之后，经血渐多。下阶段治法转为滋真水养肾阴，效果显著。由此可见月经过多虽与心脾肝肾均有关系，而肾则较为主要。盖肾阴有亏，则水不涵木，引起肝阴不足，肝阳偏旺，不能藏血；且肾阴不足又能因为水不济火，以致心火旺盛，血热妄行，冲任失固，造成月经过多，所以下阶段用滋水养阴法收到显效。故治疗本病重点当在于肾。古人云，治病必求其本。诚哉斯言！

《谈月经过多症》原载于《中医临床资料》（1975 年由福州市中医院内部刊行）。

在痛经病中应用同病异治的体会

孙浩铭

病有症同而因不同，因同而症不同者，在所多见。医者贵在错综复杂证候中，运用四诊，掌握八纲，溯本穷源，审因论治，获对症下药之效，故古有同病异治、异病同治之法。至于痛经一症，亦莫不然，按其致病因素及病理变化，症有寒热虚实之分，治有温清补泻之别。如体质素弱，气血不足，血海空虚，胞络失养，是为血虚痛经；肾水亏虚，水不涵木，木失条达，脾气不舒，是为肾虚痛经；忧思郁怒，气滞不宣，经行不畅，是为气郁痛经；经产之间，恶露未尽，瘀停于内，经行受阻，是为血瘀痛经；风寒内停，或过食寒凉，寒邪瘀于冲任，与血相结，经行不利，是为寒阻痛经；热气壅滞，经行不畅，是为血热痛经。本病特征在于痛，一般在经前、经期作痛，痛而拒按为实；经后腹痛喜按为虚；经期退后，腰酸痛，喜热按者为寒；经期提前，腹中热痛多属热；冷痛刺痛为寒；绞痛掣痛为实。胀而且痛连及腰背、两胁、乳房为气郁；痛而微胀为血瘀；痛绵绵属虚；胀痛灼灼属热；痛而兼坠属气虚；痛而恶寒多风冷。若因气滞血者则胀多于痛，因血滞气者则痛多于胀。论治，虚者补而通之，实者行而通之，热者清而通之，寒者温而通之，调其气而理其血，痛可自止。验举同病异治痛经两例以说明之。

· 案例一

虚寒证

陈某，女，24岁。

经来则小腹冷痛如刺，喜按，经血淡，量甚多，第 2 天排出肉样组织物 1 块后，痛始止。如是者已 4 年，每在行经期中需予注射止痛剂，肤微紫，舌质淡，苔薄白。乃按大温经汤加丹参、附子、艾叶温补冲任、通调气血，遂无组织物排出，而痛尚未除。后以温经丸连服 2 个月，痛由轻而愈，不久有孕。

· 案例二

气郁实热

徐某，女，21岁。

自 14 岁月经初潮即有腹痛，积渐成剧，结婚 4 年未孕，每次月经前 2 天起，小腹胀痛，连及两胁乳房，经至腹绞痛，血紫黑，2 天后经净，痛止胀消，舌质红，苔薄黄，脉象弱。取疏肝泄热、通利经脉法。予本人验方痛经合剂。处方：毛柴胡 4.5g，香附 9g，当归 6g，牡丹皮 4.5g，黑栀子 9g，赤芍 9g，白芍 9g，丹参 9g，白檀香 3g，春砂仁 3g，木通 9g，路路通 9g。于经前 7 天起连服 9 剂，行经无恙，次月如法服用，以巩固之，痛经遂绝，后因停经 2 个月，又来门诊，发现妊娠。

《在痛经病中应用同病异治的体会》原载于《中医辨证论治论文》（1961 年由福州市医学科学院编印）。

孙浩铭验方选介

孙浩铭

一、养血调气汤

【组成】川芎 3g，秦当归 6g（后入），赤芍 4.5g，白芍 4.5g，生地黄 4.5g，熟地黄 4.5g，制香附 4.5g，延胡索 4.5g，台乌药 9g，茺蔚子 9g。

【功用】养血调气。

【主治】血虚气滞所致月经不调、经行后期、月经过少、闭经等症。

【按语】《黄帝内经》云："妇人之生，有余于气，不足于血，以其数脱血也。"妇人经、孕、产、乳均是以血为用，皆易耗血，以致机体常处于血分不足、气分有余的状态。气为血帅，血为气母，妇女血分之病未必皆发于血，因于气者亦不少。若有所感，影响情志，肝气不达，则血因气滞，或血虚之体，复加愤怒，肝郁气滞，血行受阻，冲任失其常度，故见月经不调、经行后期、经行过少、闭经等，以上病因在临床上较为常见。此方功在养血调气，为月经病中偏于气滞者而设。方中以四物汤加茺蔚子养血调经，以香附、乌药、延胡索理气解郁，共奏调和气血之效。

二、痛经方

【组成】赤芍 6g，白芍 6g，秦当归 6g（后入），毛柴胡 4.5g，制香附 9g，京丹参 9g，白檀香 3g（后入），缩砂仁 3g（后入），牡丹皮 4.5g，小木通 9g，路路通 9g，黑栀子 9g。

【功用】疏肝调气，和血止痛。

【主治】经前或经中少腹胀痛，胸胁胀闷，腰腿酸楚，经量不多者。

【按语】痛经病有虚、实之辨，总属气血运行不畅所致。倘气血充沛、气顺血和，则经行通畅无阻。如气虚血少或气滞血瘀，均可使经行不畅而作疼痛。本方专为气血阻滞型痛经而设。方中以毛柴胡、香附、白芍疏肝柔肝，牡丹皮、黑栀子清肝泻火凉血。气郁血滞，不通则痛，故以丹参饮（丹参、砂仁、檀香）行滞止痛，赤芍、当归养血调经，木通、路路通通利上下窍。综上诸品以调气为主，和血为辅，血随气行，痛经自止。

三、崩漏甲方

【组成】炙黄芪 15g，漂白术 9g，败龟板 24g（先煎），贡阿胶 15g（另炖冲），生地黄 12g，秦当归 4.5g（后入），十灰散 9g（布包），蛇莓 30g，老鼠乌 30g。

【功用】补脾益气，滋肾养血。

【主治】气阴两虚所致的月经过多或崩漏。

【按语】妇女子宫出血常见月经过多或崩漏，临床上应分清虚实调治。虚者以脾肾虚弱、冲任失调为主；实者以血热血瘀、热迫冲任、胞脉瘀阻所致。方中以炙黄芪、白术健脾益气，龟板、阿胶滋肾养血，配少量当归、生地黄以养血和血，蛇莓、老鼠乌、十灰散清热止血。

四、崩漏乙方

【组成】鲜侧柏叶 30g，生地黄 12g，干藕片 30g，干地榆 15g，杭白芍 6g，枯黄芩 6g，黑栀子 6g，蛇莓 30g，老鼠乌 30g。

【功用】清热凉血止血。

【主治】血热损伤冲任所致的月经过多或崩漏。

【按语】此方功专清热凉血止血。素体阳盛或感受热邪，致血热迫血妄行，见出血量多、色深红，或见热扰心神之心烦少寐、内热炽盛之面赤口干者可用之。方中以鲜侧柏叶、藕片、生地黄清热凉血；以黄芩、黑栀子清血分之热，而黑栀子更擅止血之功；血脱阴虚故以白芍养血敛阴；蛇莓、老鼠乌凉血止血。诸药合用，可收清热凉血止血之效。

五、带下甲方

【组成】漂白术 9g，旧艾叶 3g，建莲须 9g，生龙骨 15g（先煎），生牡蛎 15g（先煎），菟丝子 9g，山萸萸 9g，淮山药 15g，秦当归 6g（后入），淫羊藿

30g，胭脂根（学名紫茉莉，紫茉莉科。甘、淡，凉，无毒，清热解毒、利尿）60g。

【功用】补肾健脾，收涩固精。

【主治】气虚带下。

【按语】带下病古人分类繁多，临床上常以黄、白带为主。大凡白带属虚，黄带属实，可结合其他症状加以辨证。考带下病机，虚者多由肾气不足、脾失健运、任脉失固、带脉不约所致。此方治疗气虚带下效果颇佳。方中以山茱萸、淫羊藿、菟丝子补肾固精而充肾气，艾叶、白术、淮山药温中健脾，当归补血益精，龙骨、牡蛎、莲须涩精固带，胭脂根清热利尿。全方脾肾兼顾，少佐清利。一个疗程3剂，一般需观察二三疗程。

六、带下乙方

【组成】生知母9g，川黄柏9g，泔苍术9g，白冠花15g，土茯苓30g，金瓟羹60g，七粒扣30g，甘草梢3g，椿根皮15g，盐砂仁3g（后入）。

【功用】清热利湿。

【主治】湿热带下。

【按语】湿蕴化热下注，任带不固，带下淋漓，色黄秽臭，甚则阴痒，以此方治之。方中苍术、砂仁燥湿理脾，知母、黄柏清热坚阴，白冠花、椿根皮、土茯苓、金瓟羹（正名吊竹梅，鸭跖草科；甘寒，有微毒，清热祛湿，止血理带）、七粒扣（正名少花龙葵，茄科；苦微甘寒，有小毒，清热解毒，利尿消肿）利湿清带。

七、玉门散

【组成】苍芷散（苍术、白芷等量，和研细末；辛、苦，温，祛风燥湿，活血止痛）4.5g，炉甘石4.5g，北轻粉4.5g，刺蒺藜6g，正冰片2g，苦参根9g。共研细末，储瓶备用。

【功用】祛湿，杀虫，止痒。

【主治】阴痒。

【按语】阴痒多由湿热或感染病虫所致。虫蚀阴户故作阴痒，伴有带下色黄、烦躁尿赤等。除内服清热利湿之剂外，配合玉门散撒外阴部治疗阴痒较佳。方中以苍术、白芷祛风燥湿，苦参根清三经湿热而杀虫，炉甘石、轻粉燥湿杀虫防腐，冰片散热止痛，刺蒺藜散风止痒。

《孙浩铭验方选介》原载于《孙氏世家妇科临床经验》（2006 年 7 月由福建科学技术出版社出版）。

孙浩铭医案三则

吴味雪

一、习惯性流产

·案例

邱某，连年半产，身体羸虚，怀孕 3 个月复有流产征兆，望诊面色无华，切诊六脉虚弱，审为气血两虚，以致胎元不固，亟以束胎丸加参芪与之，并嘱卧床静养。服药 3 剂，症情逐渐转佳，自是隔数日服 1 剂，以后月服 5~6 剂至足月生产。次年又孕，自以为曾经治愈，不以为意，至 3 个月复坠。逾年再孕，时及 3 月，面色萎黄，消瘦，精神倦怠，呕哕少食，惊悸怔忡，腹痛腰酸，二阴坠感，按以前先兆流产，尤为紧急。诊脉弦细，舌苔白薄，虚象毕现，方以天生术、酸枣仁、远志、生黄芪、抱木神、杭白芍、煮半夏、稻香陈、黄芩亟固中土，使气血之源不致匮竭。连服 3 剂，呕哕稍和，饮食略增，但惊悸腰酸、少腹痛坠尚未蠲除，遂以补中益气汤去当归，加枳壳以疏滞气，使参芪易于立功，且合于束胎意。续服 3 剂，精神爽楚，少腹坠痛减轻，脉象弦滑，此冲任二脉已渐充盈之象。再以党参、炙黄芪、白术、续断、菟丝子、黄芩、枸杞、杭白芍、乌豆、山萸肉、莲子常服，足月顺产无所苦。

二、湿热带下

妇人带下多属湿热，犹溺注于器而成底埊，治以清热利湿为主；间有热气上蒸而见肺经不利，又宜加以宣肺。

· 案例

林某，年20岁，带下如注，气味恶臭，面浮食少，胃脘胀痛，脉象沉弦，予龙胆草9g，黄芩6g，生栀子9g，木通9g，毛柴胡4.5g，生地黄9g。服后带下未减，兼喉红咳嗽，面浮如故，此肺气不宣、治节不行，故湿热下注，先予清上，处方：薄荷2.5g，桑白皮9g，牛蒡子9g，葶苈子9g，板蓝根9g，桔梗4.5g，茯苓皮15g，枇杷叶9g，甘草2.5g。服后喉红减，鼻仍塞，肺气稍通，仍以利湿为主，略佐宣肺，方用土茯苓30g，知母6g，川黄柏9g，鸡冠花12g，苍术9g，椿根皮9g，白果12g，白芷6g，辛夷6g。诸恙渐减以后，再以宣肺、利湿两法出入加减7~8剂而带净，续用三才封髓丹而康。

三、阳黄

疸证古分5种，有黄汗、黄疸、谷疸、酒疸、女劳疸。《太平圣惠方》又分36种黄，临诊当执简驭繁，能分清阴阳已触得其治要，大抵阳黄治在阳明胃经，阴黄治在太阴脾经，木可制土，故又以少阳胆经为机枢。

· 案例

孙姓一妇，年逾耳顺，身体健实，素少疾病，忽见面目发黄，腹部疼痛，右胁下拒按，呕逆胸满，饥不思食，蹙额颦眉，呻吟不休，舌苔黄腻，渴喜热饮，脉来弦数，触诊肝部略有肿大。此属湿热内蕴，不能从少阳枢转出，故见胁痛喜呕，面目发黄，方用小柴胡汤去参以转枢，合茵陈蒿汤、白英、赤小豆、青皮等味出入加减，连服10剂全瘳。

这三则医案原载于《福州市名老中医医案医话》（1960年由福州市中医研究所内部刊行）。

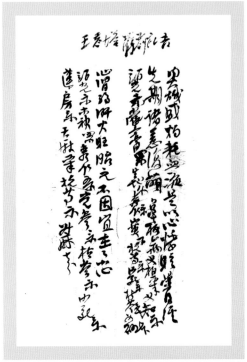
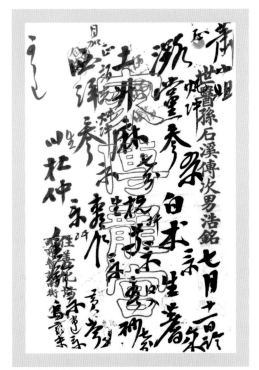

孙浩铭处方笺

陈海瀛《福州世医孙氏叙传纪》"略序"

夫山藏美玉光照廊廡
之間地蘊神劍氣浮星
漢之表是知毛遂穎脫義
感平原孫惠文詞來遷東
海顧循寰藮有懷髦彥藉
甚清風為日久矣

献之少時學逸少後取其筆
而不可知其長大必能名世僕以
為不然知書不在于筆牢浩然
聽筆之所之而不失法度乃為淂
之並逸少所以重其不可取者獨以
其小兒子用意精玉狎然掩之而
意未始不在筆不然則是天下有
力者

诗家無拘鄙之氣然令人放
曠辭家無暴戾之氣然令
人淫靡道學自有泰而不驕
樂而不淫氣象雖寄意於
诗詞而綴景言情皆自義理
中流出

孙浩铭墨宝

第十三节　孙坦村临证治验

妇科月经病琐谈

孙坦村

月经者，一月一行，如期之有讯，月之盈亏有时，常而不变。月经的正常与否，不仅是妇女身体健康状况的一个重要标志，而且直接与繁衍子孙后代攸关，故王子亨有"经者常候，谓候其一身之阴阳愆伏，知其安危"之说；张景岳亦有"夫经者常也，一有不调，则失其常度，而诸病见矣""妇人以血为主，血旺则经调而子嗣身体之盛衰，无不肇端于此"之论。万全在《万氏家藏妇人秘科》中指出："女人无子，多因经候不调。"说明经调与子嗣间的密切关系，所以历代妇科专著，多以月经疾病列在卷首。

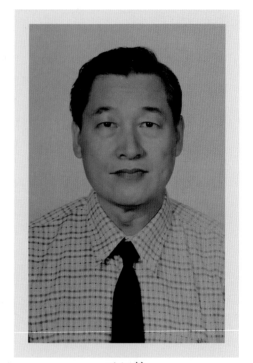

孙坦村

一、月经病的概念

月经病，指月经的初潮年龄、周期、经期、经量、经色、经质异常或伴随月经周期出现症状为特征的一类疾病。包括月经初潮年龄异常的闭经，周期异常的月经先期、月经后期、月经先后无定期，周期异常的经期延长，经量发生变化之月经过多、月经过少，伴随月经周期常于经前经期或经后出现明显症状的痛经、月经前后诸症、绝经前后诸症以及闭经、崩漏、经间期出血等常见的月经病症。

疾病的概念，通常是诊断疾病的标准，因此我们应力求准确、完整地掌握。与此同时，还当注意疾病间的鉴别诊断，以期最大限度地减少漏诊和误诊。如已婚育龄期妇女出现的"月经过少"与"激经"，生理性和病理性的闭经等，均需我们注重运用四诊方法，或在必要之时有条件的地方结合相应的妇科检查及实验室检查，做出诊断和鉴别诊断，这是诊疗月经病所应该理解掌握的。

二、月经病的病因

（一）外因

外感六淫，侵害妇女血分，损伤冲任，致成经病，所谓天地温和，则经水安静；天寒地冻，则经水凝滞；天暑地热，则经水沸溢；卒风暴起，则经水波涌而陇起。

（二）内因

七情关乎五脏，喜怒哀乐的过甚会影响到气血的不调，所谓忧思忿怒，郁气所伤，而引起的经病居多。

（三）不内外因

饮食失节，生化之源不足，血无以生，所谓血者水谷之精气也，在男子则化为精，在妇人则化为血，上为乳汁，下为血水，若血不足则经不调。再者房室不节，气竭肝伤；产多乳众，损伤阴血，致成经病。

三、月经病的诊察

（一）详询月经

凡诊妇女疾病，首先查询月经是否正常，有无先期或后期。经行先期，多属有余；经行后期，多属不足；经水多者属有余，少者属不足；有余属旺，不足属虚。少腹有无胀痛，经前胀痛为气滞，经后胀痛为血虚。最后要更详细地查询末次月经期及症状作为诊断的参考。

（二）分别月经色量质和秽气

辨别经色的浓淡，浓者多属有余，淡者多属不足。经水超过常量为月经过多，不及常量为月经过少。经质的稀薄或稠黏凝结的，当分清稀者多为虚为寒，稠黏者多为实为热，凝结者多为血瘀或气滞。至于经之秽气，若带腥臭者多为热，特殊臭秽而杂见五色脓血，兼见其他恶候者多为癌症。

（三）审定体质和表情

体质的强弱、肥瘦、黑白与月经均有相关。强者多为实证，弱者多为虚证；肥白多从湿化，瘦者多从火化；多愁善郁者，月经多不调。

（四）望面色察舌苔

面色青为肝郁或气滞，多见月经不调。

面色赤属热，满面俱赤为实热，多见月经先期或过多。

面色苍白多见气虚或亡血。

舌苔白者为寒，多见为月经后期。

舌苔黄燥而质红者为热，多见月经先期。

（五）辨八脉

浮脉：浮而无力，无外感证候的为气虚；浮数有力，见于右寸为月经将至或正值经期之象。

沉脉：沉而有力为实，多为血瘀。沉而无力为虚，多见气虚。

迟脉：迟主寒，月经多后期。

数脉：数为热，月经多先期。

弦脉：弦主气滞肝郁，月经多见不调。

芤脉：芤主失血，多见月经过多。

滑脉：滑主痰，主实证，多见月经先期。

涩脉：涩主血少气滞，多见月经后期。

（六）注意伴发症

临床上对机体无论某一种症状，都要从整体着眼，月经疾病会影响整体，整体的种种疾病也会影响月经，所以不应孤立地论一个证候。如出现发热、腹痛、泄泻、吐衄、便血等症状，常出现于月经前后，即当考虑与月经病有关。

（七）辨别寒热虚实

辨别寒热虚实是诊断经病的要点，如见脉数内热，唇焦口燥，畏热喜冷，经期超前，经水过多，经色深红，经质稠黏，多是热候；脉迟腹冷，唇淡口和，喜热畏寒，经期错后，经水清少，经色淡红，经质稀薄，多是寒证。

经水将来，腹痛拒按，多属气滞血瘀的实证。

经水净后，腹痛喜按，多属气血衰弱的虚证。又如阵痛为实，疠痛为虚。

▍四、月经病的治疗原则

月经病治疗，应根据"治病必求于本"，追究引起疾病的原因，来决定治疗时的方法，临床上主要原则概述如下。

（一）调经当别阴阳，以行常为是

阴阳是指事物矛盾的两个方面，阴指物质，阳指机能，机能亢奋为阳旺，衰减为阳衰，物质不足为阴亏，过剩为阴盛，平人则阴阳和平。若阴阳偏胜则病生，临床上常见月经乍多乍少，或前或后，时或疼痛，则当别其阴阳，调其血气，勿使之相乖，以行常为是。

（二）调经以行气开郁，佐以养血

妇女以血用事，血乃气之配。气行则无病，气滞则血为气病，故月经不调。心腹作痛，当以行气开郁为主，但古人有戒不可专耗其气，不宜过于香燥，必须佐以养血之药，兼顾其阴，以免耗伤其血。至于气乱气逆、气寒气虚的，又当根据病情，采用调、降、温、补等法。

（三）调养脾胃，以补经血之源

脾胃乃后天元气之本，生化之源。若脾胃失调，生化之源不足，则血液不足，月经亦因之不调，遇此则当补其脾胃，滋其从源。不宜过用滋腻和克伐之剂，以免损伤脾胃正气，影响运化机能。

（四）滋养肝肾，以固经血之根基

肝主藏血，肾主藏精，肝肾经脉又与冲任相关连，肝肾病变可影响冲任，冲任损伤亦可影响肝肾。妇女月经病由于肝肾虚弱或冲任损伤引起的为临床上所常见，法当滋养，使肝肾之力充足，则冲任得养、月经自调。

（五）治经要及带，治带可调经

月经病和带下病，是妇女常见的疾病，两者往往同时并见。在治疗月经病时，必须适当考虑其与带下病的相互影响，尤其是湿热引起的病变。湿热熏蒸，壅滞胞宫，既能导致水精不化，湿热下注，绵绵带下，也能损伤冲、任、带诸脉，以至经行失常。所以在治疗之时，不仅要治经，还要治带，甚或湿浊带下量多之时，还要通过治带来调经，才能收到预期效果。

（六）调理月经必须分型论治

证既有寒热虚实之分，人的体质又有强弱肥瘦之别，因而治疗时除了掌握治疗的基本原则外，还要结合妇女具体情况和临床见证分型论治。月经病在临床上一般常有以下类型：血热型、血寒型、血虚型、肾虚型。

当然疾病是千变万化的，用药选方亦要随证灵活加减。以上分型论治，仅就临床常见者而言。临证之时，必须根据病人体质的强弱，病情的变化及地理环境，气候的寒温来决定治疗，才能收到预期的效果。

《妇科月经病琐谈》原载于《中医临床资料》（1987 年由福州市中医院内部刊行）。

漫话产后用药

孙坦村

南方民间习俗"产后宜温"，儿甫落地，即进姜、酒、糟鸡及油炸糯米丸等食物。有的医生，对产后病也喜用温补，我认为这是不妥当的。产后由于阴血亏虚、阳气升浮，一直服用辛热肥甘油腻物品，更易助热伤阴，且碍脾运不化；若是形瘦多火、性急善怒之人，或夏月坐褥、炎火当令之时，更易化火动血。所以治疗产后疾病，还应随证治之，不可偏执"产后宜温"之说。正如王孟英所告诫的"产后非确有虚寒证者，皆勿妄投热剂，暑月尤宜慎之"。

民间还有一种偏见，即不论有病无病，瘀血未行，每分娩后必服生化汤3剂，作为俗规；如若产后未服或少服者，无论患什么病，则概责之是此因。叹乎！生化汤为逐瘀生新之剂，有活血温通之功，对产后寒凝瘀滞确有良效，但若不问寒瘀之有无，盲目通用，势必伤正耗气，或劫阴助火，不可不慎。生化汤的应用，也要注意加减。如恶露已净去桃仁，恶露稀少加失笑散，伤食加北楂，寒痛加肉桂，伤风身疼、劳倦乏力加沙氏鹿茸草等。石荸南所创的新生化汤（益母草、丹参、当归、桃仁、藕节、童便、益元散）有清热化瘀生津之功，产后有热与瘀内结者，可以选用。

总之，产后用药仍循辨证论治。本着勿拘于产后，也勿忘于产后的法则，虚者补之，实者攻之，寒者温之，热者清之。

《漫话产后用药》原载于《孙氏世家妇科临证经验》（2006年7月由福建科学技术出版社出版）。

产后温病验案举隅

孙坦村

笔者通过多年临床实践，以中医药治疗产后病方面略有体会。兹将治疗产后温病的一则案例加以整理，并附管见，不当之处，希同道指正。

· 案例

陈某，25岁，已婚，家庭妇女。

患者形体中等，时值春末，第2胎足月分娩，产程顺利，产后迭进温补食品，数日始而发热，越二三天发痉，经中西医药迭进鲜效。初诊之时，患者身热如焚，昏愦不语，四肢厥冷，两耳无闻，目瞪时移，肢体不遂，周身不仁，虽敲管而不觉，仰卧如木偶。咳少气粗，痰声辘辘，无汗，腹按胀满，小便不禁，大便泄利，瘀血续行，而量涩少。舌质红绛，苔黄浊，脉象弦数。

证属温热邪陷心包，本宜清心开窍，缘兼痰热壅盛，若用大剂咸寒必致凉过，恐成内闭外脱之险，急投苦寒可救，况且曾发痉证，目瞪耳聋，顿折相火，势在必为。方以龙胆泻肝汤合涤痰汤加减。处方：龙胆草9g，枯黄芩6g，生栀子6g，茯苓12g，泽泻9g，柴胡4.5g，胆南星4.5g，新竹茹15g，枳壳4.5g，石菖蒲3g，戈半夏2.5g（另炖冲），连翘15g，童便2盏（匀冲）。日服2剂。

二至四诊：药后肌热减轻，神识虽未清，能作单字语，咳嗽多痰，其色粉红，喜邪有外出之机。然脉仍弦数，舌苔黄燥，乃肝火未平而津液已伤，仍步前法加千金苇茎汤、凉膈散加减，以清化痰热，并用梨汁频饮，以图清肺救津。处方：鲜苇茎30g，生薏苡仁24g，枯黄芩6g，生栀子6g，龙胆草9g，竹茹15g，川贝母6g，胆南星3g，戈半夏2.5g（另炖冲），茯苓15g，泽泻15g，连翘15g，石菖蒲3g，银花15g，藕节15g，鲜竹叶24g，童便2盏匀冲，梨汁频饮。

五至六诊：药后肌热再减，痰渐少，舌苔退，二便如恒。但心烦不宁，口糜续生，转以清心开窍、滋养津液，且须继清余痰，取清宫汤合泻白散加减。处方：竹叶心15g，玄参心9g，连翘心9g，麦冬心9g，莲子心6g，桑白皮15g，地骨皮9g，芦根30g，银花15g，川贝母6g，枯黄芩6g，生栀子6g，石菖蒲3g，童便2盏匀冲，梨汁频饮，银花露洗口。

七至九诊：药后热退，神渐清已能言语，手足亦可活动，两耳稍聪，舌根苔浊，舌质转红，口糜稍稀，脉转细数。宜甘寒养阴、清彻余邪，免致死灰复燃，取参麦大补阴汤加减。处方：盐知母4.5g，盐黄柏4.5g，生地黄15g，龟板24g，金钗石斛9g，沙参15g，玄参15g，麦冬15g，芦根30g，薏苡仁24g，桑白皮

15g，琥珀 6g，山药 15g，玉竹 6g，童便 2 盏匀冲，梨汁频饮。

十诊：现神清靡退。饮食稍减，身倦口干，手足心热。舌光少苔，脉象细数，法拟养阴益胃，取吴氏益胃汤加减。处方：西洋参（白泡）9g（炖冲），天冬 9g，麦冬 9g，金钗石斛 9g，龟板 24g，鳖甲 18g（先煎），牡蛎 24g（先煎），生地黄 15g，玄参 15g，山药 15g，玉竹 9g（先煎），甘草 3g，粳米 15g，频饮梨汁。

此后总以补气生津、健脾益胃为大法，调理 2 旬乃痊愈。

【按】　产后气血亏耗，百节空虚，且多恶露未尽，故俗见产后发热每喜用八珍生化，即使外感温热证具，亦执"产后宜温"之说，视寒药如虎，畏而不用，"不论病证，皆以辛热之药，戕其阴而益其火，无不立毙"。此根本违背了辨证论治这个中医治则的精髓。病千变，药亦千变，只有正确地辨证求因，审因论治，才能丝丝入扣，效如桴鼓。就以本案而言，症见高热昏愦，肢厥舌绛，而又痰涎壅盛，舌苔黄腻，乃热陷心包而兼夹痰浊，其时若进辛热，自不待言，即使用常法清心开窍，亦恐内闭难解，且有外脱之虞。先祖以苦寒先豁痰火，再用咸寒甘苦以清心窍，终用益气养液法善后。至于产后恶露涩少，乃以佐使之法兼治，前后循缓急之法，是以取效良速。在此，我们可以依稀看到中医辨证施治的全面和细致之处。

《产后温病验案举隅》原载于《中医临床资料》（1975 年由福州市中医院内部刊行）。

生化汤新解

孙坦村

【名称】生化汤。

【方剂组成】当归 9~24g，川芎 3~9g，桃仁 7~14 枚（去皮尖，研），炮姜 1.5g，炙甘草 1.5g。

【源流发展】本方见于明朝张景岳之《景岳全书》（1624 年）。"此会稽钱世传，治妇人者，原药由当归、川芎、甘草、焦姜、桃仁、熟地组成，水煎。《幼幼集成》无熟地，此方系去旧生新，凡产后无论有病无病，能服数剂，使恶露尽去，新血速生，诚产后之要药也。今用无熟地者，甚验。"（《观聚方要补》卷九，日本丹波元简辑）清朝傅青主《傅氏女科》产后篇中选用本方，主治儿枕痛及恶露不行、血块腹痛等症。临床上傅氏采取加减生化汤之类，应用于产后诸病，疗效颇佳。笔者从实践证明，运用本方加减治疗月经失调（月经后期、月经过少）、闭经、痛经和产后病（子宫复旧不良、产后乳汁缺乏、不全流产、产后风寒感冒）以及输卵管积水等症，均收到较好的效果。

按本方实出自唐代王冰《元和纪用经》之"黑神散"，宋代孙用和《传家秘宝方》及陈师文校订的《太平惠民和剂局方》均有收载。"黑神散"原方较生化汤少桃仁、川芎二味，多黑豆、熟地黄、赤芍、蒲黄、桂心。会稽钱氏以此方加减，改名"生化汤"，通过临床实践有效，经张景岳、傅青主等提倡，遂大行于世。

【性能效用】本方属于理血之剂，药性偏温，它的特点是既能补血化瘀，又能温经行滞，主治血虚寒凝血瘀所引起的妇产科常见疾病。

【方义分析】产后恶露不行，瘀血内阻，小腹疼痛，当以活血化瘀为主，使瘀去新生，即《血证论》所谓"血瘀能化之，则所以生之"的意思，故名"生化"。方中重用当归补血活血，去瘀生新，为主药；川芎活血行气，为辅药；桃仁活血祛瘀，炮姜温经止痛，均为佐药；炙甘草协调诸药，合而有活血化瘀、温经止痛的作用。

【药理作用】据现代药理分析，当归含有挥发油及一种水溶性的不挥发的碱性结晶和蔗糖，其药理对子宫有双向调节作用。即其挥发油能抑制子宫肌使子宫弛缓；其不挥发的结晶物，能兴奋子宫肌而使子宫收缩力加强，辅助川芎使恶露易排出，并能缓解子宫痉挛，以上是当归作用于子宫方面的药理。此外，其挥发油能镇静大脑的活动，并能畅通血行，故有镇痛、活血、补血的作用。川芎主要成分为挥发油，能促进子宫肌收缩。桃仁含有扁桃苷，有消炎、解毒、镇痛、滋润等药效。炮姜为镇痛药，且能止血。甘草除用作矫味外，还有缓解平滑肌痉挛的作用。加黄酒，能促进血液循环，为方中之辅助药。

【临床应用】本方主要用于几种血虚寒凝瘀滞引起的妇产科常见疾病。

临床运用本方的基本指征可参考下列诊查资料。

眼眶暗黑，面色暗晦，小腹硬痛拒按，月经或产后恶露不下或下而不畅，夹有血块，块下痛减，舌质略紫或有瘀点，脉象细涩。

现以本方加减治月经失调、慢性盆腔炎、子宫复旧不全、产后乳汁缺乏、流产后胎盘残留、输卵管积水等有上述指征者为例，具体介绍本方应用。

一、治疗月经失调

从临床所见，本方对属于血虚瘀滞证的月经后期、月经过少、痛经、闭经治疗效果较佳。

如属月经后期，症见周期延后八九天，甚至每隔四五十天一行，经量往往不多，色淡，面色萎黄，头晕心悸，舌淡少苔，脉象细软。由于营血亏少，血海不盈，不能按时而溢，故月经后期。治宜生化汤中去炮姜、桃仁，加熟地黄、丹参。若伴有血寒的，往往经色暗红，畏寒肢冷，舌淡，苔薄白，脉沉紧，可加桂枝、吴茱萸。若伴有气郁的，常伴有小腹胀痛，可加香附、延胡索等。

如属月经过少，症见月经量少或点滴即止，经色淡红，面色萎黄，头晕心悸，舌淡，苔薄白，脉细弱的血虚现象，可在经前二周给予调治，治宜生化汤去炮姜、桃仁，加赤芍、熟地黄滋阴养血，并可酌加鸡血藤、潞党参、龙眼肉等滋养心血、补益冲脉，使血沛经调。若伴肾虚者，加枸杞、山茱萸、杜仲滋养肝肾、补益精髓，亦可加淮牛膝通经血。若伴血滞甚者，可用活血行滞之品，如赤芍、没药、枳壳、丹参等。

· 案例一

张某，38岁，已婚。

患者半年来月经多延后20余天，经量涩少，色淡，此次月经又逾期2周，小腹胀痛，胸闷不舒，两乳结痛。舌苔薄黄、质淡，脉细弦。诊为素体血虚，又夹气郁。治拟养血调气。方取生化汤去炮姜加熟地黄、女贞子、香附、延胡索、丹参。服7剂后，月经来潮，经量亦增。经净后以女科八珍丸调理告愈。

如属闭经或痛经，症见月经由量少色淡而渐至经闭，或小腹隐痛，神疲力乏，唇舌色淡，脉细弱无力的气血衰虚现象。治宜生化汤去炮姜、桃仁，加潞党参、白术、生黄芪补气，赤芍、熟地黄、女贞子养血，寓补气可以生血，养血可以益气，气血充沛，则冲任通盛，月经自通。若伴气机郁滞、血不下行、经前小腹胀痛的，可加柴胡、香附、丹参，以达养血理气、通经止痛之效。若伴寒凝血滞甚的，宜加温经散寒之品，如桂枝、炮附子、艾叶等。

· 案例二

陈某，34岁，已婚。

患者近2年来月经后期，甚至三四个月一行，每当经前小腹冷痛，热敷稍缓，经量涩少，色暗有血块，此次停经近4个月，于前周起小腹又见冷痛，四肢不温。舌苔白，脉沉紧。诊为寒凝血滞。治拟温经散寒、理气活血。方取生化汤加桂枝、艾叶、丹参、吴茱萸、小茴香。服3剂小腹冷痛减，但经未行。次诊时照上方将桂枝易肉桂加红花，服4剂，越一周月经来潮，小腹冷痛亦渐瘥。

二、治慢性盆腔炎

适用于气滞血瘀型，表现为小腹疼痛，或放射及腰部，月经失调，继发性痛经，或流黄带。舌质暗或瘀斑，脉沉弦或弦涩。治宜生化汤去炮姜加失笑散、香附、延胡索、赤芍、没药等，以加强行气祛瘀之力。

· 案例

林某，35岁，已婚。

患者自从前年流产刮宫后，经常小腹疼痛或有刺痛感，经期痛较显著，经量减少，舌质暗红，苔薄黄，脉细弦。曾经某医院妇科检查，确诊为慢性盆腔炎。中医辨证属气滞血瘀引起。治拟行气化瘀，方取生化汤去炮姜加失笑散、牡丹皮、赤白芍、没药、香附、丹参、川楝子。诊治月余，诸症渐消除，于去年底生育一女。

三、治子宫复旧不良

临床见于产后调理不当，恶露持续不绝，色紫暗伴血块，小腹痛拒按等血瘀停滞之征。治宜生化汤加减，待瘀块排除后，予以固本调治。

·案例

江某，30岁，已婚。

患者产后已50天，恶露涩少，淋漓不断，色紫暗，小腹疼痛拒按，腰骶部拘急感，曾经某医院检查为子宫复旧不全，给予益母草流浸膏、四环素、卡巴克洛（安络血）等治疗一周无效，因患者不同意刮宫，遂要求中药治疗。诊其脉细涩，舌苔薄黄。症属产后瘀血留于胞宫，致新血不得归经。治拟祛瘀生新、行气止痛。方取生化汤加炒蒲黄、藕节炭、延胡索、丹皮炭、铁苋菜。服2剂后腰腹痛减，血量如前，未见血块，遂又赓服2剂，血已净，一周后患者前来二诊，仅见腰肢酸楚等症，治转滋养肝肾，以固其本。

四、治产后乳汁缺乏

乳汁由血所化，赖气以运行，若感受寒冷，往往寒凝瘀滞，乳房结痛，乳汁不行，所以对此种类型的乳汁缺乏，可取生化汤温经活血，并加通乳之品能获良效，药如漏芦、穿山甲、王不留行、通草等。湖南中医学院编写的《中医方剂学讲义》中亦报道本方有促进乳汁分泌作用。

五、治流产后胎盘残留

本病多因产时感受寒冷，致使气血凝滞，部分胎盘被滞留于子宫腔内而不能顺利排出，症见腹痛出血不止。据1960年第9期《广东中医》报道，对此病用生化汤加益母草、熟地黄、牡丹皮、红花、艾叶调治，治疗22例，经服上药后均能排出残余胎盘，血止痛除，并经随访半年以上，未发现其他症状。

六、治输卵管积水

经辨证分析，本病由气滞血瘀、胞络受阻所致，方宜生化汤加味，如鸡血藤、红藤、鬼针草、车前子、木通、赤小豆等，均能收到一定的效果。

· 案例

陈某，30 岁，已婚。

患者因左输卵管积水，在外地医院住院治疗 2 个月余，此次返榕休息，要求中药配合治疗。诊其脉来弦涩，舌苔薄黄滑。治拟行气化瘀、通络行水。方取生化汤加桂枝、红藤、木通、王不留行、冬葵子、莪术，前后计服 20 多剂，经复查有明显好转。

【注意事项】

副作用：本方药性温燥，若在适应证范围内使用，一般无副作用。

禁忌证：素体肝旺血热而有瘀滞者。

【剂型用法】

本方是汤剂，水煎服或酌加黄酒同煎，可复煎 1 次，日服 1 剂。于产后第 1 天开始服，连服 3 天。

如本方加人参，名加参生化汤（《傅青主女科》），主治产后一二日间，血块未消，而气血虚脱，或晕或厥，甚则汗出如珠、四肢厥冷、烦渴喘急者。

本方加炙黄芪、黄酒、炙桂枝、牡蛎，名卫阳生化汤（《退思庐医书四种·女科证治约旨》），主治产后自汗。

《生化汤新解》原载于《孙氏世家妇科临证经验》（2006 年 7 月由福建科学技术出版社出版）。

乳头溢血　治用"逍遥"

孙坦村

中医认为，乳房属足阳明胃经，乳头属足厥阴肝经，冲脉隶于阳明，凡乳房之病，都在肝胃两经。一林姓妇女，左乳头每逢经期则溢血甚多，经净后逐渐减少。曾做乳房导管切除术，然未能根治，每于月信来潮，乳头溢血如故，伴见乳房胀痛，头晕胁痛，心烦多梦，口干食少，诊其脉细弦，舌质红，苔薄黄。此系肝郁气滞、火伤络脉。取丹栀逍遥散去姜加天花粉、麦芽、荔枝核、香附，经服15剂后，诸证悉除。逍遥散有疏肝解郁之功；佐以丹、栀以清肝泄热；加大麦芽以回乳消积；天花粉入阳明，专治痈疡、解毒排脓；荔枝核、香附皆入肝经，理气行血。方药配合得当，顽疾得除，翌月癸水至时，不见溢血之象，随访数月正常。

中医治疗人工流产后子宫出血的体会

孙坦村

人工流产是用手术的办法取出胚胎，从而中断妊娠。但有一部分妇女手术后常常子宫出血，甚至大量出血，影响身体健康。这一类病例在古代文献里缺乏具体记载。笔者认为这种证候与崩漏、产后血崩、血露不绝等病中的某些病例有相似之处，只要根据具体情况，认真进行辨证论治，也可以取得较好的疗效。

一、病案举隅

· 案例一

梅某，女，27 岁，1980 年 12 月 29 日初诊。

患者因月经逾期 10 余日，经检查诊断为早孕，于 12 月 6 日行人工流产，术后子宫出血时有时无，或多或少，迄今未止。近日血量增多，伴小血块，下腹微疼，腰部酸楚，头晕目眩，面部微浮，饮食如常，夜寐多梦，两腿无力，二便如恒，脉象虚弦缓，舌质淡，苔薄白，面色不荣，形体一般，下腹部触诊有轻度压痛。

当时认为系因刮宫后气血虚弱、胞宫受损、摄纳无权，以固摄胞宫兼补气血法为治。用崩漏合剂（见《孙浩铭经验方选介》崩漏甲方）及归脾汤加减。

共服药 12 剂未见显效，遂改用固摄滋阴、清热止血法。方用龟鹿二仙胶合水陆二仙丹加生熟地、阿胶、白薇、牡蛎、莲房炭等。

又服 5 剂，血仍未止，少腹痛虽稍轻，反见坠感，认为气虚下坠，不能摄血，复转用升提阳气，佐以固摄，用补中益气汤和水陆二仙丹加减。

先后又服9剂。流血虽减，但未全止，下腹坠感稍减，尚有微痛，病况缠绵。并在服药期间，患者常到某门诊部就诊，配合西药治疗，曾注射过脑垂体后叶素、麦角，口服维生素 B_1、C、K 等，亦未得效，乃收入住院检治。

1月31日诊：人工流产后子宫出血已50多天未止，色紫红，伴小血块，腰酸腹痛，面部微浮，两腿无力，二便自可，脉象虚弦，舌苔薄白，面色无华，小腹轻度压痛。双合诊：外阴无炎症改变，阴道内有血迹，宫颈无糜烂、质软、呈淡紫色，宫体比正常增大、柔软、活动正常，附件（－）。鉴于本病例经用以上诸法未收显效，并详经辨证，认为病不属纯虚，其所以出血不止，乃挟有瘀血、气机滞阻所致，拟改用顺气行滞、祛瘀生新之法。处方：益母草12g，失笑散9g（布包），制香附6g，盐枳壳3g，大腹皮4.5g，飞滑石9g（布包），赤芍6g，肥乌梅3枚，甘草梢2.5g。1剂。

2月1日诊：药后下血量减，但血块续下，自觉有瘀块下后，少腹痛缓，腰酸拘急，心烦悸动，情志不安，余证如上。脉象虚弦，舌苔薄白。仍继前法，照上方加双钩藤6g、京丹参4.5g。2剂。

2月3日诊：昨日一度流血甚多，下血块二三块，入夜后下血量减，腰腹痛稍松，头痛心悸，心烦欲呕，口淡食少，脉象虚弦，舌根微厚。仍继前法，照上方去乌梅，改泡吴茱萸3g。1剂。

2月4日诊：服前药后，本日上午血量甚多，有见二三血块，并下坚韧囊状组织物约鸽蛋大小，剖开内有黑色瘀血，腰腹痛减，头晕目眩，心悸神疲，口淡恶心，畏寒肢冷。脉弦细，舌苔薄白。残胎已下，仍防血崩，体力不支，即拟补养正气，佐以化瘀生新为治。处方：高丽参6g（另炖冲），生黄芪15g，制何首乌15g，漂白术9g，生枣仁9g，远志4g，贯众炭15g，泡吴茱萸3g，干地榆15g，益母草12g，人参三七4.5g（研粉冲服）。1剂。

2月5日诊：药后精神稍好，肢冷、恶心已轻，感全腹空虚，血量渐少，但尚有血块下来，脉象细弦而缓，舌苔薄。仍继前服法，照上方赓服2剂。

2月7日诊：腹部空虚感已消失，出血渐止，偶有血水或黄水，腰部酸楚，头晕神疲，四肢疲乏，脉象虚弦急、两尺无力，舌薄，证属气血亏虚、肝肾受损、胞宫不固。治宜补气血、养肝肾。处方：潞党参 30g，黄芪 20g，漂白术 9g，金樱子 30g，苏芡实 15g，生杜仲 15g，川续断 15g，菟丝子 15g，生龙骨 24g，生牡蛎 24g，女贞子 15g。1 剂。

2 月 8 日至 22 日诊：症状渐减，体力较健，面色转佳。照上方进退续服 14 剂，出院时血已止半个月。

· 案例二

林某，女，30 岁，1981 年 12 月 31 日初诊。

因月经停止 2 个月，经检查为早孕。于 11 月 27 日行人工流产，术后当晚血止，过 2 天又出血，量较多，迄今已 30 多天未止，色淡，无血块及腹痛，腰部酸楚，头晕目眩，耳鸣心悸，四肢无力，二便如恒。舌质淡，苔薄白，脉象细软，面色不荣，形体瘦弱，腹软按之不痛。

细参脉证，乃刮宫之后，胞缩无力，冲任脉虚，难以制约。若出血过多，肝脾失其统藏，势将酿成血崩。治以固胞宫、益冲任、补气血法。方以崩漏合剂 2 剂。药后流血即止，无继续服药。经追查无其他痛苦。

二、体会

以上所举 2 例，虽然都是人工流产后子宫出血月余不止，由于出血日久，也都有"虚"证表现。但细辨病机却又差矣，故亦采取不同治法获愈。在治疗本病临床实践中，我们得到一些不成熟的体会，爰特整理撰陈如下，一得之愚，敬祈同道指正。

（1）人工流产后子宫出血证，古籍中曾少论述，但只要秉承中医诊疗法则，进行认真细致的"辨证论治"，疗效较为满意，可免再次刮宫手术减轻患者痛苦，临床实践证明，中医的辨证论治方法是具有科学性的。

（2）本病虽然是由损伤子宫胞脉所致，症状与崩漏、产后血崩、血露不绝等病虽相似，却又不同。临床上必定要先分清虚、实，始能正确对治。

虚证气血虚弱，失于固摄，其证候是大家都十分熟悉的，常有面色㿠白或萎黄，眩晕心悸，神疲体倦，短气懒言，纳减少寐，四肢不温，血色淡红而质清稀，舌淡苔薄，脉虚大或细弱。但一般来说，由于患者在手术之前，多半冲任充实，胞脉完固，并没有内脏损伤、冲任不固等引起流产的病理基础。只是由于手术原因，导致胞脉损伤，或残胎未尽，子宫难以复旧，而血出不止，这与正产瓜熟蒂落，小产先有冲任损伤，在整体上有所差别。相对而言，本病大多数人其本体是"实"的，临床上所表现"血虚"，只是由于某种原因导致出血不止所引起的，治疗上务须认清出血的原因，杜塞其出血致虚之由，然后相机用补，始能得力，绝不能一见虚象，便一概借纯补为能事。

所以，本病当前首先必定要观察其是否有实证。有实必先去实，去其实而补方能受益，其体方可复元。就人工流产后出血来说，此"实"是残胎剥离未尽，影响子宫的复旧，临床上常见有小腹疼痛拒按，血色紫黑，且有瘀块，舌苔正常，或有紫点，脉沉涩（这一类型严格说来是虚实夹杂，但首先以实的矛盾为主要方面）等瘀证。这在中医传统辨证中认为是瘀血不化，"瘀血不去则新血不生""离经之血瘀不去，则血出不止"，新血不生则"虚"象难除。所以"实"证治法，主要在于化瘀，瘀化则血自止。但化瘀与生新，实际上并不是两回事，清代唐容川《血证论》："瘀血不去，则新血断无生理……然又非祛瘀是一事，生新另是一事也。盖瘀血去则新血已生，新血生则瘀血自去。"方用《医林改错》血府逐瘀汤、《景岳全书》通瘀煎、《素庵医要》之红花桃仁煎加减，目的在于去其"虚"中所挟之"实"，令离经之瘀下，血海胞宫复旧而出血自止。上举的例一的情况，之所以初治无功，即在于认证不真，未先去其虚中之实，故徒补无益（不论固涩、升提、滋阴、补血、终归无济于病）。

（3）在用上述通瘀诸方时，笔者体会还要注意以下几点：①欲求化瘀止血，还要结合调气之品，如香附、枳壳、丹参、大腹皮等，才能提高疗效。盖气为血之帅，气行则血行而瘀化。②化瘀要注意"轻以去实"，不能冀求速效而用大剂量破血逐瘀之品。尤其对素体兼见阴虚火旺、血虚内热之人，桃、红、归、芎、三棱、莪术，温窜动血、走而不守之品，不可倚为大用，以防动血、流溢不止。③在使用通瘀法治疗人工流产后子宫出血证时，还常根据催生立应散的方义，加用滑利引下之品，选用滑石、甘草梢、冬葵子、车前子、牛膝等，对排除残胎瘀血，有一定帮助作用。

（4）本病虽以"实型"较为突出，但"虚型"不等于没有，尤其虚实夹杂互见的，更是屡见不鲜。良由血久出不止则虚，血去多则伤气，气血两虚者，也很常见。且胞宫血海，隶于冲任，所以对本病久延致虚的，也要相机补气生血、坚阴固摄，才能获得端本复旧之效。例二就是这种情况。

（5）也有些患者，在早孕经停之际，服用温通活血祛瘀之品，冀求通经下胎，但不能达到目的，或反见腹痛下血而胎不下。嗣后不得不行人工流产手术。根据经验，此类患者，手术过程多不理想，术后子宫出血、点滴淋漓、日久不止的，亦不少见。中医认为也是挟瘀离经之血、滞留胞宫，应用丹参、香附、枳壳等行滞清宫之药，或加益母草、失笑散化瘀；或用少量佛手散以养血调气、化瘀引下。特别是有些素体肝旺血热，复用温通破瘀以及肉桂冲酒、藏红花炖酒、炒酒蛋等民间热性单方食物，导致全身热象而胎不下，手术后出现少腹痛拒按，有血块、色暗瘀滞、秽臭、低热等，又需结合清泄内热，如山栀子、鱼腥草、三黄等，尤其是制军炭，最具行瘀泄热止血效果，故取效较速。

《中医治疗人工流产后子宫出血的体会》原载于《中医临床资料》（1983 年由福州市中医院内部刊行）。

从泄泻谈辨证论治

孙坦村

泄泻为夏、秋二季常见之证，许多因素都能引起泄泻。凡大便次数增多，其质溏薄或水样者均属之。若泻出物中夹有脓血，兼有里急后重者，属于痢疾，不是泄泻，本篇不提。

致泄泻原因有感受湿邪、饮食所伤、脾胃虚寒、肾阳不足、肝旺克脾等，故当审因论治、凭证用药，兹将泄泻治例分证叙述于下。

一、辨证论治

（一）感受湿邪

· 案例

童某，女，35 岁，务农。

素体较健，平日嗜好肥甘，内多湿阻，病起 7 天，形寒胸闷，周身困倦，恶心不食，腹中雷鸣，便泄如水，日七八次，小溲见利，诊其脉濡而细，舌苔白腻，无腹痛里急。

统观诸症，归纳分析，乃湿邪困于脾胃，清浊混淆。《黄帝内经》云："湿胜则濡泻。"拟以芳香化浊渗湿利水法，方以胃苓汤。处方：苍术 9g，厚朴 4.5g，陈皮 3g，甘草 2.5g，桂枝 9g，茯苓 9g，猪苓 9g，泽泻 9g，水煎服。一剂病症如前，知药未胜病，复进一剂恶心消除，泄泻减至二三次，小溲增多。第三日泻止，胃纳未复，胸脘微胀，舌苔薄白微有转燥。照前方去桂枝，恶其辛温，加木香 2.5g、砂仁 2.5g 行气消胀，连服 2 剂，始告痊愈。

（二）饮食所伤

· 案例

王某，女，30 岁。

自诉 4 日前因天气突热，口中燥渴，暴饮冷水，复食瓜果，至晚又感受风寒，翌日凌晨腹痛肠鸣，发生暴泄，排出未消化饮食之物，日夜计 10 余次，微热恶寒，嗳气腐臭，恶闻食气，胸腹闷满，脉滑苔浊。

此为饮食不节，适伤寒邪，积滞肠胃，遂生暴泄。《黄帝内经》云："食饮不节，起居不时者……阴受之则入五脏……入五脏则䐜满闭塞，下为飧泄。"法以疏散表邪、消食导滞，方以保和汤加味。处方：连翘 9g，莱菔子 9g，山楂 9g，神曲 9g，茯苓 9g，煮半夏 6g，葛花 9g，泽泻 9g。药后热退，恶寒罢，腹胀松，泄泻仅二三次，呕嗳不已，即按上方去葛花，加茱萸 3.5g、木香 3g，止呕消胀，赓服 1 剂而解。

（三）脾胃虚寒

· 案例

谭某，女。

于分娩翌日便见上腹隐约作痛，喜按欲温，身冷不渴，食入良久，仍然吐出，肠间气走，大便泻如鸭粪，日二三次，完谷不化，小便如常，瘀血续下，病已7天，诊其脉迟缓，舌苔薄。

脉证互参，乃产后气血两虚，胃寒脾弱，健运失职，因寒致泄，由寒邪内袭于脾，脾胃受寒则阳虚，虚则不司运化，清阳之气不主上升，反下陷而成泄泻。法宜温胃健脾、祛寒止泻，方选附子理中汤加味。处方：附子4.5g，福参9g，白术9g，干姜4.5g，甘草3g，陈皮3g，茯苓9g。药后次日泻止仍见呕吐，胃脘冷减，舌苔白滑，照前方干姜改9g，续进1剂。第3日二诊，胃脘较舒适，改用桂附理中丸2粒，分上下午炖服，病愈。

（四）肾阳不足

· 案例

陈某，女，40岁。

自诉泄泻已近半月，曾服西药多次未愈，现每天泄泻二三次，每发于黎明之际，所下粪便溏薄，小溲如常，神疲肢倦，上腹部微胀，胃纳不佳，视其舌苔白滑，脉来濡细、右尺尤弱。

是为肾阳不足、命门火衰。肾为胃之关，开窍于二阴，二便之开闭，皆肾之所主，今肾中阳气不足，则命门火衰，闭藏失职。治宜温补下元、收敛肾气、健运分利，方以四神丸加味。处方：补骨脂9g，五味子3g，肉豆蔻3g，泡吴茱萸3g，苍术9g，白术9g，茯苓9g，广木香2.5g，盐砂仁2.5g。

二诊：上腹部胀较松，便溏如是，赓服2剂。

三诊：腹胀舒，便稍结，用四神丸18g分送。

四诊：服丸药后腹又胀，恐丸粒不易消化，又以四神丸化汤服，2天而愈。

（五）肝旺克脾

·案例

金某，女，50岁。

病已月余，大便泄泻，日二三次或六七次，便后腹痛即解，憎寒无热，食后脘胀，腹中雷鸣，嗳气呕腐，性情躁急，面色苍黄，四肢无力，脉来虚弦，舌薄质淡。证属肝木克土、脾气受伤。《冯氏锦囊秘录》："忿怒伤肝，木邪克土，皆令泄泻。"治宜疏肝扶脾，方以柴芍六君汤合痛泻要方加味。处方：毛柴胡4.5g，生熟白芍9g（各半），生熟甘草各3.5g，福参9g，炒白术9g，茯苓9g，盐陈皮3g，煮半夏6g，防风3g，泽泻9g，木瓜曲2粒。

二诊：肠鸣减少，腹部胀痛瘥，只泄泻2次，舌脉如昨，赓服2剂而愈。

二、结语

以上5例，由于其病因、病理、病证的不同，故治法各异。如例一由于水湿内停、脾土受困而泻，治法以芳香化浊、渗湿利水。例二乃伤食，复感寒邪，而致泄泻，法以疏解寒邪、消导止泻。例三产后脾胃虚寒、消运失常，水谷不能腐熟，津液不能运行，水液糟粕混杂，势必致泻，故以温中止泻。例四肾虚闭藏失职，以致晨泄，用四神丸温肾止泻，佐以健运之品。例五情志失调、肝气横逆、木旺侮土之泻，予以肝脾两调，病即痊愈。

《从泄泻谈辨证论治》原载于《论文汇编（第九集）》（1964年7月由福州市人民医院内部刊行）。

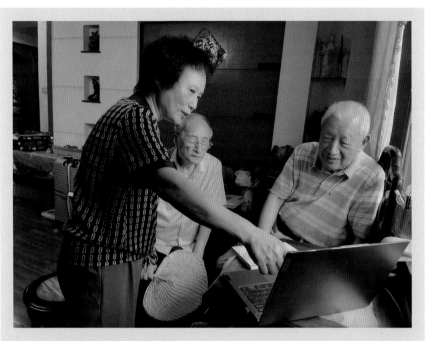

孙坦村（右1）、肖诏玮（右2）、王玲（左1）研讨病案

孙坦村处方笺

第十四节　陈桐雨临证治验

陈桐雨儿科医案选介

陈桐雨

▌一、麻疹不透的辨证论治

《医宗金鉴》云：麻有不透者须察所因。①如风寒外束必有身热、无汗、头疼、呕恶、疹色淡红而暗之症。②如因热毒壅滞者，必面赤身热、谵语烦渴、疹色紫赤滞暗。③因正气虚弱不能送毒外出者，必面色㿠白、身微热、神倦怠、疹色白而不红。

夫麻疹之出，其气机是欲由内达外，故云麻疹出、贵透彻，宜先用发表，使毒尽达于肌表，以免内攻。若过早使用寒凉则冰伏热毒，疹必不能出透，多致毒气内攻、喘闷而毙。

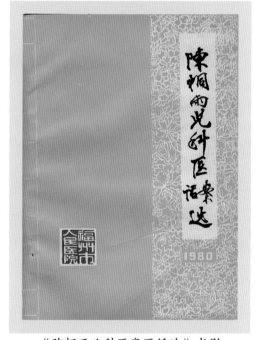

《陈桐雨儿科医案医话选》书影

麻疹发病的过程，一般是如期发热，如期见形，如期出齐，如期收没，逐渐退热，继之诸症消失，都是井然有序而有一定规律性。全程的疹色要红活，疹朵要稠密，且发热和缓，微微汗出，神清气爽，二便顺调，是为顺证，反之则为变证（险逆证）。

祖国医学对它的疗法，其主要目的是在帮助患者正气发挥抗病机能，使麻疹得以顺利透达。对于一般顺证麻疹的疗法，初期则以宣透为先，使疹外发；见形期仍以宣透为主兼之清热；收没期则清热滋阴。整个过程均忌辛温、辛热、燥悍耗液之品，因麻属阳毒表证，故有麻喜清凉、痘喜温之说，治疗一般多主辛凉透表，继之清凉解毒，此乃治疗一般麻疹（顺证）的常法。但是变证的麻疹（逆症、险症）就必须根据临床证候辨证论治，以适应具体情况，而不是呆板的一成不变的。

本人历年来在临床上遇到麻疹不透的变证病例不少，都是根据辨证求因、审因论治的原则来处理。如风寒闭塞不透者（寒隐）以辛温透表；如热毒壅塞不透者（热隐）以辛凉苦寒、表里兼治；如正气虚弱不能托毒外出者（虚隐）以扶正祛邪、托里达表等法。又在每型每例之中，如有转因则随因转法、随症选方，疗效稍可人意。兹将一得之愚，摘举寒隐、热隐、虚隐3型之麻疹不透的变证病例3则。叙述如下。

· 案例一

寒隐喘急，麻疹不透

陈某，女，4岁，1961年11月1日初诊。

母代诉：自前5天淋雨引起发热咳嗽、流涕、喷嚏，曾请邻乡医师治疗。麻疹隐约不透已经2天，夜来病症加剧，又经医师注射抗生素及服药（何药不详），未见显效，今早来院急诊。现症：壮热（肛温39.8℃），无汗，恶寒不渴，咳艰气喘，鼻翼煽动，疹淡朵隐，手足微厥，舌苔薄白滑，脉浮紧。两肺均可闻及干湿啰音，柯氏斑明显，白细胞计数 18.0×10^9/L，中性粒细胞80%，淋巴细胞20%。

证型：寒隐喘急。病因病理：疹毒蕴肺，复感寒邪，肺失宣发，不得外越。治法：辛温解表、发汗散寒，用麻黄汤。处方：蜜麻黄3g，桂枝2g，苦杏仁3g，甘草3g。

二诊：药后，汗出热减，肛温38.4℃，手足转温，疹朵已现至腿，疹色红活，咳嗽尚艰，气喘、鼻煽尚未大平，且兼口渴溺赤，大便尚可，舌苔微黄，脉转浮数。此乃表寒已解，疹毒未尽，肺经之热尚未清化。宜辛凉透表、疏外清内。处方：麻杏石甘汤加黄芩、桑白皮。药味（略）。

三诊：体温已降（肛温37℃），喘平，疹已透脚，色红朵密，上中部渐已收没，脉大有力，舌质红，苔黄，干咳无痰、自汗口渴、心烦不寐，便结，尿短赤。显系肺胃二经火热炽盛，急宜大清肺胃火热，以免伤津耗液。拟白虎汤加味。处方：石膏30g（布包、先煎），知母9g，粳米30g，甘草5g，黄芩6g，桑白皮9g，牛蒡子9g，沙参15g。

四诊：体温（肛温36.8℃），代诉：投药2剂后，诸恙均瘥，已能索食，尚有微咳、口干。要求改方。当系余烬未息，仍拟前法。以芦根、茅根每日代茶，既可清肺胃之热，又可生津保液，以善其后。

按 初诊时患儿症见发热无汗、恶寒不渴，盖肺合皮毛，今因寒邪外束，肺气不宣，疹毒内郁，无从外达。肺为清虚之脏，又为娇脏，一受邪干，清肃无权，腠理闭塞，肺气上逆，发为喘咳。无汗而喘乃为风寒表证，手足微厥乃为阳气不得敷布肢末，舌苔白滑、脉浮紧更为表寒之征。寒为阴邪，今尚在表，治病者当从《黄帝内经》"其在皮者，汗而发之"之义，以麻黄汤汗之、散之，使阳得升则阴邪随汗而散，肌表随汗而松，疹能外达则内可安。桂枝性烈，应慎用少用，并宜中病即止。

二诊时，昨药后汗出疹现、厥回热减，乃表寒已得辛温解表而散，唯疹毒未尽、肺热未消。盖麻属阳证热毒，脏腑之伤唯肺为甚，故汗出而喘；且兼口渴溺赤，舌苔微黄，脉浮数，更知寒邪解而火象萌；治法不宜再用辛温，当从辛凉。因此前方去桂枝以免助火耗液，加石膏而成麻杏石甘汤，既可疏泄余邪又可清化肺热，再佐黄芩、桑白皮则清肃之力更强。

三诊时，疹已透脚，色朵红密，上中部疹渐收没，喘平热退均属佳兆；但尚干咳无痰，乃火热伤肺、肺津受灼；自汗口渴者，乃阳明热蒸外越、热灼胃津、胃火上炎扰及心肺，故烦而不寐；舌黄便结者，热聚于胃；小便赤者，火灼金而化源窒；脉大有力者，热甚也。以上种种见症均是肺胃二经火热，虽有火热而未成实，故不可下，下则耗液，当以白虎汤大清肺胃，泻火而不伤土也。

· 案例二

火毒壅滞，麻疹不透（热隐变证）

林某，男，3岁。

初诊，母代诉，发热7天，疹现4天，不能透脚，曾经当地中西医师治疗，注射抗生素及内服中西药（何药未详），未见好转而来院求诊。兼见喘咳，烦渴，便泄，肢冷等症。现症：壮热，肛温 40.8℃，烦躁口渴，干咳气喘，面赤肢厥，上身汗多，麻疹已至胸腹，色紫滞暗而朵密，腰以下未见麻路，腹胀、便泄里急，日行 5~6 次，尿短赤浑浊，咽红，脉象洪数，舌苔黄燥。血常规：白细胞计数 4.6×10^9/L，中性粒细胞 79%，淋巴细胞 18%，单核细胞 2%，柯氏斑尚有残迹可见，两肺均可闻及干湿啰音。

证型：火毒壅滞、麻疹不透。系肺卫不宣，肃降失调，气逆于上，疹郁不透。治当辛凉透表、苦寒清里，用三黄石膏汤去姜、枣。处方：蜜麻黄 5g，淡豆豉 9g（后入），石膏 30g（布包、先煎），黄连 3g，黄芩 6g，黄柏 9g，栀子 9g，细茶 2g。

二诊：肛温 38.5℃，药后约 2h 汗出遍身，喘平咳减，热稍退，四肢不冷，疹子已透至足趾及掌，其色红活，疹朵凑合，尚有微烦，大便转溏，小便尚赤，脉尚洪大，苔黄稍退，质红，乃火毒未尽，再拟前方去麻黄，加竹叶、桑白皮以清余热。处方：黄芩 6g，黄连 6g，栀子 9g，黄柏 9g，石膏 24g，淡竹叶 15g，桑白皮 9g，淡豆豉 9g，细茶 1 撮（冲）。

三诊：热退烦除，麻疹色红，上中部疹已收没，已能索食，二便顺调；尚有轻咳微渴，脉略洪数，舌苔净，质红而干。系肺胃余热未清、已萌伤阴之候，急宜清热保津、滋阴增液为治。拟玄参白虎汤加味。处方：玄参 9g，石膏 30g，知母 9g，粳米 15g，甘草 3g，沙参 9g，麦冬 9g，桑白皮 9g。

四诊：据述上药连服 2 剂后，诸恙均平，舌转滋润但质尚红，要求改方。拟芦根 30g、茅根 30g 代茶，以清余热保津液，终于告愈。

按　麻疹 7 天，已届收没之时。初诊时尚未透，自属愆期逆候。审其所因，既非寒隐之症，又无正气虚弱之征，显系火毒内壅邪不外达，致成热隐变证。察其现症，壮热烦渴，咳艰气喘，乃热在肺经，肺主气，气郁则发热咳喘，金受火克肺津损耗则烦渴。上身汗出手足冷者，热邪在里也；不寐者，胃中火盛上扰心神；腹胀便泄里急者，手足阳明均热；小便短浑而赤者，下焦热也。脉洪大、苔黄燥均为热甚之征。总之，此症三焦皆热，以上中二焦（肺胃）为甚。盖麻属阳毒表证，今火毒内蕴不宣，则表里同病，若治内则外未解，若治外则内又急。拟以表里、三焦兼治之法，方用三黄石膏汤去生姜、大枣，以麻黄、豆豉直走皮毛，使其在表之邪从外而散；以三黄泻三焦之火，佐栀子屈曲下行，使其在里之热从下而出；石膏辛寒，辛能解肌热，寒能胜胃火，亦表里分清之法也；细茶苦甘微寒，能解热除烦止渴，有清心之效；去姜枣者，因恐姜能助火、枣能满中也。

二诊时，药后汗出疹透，喘平热减，四肢转温，乃危象已除，但脉尚洪数，知系里热毒邪未衰。仍守前法，上方去麻黄以免升散太过津液被伤，留豆豉以透余邪，再加竹叶、桑白皮以清肃肺热，使火毒无留恋之地。

三诊时，热退疹透，且渐收没，乃表邪已解；轻咳微渴、脉略洪数，为肺胃余热未清；舌净红而干，是津液有伤，宜急清肺胃之热，佐以滋阴增液之品，以杜竭阴之患。

· 案例三

正气虚弱，麻疹不透（虚隐变证）

陈某，男，3岁。

代诉：患儿因母病早产，7个月出生，又因母亲产后乳少，以人工喂哺，经常多病，更以便泄时作时愈，以致体质衰弱。出疹前发热、咳嗽、泄泻，曾自投"五谷汤"、枇杷叶、苦杏仁等药2剂未见疗效，皮内红点隐约，病渐加剧，故而来院诊察。现症：微热，肛温37.7℃，嗜睡，面色苍白无华，头面胸背均有稀少皮疹，色淡不红，四末微冷，大便溏泄日3~4次，小便尚可，脉浮重按无力，舌淡不荣。听诊心音低钝，肺（－）。咽微红，柯氏斑阳性。证型属正气虚弱、麻疹不透。病因乃禀赋体弱、正气不足，不能托毒外出。治当扶正托毒，人参败毒散加减（人参换潞党参）。处方：潞党参9g，枳壳5g，川芎3g，茯苓9g，薄荷3g，甘草3g，桔梗3g，黄芪9g，柴、前胡6g（各半），羌、独活6g（各半）。

二诊：肛温38.8℃，药后微汗热升，疹现至腿，色转红活、朵较密，但未透脚，四末转温，脉转浮数但尚无力，舌苔薄白、质稍转红。此为正气稍充、余邪未尽，拟辛凉透表稍加扶正之品。方转银翘散稍佐人参。处方：金银花9g，连翘9g，桔梗3g，牛蒡子9g，淡竹叶9g，薄荷3g，荆芥3g，淡豆豉9g，甘草3g，人参9g（潞党参代）。

三诊：肛温37℃，昨进辛凉透表稍佐人参后，疹已全透，头面皮疹已渐收没，热退，精神亦佳，面色稍有转荣，尚有食欲不振，咳嗽鼻干，舌苔净，质红少津，脉微急，大便溏，日 2~3 次，小便可，乃正气来复、表邪亦解，唯肺津有伤、脾气未振，治以清肺扶脾、滋液生津。处方：沙参、麦冬、天冬、福参、山药、莲子肉、粳米、甘草。

四诊：据述上药连服 2 剂，诸恙向安，一切照常。要求改方。拟以茅根、芦根代茶以清余热而保津液。处方：茅根 60g，芦根 60g，代茶。

按　此孩系早产，更因经常生病，体质素弱，初诊时患儿麻疹不透，互参脉证，显系正气虚弱不能载毒外出。盖外感之邪，必先汗以驱之，若元气旺者，外邪始能随药势而出；若素弱者，药虽外发，气从中馁，便不能托邪外出。此证既系正气虚弱、邪不外达，治法应以扶正祛邪、托里达表，用药应予补中兼发，则邪气不至于留连，发中兼补则真气不至于耗散。方拟人参败毒散加黄芪，更助方中之人参振奋阳气以为驱邪之主，使邪气乘药势而尽出。

二诊时，药后热升微汗，疹现红活，肢温，乃为阳气已有振奋，已能载毒外出。舌苔薄白，质转红，脉原虽浮散而尚无力，乃余邪未尽、元气尚虚，但证已有转化，若再投前方，深恐芪芎之温、羌独之燥烈，故宜中病即止，以免伤津。转方银翘散透表宣毒，稍佐人参以助元气，使邪无留恋之乡。

三诊时，正气已复，表邪已解，尚有咳嗽鼻干，当系肺热伤津；食欲未振、大便溏泄，当系脾气未复；舌苔净红而少津，乃阴液有伤；拟以清肺扶脾滋液之法，迨其脾健津复再以清解。

祖国医学对麻疹的治疗，首先对发表这一法非常重视，基本精神是如何扶助患者正气恢复以驱逐病邪，使疹子顺利透达，治若不当则变证丛生，易留后患甚至死亡。所以对麻疹不透的病例，无论是属于寒隐型，还是热隐型或虚隐型，其用药虽有辛温辛凉或扶正之品，但其目的总不外乎发表托疹也。

用药方面，历来医家对辛凉、辛温、辛热、苦寒、温补各有主张，唯对于辛凉比较普遍。我们应该根据临床症状来辨证求因及审因论治，若固执辛凉一法对付变化多端的麻疹未有不失败也。

通过本文介绍麻疹不透的变证治法虽主要是透表，但它却因有不同症状及成因，则有不同的治法。若有转证转因则应随因转法、按症选方、随证转方、加减药物。如病例一，先用麻黄汤解表，继用麻杏石甘汤辛凉透表，最后用白虎汤加味大清肺胃之热。病例二，初用三黄石膏汤表里兼治，继用前方去麻黄以免升散太过，着重于清里热用白虎汤加味大清肺胃之热。病例三，首用人参败毒散加黄芪扶正托毒，继用银翘散辛凉透表，稍佐人参以扶正，后用清肺扶脾滋阴之法，最后清热生津，充分说明中医辨证论治的灵活性和重要性。

二、麻疹齁𪘏（急性喉炎）

《麻科活人书》云：齁𪘏乃属痰火之候，乃因毒火内结之极，邪热阻遏不得发越所致，轻则呛咳音哑，重则吼咳频繁，音嘶气急，甚至面唇青紫、气喘、胸高胀满胁作坑、窒息而死，并云此症若在发疹初期，十中可救一二，若正在收没之时则较为难治。本院 1959 年收治麻疹 200 余例，并发此症约有 20 例左右，均经喉头抹片、细菌镜检及培养，排除白喉，以现代医学来说，与麻疹并发急性喉炎相符。治疗方面除窒息状态严重的二三例送他院行气管切开术外，其余均以辨证论治加民间青草药蟛蜞菊（又名卤地菊、龙舌草，鲜的可用 60~120g），并用蟛蜞菊煎液喷雾吸入及内服方药，轻者用除热清肺汤（石膏 30g，麦冬 9g，玄参 9g，生地黄 9g，川贝母 6g，天花粉 15g，赤芍 5g，甘草 3g）去赤芍，加鲜蟛蜞菊；重者乃邪热未透、毒火传里，则用麻杏石甘汤合除热清肺汤加蟛蜞菊。总之以清泄肺热、降火消痰为主，不管轻症、重症都可兼用蟛蜞菊药液喷雾，一般均在一周内告愈。著之以供参考。

三、麻后聤耳（脓耳）

聤耳乃耳道流脓亦称脓耳，相当于急性化脓性中耳炎，在麻疹过程中常可发生。其症状耳道流黄色脓液，有臭味，在未流脓前先有发热，幼儿因不会诉说耳痛，多烦扰不宁，间有发搐，且兼腹泻、呕吐、食欲不振等症。余曾治一孩，麻疹回谢后热已退，越日又发高热，啼扰不宁，频频以手抓耳，伴腹泻尿少、舌质红、苔薄黄。认为热迫下利，以葛根芩连汤加滑石、赤茯苓、泽泻、白芍等与之，未见效果。翌日二诊，见耳边流脓，有臭味，热稍降，烦扰也宁，亦无以手抓耳，腹泻稍减，乃悟昨日诸恙，即现代医学所说急性化脓性中耳炎，在鼓膜未穿破之前，会引起耳痛，亦可伴胃肠道症状，至鼓膜穿破流脓之后，诸恙都会瘥减，但流脓尚须积极治疗，以免转成慢性或生他变。因知乃系麻疹火毒迫肝所致，治以龙胆泻肝汤去当归与之，兼用开水泡浸黄柏洗耳滴耳，两剂痊愈。

四、麻后耳聋

· 案例

陈某，男，4岁。

代诉：麻疹后45天。自20余天起听力逐渐减退而至两耳昏聋迄今已一个月，曾往某医院五官科诊治未能确诊，并述出麻之时两耳流脓，现已痊愈，但时诉耳心疼痛，且夜睡不安，多惊狂叫。诊之，除耳聋之外，其他如常。望其舌微黄质红，切其脉弦，显系麻后火毒蕴于肝胆，投以龙胆泻肝汤加磁石、石菖蒲等，连服4剂，症未增减。细思耳聋之病，与肝、胆、心、肾有关，盖耳为肾之外候，心亦寄窍耳中，肝胆脉络亦入于耳，今泻肝胆之热，症无进退，可知肝胆虽有蕴热，而心火上扰不能与肾水交济，均可导致耳鸣耳聋，兼之夜啼不安，多惊狂叫，更可证明系肝病及心、心肾不交所致，以龙胆草配合磁朱丸，既可清泻肝胆蕴热，又可交通心肾，连服3~4剂，又来问方。据云药后听力渐复，现已痊愈，要否善后之方，乃告以注意饮食，不再服药。

五、麻后火毒灼伤肝阴目难视物

· 案例

危某，男，2岁。

母代诉：由麻疹后2周起，夜间啼吵，两目畏光，初未介意，继而眼珠无光，视物不清，就诊当地医者，据云系麻后火毒迫肝，选进龙胆、芩连、栀、柏、柴胡、白芍等药，10余剂未效。现症肌肉消瘦，两眼懒开，黑珠瞳神干燥无光，视物不清，舌绛津少，脉软而数，因悟前药凉之不效者，乃太仆所谓寒之不寒无水也。系麻后火毒灼伤真阴、肝肾不足之症。治法当以滋肾养肝，盖肝得通则能视，肾阴足则神水发，投以六味地黄汤，连服10余剂，又来改方。据云：两目眸子渐有光彩，已能视物点，仍守前方再服 10 剂告愈。

六、麻后骨蒸潮热

麻疹退后，本应热退食增、二便顺调、呼吸正常，方为常态。若余毒未清，多见身热不退、饮食欠进、咳嗽盗汗，形体消瘦，皆系真元耗损，若不及时调治，终成痨证。

· 案例

李某，男，9 岁。

麻后 3 个月以来，午后骨蒸潮热，面颊微赤，咳嗽流连，夜间盗汗，形体消瘦，舌苔少，舌质绛，脉细数。辨证乃系麻后余火刑金所致，方拟泻白散加味为治。处方：桑白皮 9g，地骨皮 9g，粳米 15g（布包），甘草 3g，鳖甲 24g，黄芩 6g，沙参 9g，知母 6g，银柴胡 6g。

盖泻白散方中之桑白皮味甘、辛，甘益元气，辛能泻肺，肺气肃降恢复，则咳嗽自除；地骨皮性寒泻肺中伏火，凉血而除虚热，消退骨蒸潮热；甘草益脾，粳米和胃，再配银柴胡、鳖甲，更能消退骨蒸潮热；知母上清肺金，又能滋水润燥而退盗汗；黄芩和桑白皮更能清肺；沙参能补五脏之阴，味淡体轻，专补肺阴，善治久嗽。上方连服 3 剂，诸恙均减，药已中病，遂减其量连服 10 剂以收全功。

七、痄腮治验

· 案例

薛某，男，7 岁。

初起头痛发热呕吐，继而两腮肿痛，吞咽困难已有 2 天，来诊时脉浮数，咽红，舌苔燥。证属风热壅滞颊腮，方拟普济消毒饮加减与之，1 剂热退，两腮肿瘥，继服 2 剂，诸恙悉愈。

按 普济消毒饮一方，原治大头天行，因小儿痄腮乃系时邪外感及肝胆之火与胃热上攻所致，故以上方为主加减。小儿体质属阳，本病发作多因风热化火，此孩现症乃系风热壅滞颊腮，故于本方中去升麻、柴胡，以免过于升提；用芩、连、玄参以清热泻火；金银花、连翘、牛蒡子、僵蚕、马勃以解毒散结；桔梗为舟楫载药上浮使达病所；加六神丸以增加解毒之功，相互为用，得以速愈。

八、顽固性呕吐

· 案例

吴某，女，13岁。

患儿起病于1974年5月8日，早上吃蛋汤后感中脘闷胀，继之连续呕吐10余次，即往某医院门诊治疗，认为食积伤中、运化无权，以平胃散、二陈汤加双钩藤、白芍等治之未效。又转西医治疗，以阿托品、非那根及输液等，呕吐亦未见瘥。遂于5月10日住入某医院，于6月14日出院，共住院35天，住院期间呕吐渐剧，每日多达20多次，进食即吐，粒米不留，每吐必吐出苦水而后已，经各项检查，拟诊为"胃肠神经官能症"。每日以输液及对症治疗外，曾以普鲁卡因静滴9天，配合新针疗法、人工冬眠、胰岛素肌内注射；中药三黄泻心汤，半夏泻心汤，旋覆代赭汤，四君子汤加姜、枣、柿蒂，以及用巴豆、桃仁、大黄研末敷涌泉、内关穴等种种措施，均未能控制呕吐。遂于6月30日来福州市人民医院诊察。自诉胸窒，四肢无力，进食即吐，水米不留，二便少通。望其面色无华，神疲，大肉削脱。诊其脉细急无力，察其舌质绛，苔净。

脉证互参，责在胃有积热、上逆作吐、久吐伤及胃阴所致。方拟生半夏6g，西洋参6g，黄芩6g，黄连3g，甘草3g，米糠60g（布包）。服药1剂，呕吐已减大半，能进食粳米泔少许，前方既已中病，无需更换，继前方连服10剂，至6月10日呕吐已基本消失，每日能食粳米粥5~6顿，每顿约30g，精神渐健，四肢疲乏亦大减，于6月11日能行走来门诊。再诊其脉细弱，面色仍苍白，四肢尚感疲乏，舌苔转白薄，舌质转为淡红，知胃热已解，胃阴虽复，但脾气未振，改进四君子汤以健脾益气，服后食欲渐增加。因呕吐月余以致气血俱伤，投以八珍汤补气血，数剂后面色转红，已不疲乏，继用八珍丸调补，现已完全康复。

九、痞瘤（荨麻疹）

· 案例一

叶某，男，6岁。

代诉：前一周因食海鲜后引起全身风团，色红痒剧，就诊于某医院，检查血常规：白细胞计数 9.0×10^9/L，中性粒细胞46%，淋巴细胞40%，嗜酸性粒细胞14%。诊断：过敏性荨麻疹。口服脱敏药及经注葡萄糖酸钙3天未见显效，而转来福州市人民医院治疗。现症：发热，全身散在大小不一红色风疹块，瘙痒不止，面部微浮，腹痛，便秘3天未通，口干，尿少，脉浮数，舌苔微黄而浊，舌质红，咽部充血。

综观脉证，拟属外感风邪，内蕴湿热，外不得疏泄，内不能透达，搏于肌肤而成痞瘤。治从表里双解，处以防风通圣散30g加民间止痒草药芋环干30g，连服3剂，便通热退，疹块消失血象正常而告愈。

· 案例二

吴某，女，14岁。

素体虚弱，风疹块反复发作，近因沐浴当风，痞瘤又发，兼见恶寒食减、腹痛、头眩，就诊于当地医院，而检白细胞计数 7.0×10^9/L，中性粒细胞65%，淋巴细胞29%，嗜酸性粒细胞6%，红细胞计数 2.85×10^{12}/L，血红蛋白75g/L。拟诊：过敏性荨麻疹，贫血（原因待查）。曾用脱敏药及肝铁片治疗，未见显效而来诊。症状如上述，视其皮疹大小不等散发全身，剧痒，面色萎黄，脉细弱而缓，舌苔薄，舌质淡。

辨证属气血虚弱，兼感风寒。方拟：川芎3g，当归5g，黄芪6g，荆芥5g，防风3g，紫苏叶3g，芋环干30g。连服3剂，告愈。

按 以上2例均系痞瘤，但成因不同，治法亦异。例一乃系外感风邪内有积热故用防风通圣散解外清内、表里双解为治。例二系素体气血不足，又因沐浴感风，《黄帝内经》云："邪之所凑，其气必虚。"所以用芎芪当归以补气益血，荆防苏叶以发散风寒，两例均加芋环干者，乃民间治疗荨麻疹有效草药，善于止痒。

十、噎膈

· 案例

客岁冬腊有罗源佩溪男孩随母来榕寄寓戚家，托其荐医而来诊，病已3年，每日三餐只能进谷一调羹之谱，若勉强多食，旋则吐出，若饮流质，则能受纳，频投药石，均难见效。年虽14犹似10岁之儿，面色无华，形瘦神疲，便结溲赤，脉涩舌红，当系噎膈之证。盖此病儿科所见不多，其病多为饥饱失序，运纳失宜，病延日久，阴血有亏，津液不生，致使胃脘干槁，若槁在上脘则水饮可行，食物难入，若槁在下脘则虽食可入，久而复出。《医学心悟》云：此系燥证也。宜润之以开关。方拟启膈散，连服7剂，吐止，食增，因其急于回乡，未能继诊，追访其戚，据云每餐已能进谷二两有奇。按启膈散，用沙参为君，大滋胃液；郁金、川贝母、砂仁、丹参行气逐瘀；荷蒂升清；茯苓降浊，气行瘀活，清升浊降；再以杵头糠安抚中宫，用于本证收效显著，足证辨证论治，实可泛应无穷也。

十一、哮喘证治

哮喘是临床常见的疾病。在祖国医学属于本虚，但常因气候影响、饮食不适而引起，所以本病乃实中有虚、标实本虚之病，容易反复发作，多见于四五岁以上小儿，但婴幼亦有之。其成因，按现代医学则称为变态反应性疾病，即过敏所致。祖国医学认为系寒痰凝结、肺气壅滞而成。本人在临床上遇到此病不少，有由于本虚，饮食寒冷，脾湿生饮而凌肺；有由于风寒袭肺，肺寒次生而生哮喘；有由于表寒外束、内有蕴热（此型较少），而成斯疾。在治则上，根据发作时症状多为标实，无发作时均为本虚，所以有急则治标、缓则治本，即所谓有病时治其病，无病时补脾肾。在选方方面，治标多选用小青龙汤、大青龙汤、射干麻黄汤等方加减，治本则以六君子汤（或丸）、肾气丸以补脾肾，加饮食调之，效果稍可人意。

· 案例

叶某，女，14岁。

患儿由2岁起哮喘经常发作，多用西药抗生素及平喘止咳加抗过敏药，有时兼用激素，虽能暂时缓解，但 10 余年来未能断根，有时一个月发作 1 次，有时半个月发作 1 次。在月经首次来潮时症状有所减轻，唯月经迄今一年未见再潮，于去年夏月，因食水果及冷饮之后，哮喘又转频繁，仍以西药为治兼服中药，症状时轻时重，时作时愈。于今年夏月始来福州市人民医院就诊。自诉：近因浴后受寒，发热恶寒，咳嗽气喘，痰白清稀，欲呕食减，视其形体瘦弱，面色少华，舌苔白滑，其脉浮紧。

辨证属外感寒邪，内停痰饮。拟以小青龙汤解表散寒、温肺化饮。连服 2 剂，寒热罢，喘稍平，尚有心悸胸闷，短气而咳，痰清食减，恶心喜呕，舌仍白滑，脉转弦滑。知外寒虽解，内饮未消，脾虚湿盛，水饮上凌心肺，遂转方苓桂术甘汤加白芥子、葶苈子、紫苏子以化饮降气、温运脾阳，进药 3 剂，诸恙渐安。乃根据无病时补脾肾之治则，嘱日间吞服六君丸，夜间吞服肾气丸，遇有感冒及哮喘发作之时暂停服，并兼饮食调理，以羊肉煮红糟加生姜 2 片及猪睾丸、人胎盘、鸡鸭之尾珠交替常食，并注意起居饮食，迄今半年未见复发，人亦渐胖，月经亦潮。志之以供参考。

十二、婴儿湿疹（奶癣）

婴儿湿疹古称"奶癣"，有干、湿两种，为儿科临床常见的皮肤病，多发于哺乳期婴儿，每于断乳后 2 岁左右渐渐痊愈，偶有迁延至儿童期尚未痊愈者。好发于头、面、额、肩、颈等处，亦有蔓延至全身，以剧痒为其特征，每影响睡眠及健康，甚至并发其他疾病，历年来门诊遇到此症不少，以内服外敷并用，对于止痒及缩短病程尚堪人意。举例如下，以供参考。

· 案例

陈某，男，4 个月。

母乳不够加以糊、牛乳喂养。现症额面颈部均有红疹，间有渗出水液或结痂，因剧痒引致睡眠不宁，大便秘结或溏泄兼有乳片，舌苔厚浊，曾经某医院治疗，时瘥时剧，反复发作已有 2 个月而来诊。

拟诊：奶癣。证属饮食不当，内生湿毒，外为风邪水湿所侵。治以防风通圣散解外清内，佐以（民间草药）芋环干以止痒，再加山楂以消乳积，处方：防风通圣散（成药）15g，芋环干 21g，山楂 6g。外用紫草油合剂，处方：紫草片 9g，茶油适量同炖待冷后调黄连末 3g，炉甘石 9g，外用敷抹，并禁用汤水肥皂洗浴患处，并禁饮牛乳及乳制品。

治疗 3 天，通便颇多，首结末溏，湿疹大瘥，痒亦减轻，睡眠转佳。乃改用民间验方芋环干、鱼腥草、甘草、山楂常服，以解毒止痒、并消乳积。处方：芋环干 21g，鱼腥草 15g，山楂 6g，甘草 6g。外用如前。越月，湿疹全部告愈，姑志之以供参考。

十三、阳强（阴茎坚举不痿）

·案例

某男孩，12 岁，由其母带来就诊。

代诉：该孩阴茎坚举、日夜不痿已有月余，屡经单位医疗室及地方医院用过中西药物治疗无效，并出示方笺，有以平肝泻火之剂，如龙胆泻肝汤、参麦白虎汤；有以龙牡、珍珠母介类潜阳，甚至羚犀并进，单方草药互投，均难奏效。症兼头晕耳鸣，盗汗，腰部酸楚，手足心热。诊其脉弦细而急，察其舌苔少，舌质红。

揣其脉证，均属火象，细思之，迭进寒凉之药，何以无效。乃悟太仆所云："寒之不寒是无水也。"遂以六味地黄汤以滋肝肾，壮水之主以制阳光，加以龙牡介类潜阳育阴。服药 20 余剂，诸恙告愈。

按 此孩年仅 12 岁，色情知识未开，而阴茎日夜坚举自属病态，且所现兼症，因属于火，乃为虚火，虚火不能以水折之，如芩、连、栀、柏、石膏、知母皆是有形之水以沃无形之火，安能滋肝肾之真阴乎？唯有六味地黄汤有补有泻、相和相济以成平补之功，再加龙牡，更助潜阳育阴之力，药能中病，其效自速。

十四、久泻

·案例

孙某，男，6 岁。

母代诉：1960 年开始大便溏泄，每日 2~3 次或 5~6 次不等，时轻时重，已有

4 年之久，历经住院检查治疗始终未愈。1963 年 8 月间来诊时溏泄日 3~4 次，经医屡投四神丸、香砂六君丸、四白散之类 2 个月，溏泄未瘥，唯食欲稍增，家人因病久厌烦，未行继续治疗，后因溏泄加剧，粪中带血，里急后重，肛门灼热，始来就诊。现症面色无华，腹痛绵绵，食减，舌苔厚浊而质淡，脉缓。

证属脾胃阳虚、中气失宰，故而久病溏泄，精微不能洒陈于五脏六腑，诸种虚症之所由来也。今又便血、里急后重，乃肠中热蕴气滞，投以参、术、姜、草以理中，木香、黄连以行滞清热。寒热并用，清补兼施，药后便血愈，里急后重除，但中气未复，溏泄未愈，仍以连理汤继进。后来函告述，上方连服 16 剂，诸恙告愈。

十五、破伤风治验

· 案例

李某，男，9 岁。

患孩因跌伤膝盖七八天后来诊，颈项强直，每日抽搐四五次，神志尚清，面呈苦笑，牙关颇紧，发热，呼吸不舒，曾往某医院用过破伤风抗毒素。经检膝盖疮口已结白痂，并不红肿。

辨证为损伤之处中于风邪，乃破伤风之症。投以五虎追风汤加味，药用蜈蚣 3 条，蝉蜕 10 个，蝎尾 1g，地龙 15g，僵蚕 5g，熊胆 1g 冲服。连服 7 剂诸恙大减，去熊胆再服 7 剂而愈。

十六、新生儿脐湿

· 案例

邻里陈姓婴儿出生 40 天，自脐带脱落后，脐上分泌脓液少许，久不干燥，微有红肿，经自用消炎膏、抗生素软膏及龙胆紫溶液敷涂不愈而来诊。

辨为水湿尿液侵脐所致，治以枯明矾、龙骨、炉甘石各 6g，黄连末 1.5g，冰片 0.15g，共研细末撒之，数日后脐部干燥结痂而愈。

按 此病似属皮肤小恙，但根据《诸病源候论》云："脐疮不瘥，风气入伤经脉则变为痫。"可不注意乎！

十七、便后血

· 案例

翁某，男，7岁。

母代诉：便后有血，每次如是，量为数滴甚至数十滴，迄今一年未愈。曾在某门诊部及某医院诊察，大便常规检查有红细胞及白细胞，培养无致病菌生长，肛门检查未发现痔疮、肛裂及息肉，经用呋喃唑酮、黄连素、乌梅丸、野麻草等药，均未见效。又经某中医投以清肠止血之品如地榆、槐花、侧柏叶、白茅根、生地黄等，亦难奏效，而来诊。

现症面色无华，神疲肌瘦，食欲不振，舌质淡，苔薄，脉象细软。

证属脾阳困顿，统血无权。所进之药非但无效，抑恐碍脾，方拟黄土汤温脾和胃，兼安气血，连服5剂，据云便后已无见血，食欲已振，再以六君丸补脾元，以善其后。

十八、五软

· 案例

傅某，男，3岁，仙游人，1962年秋初诊。

症见头项俯软不能抬举，四肢无力不用，肌肉松软，神疲懒言，面色不华，微有浮肿，在当地医院治疗未获显效。

辨证属五软，当系禀受不足、气血不充所致。盖肝主筋，肾主骨，脾主肌肉，肝肾不足则筋骨不强而头项软，脾气不足则四肢无力、肌肉不坚。投以六味地黄丸（改汤剂）以补肝肾之虚，而益先天精气，以及补中益气汤补其后天不足，冀其脾气升举，则诸脏有所禀受而肾气更加充沛，诸软之恙当可渐除。

至翌年该孩因患麻疹又来诊治，据其母云服药2月余五软之恙痊愈。

十九、尿床

· 案例

病孩叶某，6岁。尿床年余，几无虚夕，现症神疲懒言，声音低沉，咳而无力，脉软，舌质淡，苔薄。追溯病史，据其母代诉，经常感冒咳嗽，自汗，且厌食、便溏等。知系肺脾之气均虚，脾土虚则不能生金，肺金虚则不能为气化之主，其治节之权失职，不能达下以制约水道，致生尿床之患。治宜升益脾气而补肺气，方拟补中益气汤与四君子汤加黄芪，交替连服匝月而告愈。

二十、便秘

·案例

刘姓初生儿才1周，先见吐乳，不以为意，继而大便不通，不乳多啼，已有2天而来诊。现症面赤唇红，口腔黏膜口疮遍布，腹胀，大便2天未通，尿短，舌质红绛。

证乃热毒壅结肠胃所致。舌有口疮，询知其母平素喜食炒煿热燥之品，乃胎中已经受热，更兼产后其母多食红糖、红糟、姜、酒之物，致热毒壅结肠胃，耗损津液，传导失常，气滞不行，大便不通，热毒上炎，故口舌满布口疮；上凌于心则啼吵不宁，心与小肠相表里，故尿短赤。治以三黄散合碧玉散：大黄0.9g，黄连0.6g，黄芩3g，青黛2g，滑石10g，甘草1.5g。煎汤2酒盏。服药半剂，腹中作响，啼吵稍瘥，服毕全剂，大便通下如羊矢者数个，继而溏薄，粪色兼黄绿，腹胀亦减，小便通利。外用绿袍散（成药）调蜜涂口疮。

翌日口疮大退，已能吃乳，诸恙亦安。嘱以碧玉散9g、川黄连0.6g继服，以清余热，并嘱产妇尽量少食用酒、糟、红糖、生姜之类。

本篇所选医案原载于《陈桐雨儿科医案医话选》（1980年由福州市人民医院内部刊行）。

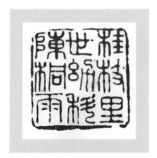

"桂枝里世幼科陈桐雨"印章

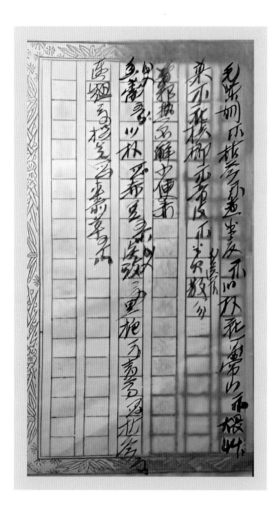
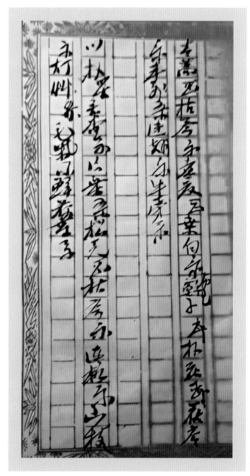

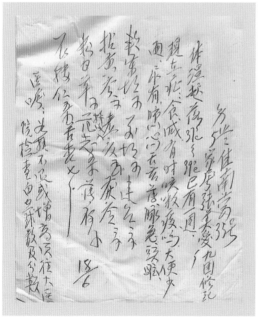
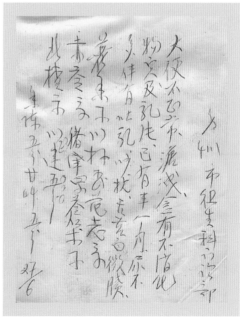

陈桐雨处方笺

第十五节　高希焯临证治验

高希焯医案选介

高希焯

· 案例一

邓某，男，2个月。

初起微热，咳嗽吵扰，痰鸣气急；继而两目上视，面白唇青，胸高鼻煽，咳声不宣，肌肤微热，指端厥冷，便溏味臭，小便短赤，不啼不乳，不时惊惕，舌苔燥浊，指纹紫隐。处方：土牛黄 0.3g，紫雪丹 0.3g，风化硝 0.3g，开水冲服，并以桔梗小陷胸汤增减继之。

二诊：肌热已解，眼睛能动，咳声清亮，二便通畅，但尚摇唇鼓舌，腹部微胀。方用苇茎汤加桔梗、沙参、牡丹皮，连服 5 剂痊愈。

〔按〕　此病系风痰阻于胸膈，清阳之气循行失常，邪火内攻，神明被扰所致。初诊以豁痰开窍、清热止痉之法为主，继予清肺化痰之法。高氏善用丸散，效著而便捷。

· 案例二

朱某，女，8岁。

病历半月，咳嗽痰鸣，鼻煽气喘，时吐胶痰，饮食不进，大便难通，小便短赤。经某院诊断为肺炎，曾肌内注射青、链霉素未效。现舌苔浊厚，脉息弦滑。处方：旋覆花、苦桔梗、竹茹、枳实、石菖蒲、胆南星、牛蒡子、瓜蒌、黄连、煮半夏、甘草。清水煎服。另以礞石滚痰丸分送下。

二诊：昨药后大便通 4 次，黏痰随下，鼻煽气喘渐定，咳嗽痰鸣减轻，吐止知饥，浊苔变薄，脉转滑缓。照上方去滚痰丸，继服而安。

〔按〕　证系痰热壅结胸中，肺窍为之窒息，气不下降而为喘，高氏治以宣上泄下、豁痰清热之法主之。二诊痰热结胸已呈豁通之势，故去礞石滚痰丸而用之。

· 案例三

王某，女。

暑月肌热流连，流涕，口干，咳嗽，腹满，头汗，大便酱色，小溲欠利，舌苔浊垢，脉息弦急，重取有力。处方：柴胡、白芍、土茵陈、藿香、竹叶、六一散、菊叶、荷蒂、枳实、川厚朴、连翘（壳心并用）、栀子壳。清水煎服，另以紫雪丹冲服。上药服2剂热退，诸恙均瘳。

按　本例未注年龄，辨证为风暑内郁、湿邪阻遏，以四逆散透邪解郁、疏肝理脾，合以祛暑化湿之味。高氏善用紫雪丹，凡热邪所致顽热，用之得心应手。

《高希焯医案》原载于《福州市近代中医流派经验荟萃》（1994年由福建科学技术出版社出版）。

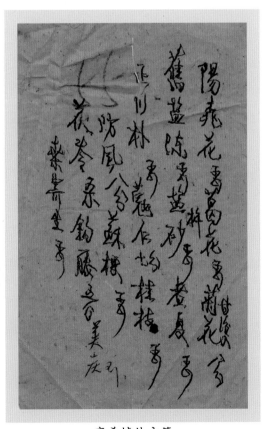

高希焯处方笺

第十六节　郭禧栭临证治验

小儿湿热痢和虚寒痢的辨证论治

郭禧栭

痢疾为夏秋季节小儿常见的急性肠道疾患之一。其主要临床症状为大便次数增多、腹痛、里急后重、痢下赤白或为脓血样大便。

痢疾，《黄帝内经》称为肠澼，《金匮要略》称为下利。历代医家对本病多有论述，近代医家称为痢疾。痢疾一般分为湿热痢、疫毒痢、噤口痢、虚寒痢、休息痢。本文主要探讨湿热痢和虚寒痢的临床治疗。

湿热痢和虚寒痢的病因病机如下。

若外感暑湿热毒之邪，蕴结于肠胃之间，阻滞气血，而致下痢脓血酿成湿热之痢。若湿重于热，则以白痢为主；如热重于湿，则以赤痢为主，如湿热并重者，则成赤白痢下。

若饮食不节或误食不洁之物，如恣食肥甘厚味，在肠胃之间酿成湿热，湿热熏蒸、腑气阻滞、气血凝滞，亦可酿成湿热痢下。临床所见小儿之湿热下痢，以饮食所伤者居多。

痢疾初起，若因治疗不当，迁延日久，导致脾胃两虚，或脾肾阳虚者，多转为虚寒痢下。

临床上小儿之痢疾，以湿热痢居多，而虚寒痢较少。治疗之法，湿热痢者当用清利湿热、凉血解毒，佐以消食导滞为主；虚寒痢者当用补中温散、收涩固脱为主。兹分述如下。

一、湿热痢

症状：发热，心烦，口渴喜饮，腹痛，下痢赤白相兼，里急后重，肛口灼热，小溲短赤，舌红，苔厚黄腻或厚浊，脉数，指纹紫暗，或兼有表证。

治法：清利湿热、凉血解毒。若兼有食滞者，佐以消食导滞；若兼有表证者，佐以解表。

主方：白头翁汤加味。药味：白头翁、秦皮、黄柏、川黄连、木香、神曲、铁苋菜、马齿苋。

加减法：挟有表证者，宜佐以解表，可加葛根或藿香、佩兰之类；若腹痛拒按、里急后重较为显著者，可加用小承气以荡涤积滞（通因通用）；挟食积而伴见呕吐不消化食物、腹痛、下痢酸腐者，加保和丸或鸡内金、川厚朴之类；挟见气滞伴见脘腹胀满、嗳气吞酸、下后痛缓者，加枳实导滞丸或木香槟榔丸以调气化滞；挟见呕吐者，加竹茹、枳壳、煮半夏、乌梅、陈皮之类以理气降逆止呕；挟感暑热者，加香薷饮或选加藿香、佩兰、银花、扁豆花、薄荷、荷叶之类以祛暑解表；暑热口渴汗多者，加滑石、天花粉、芦根、六一散、玉泉散、薏苡仁之类；热重于湿、赤痢多者，加地榆、槐花、牡丹皮、生地黄、银花、仙鹤草、侧柏炭等以清热解毒、凉血止痢；湿重于热、白痢多者，加陈皮、薤白、木香、苍术之类；湿热俱盛、症见痢下赤白、腹痛、里急后重、少顷又作者，加芍药汤去肉桂、当归，加银花；肠胃里热内迫而致痢下、腹部剧痛、肛口灼热、小溲短赤者，加黄芩汤；久痢伤阴者，症见舌红光绛或见口糜、加石斛、沙参、玉竹、芦根、山药之类；其他如草药仙鹤草、铁苋菜、马齿苋、千里光、凤尾草等可随证选用。若湿热痢延成疫毒痢者，每见壮热不退、痢下脓血、神昏痉厥者，宜清热解毒、开窍熄风并进，加黄连解毒汤合紫雪丹或安宫牛黄丸；如症情危重者，当中西医结合抢救。

二、虚寒痢

症状：体弱形寒，唇青口溃，四肢不温，下痢稀薄，里急后重，小溲清长，甚或脱肛，舌淡苔白滑，脉细弱无力，指纹淡白。

治法：温阳益气。如见滑脱不禁、脱肛者，佐以收涩固脱。

主方：治脾肾阳虚者，用附子理中汤、千金温脾汤；治脾胃虚弱者，选用补中益气汤、七味白术散、参苓白术散、八仙糕、香砂六君汤、四君子汤。

加减法：虚寒痢若至寒极而成亡阳之候，加参附汤或四逆加人参汤以回阳救逆；若滑脱不禁者，加赤石脂、禹余粮、乌梅炭、罂粟壳、煨肉豆蔻之类；脱肛不收者，加生黄芪、升麻、五倍子之类。

《小儿湿热痢和虚寒痢的辨证论治》原载于《中医临床资料》（1983 年由福州市中医院内部刊行）。

疳积证治

郭禧枘

· 案例

患儿林某，年满 3 岁，素禀不足，体弱多病，胃纳欠佳，于前月因饮食不慎而致腹泻，往诊所及医院治疗，断为消化不良，予以健运破积之药，泻止，便泄次数增多，日夜八九次，溲短赤，食欲锐减，每进食即吐，服中西药已兼旬，遂来门诊求治。见其发稀枯黄，面色不荣，四末微冷，口干潮热，神志倦怠，不思饮食，舌红苔少，脉细弱无力。按此症。系素禀不足，脾土薄弱，饮食易滞，用药过于攻破，则伤脾气，脾阳下陷。脾主四肢，阳不运行，则四末欠温；脾津不能上蒸，则内热口干；泄泻伤脾，呕吐伤胃，脾胃两伤，则健运失常；清不升而浊不降，致枢机不转，运化无权，故其饮食日减，肌肉日削，渐成疳积之症。方宜加减七味白术散扶土和土，使清升浊降，自能化气上行，以荣周身也。处方：炒白术、茯苓、山药、木香、川厚朴、炙甘草、麦谷芽、炊荷叶、姜半夏。

翌日二诊，呕吐全消，潮热自平，大便转溏，只有 2 次，小溲清长，胃纳渐进。照前方去川厚朴、木香，加潞党参，嘱其连服 3 剂，以善其后。

后因他病来诊，据说前药连服 5~6 剂，精神活泼，食欲增进，两三个月之后，小孩肌肉丰满，面色光泽，已不如前之多病也，前后判若两人。

本篇原名《疳积》，原载于《论文汇编（第七集）》（1963 年由福州市人民医院内部刊行）。

咳逆证治

郭禧栖

· 案例

周某，女，2岁。

呛咳5~6日，微热气急3天，连日在乡诊所治疗，诊断为肺炎，据说不能注射针剂，因有过敏反应，故来求治。就诊时病孩鼻煽气促，面色发青，喉间痰鸣，神疲嗜寐，醒则呻吟不安，大便溏泄，溲赤。舌苔厚腻，脉滑疾，指纹紫滞，射命关。此症由于起居不慎，饮食不节，风邪外袭，肺气膹郁，留滞生痰，风痰相抟，气机不宣，肃降失常，致生咳逆气促；神疲嗜寐，此邪热不能泄越于外，势有内陷之虞；肺邪不解，反移热大肠，故生便泄等症。原拟用麻杏石甘汤清肺化痰，但其舌质不红，苔且浊腻，恐尚有痰湿内蕴，故用三拗汤加三子养亲汤、胆南星、川厚朴、煮半夏等味，以宣肺、豁痰化湿，降气定喘，以冀中肯。

郭禧栖医话医案手稿

次日二诊：咳喘较平，神清口渴，舌质转红，苔转黄，指纹降至气关，此风寒向外发泄，佳兆也。改用麻杏石甘汤加胆南星、川厚朴，清肺化痰。

三诊：热退气平，已能知饥，指纹转淡，照昨方再服 1 剂收功。

本篇原名《咳逆》，原载于《论文汇编（第七集）》（1963 年由福州市人民医院内部刊行）。

第十七节　郑镜如临证治验

小儿外感治案四则

郑镜如

· 案例一

游某，男，2岁4个月，福州人，1974年11月5日初诊。

患儿初起微热，鼻塞咳嗽，以为轻微外感，未予治疗。午后体温突然升高，继而手足抽搐，两目上窜，口角抽动，即来就诊。体温40.2℃，神志清醒，身有微汗，但手足有时尚微抽动。咽红，肺音微粗，心率130次/分，舌苔薄白，脉浮数，项软，皮下未发现出血点。血检：白细胞19.2×10⁹/L，中性粒细胞62%，淋巴细胞36%，单核细胞2%。

壮热骤起，迅即生风，抽搐片时，汗出即止，初起未见痉直，搐后又无神昏，因小儿稚阴稚阳之质，脏腑娇嫩，气血未充，不能适应壮热，致邪窜络道，气机失其通畅，及至经脉拘挛，而成抽搐之变。显系热极生风，非邪入厥、少二经之症，故镇潜安神之剂不可轻投，以免留邪之弊。今抽搐已止，神识苏醒，其风热之邪仍在表分，当从外解，法以辛凉解表，但邪热炽盛，再佐以苦泄，方拟银翘散合凉膈散加减。处方：银花9g，连翘9g，竹叶9g，薄荷3g，枯黄芩6g，栀子9g，大青叶9g，淡豆豉9g，杏仁3g，蝉蜕3g，双钩藤3g。

二诊：肌热稍退，体温在38.5℃左右，神清，但有倦容，知饥而食不进，鼻塞未通，口渴饮少，舌质红，苔薄白，大便未通，小溲短赤。热降理宜神振食增，今热虽稍退而神倦厌食，为邪热尚盛、正不胜邪之候，前方既获小效，再照前意出入。处方：银花9g，连翘9g，竹叶9g，薄荷3g，枯黄芩6g，栀子9g，大青叶9g，淡豆豉9g，杏仁3g，芦根24g。

三诊：昨夜肌热复起，本早体温升达39.5℃，神倦厌食，口渴喜欢，舌色转红，大便未通，溲仍短赤。前方苦泄改用甘滋，再佐润下。处方：银花9g，连翘

9g，玄参 9g，麦冬 12g，生地黄 12g，芦根 24g，瓜蒌仁 24g，火麻仁 12g，薄荷 3g，滑石 24g，淡竹叶 9g。

四诊：药后微汗，肌热渐退，体温下降至 37.5℃，大便先干后溏，量多味臭，小溲稍多，渴饮亦减，但仍不思食，神疲尚在，肌热初退，正气未复，故仍神倦厌食，改用益胃增液，以期生津扶正。处方：沙参 9g，麦冬 9g，石斛 9g，芦根 24g，山药 15g，生地黄 12g，玉竹 9g，甘草 3g。

五诊：热已退尽，体温已平，本早能吃线面一小碗，尚再索食，其母未敢多予，大便再通一次，质黏色黄，小溲转清，精神稍振，舌色尚红。热退能食，精神亦振，已渐向愈之期，宜和养胃阴。处方：沙参 9g，麦冬 9g，茯苓 9g，芦根 24g，山药 15g，玉竹 9g，甘草 3g。

六诊：诸恙悉平，索食不已，照前方去生地黄、玉竹，续服 2 剂告愈。

· 案例二

林某，男，4 岁 6 个月，福州人，1975 年 3 月 11 日初诊。

患儿发热已有 5 天，体温稽留 40℃左右，经某医院检查：白细胞 14.5×10⁹/L，中性粒细胞 78%，淋巴细胞 17%，嗜酸性粒细胞 2%，单核细胞 3%。用过庆大霉素、卡那枚素、四环素、红霉素等药。在本院门诊就诊时体温仍 39.9℃，患儿神色尚佳，自述头痛发热，咳嗽咽痛，无呕吐，口干喜饮，纳食尚可，便软溲赤。查体无项强及皮下出血点，咽部红肿，舌苔薄黄质红，脉浮数。

病已 5 天，热仍不改，细察系风热外遏、阳气不能宣越。风为阳邪，热亦阳邪，两阳相合，故其发热较重；所幸病尚能食，正气未衰，其邪仍恋表分，此时再不宣邪，势恐内传之变；辛凉解表，正合施用，但热邪过盛，当佐苦寒以泄其热，方以银翘散、凉膈散加减。处方：银花 12g，连翘 12g，板蓝根 9g，竹叶 15g，牛蒡子 9g，芦根 24g，知母 4.5g，荆芥 3g，栀子 9g，枯黄芩 6g，鸡苏散 24g。

二诊：药后微汗，热已稍退，体温 38℃，头痛亦减，但尚口干咽痛，咳嗽痰色微黄，苔少舌红，脉仍浮数。热势已挫，余烬未清，口干咽痛，咳嗽痰黏，此肺胃尚有郁热，前方已见获效，仍可续进，照前方加杏仁。处方：银花 12g，连翘 12g，杏仁 3g，板蓝根 9g，竹叶 15g，牛蒡子 9g，芦根 24g，知母 4.5g，荆芥 3g，栀子 9g，枯黄芩 6g，鸡苏散 24g。

三诊：肌热已平，咽痛亦减，食已增进，痰色转白，但尚轻咳痰黏，此邪却正复之候，转用轻剂以善其后。处方：桑叶 4.5g，杏仁 4.5g，桔梗 6g，薄荷 3g，甘草 3g，牛蒡子 9g，竹茹 15g，蝉蜕 2g，板蓝根 9g，蜜款冬花 9g。

续进 2 剂告愈。

· 案例三

刘某，女，5 岁，福州人，1974 年 9 月 11 日初诊。

病已 2 日，初起鼻塞流涕，咳嗽痰稀或吐冷水，继却恶寒发热，呼吸微粗，纳食减少，舌色光红，脉浮。

风寒犯肺，先见鼻塞流涕，咳嗽痰稀；风寒束表，卫阳被遏，继而兼见寒热；肺受邪侵，气道壅阻，故呼吸粗促；显系风寒证候，宜以辛温解表，但以舌色光红，又恐抱薪授火，乃再察病情。即非病久阴亏之故，又无热耗津伤之因，细询之中，患儿忽自诉，本早其母因赶于上班，欲早来诊，一碗热粥催其速食，致热烫于舌，故成今状，乃给以辛温散寒、宣肺利气，方以葱豉汤合三拗汤加味。处方：葱白 9g，淡豆豉 9g，连翘 9g，麻黄 3g，杏仁 3g，甘草 3g，紫苏子 6g，川厚朴 3g，煮半夏 4.5g，茯苓 15g，前胡 4.5g。

二诊：药后微汗，寒热告罢。但尚余咳嗽痰稀，乃于前方去葱豉连翘加盐陈皮 3g 续服 2 剂告愈。处方：麻黄 3g，杏仁 3g，紫苏子 6g，川厚朴 4.5g，茯苓 15g，姜半夏 4.5g，前胡 4.5g，盐陈皮 3g，甘草 3g。

· 案例四

郑某，男，3 岁，福州人，1975 年 3 月 6 日初诊。

患儿昨起发热肢冷，伴有呕恶，自服中药 1 剂未见奏效，来院就诊时，体温 38.8℃，神疲不欲走动，纳少，大便溏泄，日一二次，质稠黏，舌苔白厚，脉缓。

病起发热肢冷，为风寒束表、卫气不宣所致；湿滞于中，则脘胀闷，每欲呕恶；湿困于脾，运化失司，故大便溏泄；舌苔白厚，中焦为寒湿所滞之故。症系风寒挟湿，宜以辛散风寒、祛湿行滞，方以藿香正气散、神白散加减。处方：藿香 4.5g，川厚朴 3g，煮半夏 4.5g，苍术 3g，陈皮 3g，赤茯苓 9g，紫苏叶 4.5g，白芷 4.5g，生姜 1 片，葱白 9g，淡豆豉 9g。

有人见处方问："小孩性极顽皮，素无片时安定，今病方一日，一疲至此，莫非是春温之证。且小儿体多纯阳，今热殊高，用辛温之剂妥否？"我说："风寒邪自外受，非辛温不能外解，春温多新感引动伏邪，虽用外解而又当关顾清里；风寒发热恶寒而口不渴，春温初起但发热口渴而少恶寒；风寒舌苔白而质不红，春温初起苔白而质红。管见如斯，故拟以辛温之剂，但希再酌。古人称幼稚为哑科，盖不能尽罄所苦以告医，医又安能悉夫问切之义。可以只知其身热，不知其头疼身热；只知其啼吵便泄，不知其腹痛。况日来连日春雨，气候潮湿，小儿肌质疏松，易于感受。湿为阴邪，其性重浊，受感后，上见头重如裹，中见脘腹闷胀，每欲呕恶或大便溏泄，下见下肢酸楚。今患儿之病，也只知其神疲不欲走动，而不知其胸间每欲呕恶之苦。"

二诊：热已尽退，呕恶亦平，跑走自如，但纳食尚少，大便日溏 2 次，尿少，苔厚转薄，认为风寒已解、余湿未清，效古人治湿之法，燥之利之，方以胃苓汤之意加减。处方：藿香 4.5g，川厚朴 3g，煮半夏 4.5g，苍术 3g，陈皮 3g，猪苓 9g，泽泻 9g，赤茯苓 9g，麦芽 15g，甘草 3g。继服 2 剂告愈。

通过以上治案，可以看出小儿外感，其症虽属一般，若不详辨施治，则易生变。因小儿腠理疏薄，表卫不固，易被风邪所侵；且风为阳邪，善行多变，容易化火生风，而成惊厥之变；所以虽是一般，亦为紧要关隘。在外感初期中，如能掌握病情，适当处理，则应手奏效，否则病变百出，而成坏病矣。

《小儿外感治验四则》原载于《中医临床资料》（1975 年由福州市人民医院内部刊行）。

关于成人为劳、小儿为疳的不同看法

郑镜如

疳劳二病，均为恶候，因其对人体发育和劳动都有极大影响，故在祖国医学都属要症之一。但二者的疾病，古人把它看成同样的一种疾病，如《幼幼集成·诸疳症治篇》说："夫疳之为病，亦小儿恶候。十六岁以前，其病为疳，十六岁以上，其病为痨。"似此说法，好像小儿的疳病就是成人的劳病，成人的劳病就是小儿的疳病。但据笔者管窥，临床上的诊治，感觉实有很大不同，因此将肤见略述如下。

按疳劳二病，一般来看，好像同样是气血虚衰、真元怯弱的证候，其在症状上各有潮热、肌肉消烁、津血枯竭等类似地方。病名上，劳病有心劳、肝劳、脾劳、肺劳、肾劳等五劳之名，而疳病亦有心疳、肝疳、脾疳、肺疳、肾疳等之称，然而其病的机制和治疗，实有天壤之别。像疳的病因，其主要大多由积而来，如恣食甘肥厚腻，或饮食不洁，感染诸虫，或因病药物攻伐太过，或病后乳食减少，这都足以损伤脾胃。脾胃一伤，不是运化失职，就是脾阴伤损。运化失职，则食物积滞，滞久则肚腹日膨；脾阴伤损，阴亏生热，热久液耗，故肌肉消烁。所以《幼科释谜》说："大抵疳之为病，皆因过餐饮食，于脾家一脏，有积不治，传之余脏，而成五疳之疾。"由此可以说明，疳病的发生，多由饮食失节、过伤脾胃、耗损气血所致。而劳的病因则不然，因劳有五劳七伤六极的总称，其原因很多，归纳起来，主要是由于秉赋不足和劳伤过度引起，秉赋不足，则精血不充，真元怯弱，故在发育过程中，出现骨软痿弱证候，若不及时调摄，即时形成虚劳。劳伤过度，在《千金要方》中有论述七伤，如"远思强虑伤人，忧恚悲哀伤人，喜乐过度伤人，忿怒不解伤人，汲汲所愿伤人，戚戚所患伤人，寒暄失节伤人"等，又有《黄帝内经·宣明五气篇》"久视伤血，久卧伤气，久坐伤肉，久立伤骨，久行伤筋"等之说，说明劳伤过度都足以损伤脏腑气血。脏腑气血一亏，则阴精耗损、阴液不足、虚热肌削，呈现劳损证候。以上可说明劳的成因，一由于秉赋不足，一由于劳伤过度形成。再从治疗上来说，二者也不同，如疳的治法，古人有云："积为疳之母，治疳必先去积。"故在疳病治法上，先按体质虚实，治分先消后补、先补后消或消补兼施，其主要方法，总不离健脾胃、调饮食、消积杀虫、清热除蒸等，以求津液恢复、脾胃强健，而收成效。而劳的治法则不同，它按《黄帝内经》所指的损者益之，劳者温之，如肺损则益气，心损则调营卫，肝损则缓中，脾损则调饮食，肾损则益精，其他或有某些复杂的兼治，但均不能越出以上的范围，故治法有益气、养血、滋阴、扶阳、补脾、扶正、活血行瘀等。以上所述，可以证明劳痨两症不但病因不同，治疗上也完全不同。就劳病的病因范围中，虽然有大饱伤脾的一种类于痨病的病因，但也不能把所有的劳病包括在痨病之中。

《关于成人为劳、小儿为痨的不同看法》原载于《论文汇编（第九集）》（1964年7月由福州市人民医院内部刊行）。

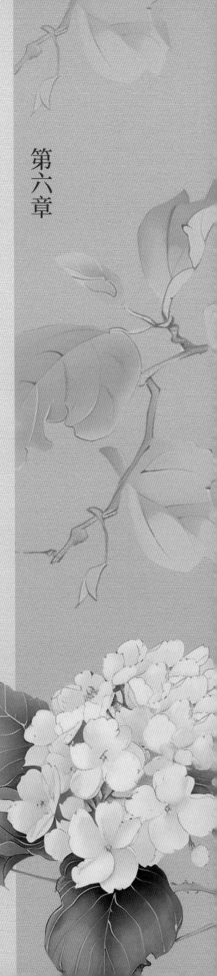

第六章

名家探赜

第一节　木铎独摇作金声，精治伤寒起沉疴
——左海伤寒名家王德藩

陈小燕

▌ 一、生平要略

王德藩（1878—1960），男，福州市人，内科名中医。

三世行医，其父王克生，得自家传，学识渊博，精通医理，擅长内科，对《伤寒论》深有研究。德藩自幼随父学习，勤读经书，钻研《伤寒论》，善用经方，特别擅长治疗"少阴病"，救治危重病人，每能立起沉疴，因而医名大噪，被当时福州中医界誉为"伤寒经方派"名家。1929 年，中华民国政府曾通过所谓"废止旧医，以扫除医事卫生障碍案"，意在废除中医。王德

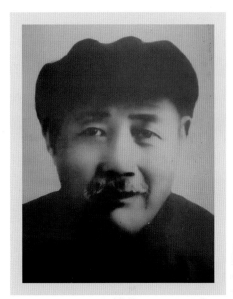

王德藩

藩曾联名发函声援当时在上海召开的全国中医药团体代表大会，为中医药界的生存与发展立下汗马功劳。之后，他深知要捍卫和发扬祖国医学，就必须培养大批中医后继人才。于是自筹经费，不惜变卖自己的华林坊老屋，召集名医董幼谦、黄云鹏、王叔明、陈芭洲等创办"私立福建中医讲习所"，成为福州第一所中医学校，后改名为"福州中医学社"，王德藩为社长，亲授《伤寒论》。授课时深入浅出、条分缕析，把条文疑难的问题，提出商讨，且不辞辛劳，白日诊病、讲课、主持教务，夜间编审教纲、教材，备尝艰辛，历 18 载，计办 10 届，培养中医后起之秀达 200 多人。如今福州诸多名老中医多毕业于福州中医学社，均受业于王氏门下，在中医临床、教学、科研的工作岗位上发挥了重要作用。中华人民共和国成立后，王德藩更加热爱中医事业，致力于临床。先后被推选为福州市人民代表、政协常委，福州市医药卫生学会副主任委员、中医学会副理事长、福建

省人民医院顾问、福州市人民医院名誉院长等职。

1958 年，王德藩年逾八旬，仍不遗余力指导女婿陈兴珠等人，整理他平生运用《伤寒论》的临床经验，总结了少阴病寒证、热化证以及少阴与各经兼病的体会，并附典型病例，撰写《少阴病辨证治验》一书，由福州市医学科学研究所、福州市中医研究所刊行，并连续登载于《福建中医杂志》。

■ 二、学术见解与临床经验

王德藩治学严谨，多学博识，立论宗《黄帝内经》之旨，而师仲景之法，但遵古而不泥古，尤其擅长少阴病的临床治疗，并提出独特的见解。如少阴兼太阳病的治疗，若由房劳后感寒引起的，乃肾气虚衰、感受寒邪所致，柴、葛、麻、辛等辛散之品，有迫汗伤津、致使肾气更虚之弊，临床慎用或不用。故宗《伤寒论》麻黄附子细辛汤、麻黄附子甘草汤之法，而不泥其方，自拟荆防桂枝汤加附子。用荆防桂枝汤以解太阳之邪，附子温肾以补少阴之虚，临床辨证使用圆机活灵，效如桴鼓。早年即以擅用四逆汤辈救治少阴寒厥之证而闻名于世。外人只知王氏善用热药治寒证，实则他治疗阴寒厥逆之证的学术观点十分精辟。阳虚阴盛证应以阳虚为主，急当扶阳抑阴，使阳气得以恢复，阴寒自能消散。临证强调大剂温药救阳，反对专事辛散，主张兼顾气阴，但不能滥用寒凉，而是回阳与益气敛阴并用，或是回阳与敛阳、通阳同用。常重用肉桂、干姜、附子等大辛、大热之药以回阳救逆；又伍以人参、黄芪、白术、白芍等甘温、酸甘之品以辅助正气、补益气阴；或配以龙骨、牡蛎、人尿、猪胆汁等咸寒苦降之品，引阳药而入阴，阴阳互相为用，刚中有柔，阳中有阴。用药之精微，用量之卓识，可谓深得仲师心法。

■ 三、医案

· 案例一

陈某，男，45 岁，屠猪为业。

3 天前寒热、头痛、呕吐，经中西医治疗无效，当日早晨突然不省人事，邀王氏往诊。患者肢体厥逆，冷汗淋漓，面白爪青，牙关紧闭，筋脉惕动，神志不清，六脉欲绝，奄奄垂危。

乃系少阴真阳欲脱，当以救脱为急。处方：油肉桂 1g，炮干姜 15g，炮附子 60g，炒白芍 15g，炒白术 15g，党参 15g，黄芪 24g，木瓜 9g，炙甘草 6g，吴茱萸 4.5g，茯神 15g。药后厥回汗止，神清识明。继前方加减连服 2 剂而愈。

· 案例二

林某，男，36 岁。

初患寒热头痛，继又饮酒行房，腹痛泄泻，恶寒肢厥，经服桂附理中汤不应，当晚恶寒更甚，下利清谷不止，肢厥，爪青，目黑，气冷息微，脉象沉微欲绝，唇舌淡白无华，四肢稍见拘急。

证由太阳、太阴陷入少阴，有亡阳虚脱之势，救阳固脱，刻不容缓。处方：肉桂 2g，炮附子 60g，炮干姜 15g，高丽参 9g，炙甘草 9g，炒白术 30g，炒白芍 15g，茯苓 24g，木瓜 9g，赤石脂 30g，禹余粮 24g。以伏龙肝、高丽参炖汤徐服。一剂，利止厥回，唯恶寒未罢，脉气仍微，继以前方减禹余粮、赤石脂再服，另以参龙膏代茶。2 剂，寒罢病除，继以桂附理中汤及高丽参，以善其后。

· 案例三

黄某，男，40 岁。

房后 1 日，恶寒欲得衣被，发热而不自觉，头痛身疼，无汗。先经西医治疗 4 日，身疼更甚，恶寒更剧，汗出肢冷，后转中医治疗 4 日，先后经连服大队羌独活、防风、细辛、藿香、紫苏叶、桂枝等辛散之药和附子之后，大汗出，肢厥更甚，冷过肘膝，就诊前晚曾鼻衄数十滴，翌晨又咳血三五口，烦躁不宁，疲惫如脱。乃由家属抬来含泪求诊。细察病者面色暗淡，神气衰微，目光无彩，时闭时开，头痛身疼，恶寒，不渴，遍身汗出，厥逆 7 天未回，脉象微细无力，舌色淡白而滑。

据患者初病之时，寒热无汗，头痛身疼，显系太阳表证；但以病从房劳之后而发，少阴精气先夺，只知恶寒近衣，发热反不自觉，当挟少阴之虚。经发汗后，大汗出，四肢厥逆，但寒无热，口和，神衰色淡，时时畏明，脉微细无力，舌淡白而滑，此少阴虚寒已甚。烦躁、口鼻出血者，少阴格阳之象也；头痛身疼仍在者，太阳余邪未解也。设再苟延，不为大汗亡阳，则为下厥上竭，急宜通阳敛阴，主以四逆辈治之。处方：桂枝 3g，杭白芍 9g，干姜 4.5g，附子 9g，炙黄芪 15g，白术 9g，茯神 9g，龙骨 18g，牡蛎 24g，白薇 9g，炙甘草 3g，葱白 16cm，猪胆汁 1 匙，童便 2 盏。上方用白通汤以通阳为主，加猪胆汁、童便反佐，从阴引阳；白薇、白芍、龙骨、牡蛎、茯神以敛阴和阳；炙黄芪以补气固表；白术、甘草以守中；小佐桂枝和解营卫之邪。药后当晚汗止、厥回、烦除，但翌晨复恶寒、汗出、肢厥。继以前方去白薇，加党参 15g，再服后大汗止，厥逆回，诸症悉已。唯时时头微痛，晚间盗汗，此乃阳气大虚故也，仍照前方去桂枝、童便、猪胆汁，连服 2 剂而告痊愈。

第二节　深得古方精髓术，量体裁衣因地宜
——时方派传人何秀春

刘任航等

▌ 一、生平要略

何秀春（1881—1958），字梅魁，男，福州市人，时方派名医。

少年在私塾读书，16 岁拜其舅祖姚芝藩为师，姚善治温病，在当时福州时方派中首屈一指，福州督抚司道文武百官有病皆请他治疗。何秀春早上在门诊替老师抄方，下午随师出诊，晚上由其师授以四诊方法、辨证诀窍、榕方心法、药性功能、用药法则及临床经验等。学医 4 年出师，20 岁在福州城内虎节路开业，主诊内科，兼擅妇科。民国年间，秀春和同时代的内、妇、幼名中医如孙石溪、郭云团、陈笃初、赵示藩、潘莪洲等 9 人，曾组成"十人医会"，每月定期聚会。10 人之中，他最年少，每逢聚会，各自畅谈临床经验，他听后暗记于心，归来即作笔录，经年累月，记录和验案堆满案头。同道谈论多是临床辨证精华和用药妙法，对疑难病症亦提出共商。如是又多拜几位老师，诸师有的善用清法，有的善用攻下，有的善用补益，有的善用附子，有的善用石膏，有的善用芩栀，有的善用大分量的，有的善用轻分量的，各有千秋。其中有遇戴阳证误用葛花，致病人送命的；有遇湿温证，太早用柴胡，使病人耳聋的。耳濡目染，汇众长于一身，引众错以自戒。因此，他的医学水平不断提高，辨证精确，用药得诀，在榕城享有很高威望。1958 年舍私归公，就职于福州市人民医院内科。

▌ 二、学术见解与临床经验

（一）擅治湿证

榕城地处南方，气候偏温而多湿，每感外邪，多易挟湿，湿虽分寒热，但以湿热病偏多，也有始为寒湿，服燥湿利湿药后又转化为湿热者。新感之邪挟湿，有风寒挟湿和风热挟湿两种，治疗较易。若伏气挟湿，治疗较难，尤以湿温病程

较长，例如春温、暑温、冬温等，也都能挟湿，如不知有效的治疗挟湿的方法，疾病必缠绵难愈。

何秀春疗湿之诀，首视舌苔。苔白滑或灰浊而润的为寒湿，舌苔黄腻而浊的为湿热。治湿大要，则以芳香化浊、燥湿利小便为法则。他临证从舍的秘诀是：

舍舌从症——湿家患病，舌苔厚浊数十年，如是，则当舍舌从症。

舍脉从症——如治某中风案，脉弦硬而滑，似实热，但因痰淡白而清，所以应舍脉从症。

舍旧从新——如治某案，旧有胃病，新感湿邪，当舍旧从新。

舍轻从重——如五泻案，患者舌苔略浊，但湿证轻而虚证重，当舍轻从重。

（二）善组新方

1. 化裁成方，自创新方

秀春主张"一切旧方不能尽治新病"，平生临证，从不用成方，无论是经方或后世方，到他手里都加以化裁，取头弃身，截手用足，自行另创新方。临证时，如需要加减，不是以原方为基础进行加减，而是以他自己的新方为基础进行加减，但主要是加味，应当减的早就减了，正如他常说的，"我都是用半边方"，即化裁成方为自创的新方。例如，他经常用"温胆汤"，只有竹茹、枳壳、茯苓、半夏四味药，而不用陈皮和甘草。如果再加紫苏梗、厚朴花、桔梗、浙贝母、薄荷，则为温胆新方的加味。当然也有例外的，如他治疗痰热失眠用竹茹、砂仁、茯苓、半夏、牡蛎、白芍、茯神，这才算是温胆新方的加减。

2. 承先启后，组合短方

他对榕方的组合方面，是承先启后，既继承他老师和福州前辈医家的组方经验，而自己又有所创造、有所发展。如组成了"二味方""三味方""四味方""五味方""六味方""七味方"等，并以"二味方"和"三味方"为多，以短小为特点的何氏短方体系。这些短方，药味简，疗效高，安全可靠，临证俯拾即是，方便非常。举隅如下。

"二味方"，如茵陈、薏苡仁，适于祛湿浊。

"三味方"，如桑络、橘络、丝瓜络，又称"三络汤"，适于虚体感冒；藿香、青蒿、佩兰，又称"三叶汤"，适于感冒挟湿。

"四味方"，如桂枝、苍术、川厚朴、陈皮，又称"桂枝平胃"，适于感冒挟湿。

"五味方"，如生栀子、淡豆豉、竹叶心、连翘心、玄参心，适于温病高热，逆传心包。

"六味方"，如淡竹叶、连翘、薄荷、黄芩、生栀子、风化硝，又称"减味凉膈散"，适于温病，功能清热导下。

"七味方"，如郁金、豆蔻、苦杏仁、瓜蒌、浙贝母、滑石、通草，又称"三焦通解方"，适于疏解三焦湿邪。

3. 用药特点

（1）主张"相体裁衣"：他认为行医如裁缝手，一定要"相体裁衣"，这件衣服才能合穿。用药一定凭体质，才能恰到好处，同样一种药，同样的分量，强壮者得病，这药就嫌轻；衰弱或娇生惯养的人得病，这药就嫌重。虚寒体质，用温药常嫌不够温；实热体质，用凉药常嫌不够凉。

（2）用药尚轻：他用药绝大多数是很轻的，务必不使药过病所，不过主要对象是指虚弱及娇气体质的患者而言，这亦贯穿他"相体裁衣"的学术观点。他用药轻，主要有如下五个办法和经验。

分量很轻：如川黄连只用 2g，白芍只用 3~4.5g。

出方轻淡：如用"三络汤""三花汤"等。

不出猛药：如遇应攻下之证，只用风化硝而不用大黄。

用花不用根，用梗、用络不用叶：如用朴花不用川朴，用葛花不用葛根，用苏梗不用苏叶，用桑络不用桑叶等。

不用甘味：外感之邪，既以轻剂疏解，如再被甘味缓和，则药效必大减，所以他治外感病从来不用甘味药。

重剂猛药出奇制胜：他辨证精当，对于必须用重剂猛药的证，也毫不犹豫地使用，以免坐失病机。例如五更泻案，在一剂处方中，生黄芪用 90g；中风案，既用蝎梢，又用辛温有毒的青州白丸子。

三、医案

· 案例一

民国十九年，福建某督军府要员张某因酒后色风，一身尽疼，关节僵硬，不能转侧，瘫痪在床，累进医药无功，乃请秀春诊治。患者容颜痛楚，形寒微热，脉浮弱无力，尺部无根，舌苔白滑。秀春曰："是乃寒湿。"进《金匮要略》桂枝附子汤加减：桂枝 5g，炮附子 10g，白术 10g，豆蔻 5g，黄芪 10g，木瓜 10g，杜仲 10g，独活 10g，川续断 10g，薏苡仁 24g，狗脊 10g。

二诊：连服 3 剂，寒热蠲，身疼减，唯舌苔渐以转黄，继进"三根汤"加味：桑根 24g，白茄根 24g，薏苡仁 24g，忍冬藤 24g，木瓜 10g，白芍 10g，秦艽 10g，桑枝 15g，威灵仙 6g。嘱服百剂。

时张某因公务繁忙，意欲速愈，不耐百日之久，秀春又以日进 3 剂为法，计服药 20 余日，方始康复。

张某病愈，感激良深，乃禀告督军，征得同意，即邀请福建督抚陈培琨等同道高级官员计 10 人，身穿长袍马褂，分别左右，手扶轿杠，徒步缓行，以金鼓彩亭开道，从南街招摇过市，沿途放炮，盛况空前，张公走在最前面，亲将"功同良相"之横幅巨匾，悬挂在他的家门，仪礼之隆，在榕城可称仅见，官府庶民咸为震动。从此，秀春门庭若市，车马盈门，诊务之荣，冠绝一时也。

· 案例二

名医官某，年过耳顺，形体胖盛，食量兼人。其女儿性素孝，于归以来，每逢年节，辄以佳肴孝敬父亲。适届端阳佳节，女儿以酒炖羊、酒炖鸡、蒸猪蹄、热粽子等四味孝顺父亲。官先食粽子两枚，继将鸡、羊、猪蹄放量食罄，后又食粽子一盘。食毕突觉颜面抽搐，四肢麻木，欲归房休息，甫站立，忽觉天旋地转，头重脚轻，仆倒在地，家人舁之上床，则喉间痰鸣，宛如曳锯，口噤难开，半身不仁。急延请附近多位中医诊视，非投麻桂干姜，即拟重用黄芪、当归等味。医归，家人持方与官过目，辄摇头示否，良久，以震颤之手，在床上书一"何"字，家人审知其意，欲请城内何秀春先生。但悉何秀春诊务繁忙，邀至颇难，姑从其意，往商之。适何出诊台江，得便视之。时患者双目微赤，牙关紧闭，脉弦硬而滑，断为痰厥夹积，嘱购戈半夏 5g，调开水，撬牙灌之，调服半小时，即吐白色痰涎半碗。

二诊：翌日断为实证，又开温胆汤加蝎梢、薄荷与之。

三诊：官某呕吐痰涎甚多，遂能言语，但吐词不清，不仁半身之手足略可动弹，继以上方加青州白丸子与之。

后官某病体向安，何乃嘱其自行调制，因为官某亦精医术。18 年后，何秀春去世，官某虽年届耄年，体犹劲健，为感何秀春活命之恩，亲来祭奠，并送挽联。

· 案例三

民国十余年，安民巷某少妇，宦家三妾也，病胸膈满闷，纳少眠难，服药无功，以重价聘何秀春往诊。诊脉左关略弦，右关微弱，乃处以轻剂逍遥散加减。处方：毛柴胡 2g，杭白芍 5g，绿心豆 15g，茯神 10g，漂白术 5g，竹茹 6g，蜜砂仁 5g，玫瑰 6g，木瓜曲 1 枚，合欢皮 6g。

一剂知，再剂已。自是先师誉满三坊七巷，宦门妻妾有疾者，咸请何秀春诊治之。

按　民国年间，政治腐败，达官巨富，妻妾满门，彼辈呼奴喝婢，无所事事；雀战争宠，夜以继日，或疑丈夫有偏爱，或以奴婢不称心，故多患情志之疾，庸医不达此因，用药偏重，适得其反。此等证，唯何秀春善治之，又其人肤腠疏薄，每感外邪，投"三络汤"必应。或不乏人谓何秀春用药太轻，盖不知其所以然也，此亦"相体裁衣"之忌。否则岂有专尚轻药，遂能信誉高扬，而车盖盈门若是者。

· 案例四

某某，男，年已不惑，患五更泻，日间亦泻二三度，经外院中医诊治，处以补中益气汤、肉蔻四神丸等，服药半年，病仍如旧，乃来院与何秀春诊之。患者面色苍白，头昏耳聋，浑身疲惫，脉息微弱，舌苔略浊。

此虽有湿，然病已半载，虚证甚急，当舍舌从症、舍轻从重也。处方：生黄芪 90g，白术 30g，生山药 60g，茯苓 30g，柴胡 5g，升麻 5g。

二诊：甫服一剂，头已不晕，神清体泰，一日只泄泻两度，量亦减。乃照上方加淡附子 10g，又服 2 剂。

三诊：药后每日只更衣一次，便已成形。欲固疗效，乃以上方黄芪减量用 60g，另加党参 30g、肉蔻四神丸 30g，再服 3 剂善后。

越数月，患者以他病来诊，自云前疾已除根矣。

按 此证属脾肾虚、脾气下陷，前医处方用药实已对证，无奈病重药轻，故无效也。观前医之方，黄芪 15g 尚是炙黄芪，夫炙黄芪只可温脾，不若生黄芪善升补大气也。且杯水车薪，何剂于事？非 90g 之生黄芪，其奈此病何？

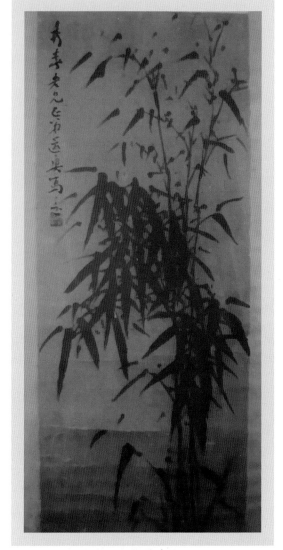

陈笃初赠何秀春朱竹图

第三节　独擅浅针绝学技，泽被八闽称宗师
——福建浅针术宗师黄廷翼

陈丽云

一、生平要略

黄廷翼（1898—1987），字少梅，男，福州市人，针灸科名中医。

1914年就读于天津新学书院，1919年毕业后就读于北京监务专科学校。在校读书时勤学苦读，终成痨病而咯血。因身体原因对医学产生兴趣，博览医书，但因无良师指点而不得其门。后拜名医梁海秋为师，1926年在北京向孟子英学习针灸，深得其传。1928年末又由孟子英介绍，前往沈阳向夏净庭、韩辉圆学习针灸，黄廷翼自传中记录遇此二师如"云雾深山人，忽逢指路人"。黄廷翼在沈阳施牛录胡弄诊所朝夕与疑难病症相"周旋"，深感二师针术诀窍在于善用"人身小天地"的阴阳造化，诚如《灵光赋》所谓"悟得人身中造化，此歌依旧是筌

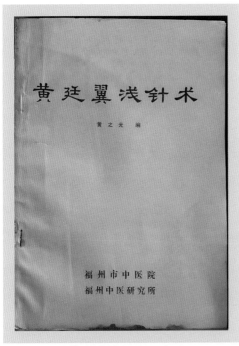

《黄廷翼浅针术》书稿

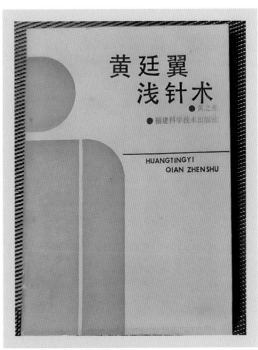

正式出版的《黄廷翼浅针术》书影

谛"。二师向黄廷翼传授浅针术，又经黄廷翼不断临床探索，扩大了适应范围。其学术擅长以浅针术治疗各种内外科疾病及疑难杂症。1949年就职于福州市人民医院针灸科，1955~1972年，任福州市人民医院针灸科主任医师。曾历任中国针灸学会福建省分会理事和顾问，中国人民政治协商会议福州市委员会委员。

1963年被福建省卫生厅确定为84位名老中医之一。曾发表数篇关于浅针治疗疾病的学术论文。其生前著《黄廷翼浅针术》一书，由其子黄之光整理出版，该书曾获福建省卫生厅"福建省首届中医药优秀科技图书"一等奖。

二、学术见解与临床经验

（一）重视脾肾

肾为先天之本，脾为后天之本，治虚证时应重视脾肾，此理易通。黄廷翼在治疗凶险顽疾时亦注重固护脾肾，因攻伐泻法常直捣病灶，长时间攻伐也会伤及人体正气，若不重视脾肾，固护先后天之本，则易致邪去时正气亦不复存，而人难救。如治子宫颈上皮癌，选泻承浆、中极、曲骨、子宫、天枢、曲泉、上髎、中髎、下髎以攻子宫颈癌，另选中脘、足三里、阴陵泉以补脾，补太溪、气海、关元以补肾培元。概言之，治疗凶顽实证，应攻泻凶顽疾病所在的脏腑经脉，同时补益脾肾以扶正，则可做到攻伐虽猛而不伤正，补益虽重却不助邪。

（二）立足于"不足"，着眼于"有余"

"'有余'可假，而'不足'为真，此仲景心法。"《金匮要略》所谓"责其极虚"。《难经》所谓"不能治其虚，何问其余""虚者补之，实者泻之……当先补之，然后泻之"。可见立足于"不足"以透视"有余"为古代医圣常用的心法。因"邪之所凑，其气必虚""物必自腐也，然后虫生之"。病邪之能作祟，由于其正之先虚。虚之与实，是唯物辩证关系，医者应由此及彼，方不致为病症所迷惑。如水虚则火实，"东方实，西方虚"。明了此理，辨证方能准确，治疗才能丝丝入扣。如在治疗脾弱肝强的单纯腹胀时，取脾俞、胃俞、阴陵泉、中脘以补脾，泻大敦以泻肝，即所谓"见肝之病，知肝传脾，当先实脾"。总之，立足于"不足"，以透视有余，方解补虚泻实，《金匮要略》所谓"补不足，损有余"，是其义也。

（三）辨证选穴，先从阴阳着眼，次从五行着手

1. 从阴阳着眼

从阴阳着眼，应注重从阴引阳，从阳引阴，阴病治阳，阳病治阴。

《太极图说》载："无极而太极。太极动而生阳，阳极而静，静而生阴。静极复动。一动一静，互为其根，分阴分阳，两仪立焉。阳变阴合，而生水火木金土，五行顺布。"说明阴阳生五行，所谓"五行一阴阳也，阴阳一太极也，太极本无极也"。但阴阳在人身，可见之于三阴三阳的经脉；五行在人身，可见之于五脏六腑。参透此身中小天地的阴阳造化，即《针灸大全·灵光赋》所谓"悟得人身中造化"。三阴三阳虽归属于某指定脏腑，如足太阳经属于膀胱腑、足少阴经属于肾脏等。但本经穴位均各自通于非本经所属的其他脏腑，如有络穴、八脉交会穴、交会穴、下合穴等存在，又如足太阳经虽属于膀胱腑，在五行属水，但经中有肺俞、心俞、肝俞、脾俞、肾俞、大肠俞、小肠俞、胆俞、胃俞、膀胱俞、三焦俞，这证明足太阳经中穴位均各自通于五脏六腑，并不是只限于通本经所属的膀胱腑。如治夜游症，此病发生在夜间睡时，从天时人事来说，属阴无疑，所以在阳中之阳的足太阳经里选穴。因肺主魄，故补"肺俞"之旁"魄户"穴；肝存魂，故补"肝俞"之旁"魂门"穴。此从阳引阴、阴病治阳之例。又如治失眠症，系阳不入于阴、阴虚为阳所胜，补肺经太渊、肾经太溪、心包经大陵诸穴，使金生水、水交于火以安眠。此从阴引阳、阳病治阴之例。

2. 从五行着手

从五行着手，应妥为运用五行之间的生克制化。

因疾病离不开五脏六腑的范围，或补或泻，正是生克制化的手段。例如用五行中的"生"的关系作补泻，则补"生我"之"母"为补，泻"我生"之子为泻。明代高武所著《针灸聚英》中《治十二经病井荥俞经合补虚泻实篇》中，详举补母泻子取穴，已为人所熟知。至于运用"克"的关系，以达到"制生则化"的目的，则比较复杂。《难经·七十五难》说："东方实，西方虚，泻南方，补北方。"通俗译为：肝实肺虚，应泻心补肾。其理由是补水以克火，火被克则不

能害金，肺虚可以得救。又"子能令母实"，补水则肺金转实而能制木。又火为肝之子，泻火即所以泻肝之实。此克中有生，生中有克，体现"有制有生则化"之治法。又清代陈士铎所著《石室秘录·正治法篇》肺痈治法中，阐述隔一隔二隔三的治法，联用治心治脾治肝之药。所谓"隔一"，即是"我生"关系，如木生火；"隔二"即是"我克"关系，如木生火，而火再生土，则木不是生土，而是克土。陈士铎所说，"隔一隔二"，亦体现"制生则化"。用药如此，针灸亦然。如针灸治劳淋证，症系热结膀胱，膀胱属水，受制于脾胃之土。针补脾经的合穴阴陵泉，阴经合穴属水，此意味着补土中之水，可以制膀胱之热；另针泻胃经的合穴足三里，阳经合穴属土，此意味着泻土中之土，则土不至于克膀胱之水。此用"制生则化"原则，取阴陵泉、足三里两穴，以祛热结膀胱。黄廷翼曾用此法治32年劳淋，5小时后，小便通畅而痊愈。此亦制生则化在临床上的应验。

（四）浅针之术的治疗特点

1. 浅针的来源

浅针源于古代"九针"中的"锃针"。锃针的针型与手法原则，据《黄帝内经·灵枢·九针论》记载："身大、末圆，锐如黍粟之锐。主按脉勿陷，以致其气。"其特点有：针身粗，针尖圆而微尖，刺在经脉络脉的表层，以按推的指势致气。如将浅针外形、手法与锃针作一比较，可明显看到，浅针针身亦粗，针尖亦圆而微尖，治疗操作在经脉络脉的表层皮肤之上，并通过指甲搔爬针柄和按推的指势，发生颤动以致气。锃针与浅针的针型和手法基本一致，由此可以肯定，浅针来源于古代"九针"中的"锃针"。黄廷翼得夏净庭、韩辉圆真传，又经过五六十年的针灸临床实践，将浅针适应证领域不断扩大，并使浅针之术在闽地流传。

2. 浅针操作要领

浅针手法按操作次序，应按以下方法进行。

（1）取穴定位精准。黄廷翼指出，欲求疗效，先要取穴准确。黄廷翼在定穴时严格执行"骨度分寸"与"人体同身寸"之法，以患者食指中节作为一寸，将棉签节段作为度量器具，在患者身体上丈量以定穴。即便黄廷翼已是行医数十年的主任医师，其仍以此法定穴，可见其取穴之严谨，同时也反映定穴准确对疗效的重要性。其总结八个方面，以准确定穴：①肌肉陷凹处，即肌肉肌腱之间。如臂膊部及大小腿部各大肌群间之经穴，多属此型。②两骨之间，包括各脊椎骨相接之间隙中。③两筋之间。④关节前后，即两骨相去之前后。⑤动脉应指处。⑥肤皱纹，如指、肘、腕、掌以及膝、趾等关节之横纹上。⑦五官周围。⑧骨缝陷处。指单骨之陷下骨缝处，如少商、鱼腰等。

据《黄帝内经·灵枢·九针十二原》载："节之交，三百六十五会。知其要者，一言而终。不知其要，流散无穷。所言节者，神气之所游行出入也，非皮肉筋骨也。"可知，穴位即所谓"节之交"，不在皮、肉、筋、骨，而在彼此皮肉筋骨之交会处，即所谓"神气之所游行出入"。上述八点，即"节之交"具体化之说明。依此取穴，将似"知其要者，一言而终"，可收到简易准确之效。但应注意，不少穴位，一穴兼具几点。如委中穴，具有肌肉陷凹处、肤皱纹、关节前后、动脉应指等方面。此外应注意，不少穴位，须在一定体位下穴窍方开。如《黄帝内经·灵枢·本输》载有："曲泽""天井""曲池"，应屈肘取之；"曲泉""阴谷"，应屈足取之；"阴陵""阳陵"，应伸足取之；刺"上关"，应开口；刺"下关"，应闭口；刺"犊鼻"，膝宜屈；刺"内关""外关"，手宜伸。诸如此类穴位，必按其不可违反之取穴体位找寻，否则，针虽入体，不能入穴。

（2）揣摸按循。穴位既得，医者以左手指在穴之左、右、上、下反复揉按。所谓"知为针者，信其左"，即此意。其作用为：①观察穴位有否压痛或酸麻反应，以及皮肤软坚如何、肤下有否硬结等，从而诊察疾病，筛选穴位。《黄帝内经·灵枢·九针十二原》所谓"在腧横居，切之独坚"，《标幽赋》所谓"取五穴用一穴而必端"，皆即此意。②使气血流通，提高疗效。《难经》所谓："先以左手压按所针之处，弹而努之，爪而下之。其气之来，如动脉之状，顺而刺之。"

（3）爪切。左手拇指指甲切于穴上，横竖各一切，成"+"字形甲痕。其作用有：①麻痹局部神经，减轻进针痛感。②保证浅针操作稳准，达到《黄帝内经·灵枢·九针十二原》"正指直刺，无针左右"之要求。③宣散气血，即《标幽赋》所谓："左手重而多按，欲令气散。"

（4）持针和进针准备。以右手食、中两指夹持针柄（约在针柄靠近顶端的1/3处），右拇指末节轻顶住针柄顶端，将针尖轻放在爪切之"+"字形甲痕上（注意拇指不要用力，以免病人有痛感）。

（5）推法。右拇指轻按针顶，右中指甲搔爬针柄，搔爬方向是从针柄下端搔向顶端，如此终而复始、下而复上地连续搔爬9次，此手法叫做"推"。根据病之轻重与所针穴位在治疗作用上所起的主次关系，可增加搔爬倍数，一倍，二倍，三倍……此手法作用是：①右手指甲搔爬针柄，即产生震颤于穴上，由外而内，以致其气，发生生理电位变化，为第二步运用补或泻手法，起调整预备之作用。②搔爬产生震颤，运用适当可消除针尖在肌肤上的痛感。

（6）补法和泻法。①泻法：紧接"推"法之后，针尖仍在穴上。医者将右拇、食、中三指，似扶似握地松掐外柄。具体要求是：三指围掐要"松"，与针柄有些距离，而针又不可脱手，同时将针柄做"反时针"方向旋转。一般连续6次。②补法：紧接"推"法之后，针尖仍在穴上，医者用右中、食两指夹住针柄，右拇指按针顶，反复做提起复按动作。一般连续6次。

在20世纪20年代，浅针补法有两种。其一种即如上述。另一种是：紧接"推"法之后，针尖仍在穴上，医者将右食、中两指夹住针柄，右拇指按针顶做"顺时针"方向旋转。一般连续6次。第二种补法与泻法差异点为：顺、反时针方向不同，及拇、食、中三指，在"泻"则松，在"补"不松，以达到动而伸之为"泻"与推而内之为"补"的作用。但掌握不好，"补""泻"易混。而第一种补法则用提按，不用环转，与泻法截然不同，易于掌握。故在教学和临床中，多采用第一种补法。泻法，如应着重泻实，则可加大"反时针"之旋转幅度；补法，如应着重补虚，则可加强徐按动作，或加大"顺时针"之旋转幅度。

▌ 三、各论治要

1. 鼓胀（肝硬化腹水）

鼓胀是指腹部胀大如鼓的一类病症，临床以腹大胀满、绷急如鼓、皮色苍黄、脉络显露为特征。根据其临床表现，类似西医学所指的肝硬化腹水，包括病毒性肝炎、血吸虫病、胆汁淤积性肝炎、营养不良等多种原因导致的肝硬化腹水。此病病因比较复杂，有酒食不节、情志刺激、虫毒感染、病后续发等。鼓胀的形成虽有上述种种因素，但其根本为肝、脾、肾三脏受损，气滞、血瘀、水停腹中。病变脏腑主要为肝脾，日久伤及肾及其他脏腑。症状均以腹部鼓胀为主要特征，又分五脏六腑各有不同：心胀则心烦、短气、卧不安；肝胀则胁下满、痛引小腹；脾胀则呕哕、四肢急、体重；肺胀则喘、咳、满；肾胀则腰髀痛、腹满引背；胃胀则胃脘痛、腹满、鼻闻焦臭、妨于食、大便难；大肠胀则肠鸣、飧泄；小肠胀则小腹胀、引腰痛；膀胱胀则少腹满、小便癃闭；三焦胀则气满皮肤中、按之不坚；胆胀则口苦、善太息、胁下痛胀。病理因素不外乎气滞、血瘀、水湿，临床病例中气、血、水三者即各有侧重但又相互为因，错综复杂。黄廷翼总结鼓胀脉象认为，脉虚为虚胀，牢为实胀，浮革为鼓，牢实为蛊，浮大易治，细微难医。

根据致病因素与症状的不同鼓胀有以下分型。

（1）气鼓：七情郁结，胸腹满闷，肢瘦腹胀。

（2）食鼓：食不化，痞满噫酸，不能暮食，得矢气稍松。

（3）虫鼓：腹痛能食，面带红点，眼下无卧蚕微肿之象。

（4）水鼓：肠鸣，怔忡，喘息，腹大，肢肿，肢亮，尿少。

（5）血鼓：大便色黑，小腹胀满或坚硬，皮肤现鳞斑状。

（6）单腹胀：腹大，四肢极瘦，亦不浮肿，二便不利，面㿠形瘁，肤色晦暗。

治疗方面，主穴取任脉上神阙、气海、水分以灸之，脾俞、胃俞、中脘、三阴交或补或灸以健脾胃、运水湿，再泻大肠俞、膀胱俞、小肠俞、足三里则行补泻兼施之法。

酌加各穴。心胀：心俞、列缺；肺胀：肺俞、太渊；肝胀：肝俞、太冲；脾胀：脾俞、太白；肾胀：肾俞、太溪；胃胀：中脘、章门；大肠胀：天枢；小肠胀：中髎；膀胱胀：曲骨；三焦胀：石门；胆胀：阳陵泉；五脏六腑之胀，皆必取足三里。水胀：酌加水沟（泻），复溜、肾俞、阴陵泉（补多于泻，或灸）；

气胀：酌加建里（泻）、膻中、气海（均灸或补）、足三里（平补平泻）；食胀：酌加天枢、中脘、胃俞、内庭（均泻），脾俞（补）；血胀：酌加血海、膈俞（均泻），中极、章门、期门（灸或先补后泻，视虚实而定）；虫胀酌加中脘、内庭，百虫窝（均泻）；单腹胀：脾俞、胃俞、章门、气海、神阙（均灸），太冲、大敦（选用、泻），肝俞（平补平泻）。

2. 失眠

失眠，中医称之为不寐，是以频繁且持续的入睡困难、睡眠维持困难、醒后难以再次入睡、并导致睡眠感不满意为特征的睡眠障碍。

根据伴随症状的不同，黄廷翼总结失眠的辨证类型有以下6种：①夜卧惊醒，心烦躁乱，属心血虚。②时睡频醒，目漫气怯，属心气虚。③胀闷嗳气，睡则气逆，属胃。④喘咳气逆，属肺壅有痰或热。⑤胁肋胀满，属肝胆之火。⑥汗出鼻干不得眠，为外邪袭表。

治疗上，《黄帝内经·灵枢·邪客》篇着重指出："补其不足，泻其有余，调其虚实，以通其道……阴阳已通，其卧立至。"故失眠的治则当以补阴泻阳为准绳。以太渊、太溪、大陵、涌泉、神门（均补），解溪（泻）为主穴。外感或胃肠不舒，或事务繁多，而致不寐者，加取合谷、足三里（均泻）；喘加期门、足三里、列缺（均补）；虚烦、时睡时醒、惊悸不安加气海、三阴交、大巨（均补）。胃不和加公孙、隐白、天府、阴陵泉（均补）；风痫惊悸失眠加神庭（灸）；胁痛、善怒加章门、气冲（均泻）。

3. 耳鸣、耳聋

耳鸣是指患者自觉听见耳内或头颅声响，而无外界声源刺激为主要特征的症状。可出现于一侧或双侧，相当于西医学中的"神经性耳鸣"，是耳科顽症之一。自觉耳内鸣响为耳鸣，听觉丧失，或听力大减为耳聋。"耳鸣者，聋之渐"。两者病因及治疗大致相同，唯程度有所差别。耳聋者暴聋多实，渐聋多虚。耳鸣以鸣声不休，按之不减者为实；以时鸣时止，劳则鸣剧，按之稍减者为虚。

耳鸣、耳聋之虚实，可参照兼见症状加以诊断。例如兼见头晕、目眩、腰脊酸痛、肢倦少息、惊悸烦躁、面目黧黑等为虚，如兼见头重鼻塞、胁痛口苦、膈胀胸满为实。

《黄帝内经·素问·阴阳应象大论篇》云："肾主耳，在窍为耳。"如肾气不足、精水先虚，则耳鸣耳聋。如心火亢盛、下烁肾水或少阳、阳明之火炽，亦可患耳鸣耳聋。故本病之因不外水衰或火亢。脉迟濡为虚，洪动为火，浮大为风，沉涩为气，数实为热，滑利为痰。

治疗上宜泻火补水。一般取穴：听会、耳后穴（有 3 穴：一为对耳屏外上方凹陷处，二为对耳屏外方凹陷处，三为对耳屏外下方凹陷处近耳垂下方）、翳风、阳池（均泻），肾俞、列缺、申脉、昆仑、太冲（均补、选用）。若无效加足三里、合谷（均泻），气海（补）；有痰者加尺泽及尺泽旁开各 0.5 寸之通关（先补后泻）；风闭者选百会、风府、风池（均泻，应先取）。

4. 癃闭

癃闭是以小便量少、排尿困难、甚则小便闭塞不通为主症的一种病症。"闭"为暴病。其症为小便点滴不通，小腹内急胀满。"癃"系久病，其症为欲解不解，屡出而知少。近代将小便不通统称为癃闭。"膀胱者，州都之官，津液存焉，气化则能出矣"。"三焦者，决渎之官，水道出焉"。故癃闭症，责在三焦、膀胱。

癃闭分上、中、下三焦辨证。

（1）上焦：肺中伏火，火不降而液不升，则口渴、尿阻，或口渴兼腹冷、尿阻。

（2）中焦：关键在脾胃，受阻于湿热。

湿热俱盛：口渴，不喜饮，尿阻。

热盛：消谷善饥，气逆胸满，尿难。

湿盛：食不下，泄泻，津液偏渗于大便而小便涩。

（3）下焦：关键在肝肾，有阳虚、阴虚、气虚、转胞等类型。

阳虚：憎寒喜暖，手足厥冷，小腹如冰，小便癃闭。

阴虚：内热心烦，口不渴，脚膝软酸，阴汗阴痿，足热不能履地，肌黑尿阻。

气虚：唇不焦，口不渴，气怯而语言无力，神离而面色萎黄，溺时乏力送出。

转胞：孕妇胎满，压迫膀胱，脐下并急而痛，不能小便。

脉诊洪数为有热，弦大为水液偏渗，细微为中气不运。左尺洪数为热结下焦；左尺虚浮为肾气不足；尺脉浮，或涩，或缓，为小便难，溺有余沥；细弱为气虚；沉迟为阳虚；细数为阴虚。

治疗上：①小便不通，口渴，脐下冷。取偏历、列缺、少府（均泻），并选灸下穴之一二如膀胱俞、胞门（左水道）、石门、神阙、营冲（足内踝前，后陷下处，动脉应手索之；又名营池，左右两足共4穴）。②中焦湿热，小便不通。取阴陵泉、关元（均补），足三里、水沟（均泻），水道（先补微泻），阴包（先补后泻）。③下焦。阳虚：百会、关元、命门（均灸），并选灸神阙、水道；阴虚：行间、大敦、照海（均泻），三阴交（补），曲骨、水道（先补后泻）；气虚：偏历、关元、水道、气海、天枢（灸或针补）；转胞：关元（补）、曲骨（先补略泻）。

5. 梅核气

梅核气，指因情志不遂、肝气瘀滞、痰气互结、停聚于咽所致，以咽中似有梅核阻塞、咯之不出、咽之不下、时发时止为主要表现的疾病。临床以咽喉中有异常感觉，但不影响进食为特征。中医肝病、咽喉疾病、精神疾病时均可见此病证。现代医学称为咽异感症，又常被诊为咽部神经官能症，或称咽癔症、癔球症。该病多发于青中年人，以女性居多。

梅核气主要的病因病机可以归纳为三点：①七情郁结，气郁痰滞所致。气郁则津液不行，积而为痰涎，与气相搏，上逆咽喉之间。②抑郁伤肝，肝气上逆，滞于咽间，咽喉为之不利。③肺气不舒，或因邪客于肺，造成咽喉不爽。

治疗时以疏肝开郁、理气化痰为主，故针刺天突、照海，手法均泻。

6. 百日咳

百日咳是一种由百日咳杆菌引起的急性呼吸道传染病。百日咳发病初期的1~2周内以上呼吸道感染症状为主，出现鼻流清涕、咳嗽，或兼有寒热头痛。此后咳嗽逐渐加重，呈典型的阵发性、痉挛性咳嗽，咳嗽终末出现深长的鸡啼样吸气性吼声，病程长达2~3个月，故有百日咳之称。

本病系肺脾交病。初起因肺虚卫外不固，以致外邪得以入侵，肺失宣肃；继则脾为湿困，痰浊内生，气机阻滞。

治疗取太渊、列缺、尺泽、合谷（均泻），一般推"三九"泻"三六"；少商（放血，轻者可针泻以代放血），四缝（出黄水，轻者或已出黄水二三次后，可以针泻代出黄水），肺俞、脾俞（均补）。

7. 瘾疹

瘾疹即荨麻疹，又名"风疹块"，是由于皮肤黏膜小血管扩张及渗透性增强而引起的局限性、一过性水肿反应。以皮肤突起风团、剧痒、此起彼伏、时隐时现为主要特征。一年四季均会发病，但以春、夏二季为高峰。

《黄帝内经》载："诸痛痒疮，皆属于心。"瘾疹奇痒，病属心热，而瘾疹发病在皮肉，皮属肺，肉属脾。脉浮大者为新发，此病易治；若脉沉弱，多缠绵难愈。

因本病与心、脾、肺三脏相关，故治疗上取劳宫、大陵，从心包泻心热；取列缺、曲池以清肺邪；取足三里、三阴交以祛脾湿；加灸大椎以增强三阳卫外之力。标本兼顾，以除瘾疹。

8. 淋证

淋证是以小便频急、淋沥不尽、尿道涩痛、小便拘急或痛引腰腹为主要特征的病症。常见于西医学中的急性尿路感染、结石、结核、肿瘤和急、慢性前列腺炎、膀胱炎、乳糜尿等。中医学历代医家对淋证分类有所不同，根据症状和病因病机可分气、血、石、膏、劳五型。①气淋：小腹满，尿涩，常有余沥。②血淋：遇热则发，发则溺血。③石淋：沙石随溺而出，或阻滞溺道，痛引小腹，出则痛止。④膏淋：溺浊如膏。⑤劳淋：遇劳即发，痛引气冲。

本病系肾虚而膀胱热，肾虚则小便数，膀胱热则小便涩；小便频数而艰涩，则尿淋沥而为淋。五淋而又各有特点如下。

（1）气淋：气闭不能化水，病从肺来而及于膀胱。

（2）血淋：热在下焦，血得热而流溢，入于胞中，与尿俱下。

（3）石淋：热结膀胱，水液燥聚，而成沙石。

（4）膏淋：湿热伤及气分，水液浑浊，如膏如涕如米泔。

（5）劳淋：劳伤肾气，内生虚热，热传膀胱，气不施化。

其累积因素，或因醇酒厚味，酿成湿热下结膀胱；或因房劳过度，阴虚火动；或因忿怒累积、气动生火。脉细数，盛大而实者顺，虚细而涩者逆。

治疗上，渴而淋沥，热在上焦气分，肺金主之；不渴而淋沥，热在下焦血分，肾与膀胱主之。

一般取穴：大敦、行间、太冲、中封（选泻）、中极、气海、关元、肾俞（选补）、足三里（泻）、神阙（隔盐灸）、三阴交（灸）。

气淋：选交信、涌泉、石门（小便色黄加此穴）、阴陵泉（均补），关元（灸）。血淋：关元、气海（均补），复溜、大敦、次髎（均泻），气门（在关元左右各旁开3寸先补后泻）。石淋：关元（灸），大敦、气门（先补后泻，或灸）；凡治石淋，需灸长强、白环俞一带，灸至石散为止（艾灸能灸化其石）。膏淋：气海、关元、阴陵泉、三阴交、行间。劳淋：关元、阴陵泉（均补），足三里（泻）。

四、医案

· 案例一

蒋某，女，45岁，1953年6月14日初诊。

患者于1953年2月7日右上腹闷痛，放射到肩背，无嗳呕，皮肤黏膜无黄染。本市某医师诊为"急性胆囊炎"。经注射青霉素后症状好转。一个月后，上腹闷痛，大便时泄，自觉上腹部有一肿块隆起，即前往福州某医院住院治疗。经查上腹部有肿块隆起，肝在右肋下3cm及剑突下3cm处触及。脾未触及。蛙腹，腹围85.5cm。肝活体组织穿刺病理报告如下：标本为灰白色豆渣样的瘤组织十数碎块，最大0.5cm，镜下示瘤细胞较小，大小形态较为一致。多数呈立方形，但排列成片，失去正常肝小叶、肝索之排列。片中有不规则的血膏分布，瘤细胞核圆形或椭圆形大小不等，染色深，个别核特别增大或分裂为多核的瘤细胞，位于细胞中央。胞浆量少，微嗜铁性。部分胞浆因脂肪变性而呈空泡状。病理诊断为原发性肝癌。因不宜手术，遂即出院，患者先在别处接受针灸治疗近2个月，不但原来肝区癌肿不消，而且在胃脘附近及上腹右侧离脐约5cm处也出现增大的肿块隆起。肝区凸出坚硬如大桃，胃脘凸出坚硬，面积约8cm×3cm。于1953年6月14日开始，用浅针为其治疗，每天1次，周日除外。取穴：期门、章门、关门、天枢、大敦、肝俞、胆俞、膈俞（均泻），太渊、太溪、列缺、三阴交（均补）。有时嘱其用阳和解凝膏外贴患处。针治中，肿块逐渐缩小，至 1953 年 10 月 14 日止，共计用浅针治疗 102 次，肿块全消，未能触及，临床症状全部消失。患者休息 3 个月后，即回岗位工作。后因家中变故，情绪抑郁，时常熬夜。于 1957 年 9 月再发腹胀，当年 11 月 11 日在福州某医院经腹穿 2 次，检诊为血性腹水，但未找到癌细胞。此后病情发展迅速逝世。总计延长生命 4 年多。

· 案例二

欧某，男，41 岁，1963 年 6 月 1 日初诊。

患者曾患慢性肝炎，未痊愈。经常失眠，心烦，神志不宁。严重时，常三天三夜不能合眼。属肾水虚，不能上交于心。治宜补金生水、补水补心，使心肾相交。取太溪、太渊、大陵（均补）。次日二诊，患者自述第一次治疗当夜已能合眼，顺利入睡。续针 6 次，取穴同上，症状全消。

· 案例三

陆某，男，40 岁，1962 年 6 月 30 日初诊。

连续数天失眠，已住入某医院治疗，仍未见效，要求会诊。患者系某机关干部，当时因公事纷繁，脑力劳动较重，血液倾集于上，出现数夜不能合眼，心烦不宁，显系心肾不交、卫气不行、入于营阴之症。治法应先泻阳，后补阴，交心肾。取合谷、足三里（均泻），太溪、太渊、大陵（均补）。次日二诊，据诉，昨夜睡眠好转，连续会诊 3 次，取穴同上，睡眠基本近于正常。患者迳来门诊 11 次，取穴均同上，失眠痊愈。追访多次，睡眠已正常。

· 案例四

孙某，女，42 岁，1962 年 3 月 1 日初诊。

时有失眠，耳鸣时作时止，多在夜里睡前发生。开始未加重视，后因忙碌于公事，耳鸣次数及时间日渐增多。发展到近日，心中时烦，常在静室闭目以求大脑休息，但产生幻觉，闭目时，似看到花炮闪亮，耳中亦同时似听到花炮爆响。听觉日感衰退。舌淡，苔薄略干，脉濡浮。属心火旺、肾水衰，宜补水泻火。取太溪、太渊、大陵、列缺、肾俞（均泻），听会、阳池（均泻）。隔日 1 针，9 次痊愈。

·案例五

吴某，男，24岁，1967年6月30日初诊。

自诉在旅途火车中睡醒后，耳中常听到如江水浪潮击拍岸石之声，影响听觉，对面细声闲谈，却难听到，伴头痛口苦、舌红、苔薄干、脉洪数。属相火旺，受风，宜泻火。取阳池、外关、听会（均泻），肾俞、列缺（均补）。每日一治，连续11次，诸症均失。

·案例六

吴某，男，44岁，1967年因痔疮住院，6月1日会诊。

患者经插"枯痔钉"法治疗，术后小便不通已大半天，小腹拘急，肿胀疼痛，此症系肛门直受枯痔钉穿插后，压迫膀胱尿道而引起小便不通，与妇人胞满迫脐而引起小便不通有相似之处。治宜疏通尿道，取水道、水沟、足三里（均泻），阴陵泉（补）。不及10min，小便即通。

·案例七

李某，女，5岁，1962年8月14日初诊。

患者病已将近一个月，初见发热咳嗽，经服中药，热退后，咳嗽转成阵阵连声，痰涎多，涕泪皆出。取太渊、尺泽、合谷、丰隆（均泻），少商（放血），四缝（出黄水），肺俞、脾俞（均补）。8月15日二诊，咳嗽及痰涎均减。照前穴针刺，唯少商、四缝均改用针泻。8月16日三诊，痰涎消，咳嗽大瘥，照前法针刺。8月17、18、19日连续三诊，均照前法针刺。痊愈。

·案例八

林某，女，22岁，话剧演员，1964年12月3日初诊。

患者遇冷常发瘾疹，遍身奇痒，逢话剧演出，衣服随所任角色而改变，往往因此受冷，瘾疹大发。因其某次演出在4~5℃气候中，身穿夏天衣服，瘾疹发作，身痒搔不能止，苦难克服。症系内热郁，肺弱无卫外之力，宜泻风热。

取曲池、大陵、劳宫、列缺、足三里（均泻），三阴交（先泻后补）。连治4次，痊愈。又加灸大椎，并针上穴3次。再演出时，虽受冷，不再发作。

· 案例九

马某，女，47 岁，家庭妇女，1956 年 11 月 6 日初诊。

从 15 岁开始，小便时，感到尿道痛涩、淋沥不尽，尤其劳动后，小便痛涩更感剧烈。此后病情日甚一日，即使上下床第轻微转动，亦感小腹绷急、尿意急迫、尿道痛涩、欲止不能、欲通不尽。经常四肢无力，身体疲乏，面色萎黄，呼吸气短，舌质淡红，脉虚弱无力。症系肾虚，热结膀胱，劳倦伤脾。取阴陵泉（补）、足三里（泻）。针后数小时，小便通畅，30 多年尿道痛涩淋沥之劳淋，一旦豁然。又连续施治 5 次，症状全消。追访多年，病无复发。

第四节　门前老树不知岁，河上长流无尽时
——桂枝里陈氏儿科六世医陈桐雨

萧诏玮　李君君　赵伟强

一、生平要略

陈桐雨（1909—1982），又名实怿、沁，男，福州市人，儿科名中医，桂枝里陈氏儿科第六代代表性传承人。

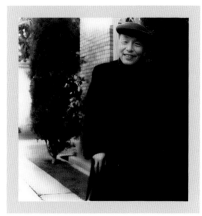

陈桐雨

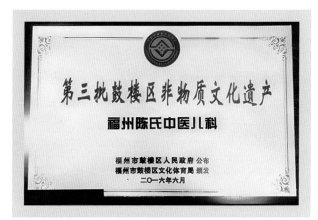

第三批鼓楼区非物质文化遗产"福州陈氏中医儿科"
牌匾

桂枝里陈氏儿科一脉相承，薪传七代。始于仕牲，以儿科见业，后传子丽水。三世医刚济，望重八闽，福州知府周莲赠联"青囊三世泽，红杏万家春"，并为其医寓题匾"杏林山馆"。四世医燮藩，精治痘疹，齿德俱尊，被推为福州首届中医师公会副会长。五世医笃初，清光绪秀才，以儒通医，曾任中央国医馆福建分馆董事，人称医、诗、画、史四绝。桐雨为六世医，17岁随父习医，1930年入福州中医学社深造3年，1935年独立悬壶。临床擅长小儿热病、时病，学术绍法钱仲阳，倚重叶天士，奉为儿科正宗。继承家学，又博采众长，注重收集民间验方，榕城方物亦兼收并蓄，且无畛域之见，早年亦兼习西医医理，衷中参西；晚年致力于儿科疑难疾病如先天性幽门狭窄、先天性胆道闭锁不全、小儿巨结肠病的中医治疗研究，并有临床报道。易学专家、诗人、福建师范大学原副

校长黄寿祺挽桐雨联："医学名家，生是儒医模范者；儿科圣手，殁作儿童保护神"。洵非虚言。1945 年当选福建省中医师公会联合会理事，1957 年任福州市人民医院儿科主任医师。曾任福建省中医学会常务理事、福州市卫生局学术委员会专家、福州市红十字会副会长、中国人民政治协商会议福建省委员会委员、中国农工民主党福州市委员会副主任委员、政协福州市委员会常务委员。

发表论文 10 多篇，出版专著 1 部，曾获福建省卫生厅"福建省首届中医药优秀科技图书类三等奖"。

二、学术见解与临床经验

（一）燮理脾胃，动和相济

陈桐雨重视脾胃，主张"活幼全婴，燮脾为先，'动''和'相济，寒热勿偏"。时时须健气血化生之源。盖小儿生机蓬勃，稚阳未充，稚阴未长，脾常不足，为医者勿伐其生生之气。中宫健旺，则能执中央以运四旁，回旋左右。故在下之气不可一刻不升，在上之气不可一刻不降，为儿科之治，倘不及时燮理脾胃，若中气一败则百药难施矣。

1. 脾胃娇嫩，积湿生痰

小儿饮食不知自节，寒温不知自调，伤食居多。积滞中阻，脾失健运，积湿生痰，积、湿、痰、咳，渐次而生。陈桐雨根据小儿特点，化裁经方半夏厚朴汤，易紫苏叶为紫苏子，去生姜成苏朴苓夏合剂，每用于小儿咳嗽、痰湿、伤食等，疗效颇佳。

2. 斡旋中宫，必兼疏木

脾为气血生化之源，职司运化；胃为水谷之海，乃脏腑之本源；而脾胃运化全赖肝木之气以疏泄之。若木失条达，土必壅滞，土木同仇，升降窒息。故陈桐雨在调理脾胃的同时注重疏木化土、健脾和胃。如厌食症患儿屡投消导不应者，往往是忽略了疏肝，宜用温胆汤加薄荷、神曲以和胃理脾，若妄用消导，徒予克伐而已。又如疳证，土虚亦易木乘，除脾虚见症外，尚兼烦吵、急躁易怒等，常在健脾基础上加用白芍、竹茹。

3. 健脾宜动，切忌壅补

陈桐雨认为，小儿生机旺盛，脾胃贵助运而不宜壅补，临证可于补益剂中佐以木香、陈皮等理气之品，以闿气醒脾，散诸甘药之滞。例如，治疗疳证口渴，不用甘凉养阴生津，反予甘平微温之品，擅用钱氏白术散疏通鼓舞，以"动"求胜，则脾胃健运、津液自生。健脾贵在运，而运脾则宜补中寓消、消中有补、消补兼施，且补不碍腻、消不伤正。

4. 养胃滋阴，润燥开关

胃主受纳，性喜柔润，非阴柔不肯协和，况脾胃稚弱，易于化热，辛燥之品易伤津液。陈桐雨治胃病重在润燥养阴，善用润燥启膈以止吐，清养阳土以柔金，滋养胃津以熄风。每以舌诊为辨证纲要，阴虚者舌干而少苔，若舌质淡而无苔或地图舌，当属气阴两虚。就新生儿、婴儿吐乳而言，朱震亨云，"呕吐久而诸药不纳者，此胃口伏火关格之病"，亦与程钟龄所言之胃脘枯槁相符。陈桐雨以启膈散重用沙参润燥开关，若气虚加用西洋参，治疗先天性贲门失弛缓症、先天性肥厚性幽门狭窄症，均奏良效，使患儿免受手术之苦。

（二）阳热虎踞，清凉涤燔

陈桐雨常云："童稚身内三把火，气血表里须别甄，感寒迅从阳明传，饮食停留湿热蒸，杂证开口莫言虚，实热虚火仔细斟。"其擅长温病，真知灼见，可谓"立法重清热，活方贵圆机，临证出奇兵，全婴庆有期"。

1. 寒风贼表，温凉齐下

小儿素体热盛，复感风寒，或气候乍暖乍寒，先受温邪，继为寒郁，虽感风寒，亦非一派表寒，故用药宜辛温、辛凉齐下。外寒非温不散，热邪非凉不平，陈桐雨用葱豉合剂，以葱白、淡豆豉疏表散邪，温而不燥，汗不伤阴，益以连翘、牛蒡子、淡竹叶，轻扬散热；里热重者可加黄芩，清热且又透热于肌表。

2. 外邪化热，清里为重

小儿纯阳之体易于化热，六气之邪多从火化。若见发热，切不可胶刻解表，一法之中应兼八法，如汗出热不解，多属里热内蕴，纵有些微表证，倘一味发汗，不唯热不解，且热病误汗，贻害匪浅。应予清里解肌为主，桂枝里陈氏儿科世传验方葛根双解汤，药用葛根、黄芩、栀子、连翘、竹叶、薄荷，以苦寒直挫里热，佐以轻宣之品，使邪无留恋之乡。

3. 杂病多火，慎辨虚实

幼科杂病，错综复杂，变证甚速，切勿因其肌薄脏娇，动手便补，如陷者咸升提、遗者执固涩，殊不知小儿易热多火，虚实当审，脏腑须辨，临证不明，何以中疾。譬如：大凡认为疝气以中气下陷者居多，动辄以参芪升提。盖肝脉绕阴器，肝火湿热循经下注而成疝气，儿之常也。如一患儿误服补中益气，不唯疝病不除，且掣动肝火上腾，上扰清窍，致头痛欲破，陈桐雨以龙胆泻肝汤中鹄。遗尿，多主下元虚冷，肾不约束膀胱，常予缩泉丸、巩堤丸。陈桐雨云肺热尿床并不鲜见，若有口渴、咳嗽、发热、脉数，即予清热宣肺法，投以麻杏石甘汤取效。若妄用补涩，何异抱薪向火。又如，陈桐雨治一男孩，12岁。诉阳强不已，历经月余，曾服平肝泻火之龙胆泻肝汤，继进介类潜阳，均未中綮。察其头晕耳鸣，腰酸盗汗，手足心热，舌红苔少，脉弦细急，乃阴虚火旺之候。"寒之不寒是无水也"，遂以六味地黄汤加龙牡，20剂获愈。

（三）济急扶危，推崇外治

陈桐雨认为良医不废外治，内外合治，杂合以治，乃儿科济急之妙法。中国有史记载的首位儿科医师——扁鹊，在救治虢太子尸厥医案中运用砭针、烫熨法。医圣张仲景亦为后世外治门垂方法、立津梁。陈桐雨认为征之儿科尤须重视，由于小儿服药依从性差，往往喂药困难，收效甚微，且致阖家不宁；再者，小儿肌肤柔嫩、脏气清灵，若能撮得其本而施治，则操作简便，而奏效较成人迅速，且毒副作用较少，堪称"绿色通道"。陈桐雨常用药物外治的方法。现捃撷如下。

1. 热病腹胀，罨脐奏动

小儿热病居多，如肺炎喘嗽属于痰热闭肺者，或兼见严重腹胀，烦躁不安，小便不利；又如湿热型重症泄泻，若泄泻无度，且腹胀如鼓，小溲欠利。以上爱举病证，均属标本俱重、标邪遽急者，当先治其标，亦可兼治其本。"外治之理，即内治之理，所异者法耳"。（吴师机《理瀹骈文》）若邪热内蕴、气化窒碍、三焦痞塞者，陈桐雨施罨脐散：葱白、淡豆豉、砂仁、车前草、田螺、羊矢、麝香（以冰片代之）。先置冰片于脐中，继将余药共捣烂如泥摊在纱布上覆盖于脐部，以胶布固定。方中葱白通阳，通彻上下阳气，治膀胱气化失职之小便不利；淡豆豉宣郁去腐；芒硝清热软坚消胀；车前草清热利尿；田螺屈曲下行，清热利水；麝香辛香灵异，无所不至，率领诸药直达病所，共奏成功。且神阙内连脾胃，稚儿腹部皮肤薄，易穿透弥散；又神阙属任脉，与诸经百脉相通，内连五脏六腑，本法有清热理气、消胀利水之功。

2. 药物灌肠，另辟蹊径

小儿湿热型泄泻，若服药困难或进药辄吐者，陈桐雨选用中药煎剂灌肠，如用石榴皮 15g、铁苋菜（野麻草）30g，二味加水浓煎至 50~60ml，分 2 次保留灌肠。铁苋菜微苦、涩，性平，清热利湿，为治泻要药；石榴皮酸、涩、温，止泻要品，二者配合，清涩并施，标本同治。

3. 芥子敷背，利气蠲痰

喘息性支气管炎、肺炎等患儿，若咳嗽迁延，痰声辘辘，宛如曳锯，陈桐雨常予芥子敷背，以白芥子等味研末，加等量面粉，温开水调匀成稠糊状，摊在纱布上，先在患儿背部抹一层薄薄凡士林油，继之再以诸药敷背，历时约 15min，其间宜密切观察，以皮肤稍红为度，否则易引起疱疹，损伤皮肤。白芥子辛温，利气消痰，痰湿或饮邪内伏，专此可达，借此而疏。本法消痰效捷，有助肺部啰音吸收。

（四）观神察舌，诊法肯綮

小儿患病，口不能言，脉不足凭，可知业颅囟医者之不易矣。陈桐雨临证四诊，首重望诊，观神察舌，一览了然，是为肯綮。可谓"哑科自古识证难，手不能指口不言。观神察舌堪活幼，独占先机莫等闲"。陈氏流派历 200 余年，宗风不坠，陈桐雨克绍箕裘，不乏绝学妙招，专此略作介绍。

1. 察目知神，以占吉凶

《古今医统大全·小儿相眼神法》曰："五脏之精气上注于目，望而知之，当以目中神气之全为验。"察目的病变岂止关乎于肝，尚可占其他脏腑的病变，尤关乎神气的存亡。凡目有光彩、精神奕奕、表情活泼、面常欢笑者，是脏腑气机活泼、气血调和，多为无病或轻病。目光呆滞、精神疲乏、不言不笑，或似笑非笑，或锁眉苦脸者，多属有病或重病。察目，可反映小儿五脏精气的盛衰，分析病情之轻重，测定疾病的预后。小儿睡时露睛（俗称羊目者），多属脾虚；哭而无泪者，若泄泻者当防亡津；眼睑赤烂者，多属湿热熏蒸；目赤羞明、泪水汪汪者，当防麻疹将发；结膜干燥、色淡者，多为肝血不足，若兼白膜遮睛，当防肝疳；目赤肿痛或眼睑红肿者，多为肝火上炎，或感受风热邪毒；白睛黄染者，多属黄疸；眼胞浮肿如卧蚕状，多为水湿上泛之水肿病。两眉蹙锁、哭而无泪者，多属痛症。

陈桐雨告诫后学，黅夜应诊，医生疲乏，但患者精神萎靡、目光呆滞，医者切不可大意，更宜振作精神、小心诊察，心微始会小儿心。凡目直视、斜视、连劄者，当防肝风陡然而作；凡目合不开或目开不合或目睛视物不转者，拟属重症，刻防生变。前贤"目怒视而睛转者主风，目怒视而睛不转者肝气绝"，此为经验之谈，宜谨记于心。尚当例行检查瞳孔大小、对光反光等。陈桐雨早在 20 世纪就服膺衷中参西之谈，常以取类比象的语言开导学生，为中医要谙熟经典，要多读多背多临证，诚如学书法必须读碑临帖，拳不离手，方能得心应手，不经一番寒彻骨，怎得梅花扑鼻香。又谈中医也不应有畛域之见，可汲取新知。陈桐雨常与榕城名西医李楚銮、叶孝礼、罗孝平、林曰铣等时有切磋，交流疑难病症治验，互相约请会诊。有容乃大，著名书法家沈觐寿曾赠"苔痕上阶绿，草色入帘青"联，誉其博采多纳，是业内坚守传统、又思想开放的名中医。

2. 凭舌论证，遣方选药

舌为心苗，又为胃之镜，脏腑病变，昭然若揭，确然可恃。章虚谷云："察舌质，可验证之阴阳虚实；审苔垢，即知邪之寒热浅深。"舌象能客观反映人体气血之盛衰，病情的进退，疾病的寒热，病邪之浅深。小儿依从性差，临诊若惊吵、烦哭，脉不足凭，但病纵难知，终瞒不过颜色苗窍，而舌诊可列望诊之要务。小儿脏气清灵，反应敏捷，舌诊所反映的征象最为及时、客观、真实，绝非镜花水月，从中可洞彻脏腑，可捕捉其蕴奥。陈桐雨认为，舌诊在诊断上举足轻重，可作选方用药、推测预后的重要依据。前贤有云察舌用药，能决死生于俄顷者，凭舌投剂，洵非虚语。现举隅如下。

麻疹居儿科四大证之首，肺炎喘嗽、惊风、齁鲭等并发症十分凶险。陈桐雨认为辨证论透是其治疗关键。若麻毒能顺利外达、则不内陷生变，故治麻疹早期要紧紧抓住透疹这一关键。若麻疹逡巡不出，或逾期不透，当审慎验舌，若舌质淡红，苔白滑，当属麻毒蕴肺，复感寒邪，肺失宣发，邪不外达，治宜辛温解表、发汗散寒，宜麻黄汤加味予之，切不可拘泥于麻为阳毒，蹈袭辛凉解表之法。若舌质深红、苔黄或黄燥，此乃火毒壅滞、麻疹不透，治宜辛凉透表、苦寒清里之法，选方三黄石膏汤加减。若舌质淡、苔薄白，多系素禀体弱、正气不足，不能托毒外出，治宜扶正托毒，选方人参败毒散加减。

木舌，指舌体肿大而硬，充塞满口，不能进食，阻碍呼吸，势甚急迫，属儿科急重症。陈桐雨介绍尊翁笃初治验该病当别虚实。若舌赤属红，系心脾积热上攻所致，若不急治则生命危险，当以银针蘸醋，刺其出血，使热从血解。取醋者，以醋味酸，酸能消肿也；再投导赤散加大黄清心泻火，且其积热可从大小便而泄，亦寓釜底抽薪之义也。若舌色淡而无华、面唇淡白、舌体时时吐出、动摇如蛇者，为气血两败、心脾无所营养，属凶候，宜大补气血，选方十全大补温补气血，以冀挽既倒之狂澜。

小儿脾常不足，且饮食不知自节，冷暖不知自调，故脾胃病居多。乳儿舌中霉酱苔，多为宿食不化，应以保和丸消积导滞。若苔白厚腻、舌质淡红者，为湿滞，宜藿香、佩兰、豆蔻、川厚朴之属，芳香化湿；若舌质略淡，为寒湿困脾，宜干姜、白术、苍术、盐陈皮、川厚朴之属温中化湿；若苔白厚而质较红，多为湿遏热伏，宜绵茵陈、豆蔻、藿香、黄芩、滑石之属化湿清热，尚须权衡湿与热孰轻孰重而随证加减变通；若舌质红、苔黄而干，多为脾胃实热，可配合风化硝、枳壳、厚朴、槟榔等味通腑泄热；花剥苔多属素体脾虚，可予山药、莲子、芡实、白术等味甘平健脾；若质红，多属气阴两虚，可予太子参、山药、石斛、玉竹等味益气养阴；镜面舌，是胃阴枯竭、中气大伤之征，可用沙参、麦冬、太子参、龟板、山药等味健脾气、养胃阴；若舌质淡白，多为气血两虚，可予八珍汤；若兼舌体胖嫩，多属脾肾阳虚、津液不化、水饮痰湿较重者，宜附子理中汤；舌中芒刺，质红，多属胃肠热甚伤阴，方用清胃散、玉女煎之类。总之，验舌辨证，左右临床遣方用药，其例不胜枚举。陈桐雨"盯着舌头开方"，可谓经验之谈。

3. 循肤摸疹，凭热可知

治疗麻疹必须审察麻路。陈桐雨于冷天不必令患儿袒露身体，仅用手伸入，循肤抚摸，即可判断麻路所至。忆20年前，某日春寒料峭，陈桐雨以此法断言一患孩麻路至膝盖，腹部疹朵密集，大腿至膝稀疏，膝下无疹。其母哑然失笑，感叹手触何能如此精确，遂当众自行给患儿解衣，诚如其言。

陈桐雨曰："麻为阳热之证，非热不出，疹朵出至何处，该处皮肤即呈温热，未至之处较冷。患儿腹部灼热，大腿温热，膝下较冷，泾渭分明。大腿虽疹子隐约，抚之尚未碍手，仍可以热感判断。"此乃陈氏儿科家传之经验，屡试不爽。

4. 疹门望疹，信而有征

望面色，审苗窍，为麻科四诊之要领。陈桐雨治疗首重观察两颧有无皮疹，若两颧见疹、疹色红活，便点颔笑曰："疹门已开。"若胸腹皮疹颇密，独两颧无疹，俗谓"白面痧"，刻刻须防变证。麻疹一证，脏腑之伤，肺则尤甚，两颧无疹，面色苍白，色白属肺，须防邪毒内闭肺而生变。二铭居士《痧略附录》中说："颧俗称痧门，凡周身俱透独此处不起，即过月余亦多喘变。"

忆及陈桐雨曾指导学生，对本院200例麻疹合并肺炎患儿的临床资料进行分析，其中"白面痧"者竟达163例之多，而且"白面痧"等出现在肺部体征之前。足见陈桐雨重视"疹门"，可谓信而有征。

以上重点介绍陈桐雨望诊心得，以神色苗窍为儿科肯綮，临证须合参四诊，十问宜详，可知病源证候；视喘息、听声音当知所苦；囟额胸腹，按而知之；四诊相得，汇参默察，庶几得其真谛也。

（五）遣药心法，量体裁衣

1. 药味精专，劲兵擒王

陈桐雨遣药以精轻见长，一般处方约10味药，甚少超过13味，反对拖泥带水、叠床架屋，若品类太繁，攻治必杂，处方如用兵，诚如清代汪昂所说："譬如劲兵，专走一路，则足以擒王矣。"若如捕蝈而广络原野，或广设攻围，以求一遇，不仅糜费钱财，直欲贻误病机。陈桐雨认为遣药精专的关键，首先要抓住疾病的主要矛盾，如仲景麻黄汤，药仅麻黄、桂枝、杏仁、甘草4味，其病因为风寒，麻黄为主药，一拔其本，竟清其源，诸证自可迎刃而解，不必见一证便加二三味；其次可选择有相关多功能治疗作用的药物，一箭双雕。总之贵在辨证精确，立法精当，遣方扼要中肯。

2. 转灵取胜，平淡是真

芽儿如草木初萌、蛰虫出洞，脏腑娇柔、形气未充，用药稍呆则滞，稍重则伤，对于病邪微、病势轻、体质弱的患儿，遣药宜慎，轻病用轻药，不可立异矜奇，逞一时之快，孟浪施治。徐大椿云："时医误阅古方，增重分两，此风日炽，即使对病，元气不胜药力，亦必有害。"大方脉如此，稚子何堪受戕？陈桐雨对小儿外感之证，常遵轻可去实之法，取药性轻扬、轻清升散的药物以轻开肌表、解散表实，如用花用叶少用根，风寒表证用紫苏叶、薄荷叶、藿香叶、葛花、川厚朴花、豆蔻花；风热表证用桑叶、薄荷叶、枇杷叶、银花、菊花、玳玳花；风暑表证用荷叶、淡竹叶、香薷叶、银花、菊花、川厚朴花。花叶无固定，可随证而选。看似轻描淡写，费伯雄云："天下无神奇之法，只有平淡之法，平淡之极乃为神奇。"轻药愈轻病，正合芽儿所宜。

又如，小儿脾常不足，且饮食不知自节，冷暖不知自调，伤食之证，最易发生。陈桐雨认为，轻者损谷而已，勿须沾药，或予果子药，如盐橄榄消油腻之积，果虎（岭南酸枣）消水果类积，余甘子（庵摩勒）统治百积，居家常备果子药，简便效廉不苦口。此系食疗，也是对轻剂的拓展与推扬。

3. 猛药重剂，金戈铁马

轻药重剂，各有所宜，陈桐雨乃八闽一代儿科宗师，信誉高扬，缘于重病能精确辨证，果断用重药。如小儿暴喘之证，胸高气促、鼻煽抬肩、痰热闭肺者，果敢用礞石滚痰丸合五虎汤为治；对于暴泻伤津者，予苦寒复甘寒法，予自拟泻火救津汤：石膏（24g以上）、寒水石、黄连、石斛等味；治疗破伤风急症，予五虎追风汤加减（蜈蚣、全蝎、僵蚕、地龙、熊胆等）熄风止痉；治疗先天性巨结肠症，用木香槟榔丸（木香、槟榔、大黄、牵牛、青皮、黄连等）行气导滞、攻积泄泻；治疗急惊风，以熊胆灌服；麻疹并发喉炎，卤地菊（蟛蜞菊）用量在150g 以上。当病情危急之际，猛药重剂，金戈铁马，横扫千军，拯疲癃，挽狂澜，功莫大焉。

1. 药贵对症，不拘寒温

麻后宜凉，甘凉生津确为善后之法。某年，时届盛暑，一患儿麻疹收没 3 天，恣啖荔枝，见绕脐腹痛，吐蛔，烦躁口渴。邀陈桐雨往诊，望其舌红苔黄，按其脉数。陈桐雨曰："麻后火毒未清，复啖荔枝，一粒荔枝一盆火，致胃火炽盛，迫蛔上窜。"陈桐雨投清热安蛔汤，加重石膏（100g），以冀火清蛔安。陈桐雨诊毕回府，途中遇一友人，其行色匆匆，面带愁容，诉曰其女泄泻不止，急邀陈桐雨一诊。陈桐雨至其家，得知麻后频服荸荠汁，始见便溏。家属不以为意，以为"千金难买六月泻"，连服该汁 2 天，今大便竟达 10 余次，神疲肤冷，面色白，舌淡苔白，脉象沉细。陈桐雨认为该孩出疹如期，收没及时，发热和缓，疹谢热退，渐入佳境。仅须芦根、白茅根代茶足可善后，怎奈过服寒凉，损伤中阳，既泻却不改陋习，以致脾肾阳虚，急予附子理中汤。

陈桐雨一日之内治疗麻后症，一用石膏，一用附子，一壶冰水，一炉炭火，均获良效，一时传为佳话。

三、各论治要

1. 紫癜（过敏性紫癜）

过敏性紫癜是以过敏性血管炎为主要病理表现的结缔组织病。其中医病因主要是以感受四时不正之气，邪毒内蕴，灼伤络脉所致。陈桐雨认为此病与陈实功《外科正宗》所载葡萄疫所云相似。本病辨治以舌脉最为要点，若舌质红，苔薄或微黄浊，脉缓或弦急，其病理为热炽伤络迫血妄行者，施以清热解毒、凉血化斑之法，常施升麻鳖甲汤加味：升麻、鳖甲、玄参、地黄。同时，治疗本病还重视民间草药芋环干（芋的叶柄，祛风止痒、利湿、解毒消肿）、乌金藤（又名老鼠乌、铁包金，鼠李科，苦平，解毒祛湿、祛瘀生新）和龙泥根（又名长叶冻绿，鼠李科，清热解毒、消肿止痛）的应用。紫癜伴有风疹块剧痒者加乌金藤和蝉蜕；皮肤痒且时发时止者加龙泥根，也可用龙泥根炖五花肉食疗，配合治疗；其出血，若舌质红绛、苔净、脉急数，治宜清热养阴、凉血止血为主，可以本方加验方凉血散：白茅根、藕片、白及粉；重者，可加犀角地黄汤：犀角（多以水牛角代替，用量60~120g）、牡丹皮、白芍、地黄；病延日久，舌质淡，苔薄白，脉弱或芤（芤脉多见于大出血之后），当以双补气血、补养心脾之归脾汤为主加减。

2. 呃乳（先天性肥厚性幽门狭窄）

先天性肥厚性幽门狭窄是一种新生儿期常见的消化道畸形，是由于胃部幽门环形肌肉肥厚导致的幽门狭窄，主要表现为呕吐、脱水、电解质紊乱、腹部扪及肿块等。早期手术是西医主要治疗方式。陈桐雨用中药治愈多例，使患儿免于手术之苦。

本病以吐乳为特征，据朱震亨《幼科全书·呕吐》曰："……如食下一二小时而吐者，此积在中焦，胃下口过小肠上口处也。"此处即相当于幽门部有病变引起的呕吐。《医学心悟》噎膈篇云："槁在下脘者，食虽可入，久而复出。"上述古人之描述与本病的症状较吻合。

古人认为，初生儿呕吐之原因有三说：一为腹中秽恶不净。《小儿药证直诀·初生下吐》："初生下，拭掠儿口中，秽恶不尽，咽入喉中，故吐……"二为分娩时触冒寒邪。因而邪搏胃气，逆而上行作吐（《小儿卫生总微论方》）。三为胎前受热。朱震亨《幼科全书》云："呕吐久而诸药不纳者，此胃口伏火关格之病。"此胎前胃家受热之热吐也，桐雨以启膈散加减治之。

3. 胎黄（先天性不全性胆道闭锁）

先天性胆道闭锁是发生于婴儿期的一种较为少见的疾病，临床表现主要为皮肤巩膜黄染、大便色淡、尿色深黄、凝血功能障碍等，可伴有肝脾肿大、腹水、生长发育受限。病因包括先天性遗传因素、感染因素、炎症、免疫反应、母体因素、血管因素等。

本病属于中医的"胎黄"范畴，正如《医宗金鉴》云："胎黄者，遍体面目皆黄，其色如金，乃孕妇湿热太盛，小儿在胎受母热毒，故生则有是症也，法当渗湿清热。"初起多因脾胃湿热、寒湿互结于内，熏蒸肝胆，肝失疏泄，胆道受阻，致使胆液外溢肌肤而全身面目皆黄，久之气滞血瘀。胎黄的病变脏腑在肝胆、脾胃，治宜利湿退黄、健脾化湿。

4. 擅用下法拯疲癃

通腑泻下法具有通导肠腑、通便下积、攻逐水饮、荡涤实热等作用，陈桐雨运用得心应手，拨乱反正，屡奏奇功。小儿为稚阴稚阳之体，遣药多重轻灵，但非临证均用轻描淡写法，而是病当服此。相病之轻重，究其虚实，量体裁衣，敢用重剂猛药，以起沉疴。陈桐雨屡诫运用通下药如大黄等，易诱发腹痛，加理气药可以减轻；乳母服用大黄，婴儿吮食母乳易致泄泻，为哑科者必识也。

（1）暴喘症急，滚痰攻病效捷。暴喘，俗名马脾风。《医宗金鉴》云："寒化为热，闭于肺经，故胸高气促，肺胀喘满，两胁煽动，陷下作坑，鼻窍煽张，神气闷乱。"陈桐雨以五虎汤宣开肺闭、清热平喘，合礞石滚痰丸直攻热痰巢穴，使之不得少留。泻下之功有四：①泻大肠以清肺，上病下取；②痰阻气道可加重肺闭，祛痰有助开闭；③泻下实热，保存阴津；④神气闷乱、口唇青紫，一般认为肺闭气滞、心血瘀阻，师遵仲景"热气所过，血为之凝滞蓄结"之说，以大黄泻火凉血，堪改善心血瘀阻。

（2）痰火癫证，泻火通腑可平。本病以视听言动俱妄者为主。心肝蓄热者，当泻火镇惊；痰迷心窍者，当下痰宁志。大黄，《医学衷中参西录》云"能下心下热痰以愈疯狂""是以治癫狂其脉实者"，用量要大，因狂证患者对其耐受力强。

（3）木舌危臻，泻大小肠火热。木舌，《医宗金鉴》云："肿胀木硬证多凶。"心脾积热，循经上炎，气机壅滞，血络闭郁，舌体胀硬，治宜清心泻火，以清心导赤散合大黄与之，使心脾积热从大小肠而泄。大黄，《日华子本草》云"通宣一切气……利大小便"；《纲目》云治"小便淋沥，实热燥结"。大小肠并治，瘀热易解，且大黄可凉血逐瘀也。临证注意逐邪，勿拘结粪。

（4）肝火头痛，妙在大黄酒制。肝脉绕阴器，上巅顶，肝火循经上炎可致头痛。陈桐雨治以清肝泻火之法，以龙胆泻肝汤去当归合酒大黄与之。去当归者，以免辛温助火；加大黄酒制者，能泻至高之邪热，先升而后降也。《汤液本草》云："大黄……以苦泄之性，峻至于下，以酒将之，可行至高之分，若物在巅，人迹不至，必射以取之也。"

（5）便秘鼓胀，将军搴旗斩寇。先天性巨结肠临床表现为长时间的便秘和明显的腹胀，属中医便秘、鼓胀范畴。患儿多兼见纳少神疲，形体消瘦，虚实夹杂。陈桐雨尝治肠中气滞、粪便积结所致者，因病势急迫，予木香槟榔丸峻攻，顿挫其实；继以麻仁丸润下，配合六君子丸健脾；每日均配合苦寒之猪胆汁灌肠，滑可去着，深思巧构，圆通用药。

（6）理气逐水，牵牛须配茴香。水肿腹水，二便不利，当审因辨证论治，但大小便不利治其标，陈桐雨以牵牛子9g，合小茴香、砂仁等量研粉，分10包，每4小时服1包，少则动大便，动则下水，适度而止，以其辛烈药性，泻人元气故也。水邪内停可致气滞不行，而浊水停聚又使气机升降失调，益以行气之味，能加强逐水之功，且可消除腹痛。

5. 肺炎喘嗽治验

麻疹为儿科四大证之首，曩昔为威胁小儿生命的重要杀手，陈桐雨是治疗麻疹高手，福州市人民医院与福州传染病医院被福州市卫生局指定为专收麻疹住院患儿医院。据统计，从1956年7月至1966年3月共收治麻疹患儿1564例，其中资料完整者1330例，多系重症，有并发症者924例，肺炎496例，支气管炎139例，脑炎19例，喉炎69例，肠炎86例，其他117例。麻为阳毒热证，《麻科活人全书》云："脏腑之伤，肺则为甚。"若麻毒不能外达，内陷生变，闭肺则喘，是谓肺炎喘嗽，此乃最常见的重证。此外，热邪入营血，邪陷厥阴，其传变势如奔马，急如掣电，严重威胁小儿生命，现选介陈桐雨治验如下。

（1）热毒攻肺。症见发热、咳频、痰鸣、气促、鼻煽、胸高、口唇青紫、有汗或无汗、口微渴、小便短赤、舌质红、苔薄白或微黄，见形期疹出不畅或疹出即没或疹色紫暗，脉浮数或洪。治法为辛凉宣泄、清肺平喘，方选麻杏石甘汤加减或三黄石膏汤加减。本病在麻疹三期中均可出现，如前驱期出现，可兼用宣毒透表之品；见形期出现者，应兼用清热解毒之品；收没期出现者，宜加入养阴和中之品。就麻杏石甘汤来说，前驱期宜重用麻黄、苦杏仁；见疹期宜重用石膏。

若津液受伤者，可选用生地黄、麦冬、玄参、石斛、天冬、芦根、沙参等；挟热下痢者，加黄芩、生栀子、川黄柏、川黄连、马齿苋、滑石；鼻衄者，加白茅根、牡丹皮、大青叶、桑白皮、沙参；痰多者，加紫苏子、葶苈子、莱菔子、川贝母、天竺黄；吐蛔者，加川黄连，重用石膏、黄芩兼清里热；腹胀者，外用肚脐膏贴脐部。

（2）热入营血。症见壮热稽留，肌热起落，烦躁不宁，甚则谵妄、面赤唇干、皮疹紫暗或瘀斑，或见牙宣鼻衄；舌绛苔燥或无苔，脉数。治法为清营泄热、凉血解毒。方选清营汤、犀角地黄汤，若气血两燔、三焦如焚者，予清瘟败毒散。

（3）邪陷厥阴。邪热内陷心包，则症见烦躁、狂乱、神志不清。治疗宜清心开窍、泻火解毒，方选清宫汤；邪热扰乱肝经，则风动惊搐、项强口噤、两目窜视，因邪热内迫肝经，必陷心包，故昏迷抽搐可同时并见。治法为清心开窍、平肝熄风。方选牛黄清心丸、紫雪丹、羚角钩藤汤合熊胆等，随症施治。

四、医案

· 案例一

卞某，女，8个月，1980年7月6日初诊。

发热咳喘3天。曾服红霉素、泼尼松，肌内注射卡那霉素等2天未效。刻下高热（肛温39.5℃），频咳气促，喉间痰鸣，流涕眵泪，纳少不呕，便秘2日。查体：鼻煽胸高，两胁煽动，舌红苔黄厚，指纹紫至命关。肺干湿啰音，心率150次/分，心律整齐，肝在肋下1.5cm，质软。检血：白细胞4.7×10^9/L，中性粒细胞40%，淋巴细胞58%，嗜酸性粒细胞2%。胸透：右下肺片状阴影。

中医诊断：暴喘，证属痰火闭肺。治宜宣肺平喘、清热滚痰。处方：蜜麻黄5g，杏仁3g，玉泉散（石膏、甘草）25g，细茶1.5g，僵蚕8g，葶苈子6g（布包），大青叶10g，礞石滚痰丸8g（布包、同煎），并停用抗生素、激素。

二诊：服药当夜即解胶痰样大便2次，翌晨热减，鼻煽气促、口唇发绀等好转，照上方去细茶续服2剂。

三诊：热退喘平，咳嗽及痰鸣大瘥，肺干湿啰音减少。遂撤礞石滚痰丸，加黄连3g、川贝母6g，再服4剂后肺干湿啰音消失，8天后胸透复查右下肺阴影消失。

按 本案系痰火闭肺之暴喘证，陈桐雨以《太平惠民和剂局方》之五虎汤为主方，麻黄辛温，石膏辛甘大寒，遣方之要石膏为麻黄剂量近5倍，既能宣肺，又重在清热；细茶苦、甘、凉，清热降火、止渴生津，近年报道有清心利尿、解除支气管平滑肌痉挛的作用。礞石滚痰丸为攻逐实热老痰之峻剂，中病即撤，以免既伤于病又伤于药也。

· 案例二

管某，女，10岁，1963年9月8日初诊。

管某在校学习留级之后，屡遭父母严责，旬日来语无伦次，躁扰不宁，打人咬人，喉间痰鸣，大便艰涩，舌红苔黄腻，脉弦滑数。

中医诊断：癫狂。证属木郁化火、炼液成痰、扰乱心神而发。治宜清肝安神、泻火涤痰。处方：龙胆草9g，黄芩6g，生栀子9g，柴胡4.5g，白芍9g，远志4.5g，龙齿15g（先煎），磁石15g（先煎），大黄9g，朱砂拌麦冬9g，石菖蒲4g。4剂，水煎服。

二诊：大便溏，日3~4次，烦吵、痰鸣减轻，舌苔转薄，照上方大黄减为6g。4剂，水煎服。

三诊：烦吵已平，神志清醒，喉无痰声，遂以温胆汤合冬瓜仁续服17剂，竟获全功。

按 "诸躁狂越，皆属于火。"本案为肝火暴张、火热炼津、痰热鼓动、上扰神明所致，故选方龙胆泻肝汤，遣药泻肝胆实火之龙胆草、黄芩、栀子等味；无肝经湿热，故摒泽泻、木通、车前子；不用当归者，恐其甘温炽火故也；合以重镇安神之龙齿、磁石；麦冬、石菖蒲清心开窍；大黄苦寒，归脾胃，但亦入肝心而泻火。

· 案例三

陈某，男，4岁，1964年12月2日入院。

发热6天，见疹4天，壮热喘咳，曾服四环素，注射卡那霉素等西药。于入院前15min惊厥1次。刻下咳嗽频作，痰声辘辘，轻度气促。查体：体温39℃

（肛门），呼吸 38 次 / 分，心率 141 次 / 分，皮疹上半身已消，下肢紫暗，两肺可闻及中小湿性啰音。项软，意识清楚，舌质深红，舌苔黄，脉象滑数。血常规示：白细胞计数 12.7×10^9/L，中性粒细胞 82%、淋巴细胞 28%。X 线透视示支气管肺炎。

中医诊断：①急惊风；②肺炎喘嗽。治宜宣肺清热、平肝熄风。处方：①熊胆 0.6g 冲服。②蜜麻黄 6g，杏仁 3g，生石膏 100g（先煎），粉甘草 3g，黄芩 6g，生栀子 9g，桑白皮 9g，地龙 9g，天竺黄 9g，紫雪丹 0.6g 冲服。2 剂。

二诊：惊厥未作，体温降至 38.8℃，鼻煽、喘咳均见减轻，两肺转中大湿性啰音，舌质红，苔黄，脉滑数。再照上方去紫雪丹续服 1 剂，体温降至 38.0℃，喘息已平，喉间痰声减少，两肺间及中大湿性啰音，舌苔净，脉滑数。处方：北沙参 15g，麦冬 15g，黄芩 6g，天竺黄 6g，葶苈子 9g，石斛 15g，地龙 9g，海蛤壳 15g，芦根 50g，青黛 3g。2 剂。

三诊：体温正常，两肺啰音减少，舌质红，苔净。遂照上方去青黛、海蛤壳，加山药 15g 以清金肃肺、养阴益胃之法为治。共住院 8 天，肺啰音消失，一般情况良好出院。

按　本例乃麻毒闭肺，且内窜厥阴、热极生风之候。急予熊胆灌服，其味苦性寒，功能清热，又能凉心平肝，为善治惊风之品，且便于救急。继予麻杏石甘汤宣肺平喘、清热化痰，重用石膏合黄芩、栀子以清燎原之火，热毒得清，肺闭以宣，诸恙可愈。

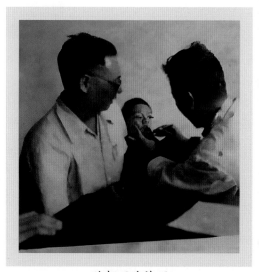

陈桐雨应诊照

第五节　为医第一贵虚心，临证兢兢勿率尔
——善化坊孙氏妇科五世医孙浩铭

王　玲　孙良因　孙良知

■ 一、生平要略

孙浩铭（1909—1975），字宪，男，福州市人，妇科名中医，善化坊孙氏妇科第五代代表性传承人。

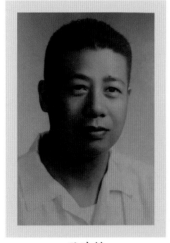

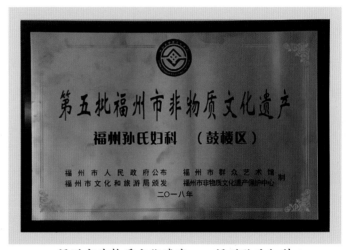

孙浩铭　　　　　　　　　福州市非物质文化遗产——福州孙氏妇科

福州西门善化坊孙氏，约系清初从山东乐安（今山东省博兴、广饶等县一带）迁来福州，历经六代，是享誉福州 200 多年的中医妇科世家。"为医第一贯虚心，临证兢兢勿率尔"，是孙家世守的家训。孙氏最早业医为五世祖心兰，于清代乾隆、嘉庆年间悬壶问世。其后传子滋森。三世医椒藩，精于医道，是清代道光、咸丰年间福州名医，德艺双馨，在时疫流行时，还选方精制"应时丸"，分赠亲友、邻里和贫苦病人健身防疫，甚得百姓赞誉。四世医石溪，行医 50 余载，精研医理，诊病细心，遐迩闻名，曾任福州中医师公会理事、闽侯县中医考询委员等职。五世医孙浩铭与家兄孙朗川尽得家传，仍以妇科著称于福州。孙浩铭 1933 年于福州中医学社深造毕业，后开业行医。他秉承家风，以儒家仁术之心治医；医术既深，常解疑难重疾救于生死。他常以"疾病至痛楚望愈切，毫厘失

则千里，吾敢惮烦而少怠乎"来警示自己。他承继家学，又博采众长，尝曰妇疾错综多变，务必挈其要领、有条不紊，既要熟谙妇科特点，又得兼通他科。学术上尤擅分标本，调气血，重脾肾，疏肝气；临床用药灵活变通。因而凡经带胎产疑难杂症，诊病断证得心应手。孙浩铭十分重教传经，培植后学，多有建树。曾任福州市人民医院妇科主任、主任医师，福建省人民代表大会代表、中国人民政治协商会议福建省委员会委员。

发表学术论文 10 余篇，著有《孙浩铭妇科临床经验》，该书曾获得福建医药科技进步一等奖。

二、学术见解与临床经验

（一）明辨标本，分步举当

妇科疾病有别于他科，有经、带、胎、产、乳及杂病的特性，病理变化往往错综复杂，孙浩铭从明辨标本以审虚实凶吉，断主次缓急而分步论治，如此临证则能稳操胜券、化险为夷。妇科疾病的治疗，首先当循从"治病必求于本"的原则，所谓"本"，是相对于"标"，以疾病的现象与本质而言，临床现象属"标"，疾病本质属"本"；以正气与病邪而言，正气属"本"，病邪属"标"。根据疾病的发展过程，还须掌握"急则治标，缓则治本"和"标本同治"要则，灵活进行分步论治。分辨标本为确定治疗提供重要依据，掌握疾病的本质所在，有的放矢，针对病因进行治疗，体现辨证求因、审因论治的治病法则。临床治崩三法（塞流、澄源、复旧）是体现这个程序和目标所采取的治疗法则。如产育血崩之际，气随血脱，遵《黄帝内经·素问·标本病传论篇》："病发而不足，标而本之，先治其标，后治其本。"又古人有云，"有形之血不能速生，无形之气所当急固"，故用独参汤益气固脱。又如异常子宫出血，先行止血，继而固本，使其肾气充盛，冲任通畅，月经周期方能复常，因此本病当益肾固本为主。"标本同治"临床亦常用之，适用于病势缓和，病程较长，或病情复杂的疾病。如恶阻因脾虚兼气滞，胃失和降，而出现呕吐不食、胸脘胀闷等，方用香砂六君汤以补脾理气、止呕安胎。对于邪实正虚癥瘕疾患，则扶正攻伐兼而施之，此为标本同治。

（二）血分疾患，行气为先

妇女气血失调常与妇科疾病互为因果，其病理变化必影响冲任二脉而发病。孙浩铭认为，治疗时务使气血调和、冲任通畅。至于调治之法，应根据辨证结果在血分或在气分。妇人经、孕、产、乳皆以血为本，妇科临床以血分疾病多见。《黄帝内经·素问·举痛篇》中云："百病生于气也。"东垣亦云："凡治杂病，若血受病，亦先调气……"孙浩铭根据气血机理及临床实践，提出"治血分病当调气为先"，强调治病寓调气于理血之中，俾气机调和、血脉畅通，则病自愈。如月经不调，虽是血分，但因"血之行止与顺逆，皆由气率而行"，故调经之法，以通调气机、行气开郁为先。调理气血之法，依据临床辨证结果而定。因元气亏虚、血行无力、脉络瘀滞引起的痛经、不孕、月经过少、乳汁不行、产后身痛等证，宜益气和活血并用，气旺则脉通血行。因血虚导致的月经后期、月经过少、闭经、产后缺乳等症，宜益气养血，气旺血生，病患自除。因气虚而致的月经过多、经期延长、崩漏、胎漏等症，宜以补气摄血为主，气旺则能统血摄血。因肝气郁结、血脉瘀滞所致的痛经、经闭、产后腹痛等症，宜疏肝气以散血之法。由于妇女血常不足，故用理气药时不宜过于香燥，以免伤耗阴血，常佐益血之品。

（三）调经之要，责之脾肾

孙浩铭认为，妇女以血为本，以气为用，经、孕、产、乳皆以血为用事，血之化源在脾，李东垣《脾胃论》云："夫脾胃不足皆为血病。"《傅青主女科》谓"经本于肾""经水出诸肾"。脾与肾为先后天之本，生化之源，冲任之根，注重脾肾乃调经之要着。正如《景岳全书》所云："阳邪之至，害必归阴（脾为阴中之至阴）；五脏之伤，穷必及肾。此源流之必然，即治疗之要着。"因此，对实证需用攻伐者，务必预防伤及脾肾；虚证需用调补者，务必滋其化源。扶脾之法，重在健脾升阳，药宜甘温和缓，切忌过于辛热或滋腻，免伤脾阴胃阳。补肾在于滋水之源，以填精补髓为主，并兼用益火之品，使水火既济，阴阳平衡，精血自生。因而治疗月经失调者，实证初病的多以调气和血为先，虚证久病的多扶脾补肾为主。

（四）产后论治，不可泥温

由于产后有"多瘀多虚"之说，民间习俗及为医者，多主张产后用药应温补，儿甫落地，即进姜、酒、鸡、糯米丸等食物，孙浩铭则以为不然，因产后元气大伤，阴血亏虚，虚阳浮越，再予辛热肥甘黏腻之品，令其助热伤阴，且碍胃满中不化，致其更虚。设遇形瘦多火、阴虚内热、善怒性急、夏月坐褥时当火令者，尤易化火动血，临床所见流弊难以尽言。因此，产后疾病的治疗，不可偏执"产后宜温"之说，妄投温补之剂，如王孟英所云："产后非确有虚证者，皆勿妄投热剂，暑月尤宜慎之。"医者当引以为戒。产后补虚扶正虽应顾及，而临证应详查病情，因人制宜，尤为重要，当温则温，当补则补，切勿犯虚虚实实之戒。

（五）固胎之要，养血顺气

胎前用药，首当养血为主。冲为血海，血源于脾，任主胞脉，胎系于肾，肝主藏血，中寄相火，火灼血亏，均令胎气不安，因而安胎要着，当从肝、脾、肾论治，以和冲任而固胎元。其次勿忘健脾理气以安胎。王海藏《医垒元戎》云："胎前病，唯当安胎顺气。"盖荣出中焦，血赖气行，健脾则荣血易生，气机条达则血自和畅，气顺血和，胎元自安。

三、各论治要

1. 月经病

月经病是指伴随月经来潮而出现的病理症状，产生月经病的原因很多，归纳起来，不外三种：内因、外因和不内外因。月经病的诊断，仍不外运用四诊八纲的辨证方法，除了根据月经的期、量、色、质等特点外，还必须参合全身症状，辨别寒热虚实。月经病的治疗，着重在于调经。萧慎斋云："妇人有先因病而后经不调，当先治病，病去则经自调。若因经不调而后生病，当先调经，经调病自除。"此乃治疗月经病的调经原则。在调经中，应辨证求因，审因论治，即所谓"治病求本"。此外，还需灵活掌握"急则治标，缓则治本"的原则。在具体治法上，重在固肾、扶脾与理气。孙氏强调，在治疗月经病时，应注意几个要点。

（1）经期前后用药的一般原则。经前宜疏气，使气机无阻，为血行开道，所谓调经必先理气。经期宜活血，用药宜偏温，活血意在因势利导，使经血畅行，不致瘀滞为患。宜用温药意在血得温则行，遇寒则凝。经后宜补虚，因经后气血耗损，故应补益气血以充其源。

（2）调经要着。脾与肾为先后天之本，生化之源，冲任之根，因此注重脾肾为调经之要着。

（3）随机论治。在月经周期的不同阶段须采用不同的治疗措施，才能收到满意的疗效。如治疗血热月经量多证，非经期用凉血清热法，临近经期则忌用大苦、大寒、滋腻、黏滞之药，可选用制约经血药和理气药。如此既可预防月经过多，又能顺应月经的生理情况，牡丹皮、赤芍之类，既能凉血治本，又有调畅血行功效，适宜经量不甚多者。又如血虚型月经后期证，非经期治以补血益气，至经前（以正常月经周期天数计）酌宜补中加通（即加通调气血药），以促使月经如期来潮。

（4）临经用药。孙浩铭强调，凡经水适来之际，用药须谨慎，以平和为原则。不宜过寒过热，大辛大散。古人认为经期用药当"用热远寒，禁用辛散"。如薛立斋云："经行之际，禁用苦寒辛散之药。"赵之弼云："经水之行，常用热而不用寒，寒则止留其血，使浊秽不尽，带淋瘕满，所由作矣。"倘若病情需要，仍能根据实际情况，灵活而正确地用药，则能达到治病目的。

（5）调经与治病。孙氏认为萧慎斋所云调经似欠全面。临床上调经与治病同时并行的情况亦不少见。如血虚闭经（血虚乃病因属本，闭经为症状属标）用归脾汤治本固然适宜，若用八珍汤（《证治准绳》）标本同治，经病同医，其疗效更好。又如妇人患迁延性肝炎，可致月经失调，表现为肝气郁滞出现月经后期，经量少，经色暗，潮而不畅及经前乳胀、腹痛、胁痛等症状。此时用四逆散合金铃子散，可谓中肯；用柴胡疏肝散经病同医，疗效可能更臻完善。再如痛经症迁延日久，随之出现胸胁胀痛，喜太息，食量差，心烦口苦，精神抑郁，舌质红，苔薄，脉弦数等症，此乃痛经久而致郁、郁久化火所致，若用宣郁通经汤治疗，则痛经、肝经郁火两症均可兼顾。足见调经与治病并行可互之为用的。

（6）经带同病治疗的从舍。经带同病在临证经常可见，一般以经前、经期舍带治经，非经期与带下症状明显时舍经治带为原则，但也有经带同治的情况。

2. 带下病

带下病是指白带量明显增多，色、质、气味异常，或伴随全身、局部症状，为常见的妇科病。孙浩铭认为，带下病的病因虽有多种，但"湿"是主要的原因。本病挟湿者十有八九，湿有内湿、外湿，内湿者，为脾虚水泛、下注带脉。外湿致病者，为经期、产后胞脉空虚、湿毒内侵、累及带脉。故傅青主有"带下俱是湿证"之论，带下病变部位在于带脉，无论脾虚、肝郁、肾虚或是湿毒，最终必致带脉受累而成病，故治带下病常用除湿法，并重视固带。临证不仅要了解带下的色泽和量、质，还要结合患者的妇科病史、全身脉证及素质等进行辨证。

带下症的常用治法有泻实、补虚、温寒、清热、燥湿、化痰等。在实践中对湿热瘀结胞宫而致带下、少腹疼痛者，先用宣导，以泻其实。若因湿痰而致带，症见面浮体胖、舌苔白腻，治以燥湿化痰，痰化则带自愈。另者白崩之症，因状如崩冲，此为白带重症，其治可参照白带，但因症势较急，体质已虚，所以治疗应该偏重补涩。临床上尚有白淫症，治疗当分郁火和肾虚，前者宜开郁泄火，后者宜益肾固下。至于白淫，多兼见小溲淋急涩痛，与白带源流自异，治当清热解毒化湿为主。带下治法浩铭还强调新患之带宜清，久病之带宜摄。

3. 妊娠病

妇女怀孕后，血聚冲任以养胎，易致阴血偏虚。平素脾胃虚弱者，由于生化之源亏乏，阴血不足以养胎，易影响胎元。胞脉系于肾，故肾气亏虚者，易使胎元不固。孙浩铭认为，治疗妊娠病，首先必须审察孕妇素体的偏阴偏阳，丰厚羸弱，致病之顺寒顺热，病体之偏寒偏热，病情之喜寒喜热，病性之属虚属实，再参合脉证舌苔进行辨证施治。根据妊娠病的病机特点，治疗时必须注意以下几点：

（1）孕期血聚养胎，血不足则火旺动胎。古人云，"胎前宜清"，故重视清热。据临证经验，晚期妊娠清热尤为重要。

（2）必须注重培补脾胃，使气血易生，胎元得养。赵养葵说："胎茎之系于脾，犹钟之系于梁。"足以说明培土的重要意义。

（3）胎位处于下焦，与奇经八脉有关，该脉隶属于肝肾，故宜补益肝肾。

（4）妊娠晚期，胎体日渐庞大，影响气机升降，所以孕期尤以妊娠晚期应适当调气。古云："疏得一分气，养得一分胎。"另外，孕妇尚须注意孕期摄生，要调饮食，舒服饰，慎起居，适寒温，养心神，节房室，这样才有利于孕妇的心身健康和胎儿的正常生长发育。

4. 产后病

产后是整个妊娠阶段的结束，由于产妇分娩时带来的产创和出血，以及临产用力，损耗元气，故有"产后百节空虚"之说。孙氏对产后病发生的原因，根据古代文献记载，结合临床经验，归纳为以下三种：一是亡血伤津，二是瘀血内阻，三是外感六淫或饮食房劳所伤。因此，古人诊断产后疾病有"三审"之法：先审小腹痛或不痛，以辨有无恶露；次审大便通与不通，以验津液的盛衰；再审乳汁行与不行和饮食的多少，以察胃气的强弱。通过三审，再结合脉证诊断，对产后疾病的预后就可以正确判断，治疗才能收到预期的效果。孙浩铭认为，产后病用药除应照顾产后患者的体质特点外，还需注意几点。

（1）用药宜温但不泥温。由于血得寒则凝，得热则行，宜温含有防止留瘀之意。且产后气血不足，宜温有寓温于补之义。温能振奋中阳，借其资助生化之源。但又须因人因时而宜，不宜过用温燥，以免伤阴动血。

（2）不可遽用参芪。因产后病为多虚多瘀，参芪对瘀阻者有滞血之弊，特别是对内有瘀血而血瘀症状又不明显者最易致误，故宁可缓用不可遽用。如单养贤云："生化汤加参，用血崩血晕，形色俱脱。若无虚脱形证，不可加；血块、痛甚不移亦不可用。"

（3）民间盛行产后须服用生化汤，其实未必如此。因为产后普遍食用之姜酒红糖已有一定的温通活血防患留瘀的作用。如产后瘀下正常，小腹无明显疼痛，可不必服用生化汤，以免动火生他恙。特别是平素肝旺血热阴虚之体，非但不必用生化汤，就连姜酒及煎炸等辛燥食物亦宜适量食用，过之则害。

5. 不孕

孙氏认为，首先，不孕应详细询问病史，收集完整资料。辨证的重点，在于审脏腑、冲任、胞宫之病位；辨气血、寒热、虚实之变化；辨是否因于痰湿与瘀血。治病求本审因论治是本病的基本治则。"种子先调经"亦是治疗本病的要点，"肾主生殖""肾主月经"，因此，补肾在种子过程需贯穿始终，虚者补益肝肾、填精养血、调补冲任，实者化痰除湿、疏肝解郁，寒者暖宫散寒。俾冲任气血通调，胞脉畅通无阻，月事按期来潮，自能摄精成孕。此外，在生活上尚须保持情志舒畅，做到房室有节和劳逸、营养相配合。应掌握氤氲乐育之期，孙氏强调排卵期前夫妇并治，男方可服壮阳填精药物，《女科正宗·广嗣总论》指出："男精壮而女经调，有子之道也。"

6. 脏躁

妇女神志烦乱，常常悲苦欲哭，颇作呼欠，称作"脏躁"。本症主要由于阴血亏耗，不能濡养五脏，五志之火内动，心神不宁。临床所见症状变幻多端，《金匮要略》云："悲伤欲哭，数欠伸。"有些患者尚见言行失常，坐卧不安，心烦失眠，皮肤如蚁走样，汗多口干，纳呆便溏，畏光幻觉，腹肌挛急等。本症虽属虚证，不宜大补，虽有虚火，不宜苦降。治宜甘润滋补、养心和中，方用甘麦大枣汤加味。

四、医案

· 案例一

胡某，女，23 岁，教师。

每次经前性情急躁，两乳胀痛，经行则消失。此次月经提前数日来潮，色黑，于行经第 2~3 天血量甚多，至今已旬日未止，胃纳如常。脉象弦滑，舌苔薄黄。

诊为月经过多，乃肝气郁结化火、迫血妄行。目下月经持续多日，治先凉血止血。处方：侧柏叶 30g，地榆 15g，生地黄 12g，干藕片 30g，白芍 6g，黄芩 6g，黑栀子 9g，白花蛇舌草 30g，老鼠乌 30g，香附 4.5g，地骨皮 9g，毛柴胡 3g。服 2 剂。

二诊：服药 2 剂，经血已止，自感胸闷、心烦，脉弦，苔薄黄。继以疏肝理气泄热，予以丹栀逍遥丸，日服 9g。至第 2 次行经，诸症悉平，经量亦正常。

　　🅐　本例月经过多系肝气郁结化火，迫血妄行所致。盖肝气不舒，藏血无权，每致月经过多。论治应以疏肝泄热，凉血止血。届此出血持续旬日的情况下，当以凉血止血为先，继以疏肝泄热。若此时专主调气，恐血随气行，有血崩之虑。如治在经前当以疏肝理气为主。先后缓急，有所不同。

· 案例二

于某，女，41 岁，已婚，1973 年夏季初诊。

一年来带下增多，黄白相兼，秽臭，外阴部奇痒，头晕心慌，口苦胸闷，性情急躁，小便不畅，排后尚有解溺感。唇红面赤，脉弦大，舌暗红、苔薄黄。阴道液抹片检查示霉菌阳性。滴虫阴性。

乃肝经郁热，挟湿下迫所致。法拟清肝泻火、佐以利湿。处方：龙胆草 9g，栀子 9g，黄芩 6g，毛柴胡 4.5g，生地黄 15g，车前子 15g，泽泻 9g，木通 9g，甘草梢 3g，土茯苓 15g，薏苡仁 24g，白鲜皮 9g，椿根皮 15g。服 3 剂。另鲜一枝黄花 250g 煎汤外洗。

二诊：药后带下大减，阴痒消失，诸恙悉平。阴道液抹片复查示霉菌转阴性。又予上药 2 剂以巩固之。

　　🅐　此例西医诊为霉菌性阴道炎。中医乃为肝经郁热、挟湿下迫所致，故而带秽阴痒。法取清肝泻火，利湿清带。用龙胆泻肝汤去当归，恶其性温；加土茯苓、白鲜皮、椿根皮、薏苡仁以渗淡利湿；且重用一枝黄花清热解毒，内外结合收效颇丰。

· 案例三

林某，女，20 岁，已婚。

妊娠 5 个月，阴道反复出血 3 个月，血色红、质稠，心烦齿衄，口干腥臭，尿少而黄。舌质红，苔薄黄，脉弦滑数。曾经某医院服西药，血仍未已，而来门诊。

四诊合参，证属胎漏。乃肝火内炽，热扰冲任。治以清肝泻火安胎。处方：龙胆草 9g，黄芩 9g，栀子 6g，毛柴胡 3g，白芍 9g，生地黄 15g，乌豆 24g，苎麻根 15g，车前草 15g，地榆 15g。服 2 剂。

二诊：药后阴中流血已止，齿衄亦愈，继以清除余热、凉血安胎之剂续进，以资巩固。处方：黄芩 9g，白芍 6g，生甘草 3g，乌豆 30g，生地黄 15g，川续断 9g，苎麻根 15g。服 3 剂。

按　胎漏辨证应分虚实调治。此例属于肝旺血热、胎火炽盛、迫血妄行，以致上下溢血症状出现。治取清肝泄火凉血，佐以安胎，获效颇显。方中以胆草、黄芩、生栀子泻肝火、清内热，车前助清利，用毛柴胡疏肝之气以顺条达，以生地黄、乌豆、白芍、地榆凉血柔肝，甘草和诸药调中气，佐以苎麻根、续断安胎收功。

· 案例四

张某，女，34 岁，1965 年 7 月 11 日初诊。

产后至今 45 天，头痛不已巅顶为甚，偶有恶心，纳呆肢楚，心烦梦多，颧赤口干，小便涩痛，恶露于产后 12 天干净。舌质淡红，舌苔薄白，脉细弦。

证属产后头痛，乃肝气郁结、木火上凌。治以疏肝清热。处方：牡丹皮 4.5g，黑栀子 9g，毛柴胡 3g，薄荷 3g（后入），白芍 6g，苦丁茶 9g，白术 6g，茯苓 9g，吴茱萸 4.5g，当归 4.5g（后入），白芷 4.5g（后入），服 2 剂。

二诊：头痛大减，现仅两太阳穴痛。脉弦，舌象同上。处方同上。另以川芎、香白芷、苦丁茶各 9g，冲开水代茶。服 3 剂，头痛悉平。

按　产后气血未复，肝气郁滞，盖肝为刚脏，性喜条达，郁则化火，上凌巅顶作痛。《黄帝内经》曰"木郁达之"，则应顺其条达之性，开其郁遏之气，故以疏肝清热之丹栀逍遥散加减。另用川芎、白芷、苦丁茶以活血散风而平头痛。

· 案例五

孙某，女，33 岁，1964 年 1 月 24 日初诊。

患者 18 岁结婚，未育。爱人 35 岁，身体健康。一向月经后期，2~5 个月一至，每次历 2~3 天，伴有小腹痛，经量少、色淡红。平时小腹冷痛坠感，带下淋漓，色白清稀。末次月经 1964 年 1 月 24 日。现值月经新净，小腹仍感冷痛，喜热畏冷，胃纳欠佳，四肢不温，睡眠及二便如恒。妇检：外阴部无炎症，子宫颈无糜烂，子宫体小于正常，前位，活动，双附件无异常。

诊脉濡软，舌质淡，苔薄白。此属肾阳虚衰，寒凝胞宫之不孕。先以温阳行气为治。处方：桂枝9g（后入），吴茱萸2g，香附9g，小茴香9g（后入），干姜2g，补骨脂9g，丹参9g，檀香3g（后入）。服2剂。

二诊：此次经期尚准，于2月21日来潮，量少，3天干净，经净后带下淋漓，余症未减。治宜温肾壮阳、散寒暖宫。方拟真武汤加味。处方：淡附子6g，干姜4.5g，赤白芍9g（各半），茯苓9g，苍白术9g（各半），桂枝9g（后入），吴茱萸6g，炒艾叶4.5g。赓服5剂。

三诊：带下减三分之二，唯小腹冷痛坠感未减，月经逾期旬日。治以温暖肝肾、通调经络。方以暖肝煎加味。处方：桂枝9g（后入），当归9g（后入），小茴香9g（后入），沉香末1g（另送），乌药9g，枸杞9g，炒艾叶4.5g，生姜2g，茯苓9g，吴茱萸6g，炒白芍6g。服5剂。

四诊：药后带下痊愈，小腹冷痛坠感均消除。此次停经47天，近日见恶心呕吐，肢楚。诊其脉微弦滑，舌苔薄白滑。妇检：外阴无炎症，子宫颈色稍紫，宫体较为丰满，前位活动，附件阴性。尿青蛙试验阳性。根据临床所见，符合早期妊娠恶阻症，拟用丁香柿蒂汤加减。处方：丁香3g（后入），柿蒂4.5g，竹茹15g，干姜2.5g，砂仁3g（后入），白芍6g，荷叶9g，黄皮果5g，莲房9g。服3剂。

后经家庭访问，知于1964年11月26日顺产一女。

按　胞宫寒冷乃不孕原因之一，本例婚后15年未孕，症见月经后期，血少色淡，小腹冷痛坠感。初诊断为肾阳虚衰、寒凝胞宫，投以温阳行气之剂，症状有所好转，唯小腹冷痛坠感未除，后投温肾暖肝、通经散寒之真武汤、暖肝煎加味，计服10余剂，诸症均除。此例之治，始投温肾之剂，虽能获效，然未能痊愈。盖小腹属肝（足厥阴肝经抵小腹，绕阴器），寒凝肝脉，阳遏不升，每致小腹冷痛坠感。故治疗此类不孕之证，宜肝肾同治。

· 案例六

陈某，女，51岁，1964年12月3日初诊。

诉数月来经常失眠多梦，心悸易惊，头晕耳鸣，情绪易于激动，时或悲伤欲哭，午后面部及项背自觉有热气熏蒸，汗多口干。近一周来上症加剧。询其月经已停 5 个月。脉象滑数，唇赤，舌质红，苔黄浊。

此证属脏躁。缘由痰火扰心、心神不宁，当予清热涤痰为先。处方：牡丹皮 6g，生黑栀子 9g（各半），竹茹 15g，枳壳 4.5g，茯苓 9g，法半夏 4.5g，陈皮 3g，茵陈蒿 9g，生甘草 3g。服药 4 剂。

二诊：药后口干已瘥，睡眠稍安。唯易于激动，发作时悲伤欲哭，头晕汗出。舌红少苔，脉细数。此乃痰火渐清，治转滋液养心，佐以安神。处方：炙甘草 4.5g，小麦 15g，红枣 4.5g，五味子 4.5g，白薇 9g，白芍 6g，北沙参 9g，麦门冬 9g。连服 4 剂，上恙渐除。

按　此例患者年逾五旬，天癸即衰，阴血亏耗，无以濡养五脏，五志化火，内扰心神，故情绪易于激动，发作时悲伤欲哭，心中烦乱，睡眠不安。近因痰火互结，导致诸症加剧。治宜先清热涤痰，继之甘平养心安神，以甘麦大枣汤加味，以收其功。

第六节　儒医世家世泽长，精研痔科救隐疾
——邓氏痔科三世医邓少杰

邓正明　陈　峰　郑玉金　邓大鹏

■ 一、生平要略

邓少杰（1916—1979），又名增祥，男，福州市人，痔科名中医，邓氏痔科学术流派第三代代表性传人。

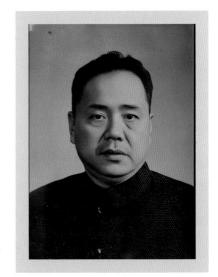

邓少杰

幼承庭训，克绍箕裘，青年时代博览医学典籍，上溯岐黄渊源，下融诸家精粹，尤喜钻研《外科正宗》《外科大成》《医宗金鉴》等古籍，22岁开始悬壶行医。学术长于中医痔瘘疾病的辨治。曾任福州市人民医院肛门科主任、主任医师，中国国民党革命委员会福州市委员会委员，中国人民政治协商会议福州市委员会委员，福州市鼓楼区人民代表大会代表。

发表关于枯痔钉的论文多篇。与陈永健等合作的科研《枯痔钉治疗内痔核原理的研究》于1981年获福建省科学大会奖。1958年献出邓氏"枯痔钉"秘方。历年被评为福建省、福州市卫生系统先进工作者。1960年曾出席"全国文教卫生群英会"，并受到周恩来总理等中央领导的亲切接见。

■ 二、学术见解与临床经验

（一）未病先防，遵古不泥古

邓少杰常说："魄门为五脏使，痔之所生虽由脏腑所发，但即若先天禀赋不足，若无饮食不节，醉饱无时，恣食肥腻、炙煿、酽酒、辛辣，妄自作劳等诱因，痔亦难兹。"邓少杰常教导后学："'俗言授人以鱼，莫若授人以渔'，治

若桴鼓，莫若防患未然，肛门疾病预防之道，临床之际当广为宣传。"如一蔡姓患者，患内痔虽经三次手术治疗，均愈而复萌，邓少杰为其治疗后，嘱其今后当杜烟酒、远辛辣，多进瓜果蔬菜等富含纤维之食品，保持大便定时、软畅。经随访，患者十余年来谨遵医嘱，起居有常，饮食有节，痔未复萌。邓少杰行医数十载，虽遵古而不泥古。"三品一条枪"治疗痔瘘已有古训。邓少杰早年结合自己的临床实践与挚友林际阳探讨，古方中砒霜、雄黄、明矾、乳香4味，前2味皆含砒，后者明矾有收敛作用，乳香为活血化瘀之药，合用则峻猛有余而清热解毒不足，副作用较大。经与林际阳共同研究，取其主药砒霜，经炼制后综以"三黄散"研制成"枯痔钉"，用以治疗内痔。临床实践证实"枯痔钉"具有效果显著、痛苦小、并发症少的特点，深得广大患者称赞，他俩均成为最早应用枯痔钉疗法而载誉八闽的痔瘘专科医生。邓少杰从20世纪30~50年代，均用含砒枯痔钉治疗内痔，总结自1956年以来的临床病案，写成《枯痔钉治疗内痔核970例初步报告》，引起不小的反响。邓少杰根据现代医学分析砒对肝、肾有一定损害的报道，将肝、肾功能欠佳的患者列为含砒枯痔钉疗法的禁忌范围。1962年春，患者郭某，因患Ⅱ期内痔伴大量出血，体质衰弱，且有迁延性肝炎及晕刀、晕针病史，不宜手术，祈求用枯痔钉治疗。然因肝病属忌证，邓少杰冥思苦想，明矾性酸、寒，无毒，为收敛药，若能以"矾"代"砒"，当可用之无妨，于是旋即动手制出20余根"含矾不含砒"的新型枯痔钉，精心地为患者进行治疗。患者插钉后，次日血止，内痔亦不复脱出，2周后痊愈出院。这一实践成功后，邓少杰及时予以推广应用，翌年写成《无砒枯痔钉治疗内痔核1321例临床观察报告》。

（二）整体综合辨证，内外并治

邓少杰遵循古朴的中医整体观，强调治病求本，认为人是一个有机的整体，是以五脏为中心，通过经络"内属于脏腑，外络于肢节"而达到整体的统一。大肠和肛门在生理上不但具有其自身的功能特点，而且与五脏的功能也有密切关联，故中医痔科常说"魄门亦为五脏使"也，但尤以肺为重，因为大肠为六腑之一，与肺相表里，"以通为用"，其传导功能的实现有赖于气血的推动与濡养，还有赖于肺气的宣降，才能承小肠之传物，其中肺主宣发是大肠得以濡润的基础，使大肠不致燥气太过而便秘，其肃降是肠传导功能的动力，如《易经精义》云"大肠之所以能传导者，以其为肺之腑，肺气下达，故能传导"，魄门为肺气下通之门户，故可云"肺上窍开于鼻，下施于魄门"。发生病变时，肺与大肠可互传，即脏病及腑、腑病亦可及脏。因此临床上辨证属肺卫失调导致痔病者，治疗时应考虑从肺论治，下病上取，开肺奏效。

肛门疾患虽以局部证候为主，但也与全身机能密切相关，故临床上肛门疾病局部的检查与治疗固然重要，但医者不能见病治病，肛门疾患所表现的症状也可能是脏腑病变通过经络的传导在局部的表现，因此要以整体观念来进行综合辨证、审因论治；辨证论治，辨证施术。邓少杰常云："痔瘘疾患，虽以刀、圭、钉、散、丹、膏、洗、熨等外治为主，然古云'形诸外，必有诸内'，弃内治外是'舍本求末'，弃外治内是'舍近求远'，治病如攻城，何若水陆并进、内外兼治而获殊途同归之效。"临证不囿于局部病灶的辨证论治与手术及药物敷贴等直接治疗，还注重审证求因，医者当察同正邪之争亦可呈现一派复杂的临床症状，审度阴阳虚实，权衡寒热表里，予以汤药调治，因此疗效显著。

邓少杰认为"证""病"系同一体，"证"寓存于"病"，"病"包罗于"证"，主张不论何病，在论治之时，必须与其证结合，尤其是当西医诊断确立之后，也要按证施治，否则将会失去祖国医学辨证施治的特点。

（三）中西汇通，循古创新

邓少杰认为，"他山之石均可为吾之所用，现代医学可扬我中医国粹者，取之何乐不为"。在学术上邓少杰从不偏执门户之见，而是虚心地向有识之士求教，汲取现代医学之长来充实中医不足之处，创新不离宗而使中医学术更臻完善。在枯痔钉配方从繁到简、从有砒到无砒的过程中，邓少杰深思熟虑，反复探讨，同是枯痔钉"有砒有矾""有砒无矾""有矾无砒"为何临床效果相同？这个问题常常浮现在脑海中，于是开始查阅资料，着手研究，在临床上逐渐降低砒的含量而疗效不变，最后试用既不含砒、也不含矾的三黄枯痔钉，亦收到了极为满意的治疗效果，邓少杰为这个现象感到惊诧，枯痔钉治疗内痔的实质性内涵是什么，太值得探讨。邓少杰把这个现象向在学术研究长河中结识的、有志于研究传统医学的西医专家陈永健、钱本忠交流以后，引起了他们极大的兴趣，经商讨后提出"异物枯痔"的设想，由福州市卫生局陈永健副局长主持进行研究。从1964 年开始，应用白粿、白及、羊肠线、牛筋线等物质，作为"异物"制成四种枯痔钉，经动物实验、临床观察，得出"异物炎症反应与创道引流"是枯痔钉治疗内痔主要机制的结论，认识到枯痔钉疗法的实质是"钉"本身在治疗中起主要作用，让长期以来误认为枯痔钉疗法是砒、矾起主要作用的观点成为历史，为进一步研究枯痔钉的手法及合理配方开辟新的坦途。

20 世纪 30 年代，邓少杰曾采用传统的中医挂线疗法治疗肛瘘，疗效虽好，然病人的痛苦也较大。20 世纪 40 年代，有一英商患复杂性高位肛瘘，在塔亭医院（福州市第二医院的前身）经外国医生和当时福州著名的外科医生进行二次手术均告失败，后经当时"天祥洋行"买办刘元浩先生介绍来找邓少杰治疗，采用中医挂线疗法而获愈。此事后来被陈宗磐医师知道了，要求观看这种手术的操作。由于邓少杰为人比较豁达，就约好病人请陈医生来诊所观看挂线手术，陈宗磐看后似有所悟，并与邓少杰磋商技艺，建议在挂线时先切开皮肤组织可以减少疼痛及缩短挂线的疗程，并认为低位的可以不必采用挂线，直接切开，开放引流就可以了。当场陈宗磐还很有感触地说："西医治疗肛瘘手术所以失败，在于采取全层缝合，而在肛门部这个污染区是行不通的，还是中医的开放引流方法好。"邓少杰取西医疗法之长，使中医疗法的优点更充分地发扬出来，此法治疗肛瘘痛苦少疗效好，无后遗症，深受广大患者欢迎，至今这种手术方式还广为临床医生所乐于应用。20 世纪 40 年代，邓少杰在临床实践中意识到结核性肛瘘使用常规换药，手术后的创面修复非常缓慢。后来受到西医用对氨基水杨酸钠治疗肺结核的启发，联想到除应用口服抗结核药外，若用此药水溶液作局部病灶换药，可能也有效果。经临床试用，收效甚佳，大大地缩短了疗程。

三、各论治要

1. 内痔

邓少杰主张治痔不可专以凉血，以免失其片面，必须因人、因证、因病而治，如痔疾初起者（Ⅰ、Ⅱ期），风、湿、燥、热四气致病居多，主张祛风、除湿、凉血、润燥。中晚期（Ⅲ、Ⅳ期），多兼气血亏损，主张虚实并治。兼有血瘀者，则通络、治血之品必不可少。循辨证之理，以脱出、出血、回纳之不同将内痔分为四期。对于前三期内痔采用枯痔钉疗法，第Ⅵ期内痔则采用丝线结扎法。因为第Ⅳ期内痔病程长，脱出后自身及衣裤的摩擦，甚或反复的慢性炎症，导致痔组织纤维化，质地坚韧，枯痔钉疗效不佳。临床重视手法，对钉径粗细、崩解度大小都有严格要求。至于插钉角度、深浅、排列、钉距均因证型而异。治疗痔疮炎症嵌顿别具一格。邓少杰认为痔核炎症乃肺、胃二经热火炽盛，郁久而发，责在肛肠。痔体肿胀，气机受阻，循环障碍乃生嵌顿之象。治疗上除清二经热毒外，根据"肺合大肠""肺与大肠相表里"的理论，还当清泄肺热，以澄上源，自拟清肺消痔饮，用于临床，其效桴鼓。邓少杰在局部处理上也与众不同：内痔炎症嵌顿，则以手法复位后，肛内注入紫草黄连油，肛外敷贴冰镇之芒硝三黄液湿纱布块后加压固定，湿纱布块干时即换，当天即可止痛。第二天开始，进行温泉浴后敷药处理。外痔炎症则嘱患者温泉浴后，局部以芒硝三黄液调如意金黄散敷贴，内服自拟清肺消痔饮。兼有散在性血栓者，酌加丹参、桃仁、红花等行瘀活血之品，临床上应用此法治疗痔核炎症，多获卓效。

2. 肛漏

邓少杰认为，肛漏（肛瘘）系因脏毒炽盛，郁而不解，败坏肌肉，酿化成脓，穿肠溃出是以为瘘。一般初形成的瘘流脓较多，有粪臭味，色黄而稠；久之，则脓水稀少，或时有时无，呈间歇性流脓；若过于疲劳，则脓水增多，有时可有粪便流出；若脓液已少而突然又增多，兼有肛门部疼痛者，常表示有急性感染或有新的支管形成。肛门视诊可见外口，外口凸起较小者多为化脓性；外口较大、凹陷、周围皮肤暗紫、皮下有穿凿性者，应考虑复杂性或结核性肛瘘。低位肛瘘可在肛周皮下触及硬索，高位或结核性者一般不易触及。以探针探查，常可找到内口。肛瘘有内口位置高低之分，瘘道分支有多寡之别，治疗手段主要靠剖泄热毒与祛腐生新。内口为肛瘘之渊源所在，需探明真实，应拔根塞源，清除内口，妥善处理。是以治疗的关键在于能否正确地找到内口，并将内口切开或切除，否则创口就不能愈合，即使暂时愈合，日久又会复发，剖可用"刀"，可用"线"，亦可"刀""线"并用。内口位于肛管直肠环以上之深部瘘管系高位肛瘘，为防术后肛门失禁之虞，主管道当用挂线。内口位置在肛管直肠环以下者，可用刀剖开。分支瘘道术时应予一一剖开，开放引流，勿使遗漏。两个以上内口者宜分期手术。邓少杰认为外科疾病虽根于内，但内外兼治、互相配合疗效更佳。故有"外科之法，最重外治"之说。邓少杰认为，掌握刀圭之法是外科医生开户逐贼、剖毒外泄的重要手段，肛瘘患者，乃肛痈溃后，余毒未尽，蕴结不散，血行不畅，疮口不合，日久成瘘，多病程日久、本虚表实，早期多为湿热下注、肉腐成脓，后期则为邪气留连、耗伤气血、正虚邪恋，故治疗上应注重扶正祛邪、清热解毒。

3. 便秘

邓少杰认为，便秘应详辨别所属脏腑虚实以治之，从整体上调节脏腑气血阴阳，以恢复肠道的传输功能，而不拘泥于一方一法。诊治病人时应详询病史，四诊合参，以虚实为纲，有苔系实，无苔多虚。质红无苔者多为血燥津枯；质淡而无苔者，多为血虚气弱；苔白滑而不腻者，多为寒证；苔黄厚白腻者多为热秘。便秘当须分清虚实，审证而治。实秘属胃肠积热者，宜清热润肠，选方润肠汤加减，常见药物有枳实、大黄、当归、桃仁、火麻仁、杏仁、瓜蒌仁、玄参等；气机阻滞者，宜顺气行滞，选方六磨饮子加减，常见药物有沉香、枳实、槟榔、大黄、川楝、芍药、香附、白芍、甘草；阴寒积滞者，以实为主，究其根本为脾阳不足、温煦无权，宜温补脾阳攻下冷积，选方温脾汤，常用药物有大黄、当归、干姜、附子、人参、芒硝、甘草等。虚秘属肺脾气虚者，宜补益肺脾、润肠通便，选方补中益气汤合增液汤加减，常用药物有黄芪、白术、陈皮、升麻、柴胡、人参、甘草、当归、玄参、麦冬、生地黄；血虚津少者，宜滋阴养血、增液润肠，选方八珍汤和增液汤加减，常用药物有甘草、白芍、川芎、生地黄、当归、玄参、麦冬等；脾肾两虚者，宜益脾补肾、培本通便，脾虚中气不足的选方补中益气汤增归尾加肉苁蓉、威灵仙；肾阴虚津亏者可选方六味地黄汤加麦冬、牛膝、肉苁蓉；肾阳虚气化失职者可选用济川煎取"寓通于补之中，寄降于升之内"达到温润通便的目的；脾肾阳虚者选方济川煎合温脾汤加减。

邓少杰认为，人之五脏六腑、九窍百骸，皆受气于脾胃，推崇"四时百病，胃气为本""内伤脾胃，百病由生"之说，认为任何疾病的发生都与机体自身的正气不足有关，而人体的正气来源于先天之精，更需要后天水谷精气的补充。脾气健运、胃气旺盛，机体抗病能力强；脾失健运、胃气衰微，机体抗病力弱。便秘治疗亦如此，正如《外科正宗》所云："气血者，人之所原禀……人之命脉，全赖于此。况百病生焉，失此岂能无变？独疮科尤关系不浅。"脾胃虚弱是形成便秘的主要癥结，健脾益气、调理气机的方法可以作为适用于大部分慢性便秘患者的基本大法，因此邓少杰将顾护"脾胃之气"贯穿于便秘治疗过程中，临证遣方用药总以调理脾胃、固护气血为本，结合辨证分型选用不同的治则与治法，从而取得了较为满意的临床疗效。

4. 肛门坠胀

肛门坠胀是指肛门局部胀满，里急后重，便后重坠依然，即实质上无便可排，却反复有便意，是肛肠病的一个常见症状。邓少杰认为是由于肛门及其邻近器官病变引起，此乃风热不散，谷气流溢，传于下部。其诊疗要点是要弄清病因，排除器质性病变，临床上应审察病因，辨虚实部位，注意气血及情志之变化；注意发病时间，坠胀程度，如肛门坠胀是否突然加重且呈持续性发病，时间长短等，其病位虽然局限于肛门部，但也与脏腑功能密切相关。肛门的正常生理功能依赖于肺气之宣肃、脾气之升清、肝气之疏泄、肾气之开阖。若上述脏腑有病，均可引发肛门病变，正如《血证论》中论述："魄门之病，有由中气下陷、湿热下注者，有由肺经遗热传于大肠者，有由肾经阴虚、不能润肠者，有由肝经血热、渗漏魄门者，乃大肠之滞与各脏腑相连之义也。"其病因不外乎外感六淫、内伤七情、饮食不节、房劳过度，致使阴阳失调，脏腑亏损，气血不和，经络阻滞，瘀血浊气下注而出现本症。邓少杰认为，本病脾虚为本，气滞为标，故补气升提、疏肝理气是其治疗大法。邓少杰常强调从脾论治，脾胃居于中州，为水谷之海、气血生化之源泉，又起到升降枢纽的作用，如清阳之升与浊阴之降，均赖脾胃斡旋于中。五脏六腑皆借此而生养，脾胃健运方能维持"清阳出上窍，浊阴出下窍"的正常升降运动，因此升降有序乃是脾胃功能正常的保证，否则内而五脏六腑，外而四肢九窍，均会发生种种变证，临床症见肛门坠胀伴神疲乏力、倦怠懒言、饮食欠佳、舌淡脉濡，治宜补气升提，选方补中益气汤和四逆散加味组成，药物组成：党参、黄芪、白术、柴胡、升麻、陈皮、白芍、甘草、枳实、薏苡仁；气滞为重，《黄帝内经》云："肝脉络阴器。"症见肛门重坠，伴面色晦暗，胸胁胀痛，口苦，舌质紫暗或有斑点，脉弦涩，治宜活血化瘀、疏肝理气，选方补阳还五汤合四逆散加味，药物组成：黄芪、柴胡、赤芍、当归尾、枳实、红花、桃仁。

5. 肛门痒

肛门痒是指肛门周围皮肤瘙痒，严重者蔓延至会阴或阴唇，其诱因多是由于皮肤干燥、衣物摩擦、下肢静脉曲张、痔疮、白带和汗液刺激引起，多由于精神紧张、气候变更、过度洗浴、饮食不当后加重。本病病程缠绵，且易复发，但在发病过程中，由于搔抓可出现抓痕、血痂、皮肤肥厚及苔藓样变等各种继发性皮肤变化，亦称为"痒风"。邓少杰认为肛门痒的发病原因与风邪最为密切，但有外感风邪、风湿、血虚生风等之别。若外感风邪，致风湿相聚，或风湿挟热，留滞于营卫之间、腠理皮肤之中，结而不散，经络受阻，则发痒出疹。若饮食不节，情志内伤，则可导致脏腑功能失调，产生内湿、内火，复感外风则亦易发此病。若久病或年老体弱者，气血亏虚，气虚则卫外失司，易为风邪侵袭；血虚则肌肤失荣，易生风化燥，则成瘙痒。因此本病应根据局部皮损情况、起病缓急、病程长短，结合全身症状，辨别虚实。实证宜疏风止痒、清热利湿，虚证宜养血润燥、熄风止痒。若风热侵袭，治宜清热凉血、疏风止痒，选方消风饮加减；若湿热浸淫，治宜清热利湿、祛风止痒，选方龙胆泻肝汤加减；若脾虚湿蕴，治宜健脾除湿，选方除湿胃苓汤加减；血虚风燥治宜养血润燥、熄风止痒，选方当归饮子加减。同时本病的治疗要重视局部外治，可用清热祛湿、疏风止痒的苦参汤加减，早晚熏洗坐浴各 1 次。如有明显糜烂渗出者，用蒲公英 300g、野菊花 150g 浓煎液 500ml，冷却后湿敷；如无明显渗出液时，可选用炉甘石洗剂涂抹。肛门痒是内因外因综合作用的结果，实证以湿热居多，虚证以血虚风燥为多，要积极寻找并消除发病原因，同时禁食刺激性食物和特异蛋白质食物如醇酒、鱼虾等。避免搔抓、洗烫，忌强碱肥皂和消毒液，养成良好的卫生习惯，便后用湿水冲洗肛门，擦干后撒布婴幼儿爽身粉保持肛门部经常性的干爽清洁。

四、医案

· 案例一

郑某，男，46岁，干部。

因连日加班劳累，大便秘结，强力努责后，内痔脱出发炎不能返纳，肛门剧痛，伴烦躁不寐，因惧痛而大便未解2天，溲赤。查体：神疲，焦躁，唇干，舌红、苔黄糙，脉洪大。局部所见：内痔外翻，黏膜紫暗，见3处糜烂面：右前方0.3cm×0.5cm；左方0.3cm×0.3cm，左前方0.4cm×0.5cm，基表面覆盖苔样伪膜，轻触即出血。

中医诊断为内痔，此乃肺胃两经热火炽盛，责在大肠，以致燥矢内结，强力努责后，痔核外脱，绞勒水肿，而生内痔嵌顿之象。治以手法返纳痔核后注入紫草黄连油，外敷冰镇芒硝三黄液湿纱布，内服清肺消痔饮，以清泻肺、胃两经热毒。处方：生石膏30g（杵、先煎），蜜枇杷叶、香连翘各15g，枯黄芩、绿升麻、川黄连、净麻黄（去节）各9g，川大黄6g，水煎服，1剂。

二诊：疼痛显瘥，便解，热退，肿胀之痔核缩小一半。照原方大黄减至3g，再进1剂，嘱其翌日温泉浴后来诊。

三诊：患者精神大振，局部基本已不痛，便后脱出之痔核已能自行返纳。守原方去大黄继服1剂。

四诊：取增液汤送服脏连丸，配合温泉浴后换药。又历4天后炎症悉除如初。一个月后施以枯痔钉疗法而愈。

按 脉证相参，患者嗜烟酒，热蕴肺胃，且劳心尤甚，五志化火，又导致心火炽盛。《黄帝内经》云："诸痛痒疮，皆属于心""肺合大肠""肺与大肠相表里"。上焦热火循经移行于大肠，热毒壅滞魄门，致使痔疮痼疾发作。内治宜清泄脏腑积热，以清肺消痔饮为主方。方中麻黄、石膏、枇杷叶宣肺气、开腠理，清热泻火以治肺热；黄芩、黄连、大黄燥湿热、泻火解毒以治心胃火炽；佐以升麻、连翘清热解毒消痛散结；选方用药直入肺、心、胃、大肠诸经，诸药共奏清热泻火、解毒消疮之效。外治以手法返纳，使嵌顿之痔核得以返本归原、阻遏从解；注以紫草黄连油以清解局部之热毒，滋润糜烂之黏膜。外敷冰镇芒硝三黄液，取"热者寒之"之意，收清热解毒、通络消肿镇痛之功。二诊之后肺经热毒已泻，当以改善血液循环为重，温泉沐浴可增进周身之血液循环；继用增液汤送吞脏连丸，以调养津血、滋润大便、肃清余热以固其效。

·案例二

卢某，男，39 岁，大学教授。

一年前肛旁出现黄稠分泌物溢出，肛周潮湿，瘙痒，肛缘右后方 5cm 处有 3 个并列之肛瘘外口，外口周围肉芽呈灰白色，挤压后见少许黄稠分泌物溢出，探针检查：主瘘道走向后正中肠管，内口位置距肛缘 4.5cm。舌红，苔黄腻，脉弦数。中医诊断肛漏，证属湿热下注。在局部麻醉下，循探针切开主管道至齿线下缘，支管亦一一切开，开放引流，齿线上方之主管道以橡皮筋挂线，开放之创面撒布止血散后加压固定，术后每日便后敷以紫草黄连膏及三黄纱布条，配合每晚吞服脏连丸 9g，9 天后橡皮筋脱落，历时 34 天创面完全修复。

按　本案患者肛周潮湿、瘙痒、脓水淋漓、舌红苔黄腻，脉弦数，肛检见肛周潮湿，皮肤潮红，脓液黄稠，为湿热蕴结肛门，阻滞气血，热胜肉腐所致。因主管道瘘管通过肛管直肠环的上方，必须配合挂线疗法，即先切开外括约肌皮下部浅部及其下方的瘘管，然后用橡皮筋由剩余的管道口通入，由内口引出，缚在肛管直肠环上，这样可避免由一次切断肛管直肠环而造成的失禁，予脏连丸清利湿热，外用紫草黄连膏及三黄纱布条，达到标本兼治的目的，正如邓少杰所强调的内外同治，故收效甚佳。

·案例三

李某，女，52 岁。

因经产多胎，平素体弱，排便困难，肛门重坠，排便时虽强力努责，甚至大汗淋漓，亦排出甚少，苦不堪言。经多方诊治，均诊为"习惯性便秘"，投以大黄、苏打片等药，初尚能奏效，后不断加大剂量亦收效甚微，疑为"直肠癌"而就诊。患者形体瘦削，面色苍黄，体倦神疲，声音低弱，气短懒言，脉虚弱无力，舌苔薄白，质淡。局部检查：肛门松弛，指检时可触及环形皱褶之肠黏膜，用手指推伸可平展，蹲位指检时皱褶愈甚，全无异常发现。

西医诊断直肠黏膜脱垂。中医诊断便秘、脱肛，此乃经胎多产，体质虚衰，肛周肌肉失养，直肠黏膜上提无力，松弛皱褶，堆聚谷道，而致排出困难。治宜补中益气、升肠举陷，投以补中益气汤，原方重用黄芪，加桑椹、何首乌。初试见效，10剂后症状大有改善，痛苦释然。嘱按上方赴药肆定制药丸常服，并多进富含纤维饮食，配合气功撮肛，以巩固疗效。

按 脾胃居于中州，为水谷之海、气血生化之源泉，又起到升降枢纽的作用，脾升胃降有序乃是脾胃功能正常的保证，否则内而五脏六腑、外而四肢九窍均会发生种种变证。患者因脾虚气陷、化源不足、固摄无力，故而肛内则有赘物脱出，肛门坠胀不适。脾胃气虚而致脾气下陷，可出现脱肛；脾胃气虚而失统血之能，往往出现便血等。强调补益中气，故以补中益气汤之补益中气、升提举陷治疗肛门赘物脱出。

· 案例四

孙某，女。

患者5年前出现肛门间歇性坠胀不适，自觉每次便后肛门坠胀明显，劳累后更加明显，予手压迫良久方可缓解，大便尚正常，日行1次，无便血，无肛门肿物下脱，无黏液脓血便，伴神疲，乏力，少气懒言，纳差，舌淡，苔薄白，脉濡，肛门局部望诊及指诊未发现异常。

中医诊断：肛门坠胀，辨证为脾虚下陷。治宜补中益气、升提举陷，方用补中益气汤加减。处方：炙黄芪20g，党参20g，枳实15g，白术10g，当归（酒洗）10g，炙甘草10g，升麻3g，柴胡3g，陈皮5g。上药水煎内服，日进1剂。

服上方7剂后，肛门坠胀明显减轻，大便通畅，药证相和，守方再进7剂后诸证皆愈。

按 本案患者因脾虚气陷，化源不足，固摄无力，故而肛门坠胀不适，坠胀以劳累后加剧，休息后可缓解，喜用手压迫肛门，神疲、乏力、少气懒言、纳差、舌淡、苔薄白、脉濡，均为脾虚下陷之象。故以补中益气汤之补益中气，以升提举陷治疗肛门坠胀。当归本为养血要药，但辛温且兼"窜动"之性，今以酒洗，使减其辛温窜动之性，而增强守补之力。全方标本兼顾，故服之即效。李氏注重脾胃论学说，强调人之五脏六腑、九窍百骸，皆受气于脾胃，故有"四时百病，胃气为本""内伤脾胃，百病由生"诸说，因而立法制方以调补脾胃为首务。邓少杰认为，只要辨证准确，掌握病机，疗效确实可靠，补中益气汤还可以应用于脱肛、结肠炎等病症的治疗。

· 案例五

肖某，男。

半年前出现肛门瘙痒，夜晚较甚，经多方治疗效果不显，反复难愈，无便血，大便日一行，质软，小便正常，纳可，寐欠安，舌淡，脉细弦。肛周皮肤增厚，色泽暗，片状糜烂渗出。

中医诊断肛门痒，辨证为血虚风燥。治宜养血祛风、活血化瘀，予四物消风散加味。处方：当归 10g，赤芍 10g，桃仁 10g，白鲜皮 10g，生地黄 15g，川芎 6g，丹参 15g，甘草 3g，荆芥 10g，防风 10g，5 剂，每日 1 剂；外用土茯苓 15g，蛇床子 15g，苦参 15g，水煎后坐浴，日 1 次。

治疗 5 天后，肛门瘙痒明显减轻，再按上法治疗巩固疗效。

按 本案患者肛门瘙痒日久伤脾，脾失健运，运化失职，复外感风热之邪，蕴结于肛周皮肤，从风则瘙痒难忍，肛周皮肤色暗、增厚因血虚生风、瘀血阻络所致，故以"治风先治血，血行风自灭"立论，方以四物消风散加味，养血润燥、祛风止痒，内外合治，而使风湿去、瘀热清，肛门痒渐愈。

第七节　赞襄化育参天时，识证精微药轻灵
——福州地区气化派代表性医家郑孙谋

郑婉如

一、生平要略

郑孙谋（1913—2001），字仲权，男，福州市人，福州地区中医气化学派代表性医家，郑氏中医内科传人。

四世行医，少承庭训。启蒙后 11 岁受业于清秀才翁幼西先生四载，授课四书五经、《周易参同契》，旁及文史，为攻读中医经典奠定根基。14 岁涉猎杏林，经堂叔少瑜指导，熟读《黄帝内经》《难经》《伤寒论》《金匮要略》等经典著作。17 岁起从堂伯少荣侍诊七载，并转益多师，尤崇郑宗洛"辨证施治首重气化，用药主轻灵，药味简而不失法度"的学

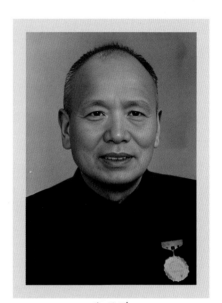

郑孙谋

术思想。24 岁悬壶乡里，曾治活哑瘴、走马牙疳等危重病人。学术上尤崇气化医理，用药主轻灵而效彰，精于伤寒、温病，善治疑难杂病，对病态窦房结综合征、肾病、脾胃病颇有心得。中华人民共和国成立 10 周年，代表福建省文教卫生先进工作者劳动模范进京观礼。1987 年被聘为福建中医学院教授。历任中华中医学会福建省、福州市中医学会常务理事，福州市中医院副院长，福州市人民医院内科主任医师，福州市中医研究所所长。曾任福建省四、五、六届人民代表大会代表。

在省级以上刊物发表论文 30 余篇，在《脉经校释》一书中担任顾问。连续 10 年被评为省市劳动模范，福建省五一劳动奖章获得者。

二、学术见解与临床经验

（一）重温阳、崇脾胃、扶生气

这是郑孙谋学术思想之精华，推崇李东垣、李中梓、郑全望、喻嘉言等温阳学说。认为万物待温养以化生，火者阴阳之正气也。天覆地载，人于气交之中，得天地之气以生，天地非阴阳不成其体，阴阳非水火不见其用，体用备而变化无穷。人身之阴阳犹天地之阴阳，在天地谓之造化，能造无形而化有形；在人不能自造其形，唯变有形而化无形者归生气而已。化源为生机所在，所以临床重温阳、重气化。

人身之精、气、津、液、血、脉六者，生气之所运也，都从胃始，纳水谷，运神气，洒陈于六腑而气至，和调于五脏而血生。人赖之以生，故胃气即生气，有胃气则生，无胃气则死。东垣说："大凡治杂病，先调其气，次疗诸疾，无损胃气，是其要也。若血受病，亦先调气。"脾胃为后天之本，人之气机阴阳，全赖脾胃为主，人之天真元气，全在于胃。万物以土为根，胃主中宫，灌溉四旁，胃为阳土主受纳，脾为阴土主运化，胃阳赖脾阴以濡，脾阴借胃阳以煦之，脾胃得健，则真元充足，故郑孙谋临证无时不顾护脾胃、扶持生气。

（二）重气化、燮理阴阳、赞襄化育

郑孙谋学术上虽重温阳与气化，但临证亦注重阴阳的平衡与否。郑孙谋认为燮理阴阳，赞襄化育，良相良医，其致一也。元代刘因《读药书漫记》："生于其气之中，必有以胜其气。"又受郑宗洛教导，提倡"气物相制"学说，观《来瞿唐先生圆图》悟出阴阳有对待、有主宰、有流行。对待者数，主宰者理，流行者气，分析数、理、气，方可调其阴阳，以使阴平阳秘。阳化气，阴成形，人处天体中与自然息息相关，气血经脉流畅，阴阳在握，则能通权达变。脾胃失和，脘痞胀闷，嗳气吞酸，以疏肝和胃、化湿清热，平胃散、半夏泻心汤主之；脾虚失运，纳差乏力，中焦虚寒则应温中健脾、益气养阴，取补中益气汤、小建中汤主之。理气而不伤正，化湿而不助热，清热而不碍湿，补虚而不恋邪。"病在上治诸下"，偏头痛之用辛芷六味；"病在下治诸上"，阳痿之用参麦逍遥；"塞

因塞用"，鼓胀之用升阳益胃；"通因通用"，滞下之用洁古芍药汤等，是有理存焉。

此外，治外感病须参天时、验人事，亦是郑孙谋治病之特点。郑孙谋说："天有六气，阴、阳、风、雨、晦、明。六气不和，灾眚荐至，在人遂生六疾，阴淫寒疾，阳淫热疾，风淫末疾，雨淫腹疾，晦淫惑疾，明淫心疾，是人身小天地，天气之变化，人身亦应之。为医明天时，验人事，每能取效。"

（三）辨证求精，于细微处见分明

这是治病取效的关键。郑孙谋认为，从辨证角度来看，不仅要熟悉疾病的一般规律，而且还要熟悉疾病的特殊现象，谆谆告诫后学，仔细问诊，审查病因，观舌诊脉，缺一不可。《黄帝内经》云："……主不明则十二官危""五脏六腑皆令人咳，非独肺也。"可见一脏有疾必累及他脏，脏腑经脉相通是也。治病在于推究病因病情，差之毫厘则失之千里，尤宜审慎从事。郑孙谋常言："窥管不可视人，但可视物，于细微处见端倪。"要善于捕捉那些易于被人们所忽略的而又是关键性的临床症状。

辨证求精，审证求因，善于捕捉疾病之苗头，是郑孙谋诊病的一大特色。临床中郑孙谋通过细致入微地观察病情，摸索规律，总结出书本上没有记载的辨证手段。如出血性中风见神昏肢厥，反见面赤口臭、脉弦滑者，为继续出血的征兆；若由烦躁不安转为静卧不烦，脉细软无力，此脉证相符者血止，为病情开始好转的趋势。又如瘀血发热，既无恶寒，亦无内热熏蒸，多为低热；溢血发热，多为高热，躯干温度虽高，而肢体温度常不对称。瘴症病人发热，上热下寒，额上热、鼻尖凉，胸腹热，腰以下不热且冷。胃病患者通过触摸腹部动脉搏动情况，可以判断中气是否下陷，程度如何。胆囊炎病人虽见腹胀疼痛、燥屎不下、口臭、苔黄，但见形寒畏冷、中脘喜温，此脾阳已虚，虽曰六腑以通为顺，然苦寒攻下，已非所宜，治当温通……上述这些症状均是郑孙谋临床所积累之宝贵经验，也是郑孙谋辨证求精的体现。

（四）用药精灵、立意创新

用药求精，组方轻灵，少少许胜多多许，方圆法柔，以平淡之品建功是郑孙谋治病的一大特色。郑孙谋在组方遣药上，主张选材平淡，味少量轻，每张方药不过九十味。从用药角度看，不仅要掌握药物的一般性能，还要掌握药物配伍后所产生的特殊性能，同时还要熟悉药物的毒性（即副作用）。只有这样，才能做到辨证精、用药准。郑孙谋常言，草木无情之品，应以少胜多，以弱制强，中病即止，以防戕伐正气。遣方用药注重固元气、扶生气，根据"脾气散津""肺气肃降"的理论，有以下用药特点。①轻者气清上浮，易使脾气散津，上腾于肺，肺气氤氲若雾露之降，熏肤充身泽毛以达病所。②病之所至，终因气机壅滞所致，只要辨证精确，用药得当，配伍得法，即使量轻味少，定能收到四两拨千斤之效。③选药不在贵贱，而在气味相投，虽平淡之味，亦可建功。郑孙谋一生在组方遣药的"精"字上下了极大的功夫，不仅从书本上研究药物的最佳配伍，也在临床中仔细观察药物的配伍疗效。治方之法在于配伍得当。遣方用药精准轻灵，通权达变，师古而不泥古，一方多用以不变应万变。如丹参饮治疗胃脘痛，加瓜蒌薤白汤治心绞痛；丹参饮加香附治月经不调、痛经，或安胎或祛恶露。郑孙谋以福州地区特色自用小方如三花三叶汤治暑热；荆防桑菊治伤风感冒；选择的大青叶配升麻凉血止血；银花配黄芪清热化湿、托毒生肌以疗肠疾；三根乌豆芍药汤（芦根、薏米根、木莲根）治疗风湿热痹……俱收满意疗效。

（五）治急重症，运筹帷幄起沉疴

中华人民共和国成立初期，由于卫生条件限制，1956 年多有血丝虫病发生，症状多见小便浑浊如米泔水，或伴有尿痛、尿道灼热，腹胀、口干，甚则下肢肿大。病因多由气、瘀、湿、热导致。临床治疗首辨虚实。病情早期多为实证，可见尿道灼热，小便浑浊如米泔水或夹有乳糜凝块，此为湿热下注，方取八正散、二妙丸加减；络脉瘀阻，尿道刺痛，尿浊如米泔水，或挟少许血丝样物，治以化瘀通络、利湿化浊，方取八正散加入失笑散、海金沙、石韦。病情后期多为虚证，尿浊如牛乳，或挟白色乳糜凝块，乏力便溏，为中气不足、脾虚湿盛，治以健脾利湿、固摄止浊，方取四白汤加莲子须、豆蔻仁、海金沙等；若见阴虚火旺，心烦不寐，可用滋阴降火、凉血止血法，方取八正散和六味地黄丸加减。肾虚不固，症见尿浑凝集成块，见凉粉状，伴腰膝酸软、小腹冷痛，取沙苑子、益智仁、金樱子、巴戟天、芡实、莲子须等温肾培本、固摄止浊为治。

1959 年，福建省爆发流行性乙型脑炎，并多见于青少年。乙型脑炎为夏、秋季急性传染病之一。发病初期采用北京地区治疗乙脑方案，以白虎汤清热解毒，但治疗效果欠佳。郑孙谋提出治疗本病应因地而宜，不可墨守成规。流行性乙脑乃戾气袭人，邪之外来与时令、地气关系密切，根据福建省的特殊地理位置及发病的临床表现重新制定治疗方案：①始恶寒后发热、身热不扬，此为阳为湿遏而恶寒，治宜透邪辟秽、利湿清暑，方取福州时方三花三叶汤（紫苏叶、藿香叶、佩兰叶、金银花、豆蔻花、厚朴花）加减；②不恶寒但发热，高热持续不退，为湿热炽盛、扰乱神明，出现气营两伤症状，须大寒解毒，方取清瘟败毒散加减。此法在短期内治愈流行性脑炎，收效甚好，并未见后遗症。

▌三、各论治要

1. 中风

中风导致口眼㖞斜、半身不遂的病机有二：一是气血痰瘀流窜经脉，血脉为之痹阻；二是风火相煽，气逆血菀，络破血溢。前者治以活血通瘀为主，后者以凉血止血为治。中风病人多阴血偏衰，而活血药性多温燥，有耗血动血之弊，若配伍得当，则益于病情，一味攻伐或可诱致不良后果。中风乃本虚标实之证，上实为下虚所致，当"闭""脱"急症缓解后即宜调整阴阳。或阴阳双补，或偏于补阳，或偏于补阴，因人略有侧重，再根据不同兼证佐以通络、行瘀、祛痰等法。常用方药有地黄饮子、十全大补丸、金匮肾气丸、参附龙牡汤等。

2. 血证

《黄帝内经·灵枢·百病始生》曰："阳络伤则血外溢，血外溢则衄血；阴络伤则血内溢，血内溢则后血。"后血即为便血（《金匮·惊悸吐衄下血胸满瘀血第十六》）先便后血与先血后便为远血、近血之辨，可谓要言不繁。但在临床实践中，除察色脉外，还要仔细观察便血的颜色。若是上消化道溃疡出血聚于幽门，去肛门远，大便颜色必呈棕褐色，甚则呈柏油样；若痔疮出血聚于直肠，去肛门近，色必鲜红，下血如溅且量多。此亦鉴别出血部位的远近，对临床实践有指导意义。

在治疗消化道出血上，遵《金匮要略》经旨"下血。先便后血，此远血也，黄土汤主之"。温阳固气、健脾止血，郑孙谋首推"黄土汤"。这里的"气"指中气，中气主升，有提挈能力，故因气虚而血出不止，称为脾不统血，补中益气以止血，也称"补气摄血"法。中气归属于脾，脾性喜温，补气摄血药多属甘温一类，这种方法常用于便血经久不止，血色暗黑，及妇科崩漏等证，常采用温阳健脾法。一男性患者便血，几位西医外科专家会诊，使用剖腹探查，从胃、肠至肛门，未找到出血点，遂求治于中医。郑孙谋认为系阴络损伤导致气血亏虚，脾虚失摄出血，急用黄土汤温阳健脾、益气固血。1剂便血量减少，3剂痊愈。郑孙谋将温阳益气、健脾止血法在治疗血证中应用得游刃有余，收效显著，同仁钦佩。

3. 湿温病

福州地处东南，地低湿重，湿温证为福州地区特有的一种病证。犯湿温病者，多由热蕴湿中，湿遏热伏，胶着难解，阻滞气机，易困脾阳。因四时湿热交蒸之气，伏湿蕴酿成温，因而多用芳香淡渗或苦温燥化之剂，以疏逐湿热、舒展气机，禁汗、禁吐、禁下为治则。临证首辨偏热、偏湿。湿偏甚者，发热不扬、纳呆、脘腹胀闷、口不渴、汗出身楚、便溏，临床以芳香化湿为治，用藿香正气散、三仁汤加减主之；热偏甚者，烦热口干、汗多、夜寐不宁，治疗多以三仁汤加甘露消毒丹以化湿浊、运气机。湿温病应防传变入里侵犯营血。若见狂躁大热、神识昏聩、腹痛便血、舌绛脉数，应以凉血清热、养阴清气法为治。

4. 阳痿

阳痿究其病理，亦属痿证范畴，即所谓"阳明主宗筋""阳明虚，则宗筋弛纵"是也。本病多因纵欲无度，或误犯手淫，以致命门火衰；或思虑无穷，心脾耗损；或恐惧伤肾；或湿热下注所致。然除上述致痿因素外，肝郁亦为不可忽略之因。郑孙谋认为，阳痿患者每因精神负担甚重，自卑感强而导致病情日重。后世医家治痿多取补虚、壮阳之法。郑孙谋体会治痿独取阳明者，取阳明为多气多血之经。若津液精血充足，则阳痿易于恢复，但若不求病证之虚实，不探病因之所起，不定病位之所在，妄投补虚、壮阳之品，则弊多利少耳。因此在辨证施治的基础上，既要注重调补阳明，又要注重疏肝解郁，才可获效良佳。

5. 胸痹（冠状动脉粥样硬化性心脏病）

冠状动脉粥样硬化性心脏病，简称冠心病，可隶属于祖国医学"胸痹、心悸、气厥、厥证"范畴。郑孙谋认为本病乃本虚标实之证，本虚指心、脾、肾功能失常，突出表现为心阳不振或心阳被遏；标实指的是气滞、血瘀、痰饮、寒邪痹阻心脉，表现在外的共同点是胸闷窒塞、胸痛如针刺。喻嘉言曰："胸中如太空，其阳气所过，如离照当空，旷然无外，设地气一上，则壅塞有加。"古人云"通则不痛"，通者，理气，活血，解郁，散寒，通阳也。考《金匮要略》所言之胸痹，多责之胸阳不振、阴寒阻滞。血脉需赖温煦以运行，若胸阳不振被郁，均可导致浊阴上逆、阻遏清阳，法当"温通"为治，方取瓜蒌薤白白酒汤合丹参饮加减以获良效。冠心病有虚实之分，即是实证，亦为本虚标实，实证当化瘀宣通，虚证须扶正养营。盖痹者，痹塞不通也，瘀滞之邪，非温不通，非辛不解，方取血府逐瘀汤合生麦饮以益气温阳通瘀。导致本病的关键在于机体阳气不足而致气滞血瘀，痰饮寒邪稽留血脉。因此益气助阳最为重要。

6. 痞满

《黄帝内经·阴阳应象大论篇》："清气在下，则生飧泄；浊气在上，则生䐜胀。"因脾虚运化不及，而致清阳不升，浊阴不降，清浊相溷，产生痞满。痞者"否"也。《易经》："天地不交而成否。"丹溪云："痞与否同，不通泰也。由阴伏阳蓄，气与血不运而成。处心下、位中央，满痞塞者，皆土之病也。"其原因，有中气久虚不能运行精微为痞；有过服消尅不能舒化饮食为痞；有湿热太甚痰气上逆阳位为痞等。

7. 瘴邪

福建省地处东南沿海，山高地卑，山岚瘴气，云雾弥漫，若至秋末冬初，气候应寒不寒，人身阳气外泄，腠理不密，则最易感受乖戾之气而产生瘴邪病。《梦李白》："江南瘴疠地，逐客无消息。"说明瘴邪发病的地方性和严重性。本病的病机主要由于邪伤中下二焦，浮阳上越，形成上热下寒之证。其辨证论治一般超出伤寒、温病等范围，如治不得法。延宕时日，冬至不愈，必及立春，故闽谚有云："瘅疟不愈，拖成冬疬。"郑全望《瘅疟指南》论之较详，证治有所创新。其立法特点为正气和解，温中固下。对临床有一定指导作用。

8. 偏头痛

偏头痛临床上以头痛或左或右，痛无定处，痛呈跳痛、钻痛、刺痛、胀痛，持续时间较长，反复发作为特征。其常见于证属肝肾不足、肝阳上亢，头痛经久不愈的老年人。其肝肾阴虚者，精华之血不能朝会于高巅，阴虚浮火上炎，扰乱清空而头痛乃生，久病脉络瘀阻，疼痛必然经久不愈。治宜滋水涵木、活络消瘀。

9. 肾病综合征

肾病综合征是临床常见的一组肾脏疾病综合征，可由多种病因引起，常反复发作，迁延难愈，预后不良。其临床症状多属中医学中"水肿""尿浊""腰痛""癃闭"范畴。治疗肾病综合征整个过程中，病情不够稳定的很容易反复，正如《黄帝内经·素问·汤液醪醴论篇》所说，"平治权衡，开鬼门、洁净府、去菀陈"，要观察其孰重孰轻，或发汗，或利水，或通瘀，或祛积，灵活掌握。临床上水肿病例最怕感冒，而感冒最易引起反复。迁延日久，气血就衰，面色不荣，脸浮跗肿，按之如泥，蛋白尿很难消失。

▎ 四、医案

·案例一

唐某，男，47岁，干部，1976年3月12日初诊。

脘胀，按之不痛已10余年，劳累后加剧。曾在西医院就诊时发现肝脏肿大，查肝功能正常，大便每日2~3次，尚成形。尿畅，舌质红，苔薄，脉沉细缓。上脘水平腹围102cm。胃肠钡透示胃黏膜脱垂、十二指肠横段憩室。

《黄帝内经·阴阳应象大论》："清气在下，则生飧泄；浊气在上，则生䐜胀。"因脾虚运化不及，而致清阳不升，浊阴不降，清浊相溷，产生痞满。痞者否也。《易经》："天地不交，否。"揆其病机，阴阳反作，治宜升清降浊、补益中气，不言泻而泻寓其中矣。拟原方升阳益胃汤治疗。处方：生黄芪9g，软柴胡3g，川黄连2.5g，潞党参9g，姜半夏5g，炙甘草2.5g，盐陈皮3g，结茯苓9g，光泽泻9g，软防风3g，杵白芍9g，漂白术5g，羌活2.5g，独活2.5g，大红枣1枚（劈开），老生姜1片。嘱服3剂。

二诊：腹满渐消，但午后仍觉痞满，舌质红，苔心浊，脉缓。前法既已中的，仍照原方续进21剂。

三诊：脘胀显著减轻，量上脘水平腹围92cm，较初诊时缩小10cm。舌质淡红，苔薄，脉缓，证仍由于脾之清气不升而下溜，胃之浊气不降而上逆，取补中益气汤加减以益气升阳、升清降浊、化否为泰。处方：川升麻2.5g，生黄芪9g，软防风3g，光泽泻9g，漂白术5g，炙甘草3g，杵白芍9g，软柴胡3g，潞党参9g，盐陈皮3g。进7剂后，痞满若失。

四诊：诉停药50天，腹满复起，气不舒，矢气难传，睡眠差，大便黏腻，小溲正常。脉沉弦，苔根浊。湿土当令，脾气不输，溯本还源，仍宜升阳益胃。处方同初诊加党参、黄芪生炙各半。再进27剂。

停药半年，经胃肠钡透检查，胃黏膜脱垂已消失，随访10年未曾复发。

按　丹溪云："痞与否同，不通泰也，由阴伏阳蓄，气与血不运而成。处心下、位中央，膜满痞塞者，皆土之病。"其原因，有中气久虚不能运行精微为痞；有过服消克，不能舒化饮食为痞；有湿热太甚，痰气上逆阳位为痞等。本例患病已有10多年，病久涉虚，每于劳累后症状加剧，痞胀而按之不痛，脉沉细缓，均为虚象。即前所谓"中气久虚，不能运行精微为痞"。从"塞因塞用"治则，法取培育坤土、升清降浊。喻嘉言强调三法："补益元气，布五阳，开鬼门，洁净府。"举一方而寓三法者，唯东垣之升阳益胃汤最为合拍。方中参、术、草益气升阳；柴、陈、羌、独、防升清疏肺；苓、泻、夏、连降浊导湿；白芍敛阴和血，散中有收；姜、枣调和营卫，补中有散。使泾渭攸分，阴阳趋于平秘。

· 案例二

郑某，男，63岁，农民。1987年3月9日初诊。

患者患"高血压病"已多年。一年前因"心肌梗死"住院，经治痊愈。近

2~3个月来时发胸痛，2天前疼痛加剧，痛时放射左肩胛区及左手臂内侧，持续时间较长，伴胸闷，喜叹息，寐可。大便不成形，日行2~3次，小溲正常。舌质暗红，苔黄厚，脉细涩。心电图提示窦性心律、陈旧性前间隔心肌梗死可能，左心室肥厚，冠状动脉供血不足。

中医诊断：胸痹，证属胸阳痹阻、气滞血瘀。治宜温通胸阳、活血祛瘀。处方：瓜蒌实18g，薤白9g，川芎5g，赤芍6g，当归尾5g，降真香5g，丹参10g，桃仁5粒，桂枝4g，炙甘草5g。5剂。

二诊：药后胸闷胸痛明显减轻，但未尽除。思患者久痛入络，当佐通经活络之品。于上方中加入地龙干1味，续服。前后服药20剂，胸闷胸痛完全缓解。随访半年无复发。

按　《黄帝内经·灵枢·厥病》曰："真心痛，手足青至节，心痛甚，旦发夕死，夕发旦死。"痛之所作，不外"不通"所致。本例方以瓜蒌薤白半夏白酒汤通阳宽胸、行气止痛、消痰散结、活血祛瘀，方可取效。此类病邪多为机体因虚致实之变，即使为外寒所侵，亦必乘心阳不振时为患。

·案例三

郑某，男，52岁，农民，1978年11月20日初诊。

发病已10余日，于淋雨后憎寒发热，日晡热壮，体温39~40℃，无汗，周身疼痛。口燥喜饮，唇焦咽干，纳呆乏味。烦躁，神志模糊，寐则易醒。胸闷不适。但腹中冰冷，大便溏薄，3~4日一解，小便如常。舌质淡红，苔白浊腻中剥，脉沉弦数。

中医诊断：瘴邪，以解表化湿、调和脾胃治之。处方：藿香、煨草果、藁本各5g，煮半夏6g，茯苓、杨桃花、沙参各10g，淡竹叶9g，石菖蒲3g（后入），甘草梢3g。每日1剂，服3剂。另以茯苓、淡竹叶、荷叶、炒薏苡仁各10g，水煎代茶。

二诊：服药后上半身汗出，肌热身疼已除，恶寒减轻，精神转佳。口不干渴，但大便不畅，小便尚利。脉缓，舌尖淡红、苔浊稍退。病情已有转机，尚应芳香化浊、温中固下。处方：藁本、苍术、煮半夏、煨草果各5g，桔梗6g，淡竹叶 9g，杨桃花、炒薏苡仁各 10g，陈皮、甘草梢各 3g，肉桂 1g（分冲）。服 3 剂。

三诊：诸证悉除，已能下床步行，唯仍头晕头重，微感畏风，纳少，便通不畅，脉弦缓，舌淡苔白。步前法，处方：淡竹叶、茯苓、杨桃花各 9g，苍术 5g，煮半夏 6g，煨草果、甘草各 3g，肉桂 1g（分冲）。3 剂。

四诊：大便已畅，尚头晕头重。纳可，脉缓，舌淡，苔微浊。治以燥湿和中、清上温下。处方：党参 15g，淡竹叶 10g，茯苓、麦冬、杨桃花各 9g，煮半夏 6g，淡附子、陈皮各 5g，煨草果、甘草梢各 3g，服 3 剂，以奏全功。

按　患者系因劳动时淋雨而发病，寒湿交侵，寒伤肾，湿伤脾，脾肾阳气为阴寒所束，故证见恶寒发热，寒重于热，周身疼痛，汗不得出，纳呆便溏，苔白浊等。由于阴闭于内，阳浮于外，故又现烦躁不安，唇焦咽干，口燥喜饮，神志模糊，寐则易醒，脉沉弦数等。总之本例证型是寒在下而热在上，以有恶寒故称冷瘴，而在治法上先予和解，方用藿香解表醒脾开胃，苓、夏除湿化痰，草果温中化滞，石菖蒲散邪开窍，沙参生津止渴，竹叶清心除烦，藁本发散，使邪从汗解。杨桃花解肌热，为辟瘴多用之药也。故药后病情十去其七。其后遵前法加苍术、陈皮、桔梗加强燥湿化痰利气，少用肉桂之辛热引上焦之浮阳下归命门以除寒，使之达到温中固下之效，最后用既济汤加味收功。总之，本证用药除和解化湿调中外，还妙在引火归源，肾中有阳气则下元暖，根本固，而瘴邪自息矣。

·案例四

叶某，男，54 岁，干部，1975 年 8 月 27 日初诊。

患者左侧偏头痛已 20 余年。时作时休，每于工作疲劳则发作频繁。1963 年起症状加重，头痛剧烈时伴双手抽搐。1973 年 7 月曾因左偏头痛剧晕倒 1 次，约 5min 后苏醒。近年来，头痛发作频繁，伴有头晕、头重、脚轻、寐差、梦多，大便不爽，口干喜饮茶水，血压正常。曾求于省内外中西医罔效。舌质红，苔薄白偏燥，脉沉弦。

西医诊断：血管神经性头痛，中医诊断：头痛。病属肝肾阴虚、肝阳上亢，治宜滋肝补肾、重镇潜阳。处方：北细辛 2g，白芷 3g，生熟地 24g（各半），牡丹皮 9g，山药 15g，茯苓 9g，五味子 3g，怀牛膝 9g。5 剂。

二诊：服上药后头痛有所减轻，舌红，苔薄白，脉沉弦。药既中病，不需更方，迭进 5 剂。

三诊：头晕已除，仅觉左侧颞部微微胀痛，精神转佳，睡眠改善，舌尖红赤，苔薄，脉沉弦。久病入络，当佐活血行气之品，照原方加川芎 5g。5 剂。

患者先后服药 15 剂后，头晕头痛均除，精神转佳，寐好。嘱其再进原方 5 剂以巩固疗效。药后随访至今，痛未再发。

按　取自拟方"辛芷六味地黄汤"治疗偏头痛，取上病治下之法，运用滋肝补肾、重镇潜阳而取效。

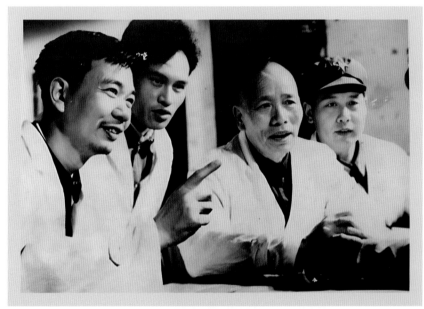

郑孙谋临床教学

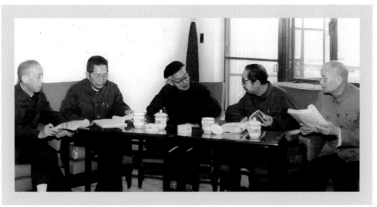

名老中医研讨《脉经校释》书稿留影
（自左至右为林增祥、俞长荣、俞慎初、吴味雪、郑孙谋）

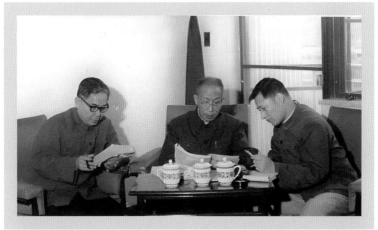

《脉经校释》编写组工作照
［陈兴珠（左）、林增祥（中）、孙坦村（右）］

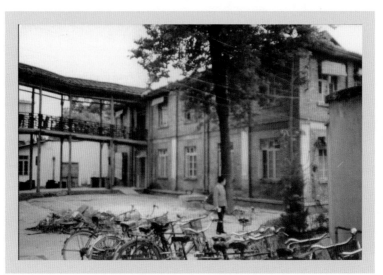

福州市中医院肛门科旧病房楼

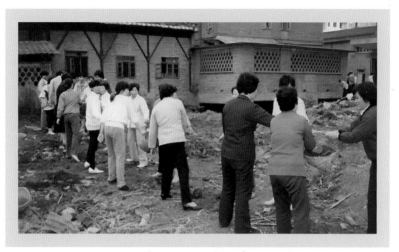

福州市中医院职工参与建院留影

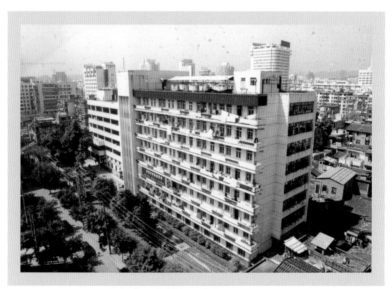

1989 年福州市中医院病房大楼

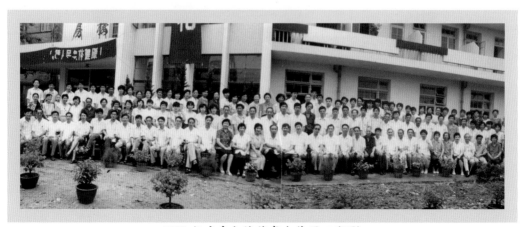

1989 年病房大楼落成全体员工留影

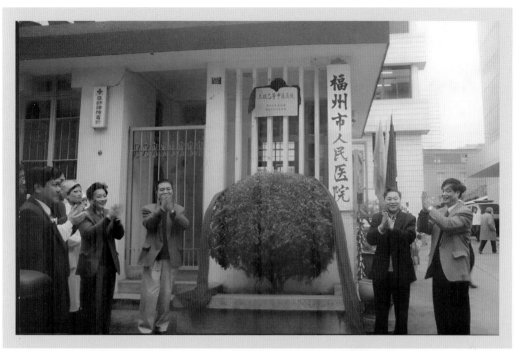

福州市人民医院"三乙"中医医院挂牌留影（摄于1997年）

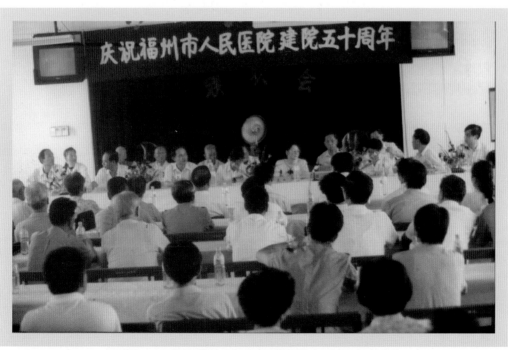

福州市人民医院建院50周年联欢会（摄于1997年）

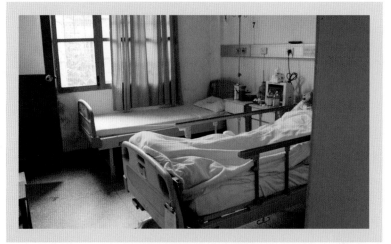

福州市中医院装修前的病房

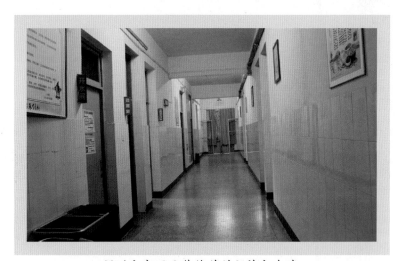

福州市中医院装修前的门诊部走廊

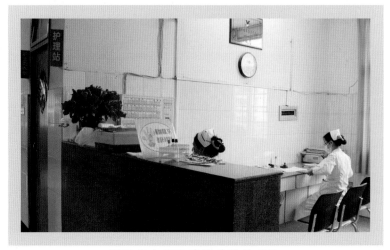

福州市中医院装修前的护理站

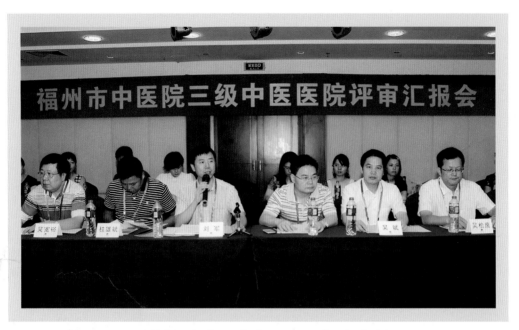

福州市中医院"三甲"中医医院评审汇报会现场

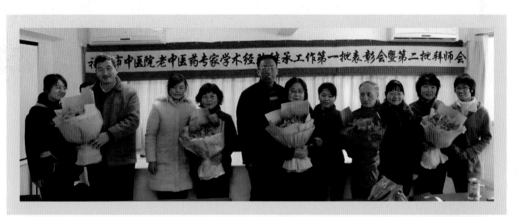

福州市中医院老中医药专家学术经验继承工作第一批表彰会暨第二批拜师会留影

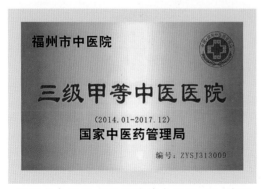

福州市中医院"三级甲等中医医院"牌匾

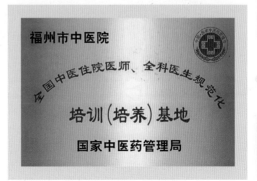

福州市中医院"全国中医住院医师、全科
医师规范化培训(培养)基地"牌匾

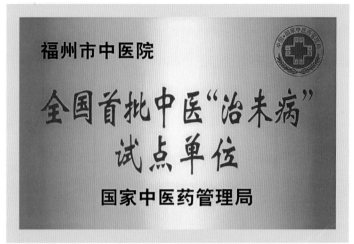

福州市中医院"全国首批中医'治未病'试点单位"牌匾

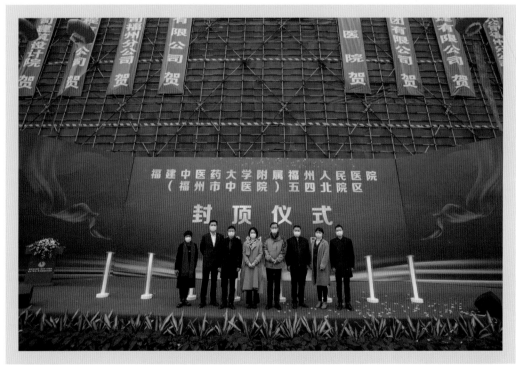

福州市中医院五四北院区封顶仪式留影

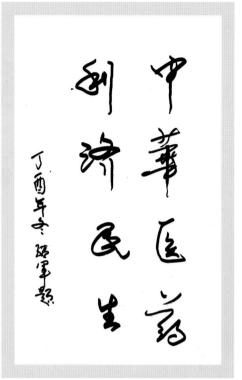

消疾去病施妙術
救死扶傷獻愛心

贺福州市中医院七十华诞
丁酉年立冬 游德馨

中国人民政治协商会议福建省委员会原主
席游德馨贺福州市中医院建院 70 周年题词

中華醫藥
利済民生

丁酉年冬 绍军题

中国人民政治协商会议福建省委员会原副主
席陈绍军贺福州市中医院建院 70 周年题词

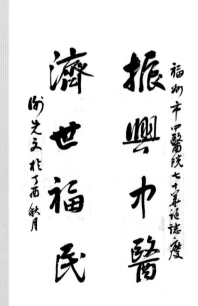

振興巾醫
濟世福民

福州市中医院七十华诞志庆
谢先文书于丁酉秋月

福建省人民代表大会常务委员会原副主任
谢先文贺福州市中医院建院 70 周年题词

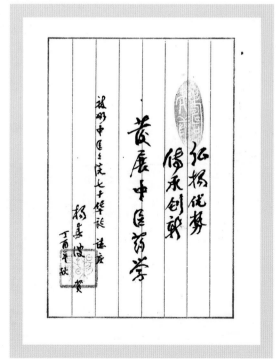

发扬优势
传承创新
发展中医药学

福州市中医院七十华诞谨座
杨春波贺 丁酉年秋

国医大师杨春波贺福州市中医院建院 70 周年题词

以德载医
求索创新

陈民藩
2017.11.3.

国医大师陈民藩贺福州市中医院建院 70 周年题词

遵循习近平总书记指示：

坚持中西医并重，
传承发展中医药事业。

祝贺福州市中医院建院70周年
吴熙
于丁酉年深秋题

全国名中医吴熙贺福州市中医院建院 70 周年题词